从理论到实践，完全图解孤独症儿童综合训练

ABA智慧启航解锁孤独症儿童潜能

孤独症儿童训练指南

理论指导篇

贾美香 ◎ 主编

天津出版传媒集团
天津科学技术出版社

图书在版编目（CIP）数据

孤独症儿童训练指南 : 全 6 册 / 贾美香主编 . 天津 : 天津科学技术出版社, 2024. 10. -- ISBN 978-7-5742-2429-2

Ⅰ. R749.940.9-62

中国国家版本馆 CIP 数据核字第 2024N1L900 号

孤独症儿童训练指南（全 6 册）

GUDUZHENG ERTONG XUNLIAN ZHINAN QUAN LIU CE

责任编辑：张　跃

责任印制：兰　毅

出　　版：天津出版传媒集团
天津科学技术出版社

地　　址：天津市西康路 35 号

邮　　编：300051

电　　话：（022）23332377（编辑部）

网　　址：www.tjkjcbs.com.cn

发　　行：新华书店经销

印　　刷：三河市金兆印刷装订有限公司

开本 710×1000　1/16　印张 30　字数 400 000

2024 年 10 月第 1 版第 1 次印刷

定价：168.00 元（全 6 册）

本书编委会

主　编

贾美香

编　委

白雅君　彭旦媛　贾　萌

程　霞　杨凤美　赵亚楠

戴梦颖　王仕琼　杨玉玲

丑易倩　殷玉芳

前　言

PREFACE

本套训练指南的内容主要基于应用行为分析（简称 ABA）的理论与实践。我们一方面借鉴国内外的研究成果，另一方面也将进阶训练代入行为分析中，据此编写了这套指导“如何做”的工作手册，通过特定的任务分析去指导孤独症患者训练。项目中的每项能力都是通过任务分析教学来实现的，每项任务分析都是将复杂任务分解成简单步骤的过程。

本套图书共分为 6 个分册，分别为《理论指导篇》《模仿、视觉空间、行为与情绪篇》《语言理解与表达篇》《学习技能篇》《社交及游戏篇》《适应能力篇》。参与本书编写工作的人员都是多年从事孤独症研究和教学工作的相关专业人士，他们将自己多年来的心得与经验总结出来，精心完成了本套图书的编写工作，希望能为孤独症儿童的家长及相关人员带来一定的帮助。

本套图书主要具有以下编写特色：

（1）针对性、实用性强，手把手传授训练实操内容；

（2）围绕日常生活中各种常见的场景进行训练，融合了语言、学习、适应能力、社交等诸多方面内容，让儿童的能力得到全面提升；

（3）配有四色插图，增加阅读趣味性。

本分册主要包括应用行为分析基础知识、应用行为分析教学与实施汇总说明、应用行为分析教学原理、创建应用行为分析环境，可以作为孤独症儿童训练指南的理论指导来使用。

希望本套图书能为孤独症家庭及相关训练机构带来一定的帮助，也衷心祝愿所有孤独症儿童能早日像普通人一样幸福、快乐地生活！

目 录

CONTENTS

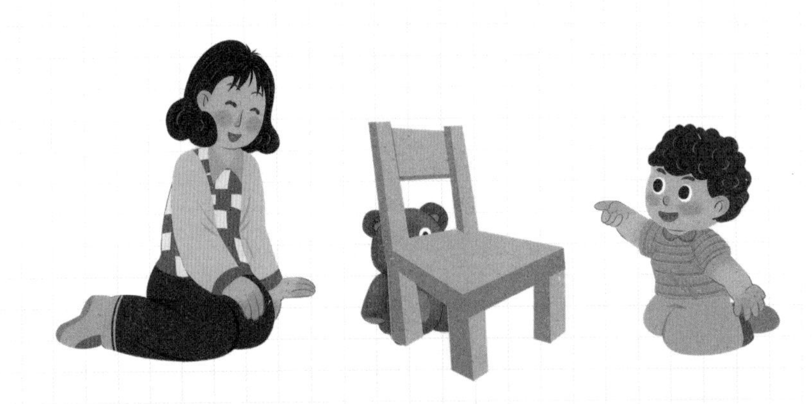

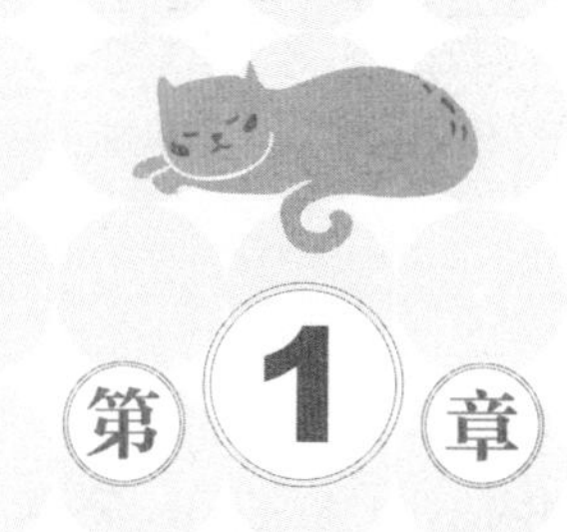

第1章

应用行为分析基础知识

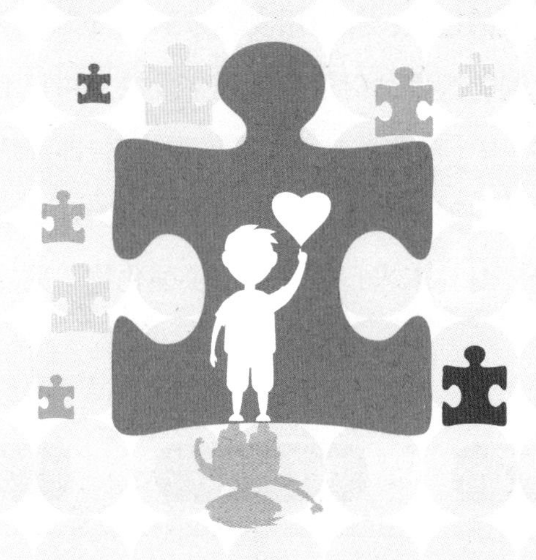

第一节 什么是应用行为分析

一、应用行为分析的原理

应用行为分析（Applied Behavior Analysis, 简称 ABA）指人们在尝试理解、解释、描述和预测行为的基础上，运用行为改变的原理和方法对行为进行干预，使其具有一定社会意义的过程，并使用实验来辨识行为改变的多元因素。应用行为分析模式以正性强化为主，促进儿童正常发展，纠正不良行为。其最基本的原理是 S（刺激）→R（反应）→C（结果强化），即训练师向受训者提供一种或多种刺激，受训者根据刺激做出一定的反应，治疗师对受训者的正确反应提供强化物加以鼓励，对其不当行为则不提供强化物，另外教授恰当行为以替代问题行为。

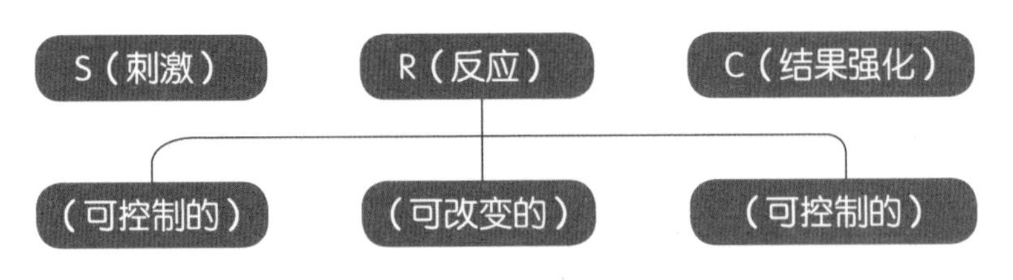

应用行为分析的基本原理

换句话说，应用行为分析将复杂的任务（知识、技能、行为、习惯等）分解成许多小部分，而每一部分都建立在上一部分的基础上，回答正确或反映正

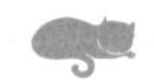

确则加以鼓励，提供“强化物”，而错误的反映则应被纠正 / 忽略或重做。每次行为训练都要加以记录以便对教学内容做出相应修改。应用行为分析在实践中操作行为的改变主要包含以下步骤：

（1）安排情境（一个行为发生之前的场景和其他事情）；

（2）控制结果（行为发生之后的结果）；

（3）改变或调整三个元素中的一项或两项。

二、如何理解“干预”

（1）干预的地点最好是在孤独症儿童自然生活的地方，如家庭和社区。对孤独症儿童来说，一个重要的目标应该是适应其自然环境，所以，尽管孤独症儿童教育治疗应该有一定的条件和结构，但这些条件和结构应尽可能与自然环境接近。

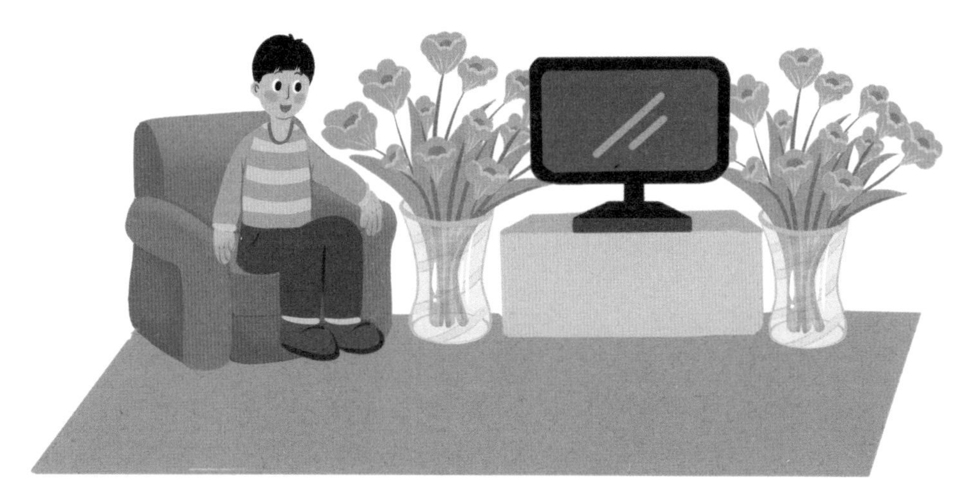

干预的地点

（2）干预的重点应从治疗转为教育。尽管大多数孤独症或者其他残障儿童可能都有某种程度的大脑损伤或基因问题，但至今为止并没有医学手段可对这些残障本身进行有效治疗。相反，使用恰当的教育方法进行早期干预，能提高儿童各方面的功能。

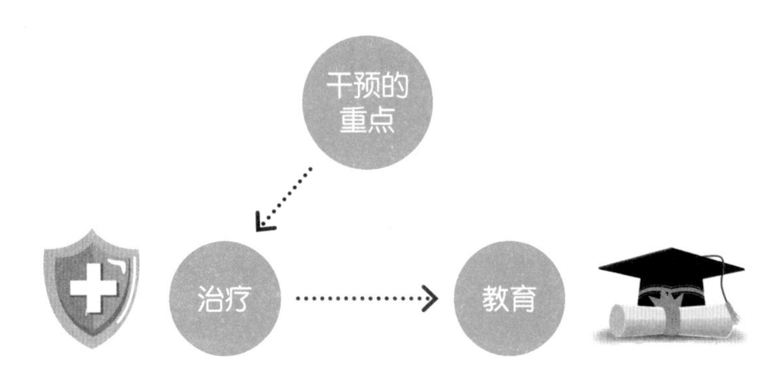

干预的重点应从治疗转为教育

（3）教育和干预的主要执行者是家长和训练师，而不是专家或医生。进一步说，每一个与孤独症儿童接触的大人最好都熟悉和使用所推荐的教育方法。

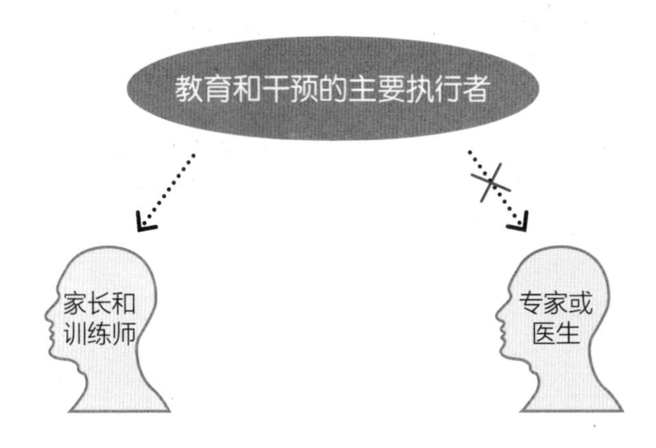

教育和干预的主要执行者

（4）诊断是为了实施干预。干预人员不要过多地停留在孤独症或其他发展性障碍等的诊断，而要将这些诊断性名称分解为具体的容易干预的行为单位，如语言状况、自理能力及社交技能等。在此基础上一一加以训练。

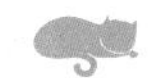

第二节 应用行为分析的特点

（1）将行为分解至最细小和可观察的单元，即将每个（简单至复杂）行为划分为许多步骤。例如："吃饭"可以分解为"走到餐桌旁""坐在椅子上""拿自己的餐具""吃自己碗里东西"……通过系统的训练，帮助孩子学会有社会适应性的行为和活动。

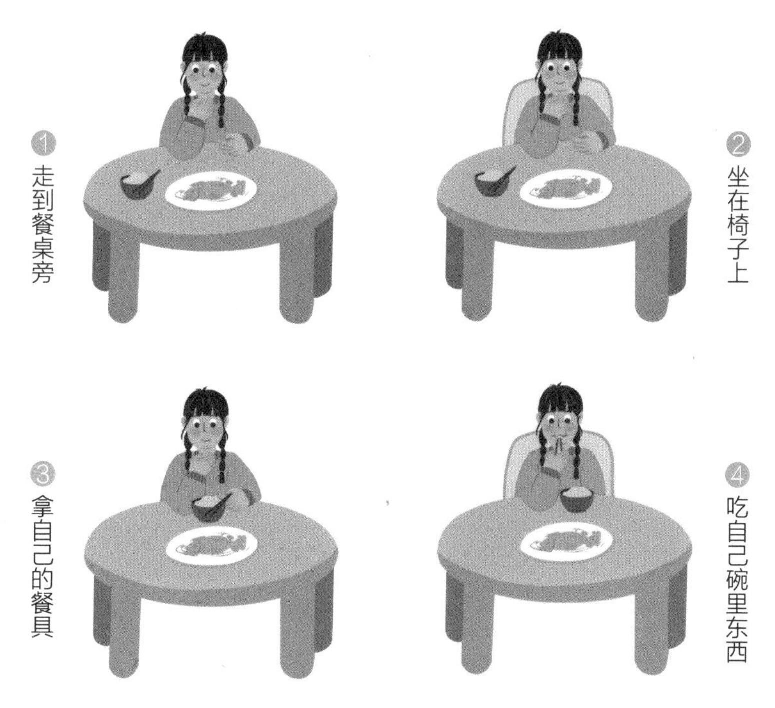

"吃饭"分解动作

（2）每个步骤的教学都有设计好的刺激（指令和标准反应），要求孩子必须对每个指令做出反应，并且对每个反应都有结果化的评估，体现在是否给予孩子强化（积极的结果能使该行为的出现被巩固）。换言之，每个行为单元的教学（从一对一开始）都是通过发出特定的指令—要求孩子对指令做出正确反应—对孩子的正确反应给予强化（奖励），这样一系列元素的操作来进行的。

（3）问题行为的消除有专门的程序，但更重要的是关注用什么正性行为来替代。换言之，孩子的错误反应肯定不能得到奖励，即不能被强化，例如发脾气、刻板行为、自伤、退缩等错误行为；同时对这类行为进行系统的分析，确定是什么造成了这些行为的出现，指导孩子学会合适的、能够替代错误反应的行为方式（即如果他不应该这样做，则应该怎样做）。

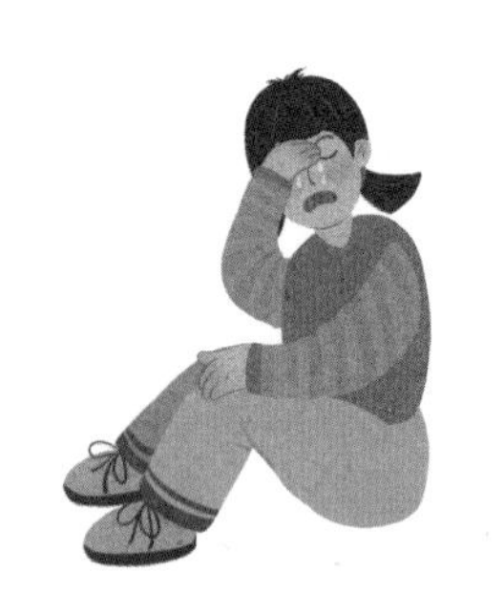
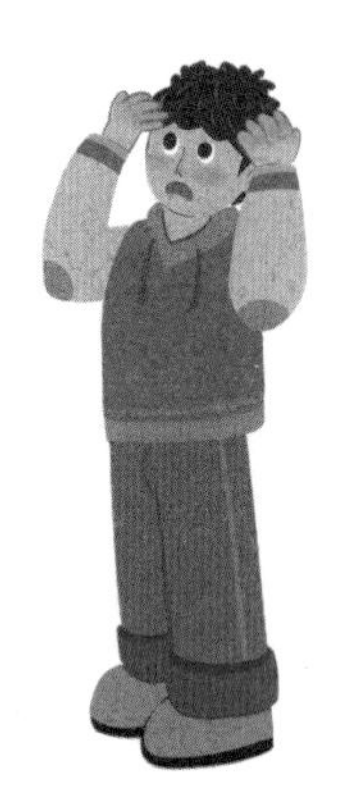

发脾气、刻板行为、自伤、退缩等

（4）辅助是个重要的技巧，以促使标准反应的出现，辅助的消失更为关键，目的是让孩子能够独立地做出正确的反应。

（5）教学回合是操作的基本单元，重复性、记录结果并展示进度是重要的组成部分，只有泛化成功，一个行为的建立才是成功的（即孩子有了区别对待的能力）。换言之，同一课题的训练要重复很多次，直到在没有成人的任何指导和辅助下，孩子也能有稳定的正确反应。

（6）训练方案是个别化的并可以随时调整的。在实践操作上形成了一整套结构化的方法体系，包括个案行为状态的观察与记录、能力结构的划分与测试、个别训练计划的制定、训练计划执行效果的评估。

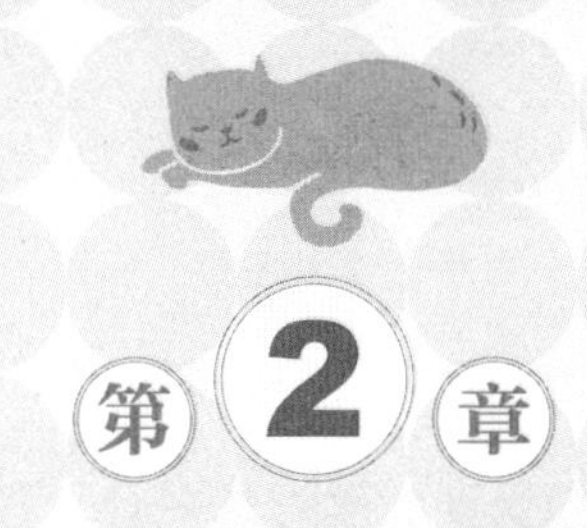

第2章

应用行为分析教学与实施汇总说明

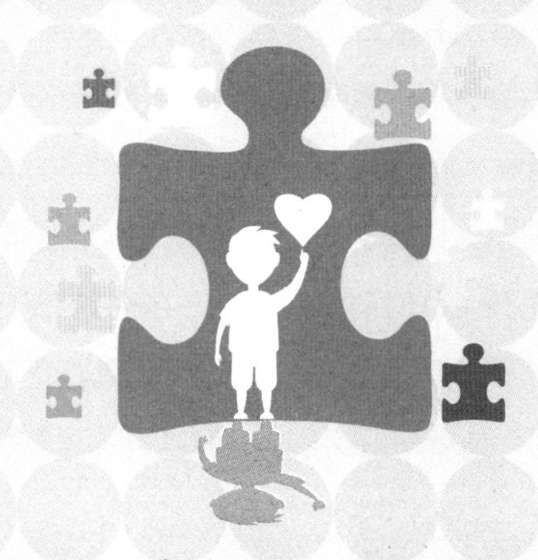

第一节 课程设置要求与课程内容

一、课程设置要求

行为治疗的目的在于教导受训者学习那些会促进发展的技能，帮助他们尽量独立，提高生活质量。现行的多种课程都是经过几十年研究才开发出来的，可以教授各种技能。课程内容应包括那些人们充分发挥多方面才能、充分享受生活所必需的技能，也应包括游戏和模仿等大多数儿童通常不必正式学习的技能。学习说话、理解概念、发展学业技能、提高游戏和社交技能应是重中之重。但是，随着儿童年龄的增长，教学的重点应转移到实用知识和适应技能上。课程安排应循序渐进，先教简单的概念和技能，在受训者掌握作为必要条件的技能之后，再教复杂的技能。但不必刻板地坚持受训者学习的预设次序。例如，有些受训者在学会说话之前就学习阅读，虽然这并非常见的模式。

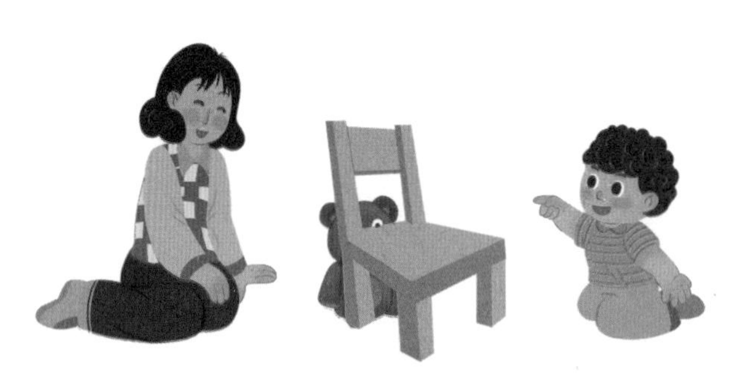
教导受训者

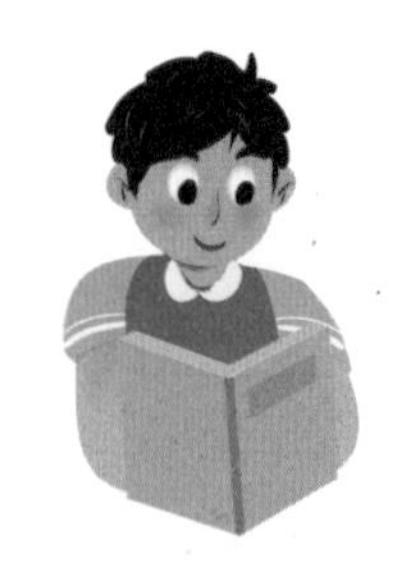
受训者在学会说话之前
就学习阅读

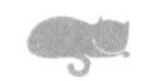

重要的是，要以受训者已取得的成绩为基础，扩展其已有技能的使用范围，鼓励形成新的技能。言语沟通的发展，并不会消除受训者在游戏、社交技能和适应技能方面的需要。必须设计一些课程专门教授这些技能。有些孤独症儿童可能永远学不会说话，因此需要一些替代性的沟通手段。课程设计要以经验为依据，强调实用，有效的就坚持，无效的就改变。

二、课程内容

应用行为分析发展课程旨在教导孤独症谱系障碍者习得各种技能，包括参与技巧、模仿（精细动作、粗大运动和口腔运动）、视觉空间能力、语言理解能力、语言表达能力、实用语言能力、适应能力、参与院校学术活动的能力、社交、游戏的能力，以及职业技能。

本套训练指南的内容主要基于应用行为分析（简称 ABA）的理论与实践。我们一方面借鉴国内外的研究成果，另一方面也将进阶训练代入行为分析中，据此编写了这套指导“如何做”的工作手册，通过特定的任务分析去指导孤独症患者训练。项目中的每项能力都是通过任务分析教学来实现的，每项任务分析都是将复杂任务分解成简单步骤的过程。

本套图书共分为 6 个分册，分别为《理论指导篇》《模仿、视觉空间、行为与情绪篇》《语言理解与表达篇》《学习技能篇》《社交及游戏篇》《适应能力篇》。

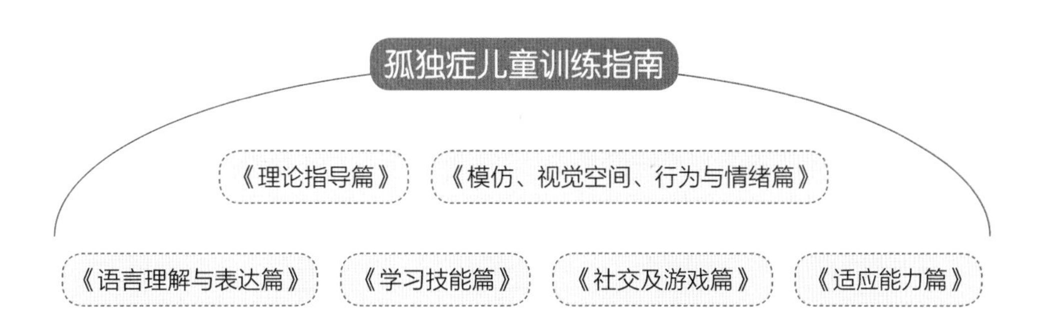

参与本书编写工作的人员都是多年从事孤独症研究和教学工作的相关专业人士，

他们将自己多年来的心得与经验总结出来，精心完成了本书的编写工作，希望

能为孤独症儿童的家长及相关人员带来一定的帮助。

本套图书主要具有以下编写特色：

（1）针对性、实用性强，手把手传授训练实操内容；

（2）围绕日常生活中各种常见的场景进行训练，融合了语言、学习、适应能力、社交等诸多方面内容，让儿童的能力得到全面提升。

（3）配有四色插图，增加阅读趣味性。

三、教学模式

虽然治疗可采取许多不同技术，但主要教学方法应是回合试验教学法（Discrete Trial Teaching，简称为 DTT）。这是一套使学习最优化的特殊方法，能促进大多数技能的发展，包括认知技能、沟通技能、游戏技能、社交技能和自理技能。此外，它不仅适用于各个年龄段的孤儿症儿童，而且适用于所有人。

DTT 包括：①将一种技能分解成较小的部分；②一次只教一个小技能，直到掌握为止；③集中一段时间，反复练习；④进行提示，并在必要时逐渐减少；⑤使用强化方法。

基本的教学单元叫作“尝试”（trial），它有明显的开始和结尾，因而被称为“分解式”（discrete）。为了巩固学习，DTT 应包括很多“尝试”。只有在受训者掌握了技能的每个部分之后，才能教授新的技能。在 DTT 中，教授的技能单元非常小，并要求受训者立即做出反应。在学习中，受训者应该积极投入。这不同于连续尝试或较传统的教学方法，后者教授大量内容，也没有明确界定受训者要做出的反应。

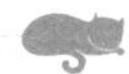

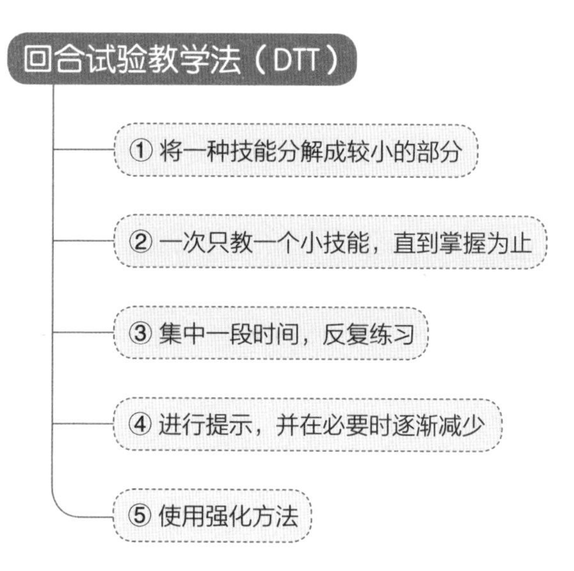

治疗所采取的其他技术包括行为管理（Behavioral Management）、危机干预（Crisis Intervention）、结构化教学互动（Structured Teaching Interactions）、图片交换沟通系统（Picture Exchange Communication System）或较为传统的咨询方法（Tradtional Counseling Methods）等。

第二节 治疗阶段与治疗时间

一、治疗阶段

1. 开始阶段

主要任务是逐渐了解受训者，为学习概念和技能做准备。具体如下。

（1）建立温暖、快乐和具有强化作用的社会关系：在开始治疗的第一个月可以通过游戏和无条件发放强化物来确定强化物；营造积极的氛围，使孩子更愿意服从教学安排，进而减少挣扎和破坏性行为，加快治疗进展。

（2）了解受训者的好恶，明确其长处和短处。

（3）“学会学习”的具体内容如下图所示。

学会学习
- 必须让受训者知道，符合要求就会得到即时、频繁的奖励
- 要学习的技能包括怎样安坐听讲
- 怎样在教学情境中专注于任务，对指令做出反应
- 学习如何处理反馈，理解因果关系等

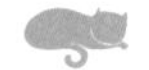

2. 中级阶段

主要是学习具体的沟通、游戏、自理和社交技能，此阶段受训者通常进入学校情境。具体如下。

（1）要将复杂的概念分解成一系列的可系统教授的步骤，要将抽象的概念转化成具体的实例。

（2）在受训者学习课程的过程中，要对课程进行个别化调整，以满足受训者的需要。

（3）虽然开始时目标在于迅速促进技能的发展，但长期目标在于提高受训者的学习能力和在自然环境中的功能，因此，治疗应尽可能自然而不影响受训者的学习速度，应让受训者参加游戏聚会和其他社交活动或社区活动。

3. 高级阶段

要使治疗日益自然，更能泛化到日常生活情境中，使受训者完全融入自然的学习环境（学校）。这一阶段的重中之重在于，发展较为微妙的社交、游戏、情感、认知和沟通技能。

二、治疗时间

为确定每周安排多长时间进行治疗，应检视受训者的日程。要合理安排时间，密集治疗（高强度训练）、强度较低但仍是结构化的活动、自由活动和在家的时间要保持平衡。除了一对一教学的时间，也应考虑教学质量和正式治疗之外时间的结构化程度。

研究表明，许多儿童每周在家里接受 30 ~ 40 小时的直接训练（即每星期 6 ~ 7 天的训练，每天 5 ~ 6 小时），并维持至少两年，效果最好。每次训练的时间要根据儿童的年龄、整体水平（注意力、身体状况、情绪、刻板行为等）综合决定，通常在 2 ~ 3 小时效果最好。具体的训练时间单元可以安排如下图所示。

具体的训练时间单元可以安排
2.5 岁以前的儿童
主要以活动为基础的教学，每次 10 ~ 15 分钟
3~4 岁的儿童
每次 15 ~ 20 分钟
4~5 岁的儿童
每次 20 ~ 25 分钟
5 岁以上的儿童
每次 30 ~ 40 分钟

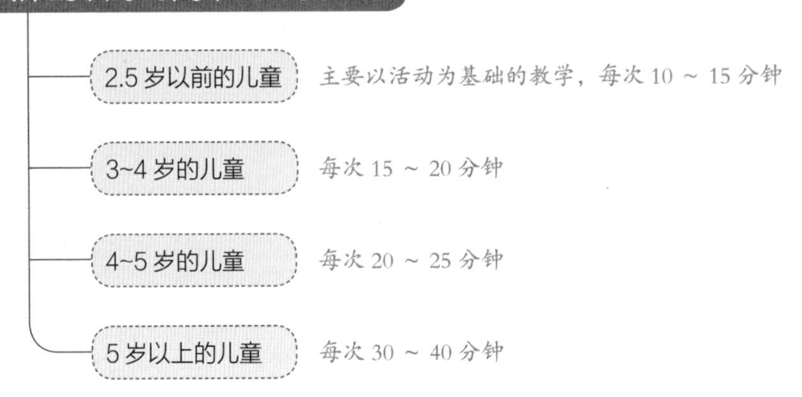

之后，要泛化技能、提供观察学习的机会，尽快开始加入小组或集体操作练习课。另外，如果孩子白天部分时间在学校，就要减少在家训练的时间。

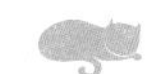

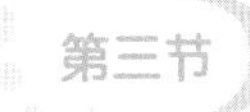

第三节　教学环境与教学指导

一、教学环境

开始训练时，需要找一个视觉和听觉刺激很少的、相对固定的环境，排除各种干扰，避免孩子分心，使其尽早取得成功。比如，一对一的个别训练室，在那儿放一个小桌子和两把小椅子（椅子的高度必须以能相互对视为准），地上铺有地毯；房间布置要尽量简单，以暗色调为主，但光线要充足，周围不要有可以吸引儿童注意力的物品，甚至连墙壁也只要白墙即可，条件允许的话可在墙壁的适当位置安装能做观察用的单向透视镜；教学中可以根据需要增加指导者从旁协助教学；根据课程设计需要，室内可布置必要的教材和教具。

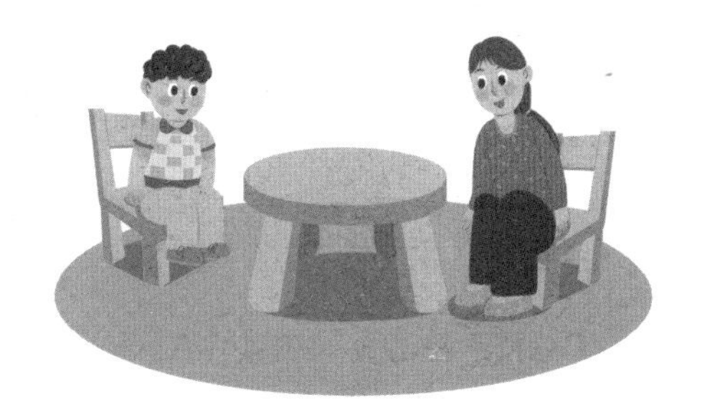

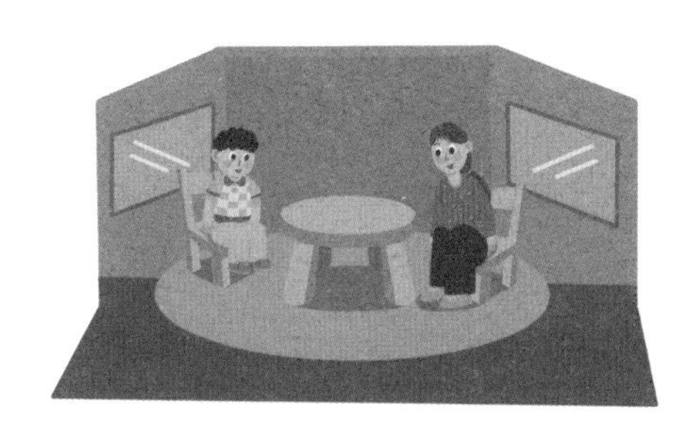

训练室布置

此外，教学必须尽快扩展到日常环境。这不但更为自然，而且可以把学习迁移到所有情境中。因此，治疗不应只在家里进行，也要在室外进行，社区、

公园、市场之类的场所也可进行治疗。如果干扰分散了孩子的注意力，就要教育孩子集中注意力，不受环境干扰的影响。孩子必须学会在各种干扰物会自然出现的环境中学习，从而为在学校这样的典型环境中学习做好准备。

二、教学指导方式

1. 一对一的个别训练（主要形式）

在开始训练的 6 ~ 12 个月，要求个别化；适用于参与、模仿、语言、认知、动作、生活自理等项目的训练；训练时一定要选准可以影响儿童行为能力发展的增强物；随着儿童在一对一的个别训练中行为的获得和儿童能力的发展状况，逐步将儿童带入小组或团体中做泛化指导，使得个别指导中所习得的行为得以在团体或生活实际中发展。

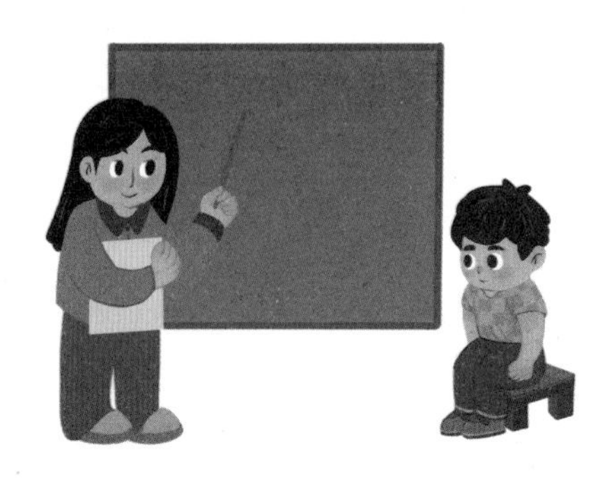

采用一对一的教学方式

2. 以活动为基础的教学

这适用于教儿童同他人游戏、交往、语言理解和语言表达等项目。

3. 偶发事件中的教学

在生活（家庭、社会等）中，尤其是社会交往、社会适应等活动，抓住机会促使儿童运用已会的知识、技能和展示已养成的行为、习惯；抓住机会自然地教给儿童知识、技能、培养儿童良好的行为、习惯。

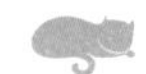

第四节 治疗安排（课堂结构）

教学方式要因时而变。起初，在孩子习惯了治疗之后，应逐渐增加正式的 DTT 时间。之后，随着用于其他教学（例如团体教学和零星教学）的时间的增加，可逐渐减少 DTT 的时间。在治疗过程中，课程重点也会有所变化，但治疗的总体结构依然相同。治疗应是各种课程的结合，包括提高沟通技能、游戏技能、社交技能和自理技能的课程。课程应该个别化，满足每个受训者的特殊需要。下面这个例子可以说明在一次历时 3 小时的典型治疗过程中应如何分配时间。

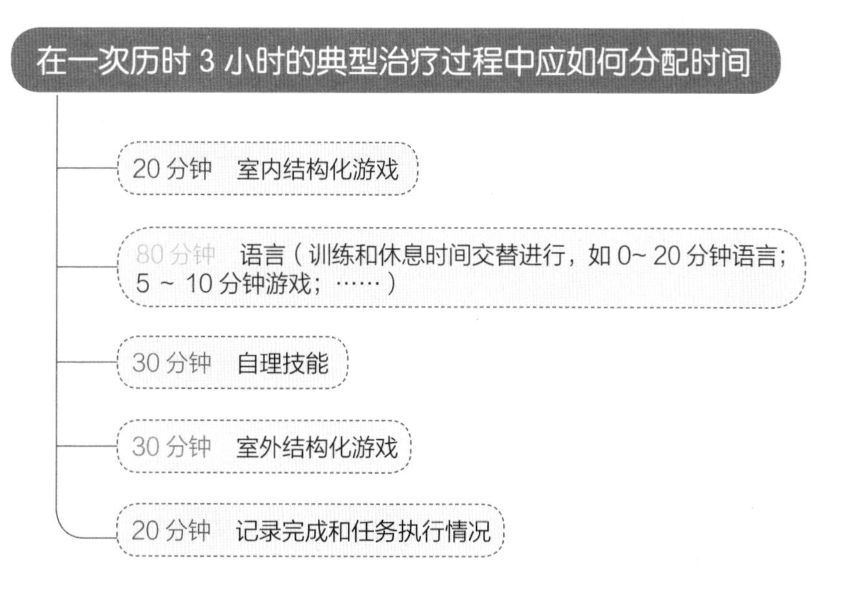

每节课的一半时间分配的任一部分，都可以根据受训者年龄、治疗阶段和学校要求进行增减。

每节课的作业时间和游戏时间要各占一半，一半时间应用于正式的认知技能和言语技能的结构化教学。要根据受训者注意的持续时间、对强化的需要和材料的难度进行设置，少则三个作业一组，多则五个或以上作业一组，连续进行分解式尝试。各组之间应有短暂休息，休息时可给受训者一个玩具或其他强化物，让他在桌上或离开桌子玩。通常，让受训者离开桌子玩是最好的强化形式。休息时间的长短，要根据完成任务时间的长短来确定。例如：如果完成了三次短暂的尝试就让受训者离开桌子，休息时间应为 30 ~ 60 秒；如果教学持续了 3 ~ 5 分钟，休息时间应为 2 ~ 3 分钟；如果教学持续了 10 分钟，休息时间应为 5 分钟左右。但这些只是粗略的计算，应该根据受训者的学习模式加以调整。

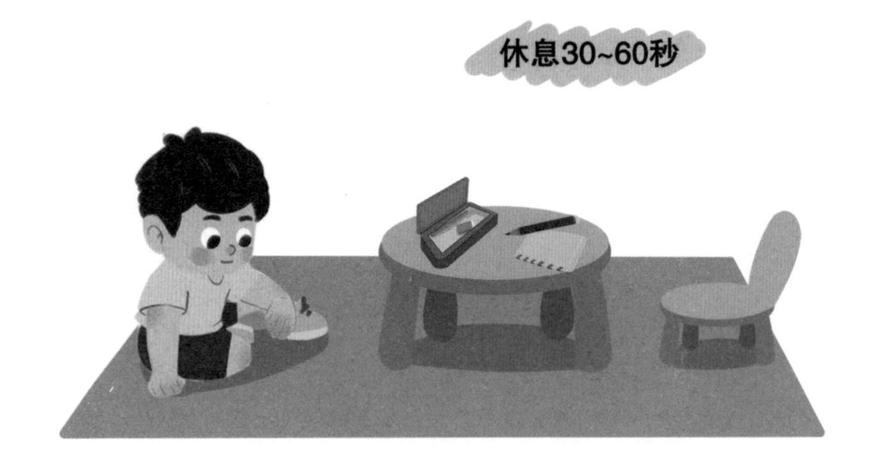

在休息时，训练人员应做好资料记录工作，并准备下一组活动尝试要用的材料。同时，要监控受训者在休息时的行为，对其进行适当的游戏和没有出现不当行为（如自我刺激）进行强化。部分休息时间应该结构化，训练人员要指导受训者进行适当的游戏；其余时间应完全留给受训者，让其选择一种活动，不要对他

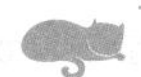

提出任何要求（但在休息时行为要恰当这一原则仍然有效）。不正式授课的时间包括以上所说的短暂休息、结构化游戏、散步和去公园之类的活动，会用到受训者所学的技能，并可以将行为管理延伸到日常生活之中，如每隔1小时左右，就要进行一次时间较长（10～15分钟）的休息，并要变换休息地点，例如到户外玩。环境的变换和体力活动，对保持受训者的学习兴趣和注意力及平均分配活动与游戏的时间都很重要。

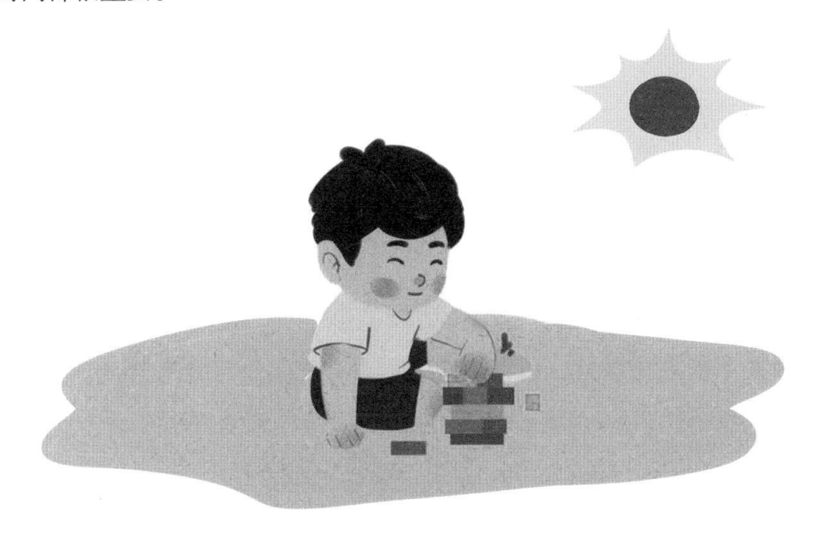

到户外玩

第五节 标准与效果

一、掌握标准

如果受训者连续做出正确的反应，就可确定他已掌握了相关知识、技能。一般来说，如果在两三天里有 80% ~ 90% 的反应正确，就可以认为他掌握了相关知识、技能。但是不要忘记，这一标准不是一成不变的，需要根据受训者的学习模式不断进行调整。通常不应采用百分之百反应正确作为成功的标准，因为那样只能使孩子遭受挫折并感到厌倦。期望孩子的行为百分之百正确，是不切实际的，因为除了缺乏理解之外，还有许多因素会引起错误。

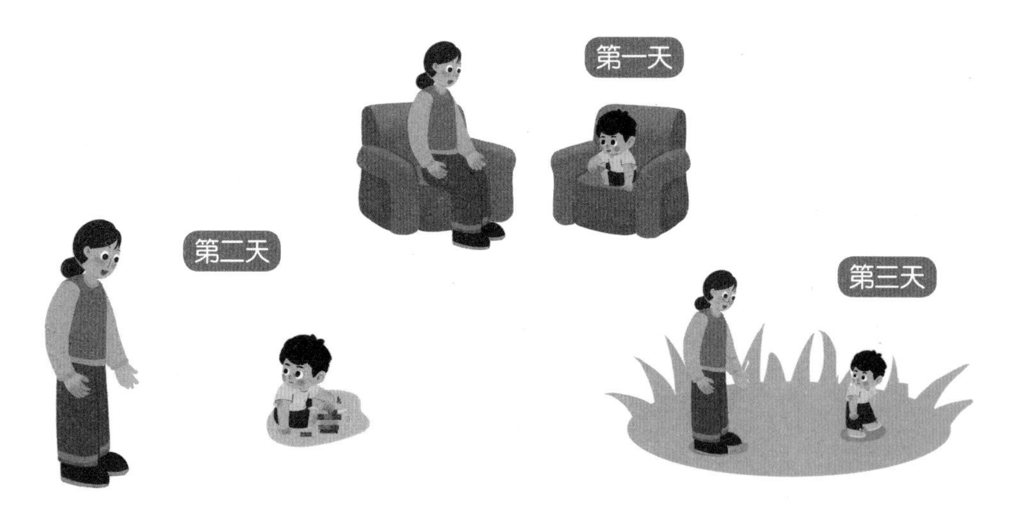

受训者在两三天里有80%～90%的反应正确

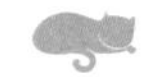

二、教学评估

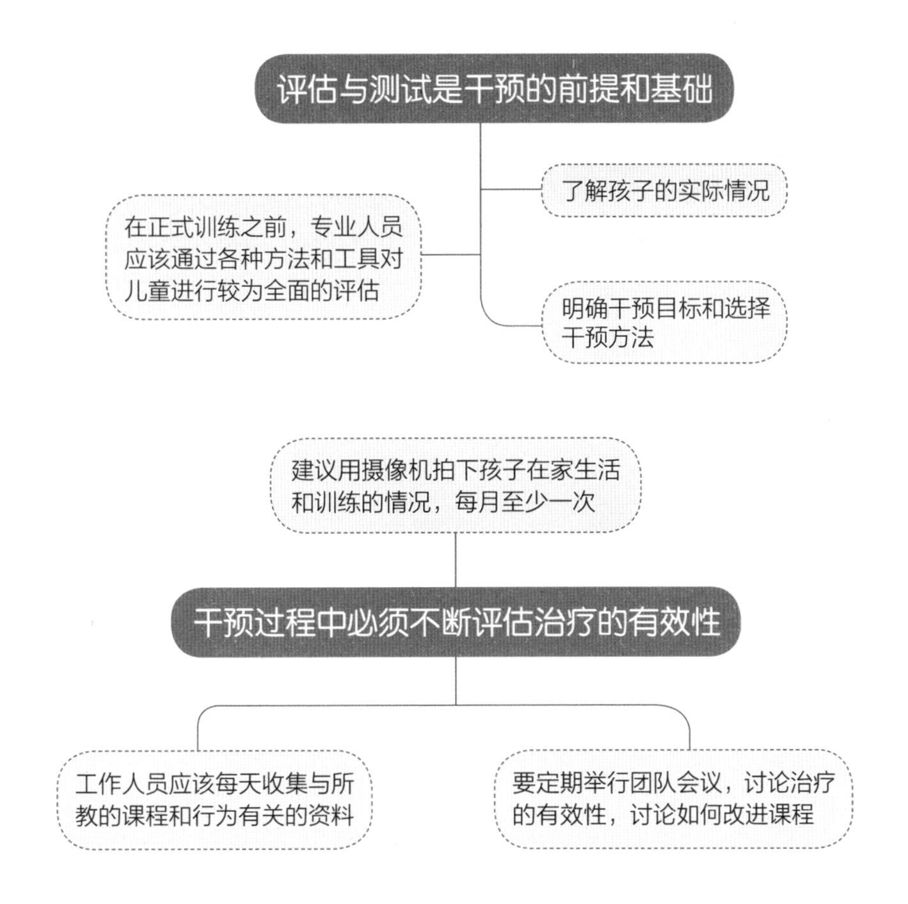

三、治疗效果

治疗会成功增强孩子在语言、游戏、社交和自理等方面的功能，但治疗效果因人而异，主要取决于以下几个因素：

（1）开始治疗的年龄（越早越好）；

（2）治疗的质量（专业指导、个别化、广泛性、持久性、强度等）；

（3）孩子的个体差异（如治疗之前已有的沟通技能和认知能力及其学习方式与特点）；

（4）家人是否协调一致及家庭的参与程度；等等。

治疗的宗旨在于最大限度地开发孩子的潜能。虽然，“康复”这一目标令人神往，但研究结果表明，在最好的情况下，3岁以前开始接受治疗的孩子实现这一目标的不到一半。但是，几乎所有被研究的孩子在沟通、社交和游戏技能方面都取得了巨大的进步。事先难以确定哪个孩子会取得最理想的疗效，但在开始治疗之后，学习速度会成为较为可靠的预测指标，经过6个月的治疗之后，就能知道孩子在治疗中的进步将会有多快。

第3章 应用行为分析教学原理与方法

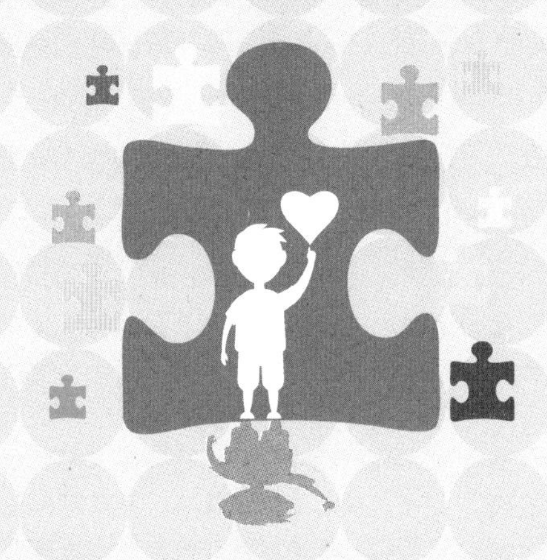

第一节 辅助

辅助是应用行为分析中的主要教学策略之一，用于帮助孤独症谱系障碍者产生正确的反应。如果孤独症受训者无法独立完成某项技能，我们会使用辅助来引导他们学习这项技能。

下表详细描述了一些在应用行为分析中广泛使用的辅助类型。位于表格顶端的辅助所包含的干预最为强烈，由上至下，辅助所包含的干预性逐渐减小。

一些在应用行为分析中广泛使用的辅助类型的描述

辅助类别	描述	例子	辅助图例
全躯体辅助	受训者需要借助全身的协助来完成任务。训练师“手把手”帮助，确保受训者给出正确反应	在进行手指画教学时，训练师应该将自己的手放在受训者的手上，示范如何用手蘸取绘画颜料，并将其涂抹在绘画纸上。通过这种辅助方式，训练师可以帮助受训者学会正确的手指画技巧，并鼓励他们尝试自己进行绘画。这样的教学方法有助于提高受训者的绘画能力和创造力	
部分躯体辅助	受训者需要借助部分身体的协助来完成任务	在训练受训者使用图片交换沟通系统（PECS）来表达需求时，训练师可以托起受训者的手，然后在目标图片的正上方松开受训者的手，或者训练师可以将手放在受训者的小臂上进行引导。这样的训练方法有助于帮助受训者学会正确使用PECS系统来进行沟通	

续表

辅助类别	描述	例子	辅助图例
姿势	训练师做出某些姿势来辅助受训者给出所需的正确反应	在训练梳头发时，训练师和受训者一同站在镜子前，训练师将自己的头侧向受训者，然后辅助受训者梳理需要整理的部位。这种辅助方法可以让受训者观察和模仿训练师的动作，同时训练师的辅助可以帮助受训者正确地进行梳理动作。通过这样的训练，受训者可以逐渐掌握梳理头发的技巧并独立完成这项任务	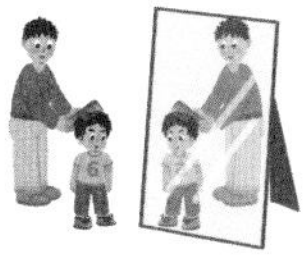
位置	训练师在某个特定的位置放置辅助物	在训练中，可以将三张亲近的人的照片放置在受训者面前，然后给出指令“摸摸你的兄弟”。训练师应该将正确答案放置在离受训者较近的位置上，以帮助受训者正确地选择并摸摸自己的兄弟的照片。这样的训练方法有助于提高受训者的理解和执行能力	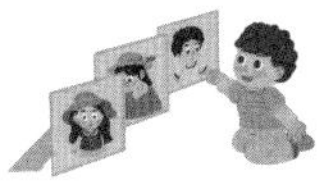
视觉	训练师给出答案的视觉性线索	当给出指令“我们用什么来喝水？”时，训练师可以举起一幅杯子的图片作为示范。这样的辅助方式可以帮助受训者理解指令并正确回答问题。通过观察训练师举起的杯子图片，受训者可以学会用杯子来喝水的概念，并能够正确回答问题。这样的训练方法有助于提高受训者的理解和表达能力	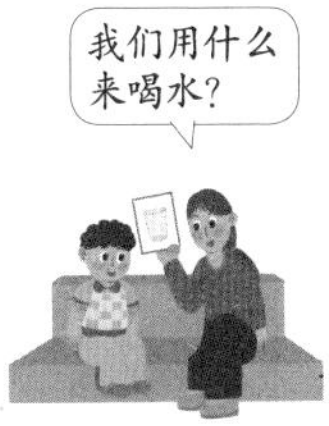 我们用什么来喝水？
文字	训练师口头示范出想要得到的回答	当进行有关色彩理解的项目，例如“紫色”，训练师在给出指令之后，立即提供一条口头辅助。例如，训练师可以问：“这是什么颜色啊？”并在受训者回答之前附加答案：“紫色。”这样的口头辅助有助于帮助受训者正确理解指令并回答问题。通过这样的训练方法，受训者可以逐渐掌握色彩的概念，并能够正确识别和表达各种颜色	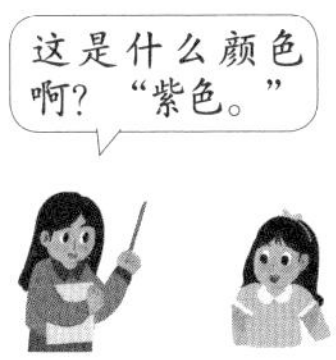 这是什么颜色啊？“紫色。”

需要强调的是，任何接受辅助的人都有可能形成依赖性，因此需要仔细权衡辅助的强度，并尽快尝试减少辅助以避免受训者形成依赖。

第二节 强化原理

1. 强化的概念

强化是指一个行为发生，紧跟着一个刺激（事件），使得该行为在将来发生的频率增加，强化物是导致反应增加的刺激改变。

行为 + 强化物 → 行为增加

强化的概念理解

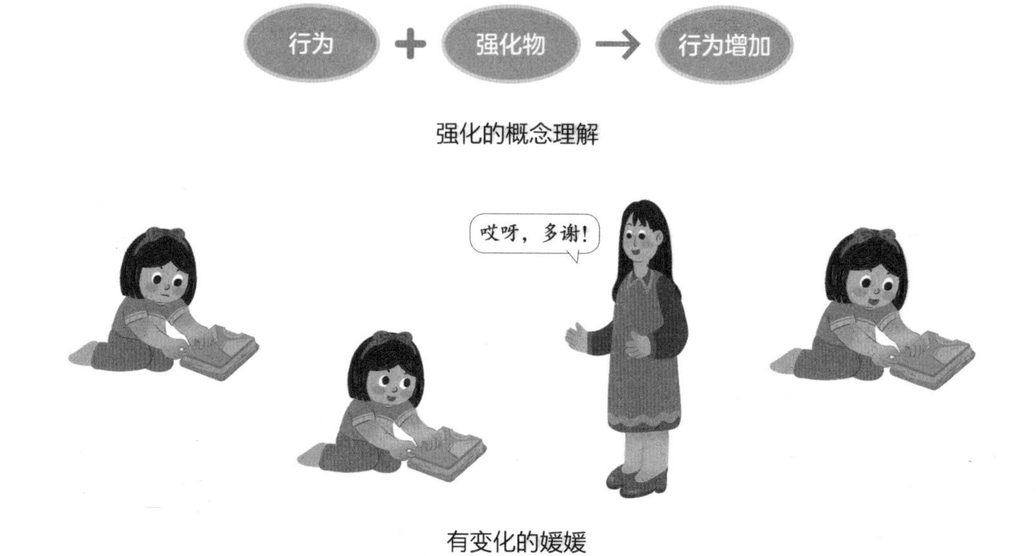

有变化的媛媛

例如，媛媛经常帮助妈妈做家务，妈妈总是给予她表扬，媛媛非常高兴，以后帮助妈妈做了更多事情。这就是强化。由于经常获得“妈妈的表扬”这个强化物，媛媛的帮忙行为增加了。

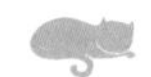

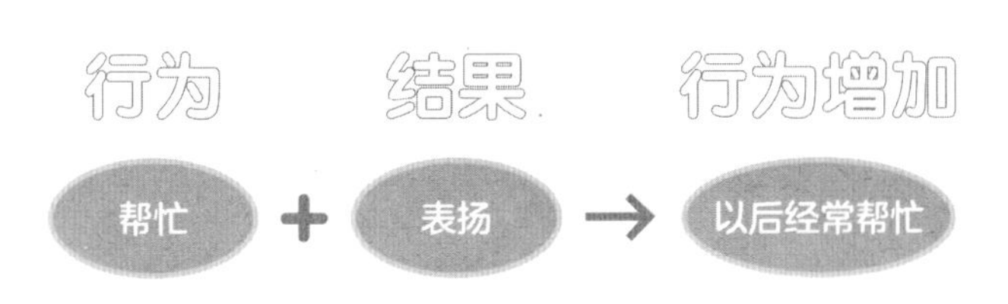

强化的原因分析

强化可以分为正强化和负强化。在实施强化的过程中，如果增加一个刺激，就叫作“正”；如果移除一个刺激，就叫作“负”。因此，呈现某事物、导致行动者愉快并使行动者特定行为表现频率增加，叫作正强化；如果移去某事物、导致行动者愉快并使行动者特定行为增加，叫作负强化。

也可以这样理解，正强化是“给出某个原来没有的东西”，负强化是“拿走某个原来有的东西”。例如：

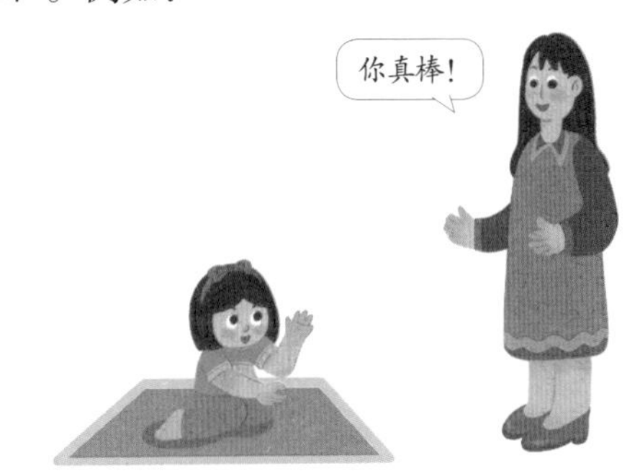

原来没有夸奖，在孩子打招呼之后，给出夸奖是正强化

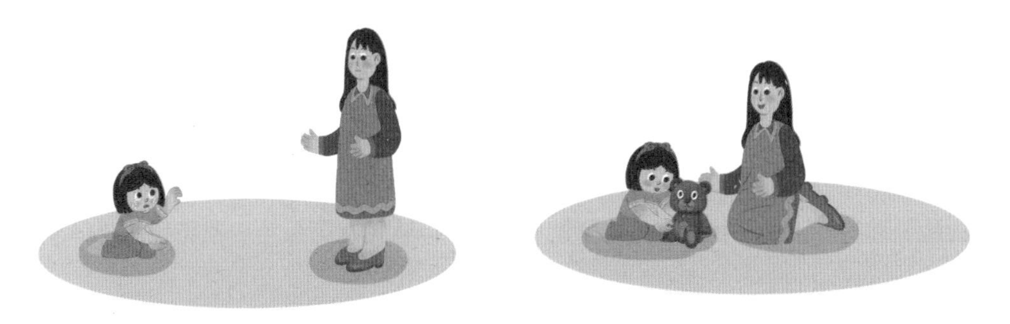

孩子一哭，妈妈给玩具的行为是负强化

2. 强化物的选择

做行为干预时，要善用强化物，正面强化良好的行为。依据强化物的物理属性，可以将其分为以下几种。

（1）可食用强化物：例如点心、糖果、牛奶、面包等可食用物品，对于长期慢性拒绝某些食物的儿童，利用可食用物品作为介入的强化物时，是有趣并重要的。

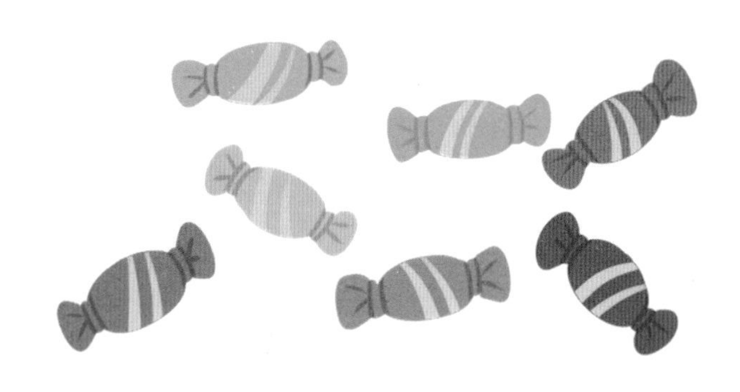

糖果

（2）感官强化物：各种形式的感觉刺激，振动（例如：按摩）、触觉刺激（例如：挠痒、抚摸）、灯光刺激和音乐等都被证实是有用的强化物。

（3）有形的（实质的）强化物：小饰品、娃娃、汽车、飞机、卡片等常被当作有形的（实质的）强化物来使用。一项物品的价值和它最后之所以能当作强化物的效果彼此之间并不存在关联性，事实上，任何有形的实质物品都可以是强化物。

（4）活动强化物：可以是每天的例行活动（例如：玩棋类游戏、阅读、听音乐、画画）和特殊活动（例如：在体育馆里投篮、排队排在第一个）或特殊事件（例如：逛动物园）。

（5）社会性强化物：身体的接触（例如：拥抱、击掌）、靠近（例如：接近、

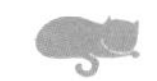

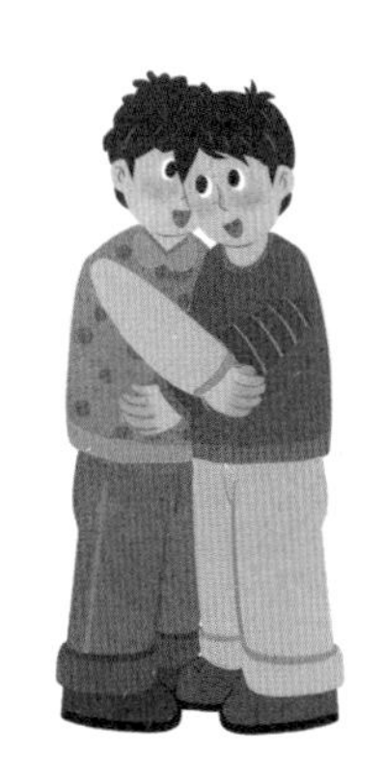
拥抱

站在旁边或者坐在一个人附近）、注意和称赞都是常见的社会性强化物的事例。成人的注意对儿童来说是一种极强而有力的强化形式。

建议先从可食用强化物开始，比如训练师指着香蕉问：“这是什么颜色？”孩子说“黄色”。孩子得到一颗糖和语言鼓励：“真棒！”

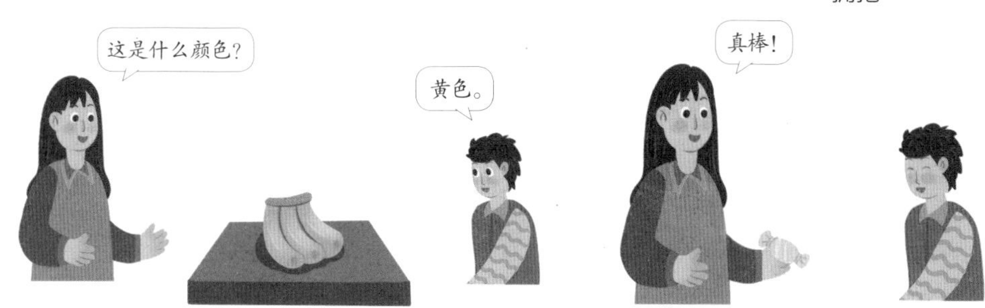

从可食用强化物开始

3. 有原则的强化

正强化不是贿赂小孩，更不是溺爱小孩。要在行为干预之前就确定用什么后果来正强化并征得孩子同意。

举一个例子，桌上摆有葡萄、青菜。

训练师：今天我们来认颜色。你想要为哪个玩具努力呢？小熊还是小狗？

萌萌：熊。

训练师：好啊。我也喜欢熊。那么，什么是紫色？

萌萌：（指向葡萄。）

训练师：真棒！来，小熊给你。

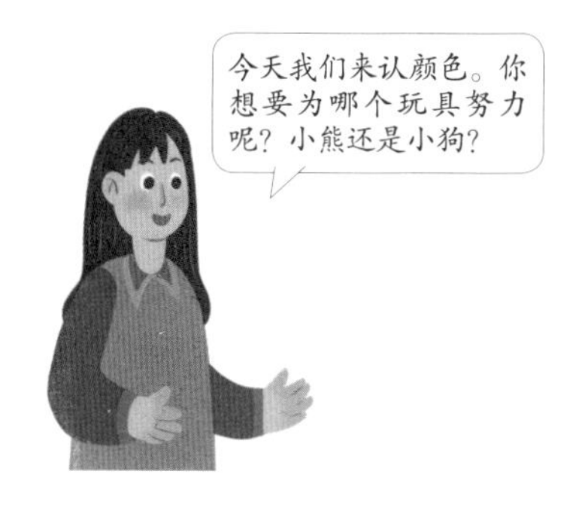

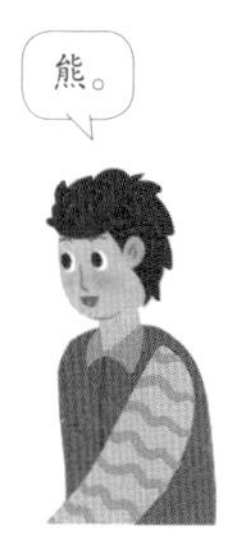

好啊。我也喜欢熊。
那么，什么是紫色？
真棒！来，
小熊给你。

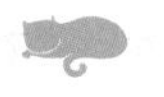

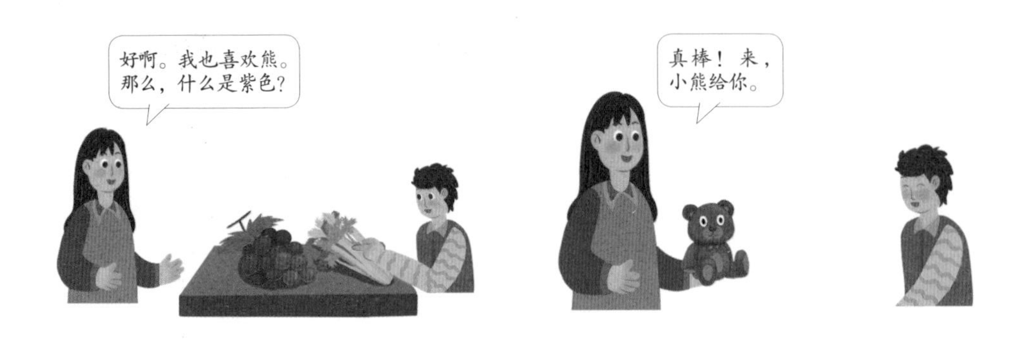

在教学前，先确定强化的东西。如果刚开始训练或孩子很小，从物质奖励做起，以后再转向社会性奖励。

训练师：今天我们来认颜色。什么是紫色？

萌萌：（指向葡萄。）

训练师：真棒！（微笑）来，击掌！

与小朋友击掌。

今天我们来认颜色。
什么是紫色？
真棒！来，击掌！

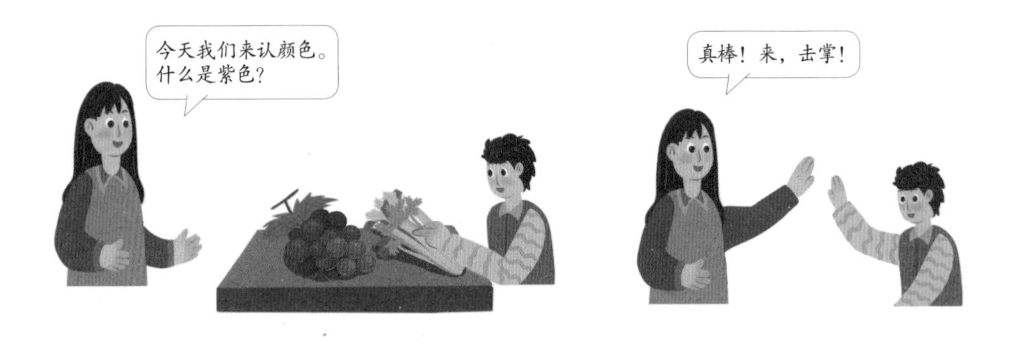

4. 更加有效的强化训练建议

强化是应用行为分析中一个常用的训练技巧。通过强化，我们可以提高受训者的学习动机。当受训者的动机提高时，他们对所学技能会产生更强的兴趣，因此，我们更容易观察到受训者在这个技能领域的改善和进步。为了使强化训练更加有效，以下是一些建议。

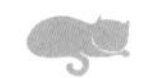

（1）强化物应具有功能性，即能增强受训者的学习效果，并使其在行为改善方面达到预期效果。

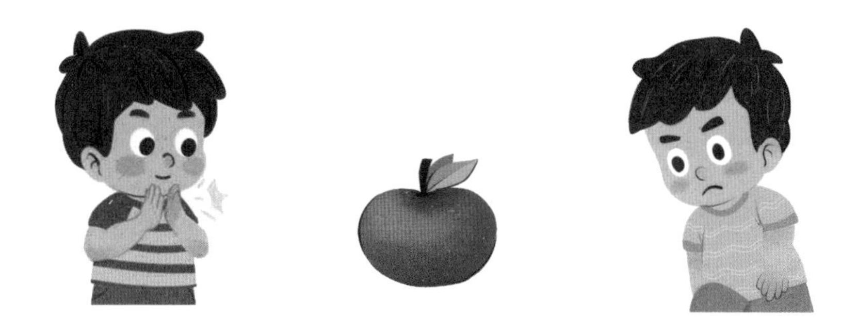

有些受训者可能因为喜欢苹果而更加努力，而其他受训者可能对苹果毫无兴趣

（2）要不断挖掘新的功能强化物或开发出新的功能强化物，可以通过评估受训者的兴趣爱好和独处时的偏好来进行。

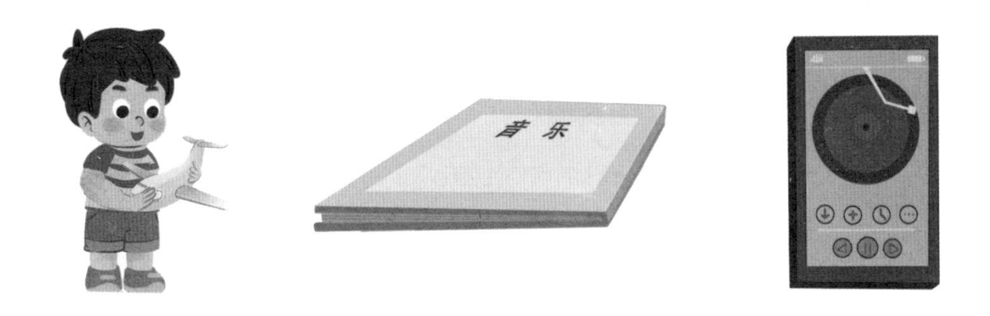

受训者可能喜欢发声的玩具，也可能喜欢音乐书籍、智能手机上的音乐软件

（3）当训练新技能时，强化物应该及时出现。

（4）强化物只应在治疗过程或自然环境中的教学中使用。除了受训时间外，受训者不应随意获得强化物，否则会削弱其作用。

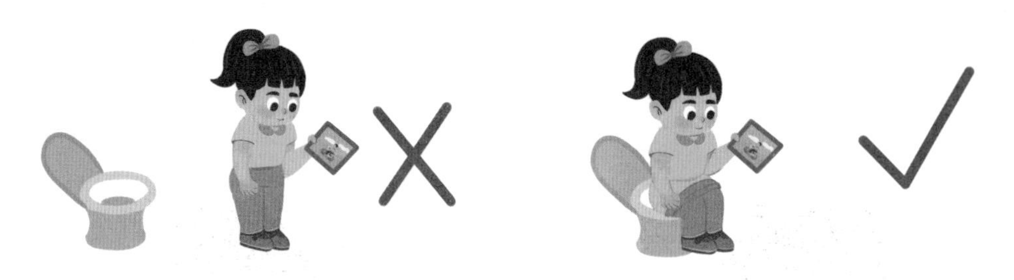

如果在训练如厕时使用特定视频作为强化物，就必须确保受训者在其他时间无法观看该视频

（5）区别性强化是指在回合式教学中，当受训者在没有辅助的情况下给出正确的反应时，给予其最喜欢的强化物作为奖励。而如果受训者给出错误的反应，则没有后续的强化物奖励。区别性强化有助于受训者更快地学习技能。

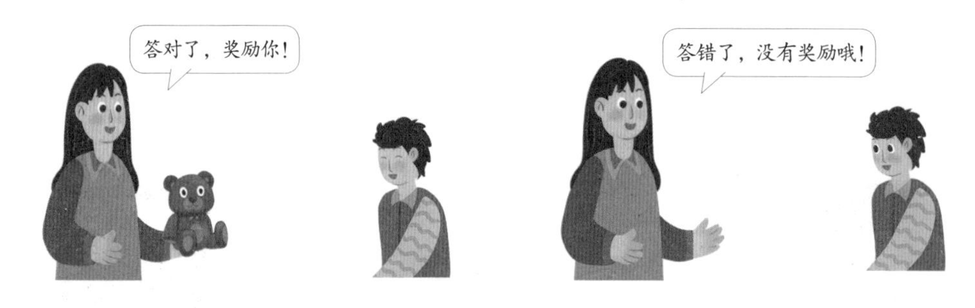

区别性强化

（6）为了确保强化物对受训者产生持久的功能性作用，可以采用一系列不同的强化物，以避免受训者对某个特定强化物产生抵触情绪。

（7）选择那些具有长时效性或对受训者而言兴趣不易消退的强化物。

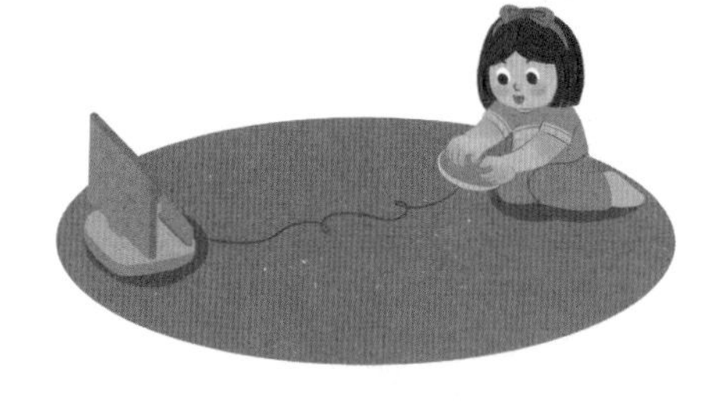

如果受训者喜欢观看某个视频或玩某个电子游戏，可以保留这些具有强化效果且不易消失的强化物，直到治疗结束

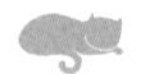

（8）将次级强化（如口头表扬）与初级强化物（指生活的基本必需品，如食物和饮料）配合使用是至关重要的。

答对啦！奖励一口可乐！
答对啦！真棒！

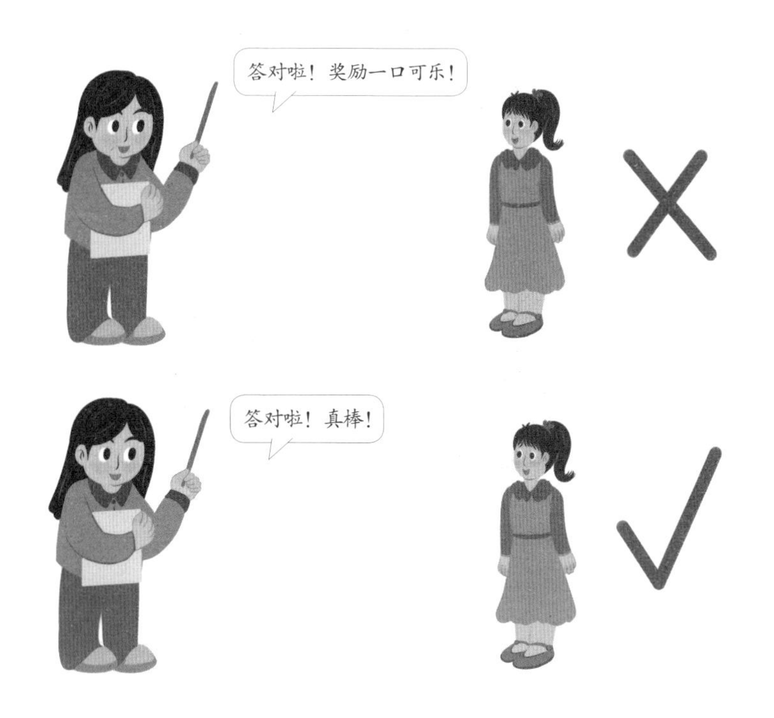

将次级强化（如口头表扬）与初级强化物配合使用

（9）强化方法应与受训者的年龄相符，并且具备有效性。

（10）在受训者学习新技能的过程中，强化物应逐渐减少其出现的频率。

（11）强化的时机非常重要。

（12）严格遵循强化程序是非常重要的。

（13）语言强化需要具体明确，而不是简单的泛泛赞美。

你坐下了，做得非常棒！

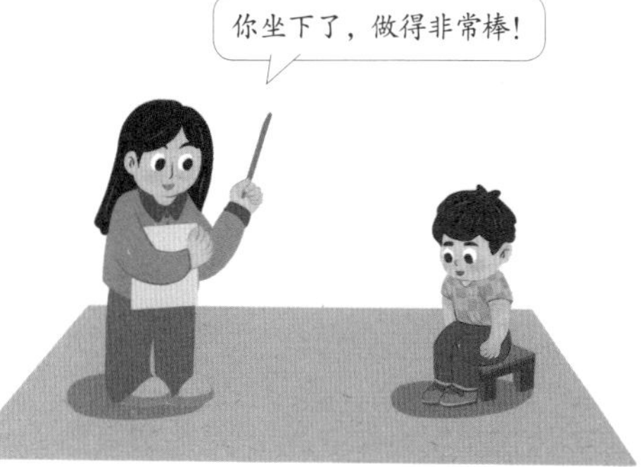

（14）不要以贿赂的方式使用强化物来诱导受训者。

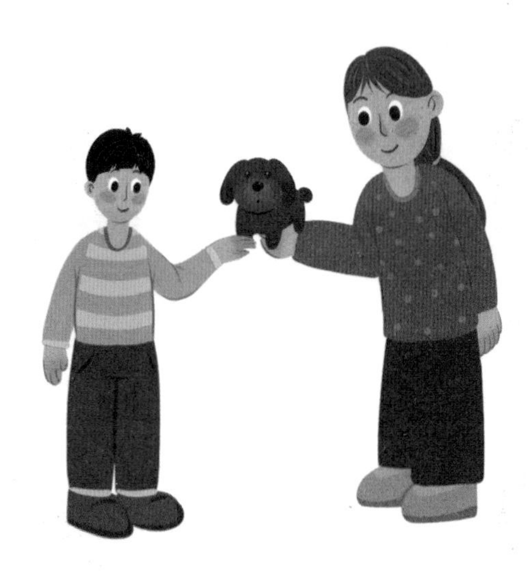

不要以贿赂的方式使用强化物来诱导受训者

通过以上建议，我们可以更有效地进行强化训练，提高受训者的学习动机，并促进他们在所学技能上的改善和进步。

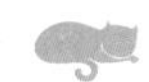

第三节　消退原理

1. 消退的概念

消退是指某被强化的行为一旦其行为之后不再继续给予强化物，则该行为的频率就会减少直至消失。

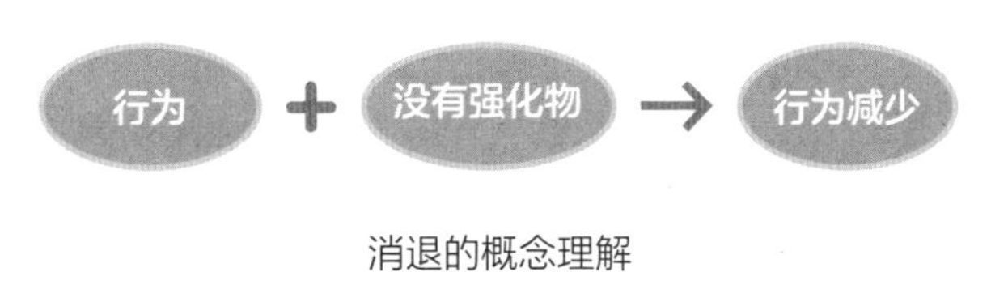

消退的概念理解

例如，媛媛经常帮助妈妈做家务，妈妈一开始经常表扬她，但是后来却不再表扬了，媛媛也就得不到奖励了，渐渐地也不再帮忙。这就是消退，媛媛的帮忙行为，由于不再获得“妈妈的表扬”这个强化物而减少了。

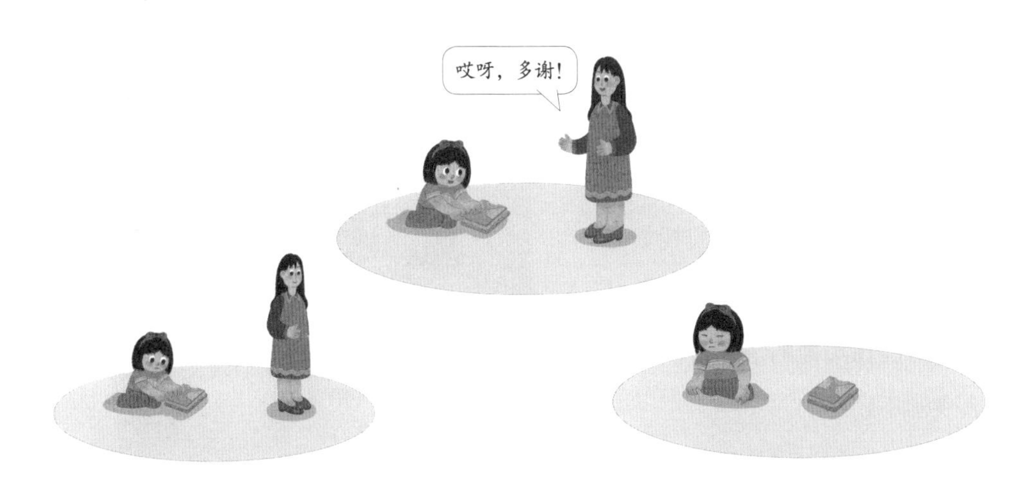

有变化的媛媛

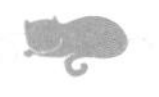

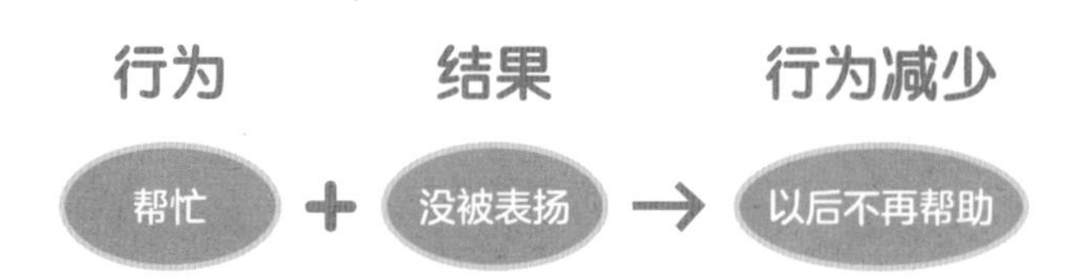

消退的原因分析

2. 为消退做好准备

在进行消退之前，应做好下列准备工作：

（1）找出个体能从事的良好的替代行为。

（2）确定良好行为的有效强化物。

（3）在程序开始之前，确保所有的有关人员都知道哪些行为正在被消退或者哪些行为正在被强化。确保所有相关人员学会对不良行为消退的原则和方法，从而对替代的良好行为予以正强化。

3. 实施消退程序

在实施过程中，应当注意以下几点：

（1）要消退的行为必须是不良的行为，并且是由以往不恰当强化而建立起来的行为。在实际生活中，存在大量的家长误用正强化的现象，即用正强化培养不良行为的现象。

例如在商场里，孩子要买玩具被拒绝，就哭闹起来，于是妈妈抱起来安抚他。这种安抚就是一种不恰当的强化，使孩子今后还有可能在类似的情景下以哭闹来表示不满。

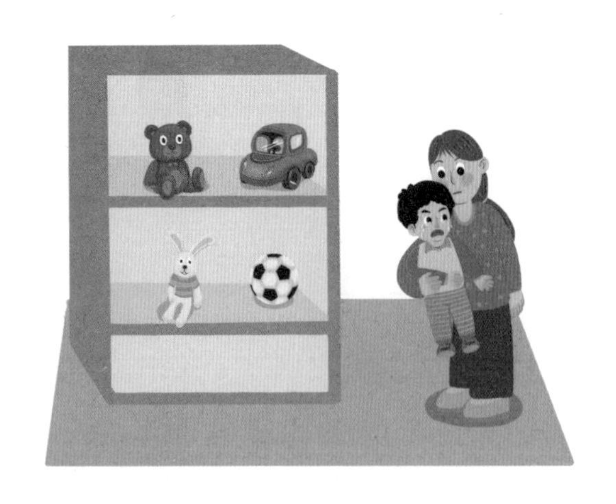

（2）在使用消退程序的过程中，每一位接触儿童的人或参与

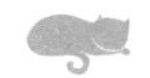

矫治者须达成一致态度，否则不良行为就不会改善。

（3）在消退过程中，不良行为可能会更严重，孩子表现得更差，这种现象被称为行为的消退爆发，应有心理准备，坚持不妥协。

（4）同时与正强化联合起来使用，注意并表扬良好行为。

4. 消退失败的原因

消退程序失败可能有以下三种原因：

（1）问题行为的功能混淆，导致处理的策略不对。

（2）相关人员的处理态度不一致。

（3）良好行为没有被适当地强化。如果消退程序需要经历较长时间，那么应当仔细检查这些原因，提前做好防备。

5. 消退的误用

（1）对于维持的强化物没有正确区分。

孤独症儿童亮亮有一个刻板行为，喜欢身体左右摇晃，训练师决定采用消退法予以改正。于是，在亮亮摇晃身体后，撤除“注意”这种正强化物，结果发现亮亮的刻板行为一点都没有减少。后来，经过评估发现，亮亮的刻板行为是为了获得非社会性强化物——感官刺激，而训练师在消退时撤除的是外在强化物——社会性注意。

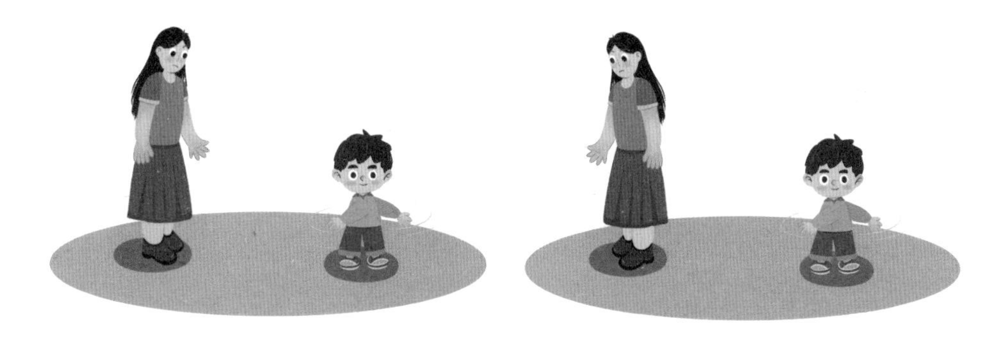

采用消退法

非社会性强化物是个体从行为本身就会获得愉悦和满足，不需要借助外物，就可以维持行为，它不需要通过其他人或事就可以建立强化力。亮亮摇晃身体的行为是一种带有自我娱乐性质的行为，不是靠训练师的注意和理睬维持的，所以即使训练师把“注意”“理睬”这些强化物撤掉，行为依旧继续存在。因此，在进行干预前，尽可能确定行为的功能。

（2）无意中对儿童的良好行为实施了消退。

在生活中，有些人因为忙碌等，对儿童的良好行为视而不见，从而使得良好行为由于没有得到奖赏而消退。

例如，妈妈每天下班回到家里，叶子都会帮妈妈拿拖鞋，给妈妈沏茶喝，妈妈特别高兴，夸奖叶子聪明懂事。一周过后，受到夸奖的叶子还在帮助妈妈做事，但是妈妈因为工作上的事情，没有对叶子的行为给予表扬。以后的几天里，接连如此。这样，叶子再也没有帮助妈妈做事了。

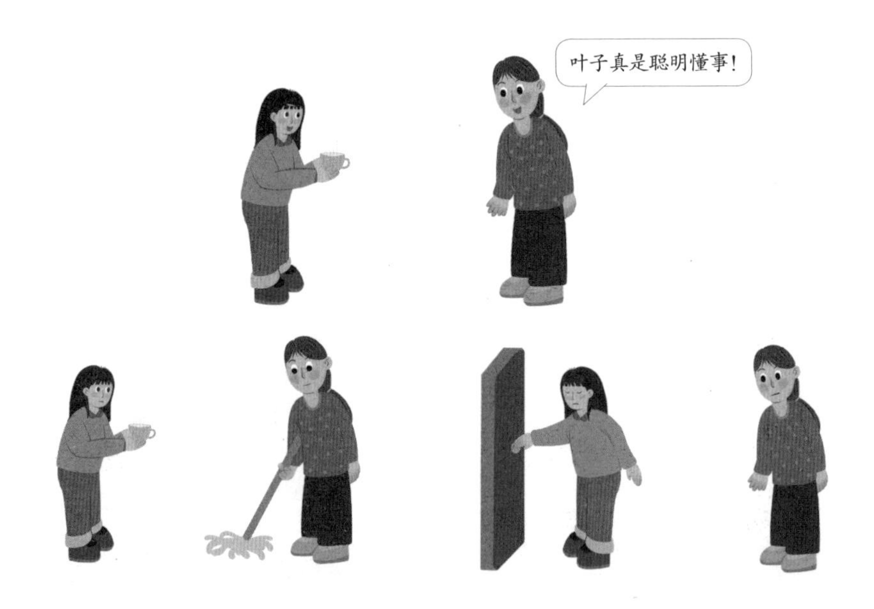

如果儿童的良好行为很少受到注意或者没有得到任何外来的强化，它终将消退。对于任何已经建立的行为，要想保持它就必须继续强化它。因此良好行

为建立后，不再给予强化，也是对消退法的误用。

（3）当心“消退爆发”。

消退有一个基本的规律就是消退爆发。它是指在消退治疗期间，行为在开始减少以前反而有增加，即在事情开始变好之前反而变得更坏。

例如，孩子因想买玩具而哭闹，妈妈置之不理，孩子哭得更大声。置之不理是妈妈在实施消退，但孩子哭得更大声则是为了获取玩具而出现的消退爆发，此时应继续置之不理。如果满足玩具需求，则满足玩具需求会成为哭闹大声的强化物。

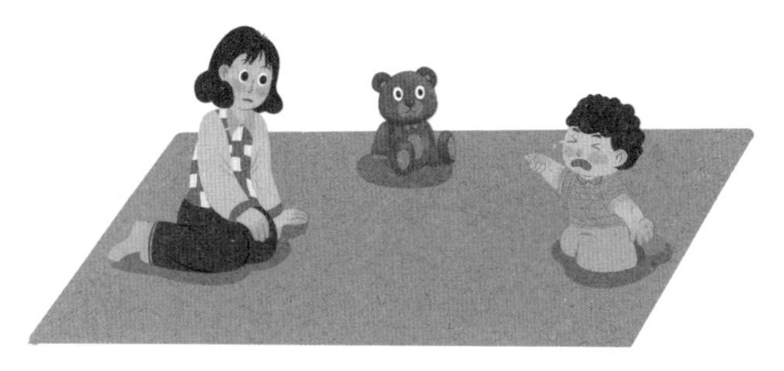

再如，孩子为了寻求关注而撕卫生纸，老师置之不理，孩子撕得到处都是。置之不理是老师在实施消退，但孩子撕得到处都是是为了寻求关注而出现的消退爆发，此时应继续置之不理。如果此时大声吆喝制止，则会强化孩子的撕纸行为，因为吆喝本身就是对孩子的关注。

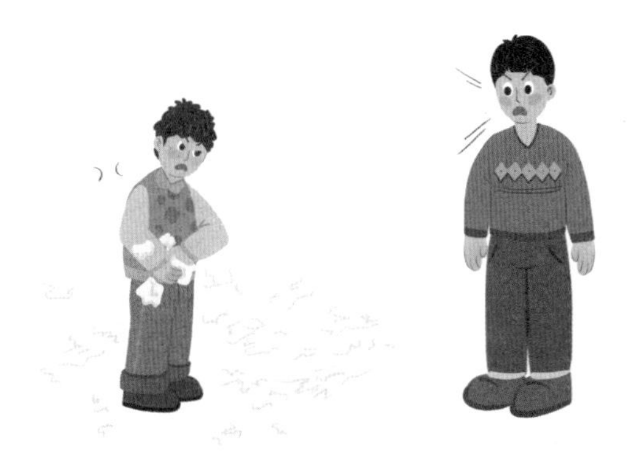

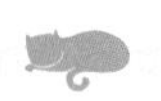

第四节 回合试验教学法（DTT）

1. 回合试验教学法的概念

回合试验教学法（Discrete Trial Teaching，简称为 DTT）又称分解式尝试教学法、离散单元教法，具体过程由三环节组成：①给孩子发出指令或要求；②促使孩子对指令或要求做出回答或反应；③结果（对孩子的反应强化或提示加强化）。一个操作的三个环节完成后，稍微停顿后再给出下一个指令（开始新的操作）。

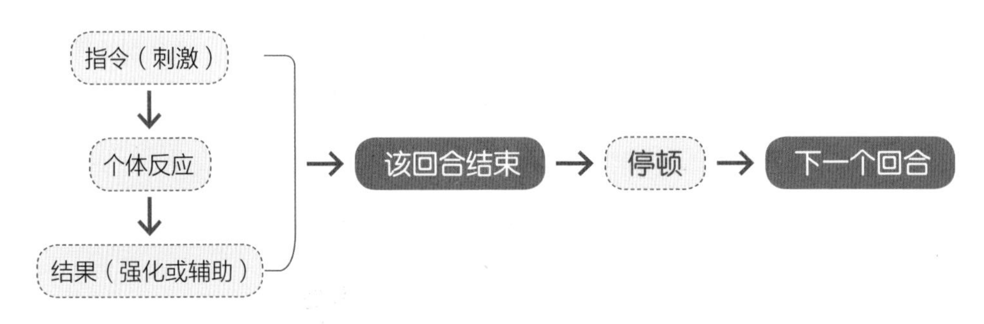

回合试验教学法的训练过程

简单来说，DTT 的操作特点是先由训练师给出一个简短明确的指令让受训者做出一个单一性动作，如果受训者根据指令完成这一动作则立即给予预选的奖励，否则就由训练师给予适当的口头提示或必要的身体辅助，待受训者能自己完成该动作后再逐渐淡出提示或帮助。每一单元都应简短并与下一单元有一

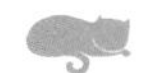

定的时间间隔。这是一种结构性较强的治疗方法。

通常要将 DTT 训练方法进行拆解，具体包含五个要素，分别是指令、反应、结果、停顿，还有一个在学习过程中我们常用到的辅助。

DTT 回合式教学训练要求个体化、系统化、严格性、一致性、科学性，要保证治疗具有一定的强度。

2. 回合试验教学法的实施

回合式教学法将一项技能分解成更小的可教学步骤。在一个教学时段里，训练师对其中一个教学步骤或是教学目标展开几种教学，直到受训者达到目标标准。

（1）如何理解刺激指令？对于受训者来说，这种刺激是一个信号，意味着他们给出的反应将得到强化。

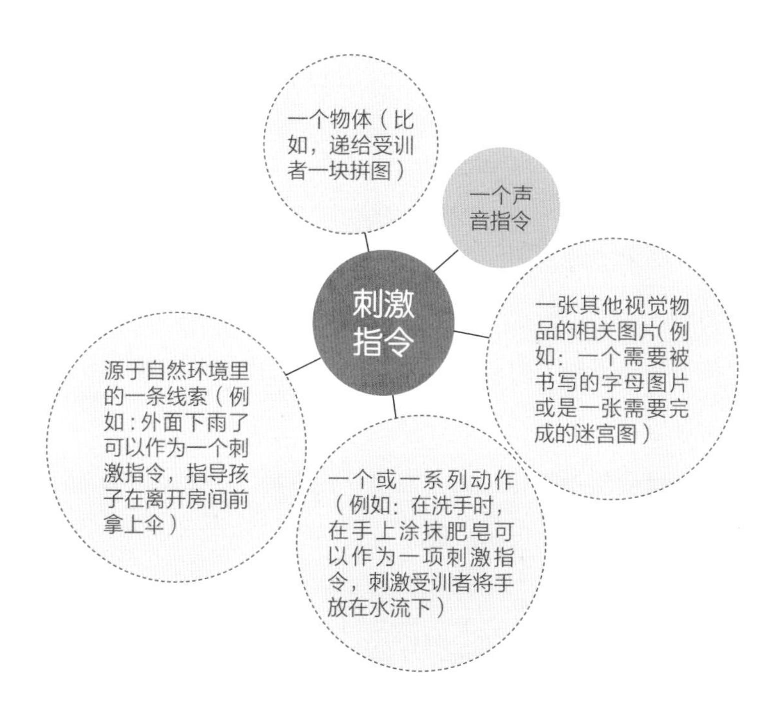

在受训者给出反应后，通过一段时间的学习和辨别，受训者会在刺激指令下做出正确的行为或反应，并通过强化来加强这种正确反应。

（2）回合式教学的实施步骤如下图所示。

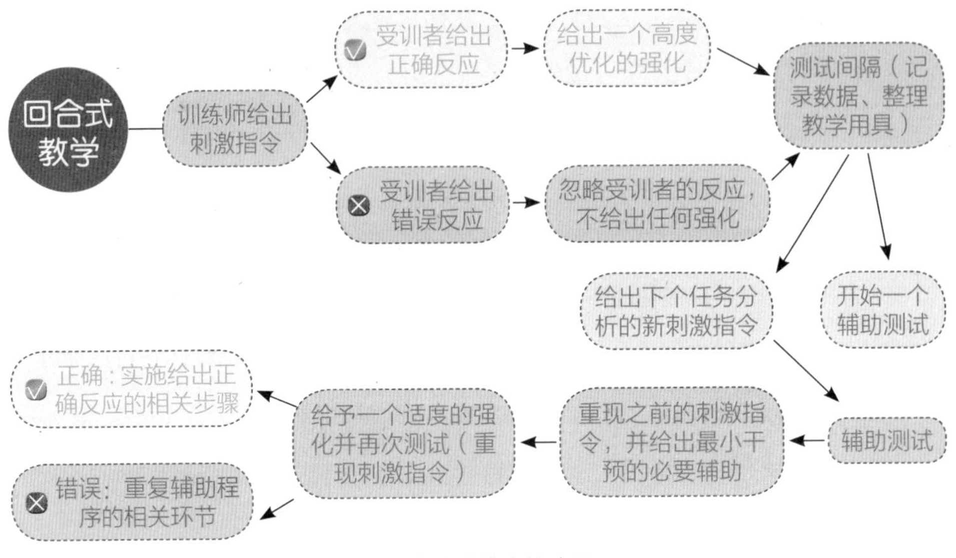

回合式教学的实施步骤

3. 举例说明

例如，教孩子模仿（模仿拍手）。

指令：语言提示“做一样的”，并同时做出拍手的动作（模仿的指令通常都是“做一样的”）。

反应：孩子做出了拍手的动作（正确反应）；孩子没有理你（无反应）；孩子拍头（错误反应）。

结果：正确反应给予强化（社会强化“你真棒”+强化物），错误反应和没有反应都不予以强化，并执行纠错程序。

停顿：回合间停顿几秒。

辅助：没有反应与错误反应说明孩子不会或不理解，我们就要给予辅助。通常模仿用的是肢体辅助，由教导者或者第三者在后面，直接拿起孩子的手并帮助拍手（辅助需要撤销，如拿起孩子的手帮助拍手→拿起孩子的手腕→点点孩子的臂膀）。

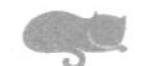

第五节 随机轮换

训练师要注意对教学目标进行随机循环。每完成两个教学目标后应随机轮换教学目标。可以这样理解，第一次随机循环发生在前两项教学目标完成教学并达成标准之后。

▼ 任务分析的随时循环指导

目标	基线	开始日期	目标达成日期	消退程序		
				维持	自然环境下开始日期	达成标准的日期
第一项目标						
第二项目标						
第一项与第二项随机轮换						

随机循环是任务分析中相当重要的一步，因为受训者之前所学习的技能，以一种随机的方式呈现出来，受训者必须对两个相似目标进行区分并给出正确的反应。举例来说，如果教一位受训者正在学习遵循一步指令，假设第一个教学目标是“起立”，第二个教学目标是“坐下”。那么，在随机循环这个流程中，第一、第二这两个教学目标会以任意顺序出现（如：①坐下；②起立；③起立；

④坐下；⑤起立；等等）。

当开展第二个随机循环步骤时，之前所有教学过的技能都应当以随机的方式呈现出来（例如：①坐下；②起立；③过来；④扔出去；⑤过来；⑥坐下；等等）。在随机循环过程中，很重要的一点是，不要以任何可预见的顺序来呈现之前所掌握的教学目标。随机循环是相当重要的，只有这样才可以真正判断受训者对所有目标的理解和差异化识别。

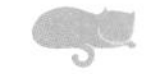

第六节 泛化训练原理

1. 什么是泛化

当某一反应与某种刺激形成条件联系后，这一反应也会与其他类似的刺激形成某种程度的条件联系，这一过程称为泛化。

通俗来讲，如果一个行为改变能够持续出现在介入环境以外的场合，或能够扩展到其他行为上，那该行为就具有类化性，或者说这个行为已经被泛化了。也可以理解为，泛化就是让孩子学会接受变化。

泛化训练是为了让孩子能在不同的前导刺激下，记得使用已经学会的正确行为，并且慢慢使这些行为成为自然行为的一部分。

一个泛化能力弱的孤独症孩子，学会某个技能之后，只能在特定情境中使用。例如孩子只在家里才会自己上厕所，在外面有便意的时候就急得直哭。这说明他并不理解“厕所”这个概念，也就无法使用新学到的技能，难以融入社会。

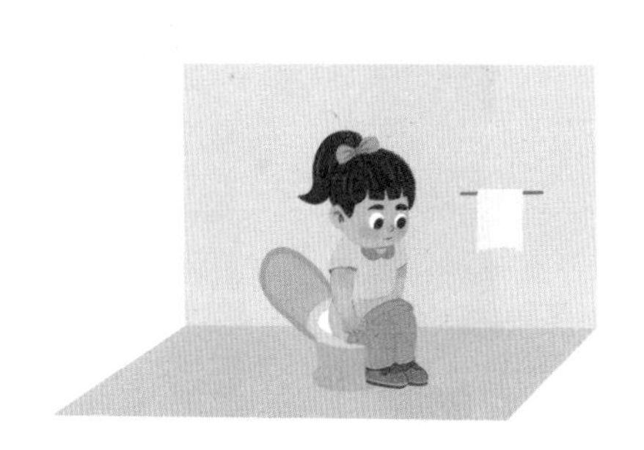

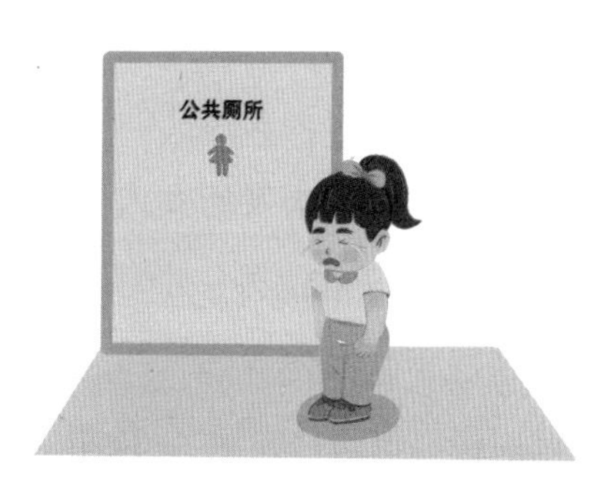

孩子在家里会自己上厕所，在外面不会

例如，大人教会孩子上厕所之后，孩子在商场的卫生间里也能自己上厕所，并且会清洁身体并冲水，之后洗手。或是孩子在幼儿园有了便意，没有大人的提醒，也知道上厕所，以及之后的清洁。这就说明孤独症孩子已经掌握上厕所的技能了，上厕所这个动作得到了真正泛化。

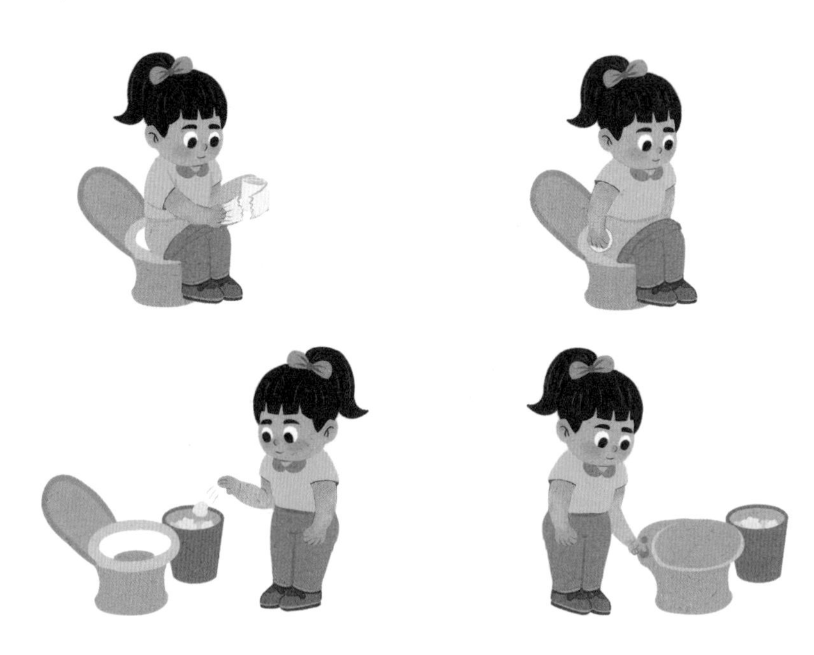

掌握如厕技能

再举个例子，在教孩子“男女”概念的时候，我们把长头发女性的图片拿出来教授孩子，这样长头发的女人可以叫“阿姨”。那么，孩子在另外一个环境里没有人提示的情况下，当他看到另一个长头发的女人的时候，也叫“阿姨”，说明这个行为就被泛化了。

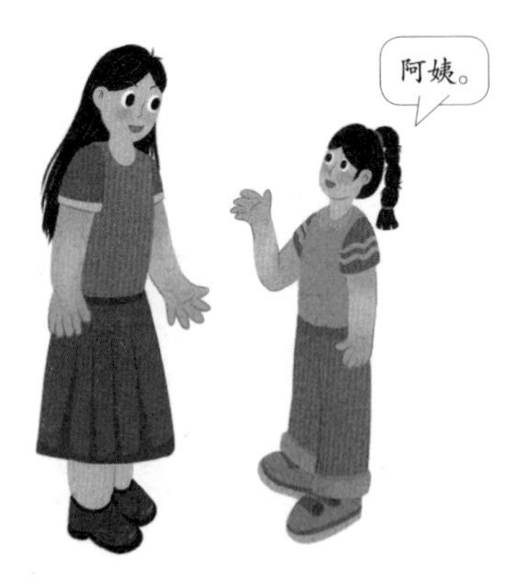

行为泛化

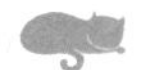

2. 如何进行泛化教学

（1）刺激泛化。

①人物的泛化：在教授孩子打招呼的技巧时，先教孩子与熟悉的人互动，比如父母，然后是不太熟悉的成年人，然后逐渐扩大角色的范围，加入同龄人的小组。角色从成年人到同龄人，从熟悉到陌生，慢慢地引导孩子与不同的人交流。

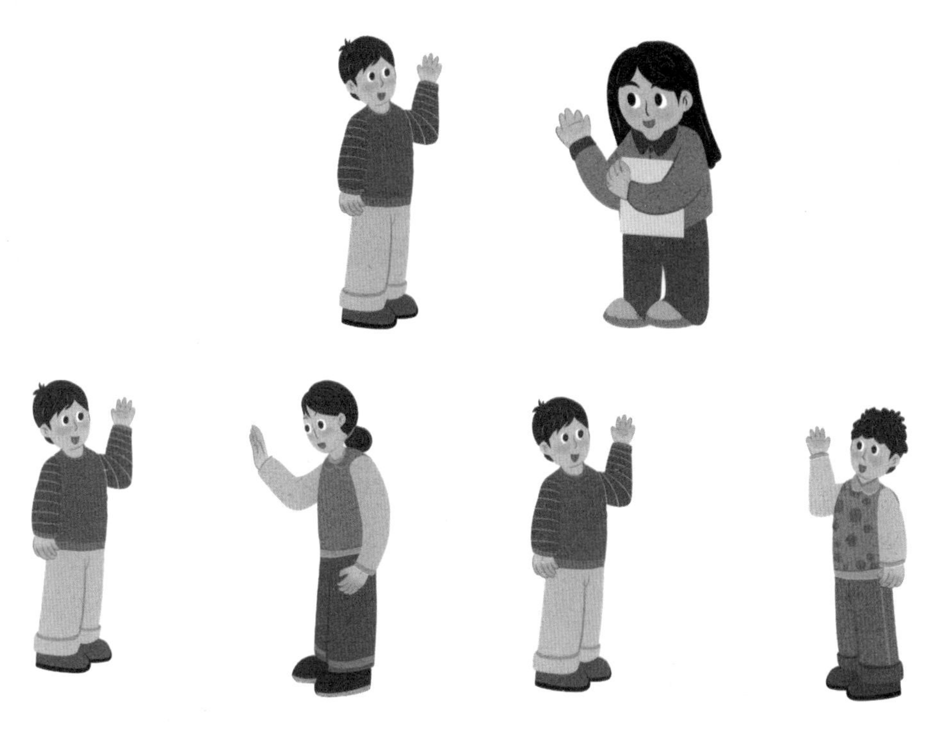

人物的泛化

②指令的泛化：在生活中，不同的人会用不同的方式表达同样的意思。为了帮助孤独症儿童更好地融入日常生活，指令泛化也是必不可少的。

例如，训练师问孩子“这朵花是什么颜色”，他说“红色”；但换个问法，“哪朵花是红色的”或“花朵是什么颜色”，如果孩子不知道如何回答，就说明他对指令系统还没有达到要求。所以对于训练师或家长来说，需要适时变化调整指令的角度，帮助孩子全面掌握相关指令的内容。

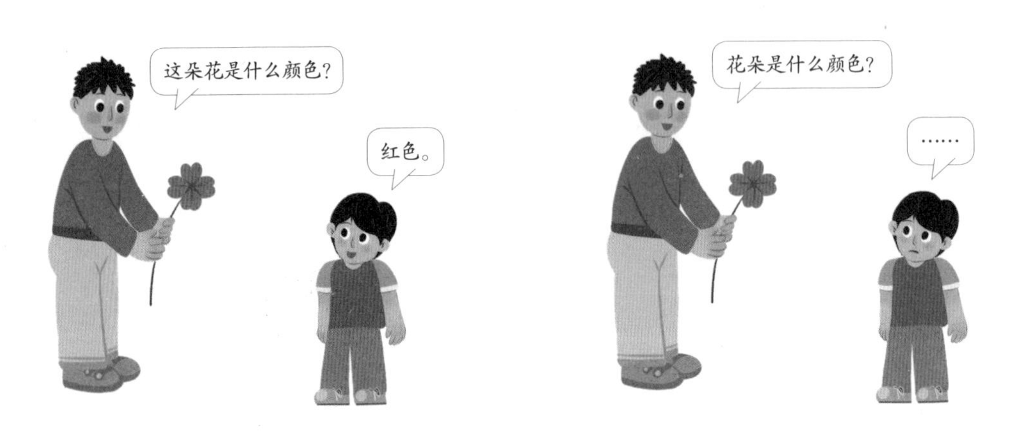

指令的泛化

③教具的泛化：教具要多变，目的是通过让孩子触摸、观察如塑料、玻璃、硅胶、陶瓷等不同材质的教具，帮助孩子调动所有的感官来记忆学习。例如，为了让孩子真正认识杯子，就可以拿不同外形的杯子，通过高矮、颜色、形状等的对比分析，来帮助他掌握。

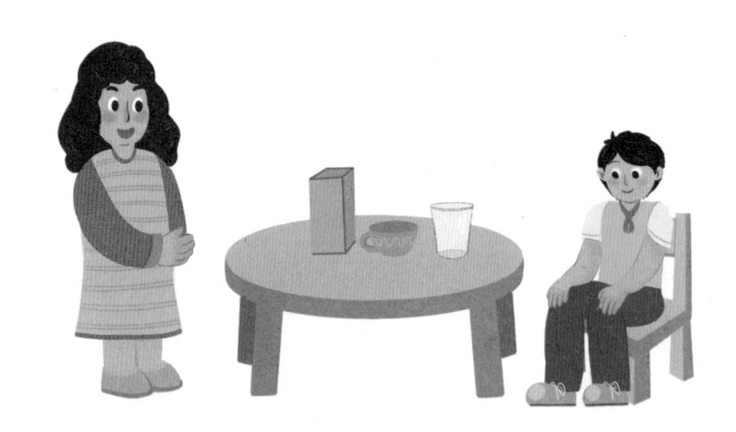

教具的泛化

（2）反应的泛化。

反应的泛化是指通过只训练一个行为引起更多的行为变化，即通过教一个或一些有限的行为，获得更多附带的行为改变效果。

例如，对于同样的问题，引导孩子们用不同的语言来表达他们的感受。可以问孩子，“你饿了吗？”当他说“有点饿”时，立即表扬他，给他最喜欢的食物，然后引导孩子说“我太饿了”或“我想要一个汉堡”。

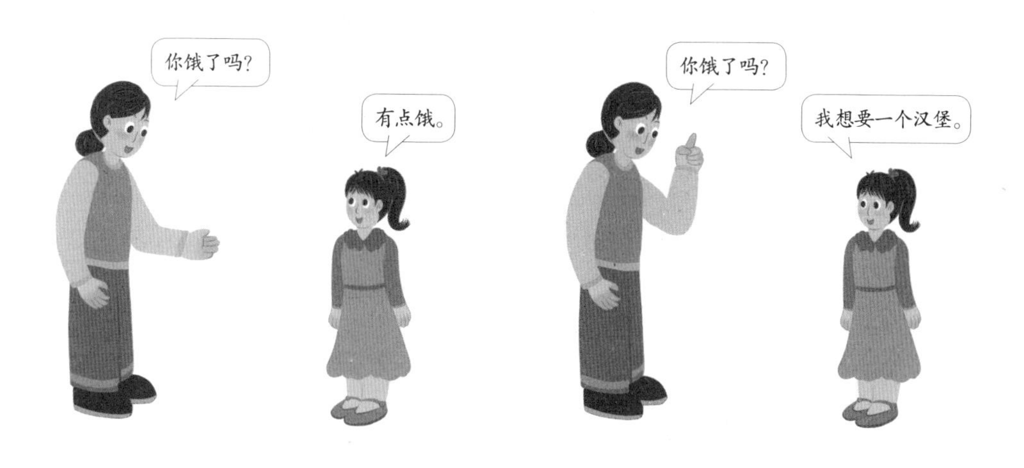

孩子们用不同的语言来表达他们的感受

（3）环境的泛化。

环境的泛化主要是指在生活中使用一些固定规则，在不同的环境中进行泛化训练，使儿童能够在任何环境中实施固定规则。例如，垃圾应该被扔进垃圾桶，这个规则不仅存在于家庭和教室，而且存在于儿童在商场、户外等不同设置的固定规则。因此，“把垃圾扔进垃圾桶”的能力需要广泛的环境培训。

从教学环境逐渐过渡→设计过的相对自然的环境→设计过的接近自然的环境→自然的环境

也就是从教学环境到自然环境的过程，这一过程需要精心的设计。

例如，在情景教室设有看病挂号、等待、拿药等各个环节，老师穿上医生服装，有真的治疗椅等，使孩子适应看病过程。之后与小型诊所建立联系，在小诊所环境下，仍然模拟看病过程，使孩子的技能得以维持。

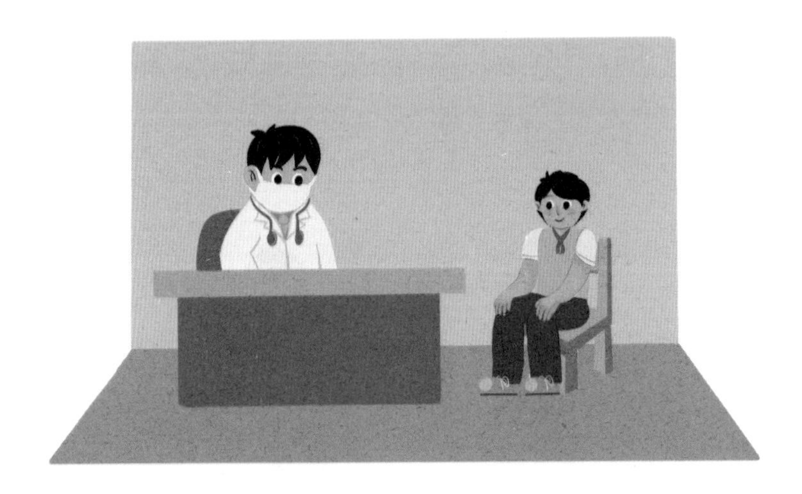

情景教室

（4）不同时间的泛化、类化、习惯化、自动化。

为了促进行为的维持，所有技能的习得都要反复大量练习，要进行密集的教学。

首先，教学活动要有计划地进行改变：

①难度有计划地改变；

②辅助方式、辅助强度有计划地改变；

③强化种类和强化频率有计划地改变；

④熟练度的要求，干预的时间长短，项目的数量和顺序，都要进行有计划的改变。

并且，要间段地进行回顾。从每天练习，到两天练习一次，到一周练习一次……

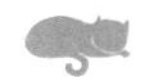

（5）训练时的建议。

①学会交流性反应：通过建立和加强那些可以帮助孩子有效地得到他想要的东西的语言因素，让孩子学会那些对他表达要求有直接帮助的词。功能性语言能够有效地代替不恰当的行为。

②学会一些实用的自我帮助技巧：教导孩子一些生活自理行为，这些技巧可以帮助孩子获得自我满足和想要的东西。

③学会怎样玩耍：对一些不适当的自我刺激行为来说，某些玩耍活动是较适当的代替活动。例如：一个孩子总是喜欢旋转他所看到的一些东西（如茶杯、烟灰缸等），我们可以利用这一点，教他做陶艺，这样可以减低他的不恰当自我刺激的行为，以此类推。

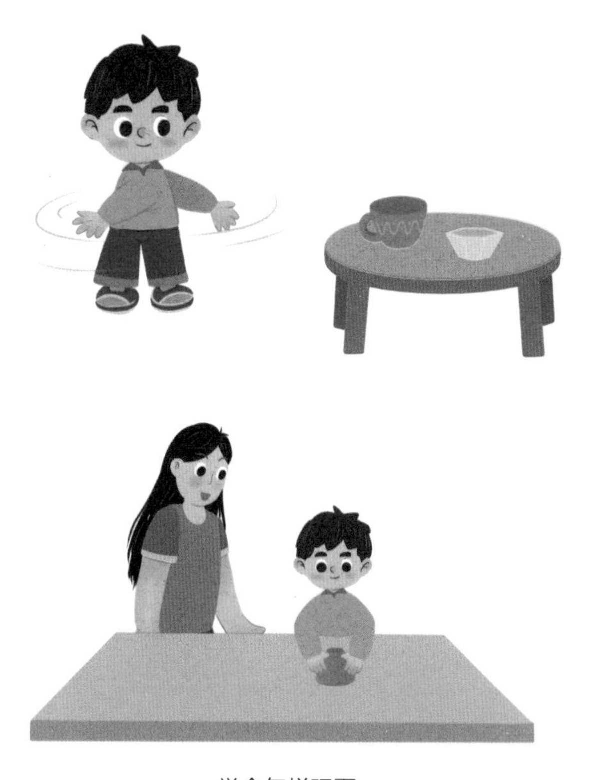

学会怎样玩耍

④学会服从：一旦实现了对两个以上行为的控制，孩子对训练师的服从力就会提高。需要注意的是，每个孩子在这类反应的泛化上具体情况可能有所不同。

⑤训练观察性的学习：教导孩子通过观察别人的动作来学习一个过程，即通过观察他人完成由一系列动作组成的活动。

⑥建立内在的强化：当孩子能够从一个课题或行为中区分出所蕴含的奖励时，训练就取得了最大的效果。这意味着孩子获得了内在的强化。

3. 泛化教学时的注意事项

（1）教导者给予的强化和辅助要逐渐递减。

（2）警惕过度泛化。

例如，孩子自己让座，也要求别人都必须让座。又如，爸爸戴眼镜、短头发，孩子虽然将爸爸妈妈区分开了，但是见到了类似的男性都叫爸爸。

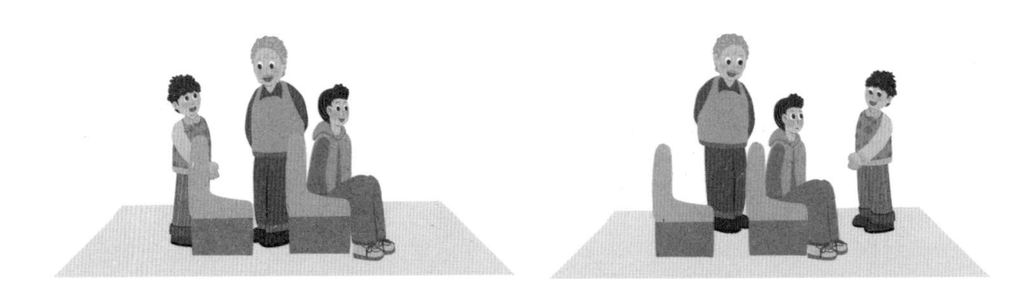

孩子自己让座，也要求别人都必须让座

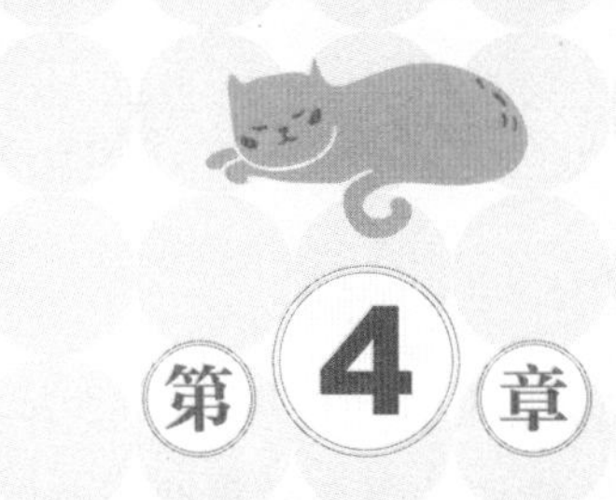

第 4 章

创建应用行为分析环境

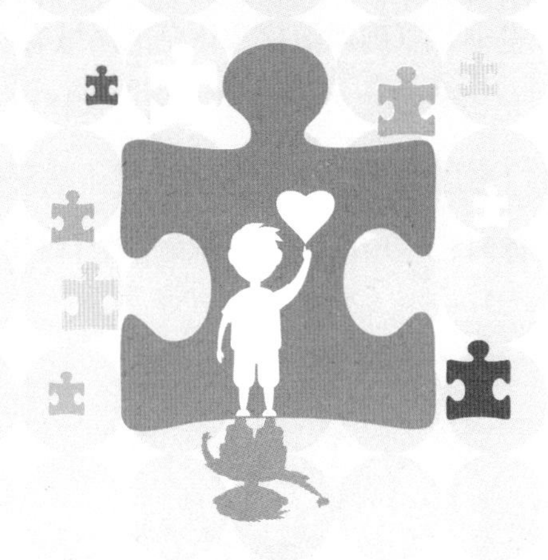

第一节 ABA治疗室

1. ABA治疗室的选择要求

为了最大限度地减少干扰，受训者的ABA治疗室应选择一个相对安静、不经常有人来往的地方。墙壁和窗户的隔音效果要好，以减少外界噪声的干扰。同时，治疗区域应该是一个让孩子感到舒适的学习环境。我们建议不要将治疗区域设置在受训者的卧室中，以确保治疗和休息的区域有所分隔。理想情况下，治疗室应该有一扇门，可以根据需要打开或关闭。这样可以尽量减少噪声或其他房间物品对受训者的干扰。此外，当受训者出现不适反应，比如发脾气或试图逃离治疗室来躲避任务时，这扇门还可以作为一个自然的屏障。

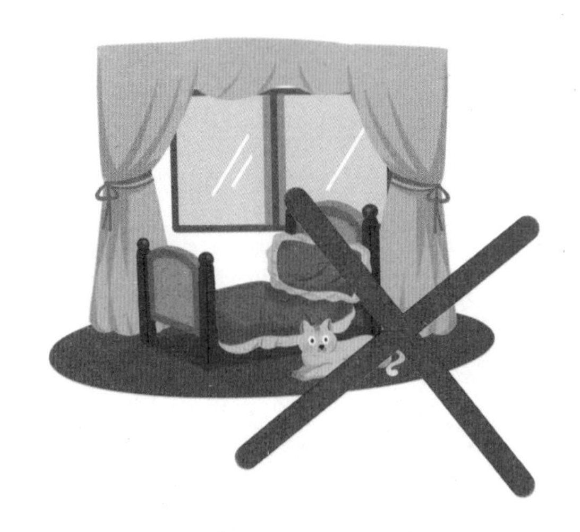

治疗区域不应当设置在受训者的卧室

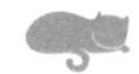

2. ABA 治疗室的区域划分

ABA 治疗室应该划分为两个相对独立的区域：一个是教学区，另一个是休息玩耍区。教学区应该配备多种类型的家具，既可用于存放物品，又可以作为教学工具的一部分。当进行学术活动或需要受训者独立完成任务时，应提供一套适合受训者体型的桌椅，至少能够容纳两名受训者同时就座进行桌上活动。桌椅必须牢固，不易被推倒。椅子应该有靠背但没有扶手，这样更便于受训者接受指令并正确就座。

教学区和休息玩耍区的分隔可以帮助受训者更好地区分不同活动的目的和要求。休息玩耍区应该配备舒适的座椅、储物柜和玩具，以提供一个轻松愉快的环境，供受训者在课间休息或完成任务后放松玩耍。

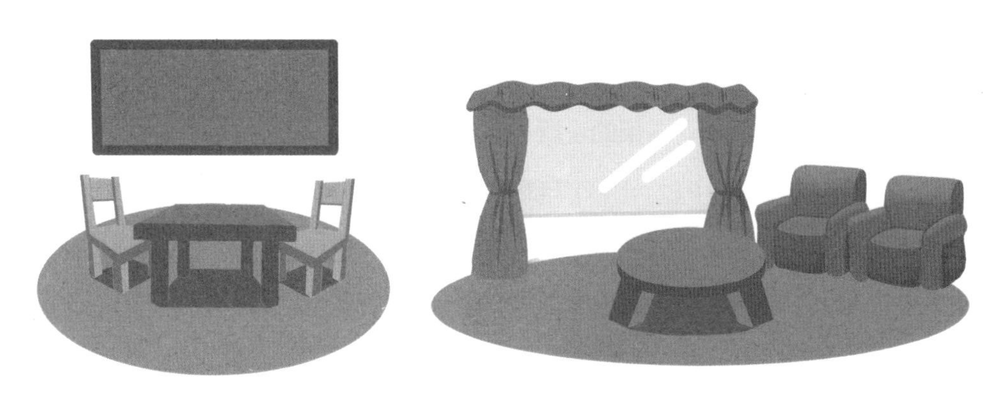

教学区　　　　休息玩耍区

3. 分类标记隔板和小储物箱

在 ABA 治疗室的布置中，参考下页图要求布置。ABA 治疗室应该有足够大的搁架，可以放置各种用于受训者治疗项目所需的箱子（例如，命名社区助手等）。文件柜、箱子和可折叠的文件夹上应标明项目名称，并附有项目资料或强化物的详细信息。

在 ABA 治疗室的布置中

隔板

小储物箱

应该被分类标记，以显示它们所属的项目名称或用途（例如，命名类别、强化物等）

还要考虑到方便取用必要的教学用品、玩具和其他物品

ABA治疗室的布置要求

分类标记隔板和小储物箱，可以使治疗室更加有条理和整洁，方便受训者和治疗师找到所需的物品。搁架的设计要足够大，以容纳各种治疗项目所需的资料和工具。此外，文件柜、箱子和可折叠的文件夹上的项目标记和资料可以帮助治疗师快速找到所需的项目信息，以支持治疗过程。

4. 小白板或小黑板、书架的设置

为了团队教学的目的，一个小白板或小黑板将非常有帮助。可以使用它来记录重要的会议纪要，并为其他训练师提供辅助治疗行为或解决问题。此外，还可以添加一个书架，用于展示受训者在休息时间或游戏时可以独立阅读的书籍。为了增强其作用，最好定期更换书籍。

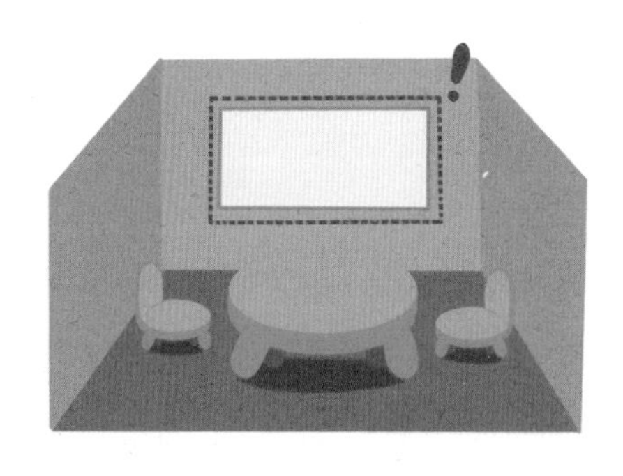

小白板的设置

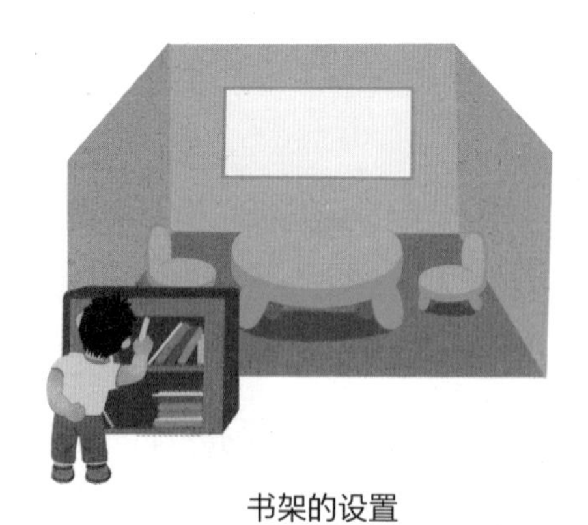

书架的设置

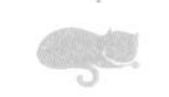

小白板或小黑板可以作为一个交流和记录工具，让团队成员能够共享信息和想法。它可以用来记录会议的重要内容，以便回顾和参考。对于其他训练师，它也可以用于提供辅助治疗行为或解决问题的指导。一位成员通过在白板上写下关键信息，可以更好地与团队其他成员进行沟通和协作。

书架的添加可以为受训者提供独立阅读的机会。在休息时间或游戏时，他们可以选择感兴趣的书籍进行阅读。定期更换书籍可以增加新鲜感，激发受训者的阅读兴趣。同时，阅读也有助于提高受训者的语言和认知能力。

5. 休息 / 游戏区的要求

休息 / 游戏区应该是一个受训者能够舒适坐着和玩耍的地方。根据受训者的年龄和体型，这个区域可以有额外的一套桌椅，或者铺上地毯，方便受训者坐在地板上舒适地玩耍。一个可以放置各种游戏和休闲用具的架子在这个区域显然是非常有用的。游戏区域可以悬挂一些图片，展示受训者可以在哪些地方找到他们易于辨认的玩具。为了避免受训者产生厌倦，玩具应定期更换，不断开拓新的游戏项目。此外，一个壁柜可以用来存放大件物品，并储备将来在教学中可能使用的工具。

下面我们以“为两位年幼受训者创建的 ABA 治疗室”为例，进行简单介绍。

（1）在 ABA 治疗室里，有适合受训者体型的小桌子和小椅子。房间墙壁上有一块小白板，它是一块教学用具，也可用于训练师之间进行沟通。这个房间干扰极小。

（2）在 ABA 治疗室里，有一片铺有地毯的小区域，受训者可以席地而坐跟训练师玩游戏、享受强化活动或是进行休息。紧挨着墙壁摆放着一些箱子，里面装着各种强化玩具和活动项目。

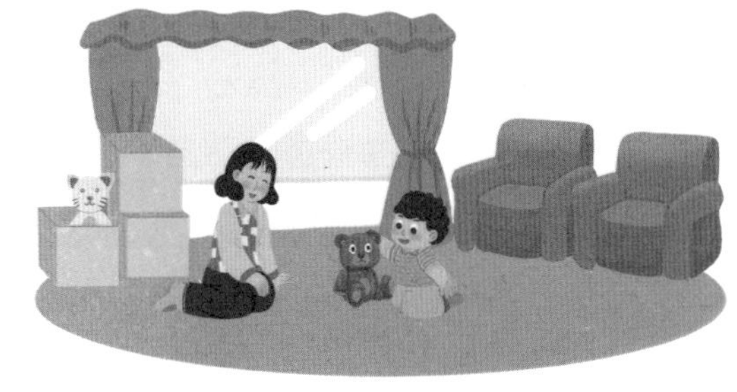

房间布置1

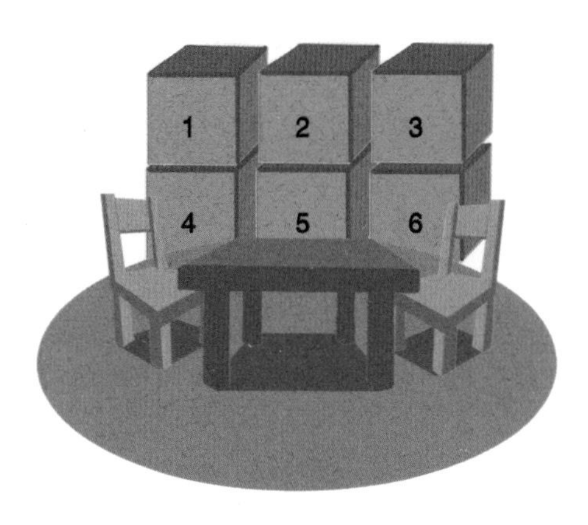

房间布置2

易于上锁的壁橱里放有额外的治疗用品。

（3）在 ABA 治疗室里，有一套适合年龄偏大受训者体型的桌椅。在桌子后方有一些带有编号的箱子，每个箱子都对应一个教学中的任务分析。这样便于训练师简单快捷地取出特定教学项目所需的用具。

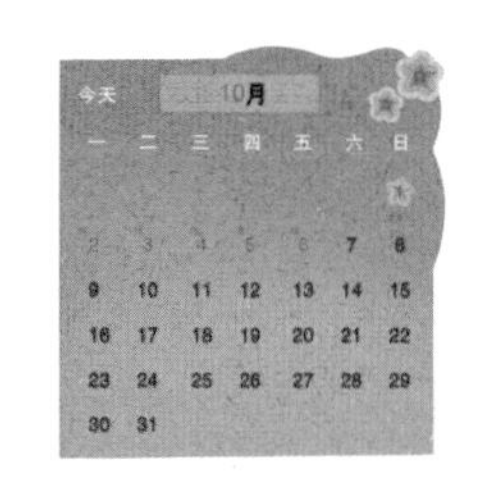

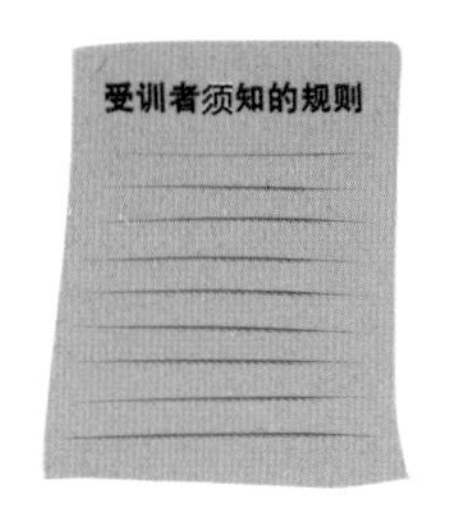

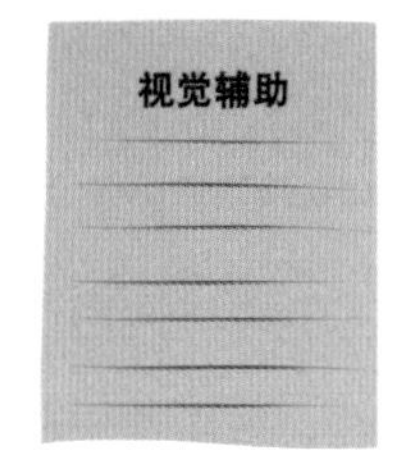

房间布置3

（4）ABA 治疗室的墙壁上挂有一份与一般校园时间活动区域相类似的日历，这位受训者正在进行有关“日历”“宣誓”“天气”以及其他与周期时间相关的教学任务。除此之外，这个区域还列出了受训者须知的规则与视觉辅助。

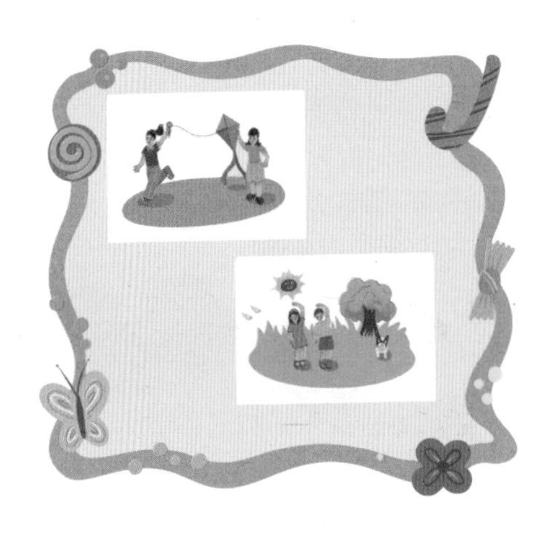

房间布置4

（5）作为 ABA 治疗室的一个指定区域，这里主要用于展示受训者的创作作品。此外，这些艺术作品展示于此处对受训者有强化作用。

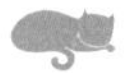

第二节　家长的参与

在创建一个 ABA 家庭项目时，家长的最初责任是采购教学用具和家具，布置 ABA 治疗室，并建立治疗团队。家长需要与训练师一起制定日程，确保治疗可以连续进行。此外，家长还负责确保特定的强化只在治疗时间内使用。家长在整个治疗过程中扮演着重要的角色，需要与训练师密切合作，为孩子提供必要的支持和协助。

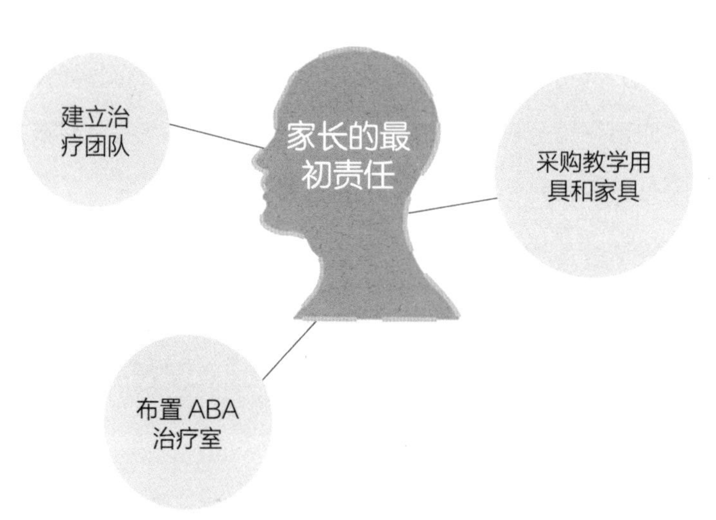

在进行 ABA 教育的过程中，家长也承担着重要的角色。通常，治疗团队会直接为家长提供关于 ABA 教育的培训。同时，他们也鼓励家长阅读受好评的 ABA 教育书籍，以学习 ABA 的理论、教学策略和行为引导策略等。此外，在孩子接受 ABA 教育期间，家长还应接受相关的培训，包括教学目标和如何支持孩子学习这些目标的方法。

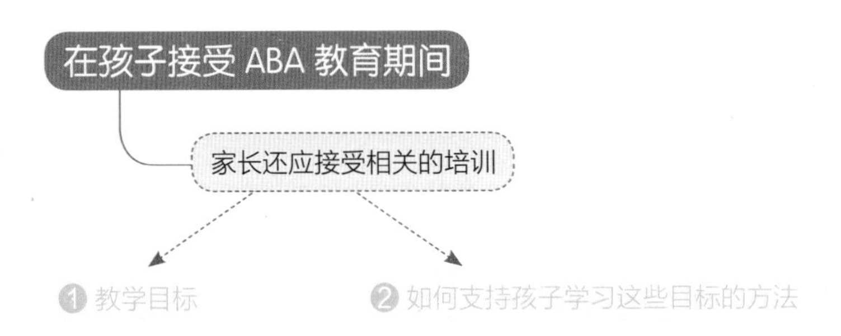

在孩子接受ABA教育期间，家长应当做什么

在 ABA 疗程开始后，家长应参与所有的团队会议，并熟悉各个教学目标和教学过程。家长在个性化的 ABA 教程中扮演着非常重要的角色。他们应与 ABA 教练或应用行为分析师一起确定受训者尚未掌握的目标领域或技能。没有家长的协助，应用行为分析师可能只能了解受训者在某些特定时段的情况。因此，家长的参与对于 ABA 疗程的成功非常关键。

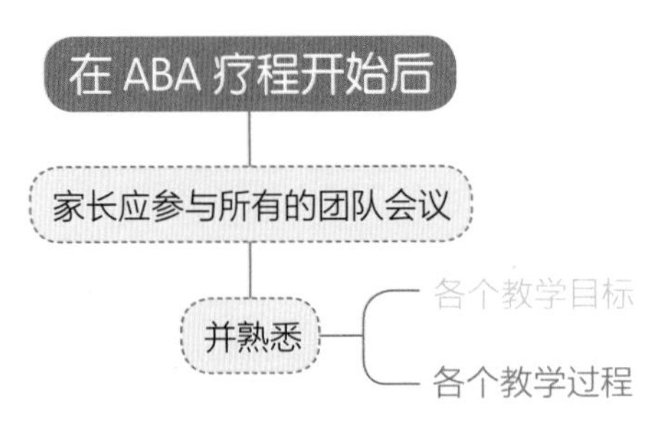

ABA疗程开始后，家长应当做什么

家长在整个教学团队中扮演着重要的角色。他们可以确保孩子将所学技能推广到其他人、地方和材料上。同时，家长也被鼓励参与观察自己子女接受 ABA 教育的过程，以便能够学习不同的教学策略，如辅助等级。这样，在实施教学策略时，家长可以成为可靠的支持者。此外，家长还需要确保备有足够的治疗用品和强化用品，以便支持孩子的学习和发展。家长的参与和支持对于孩子的 ABA 教育非常重要。

家长在整个团队中扮演着至关重要的角色，其中最重要的职责之一是与所有团队成员进行沟通，包括 ABA 教学人员、注册应用行为分析师、儿科医生和其他医疗教育人员等。家长需要向 ABA 教学人员详细说明与治疗或当前教学目标相关的障碍和问题。同时，家长还应及时通知治疗团队有关受训者日常安排的任何变动，例如睡眠周期、药物变化、其他医疗状况等，因为这些变动都可能对治疗结果产生影响。通过这种公开和诚实的互动关系，治疗团队可以做出最明智的治疗方案。家长的积极参与和有效沟通对于孩子的 ABA 治疗非常重要。

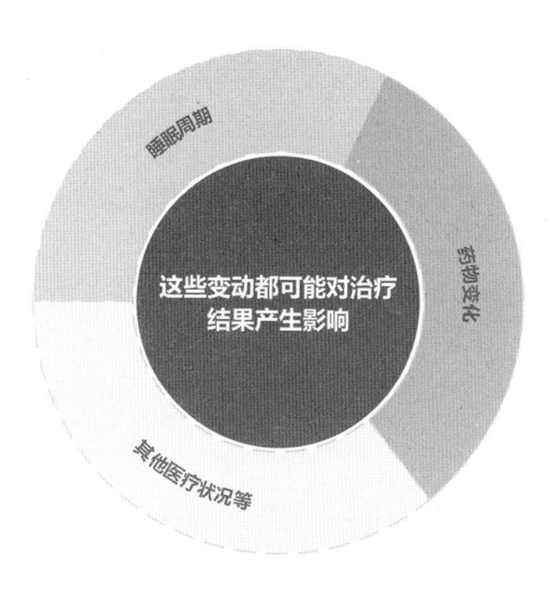

这些变动都可能对治疗结果产生影响

家长的参与范畴，特总结如下：

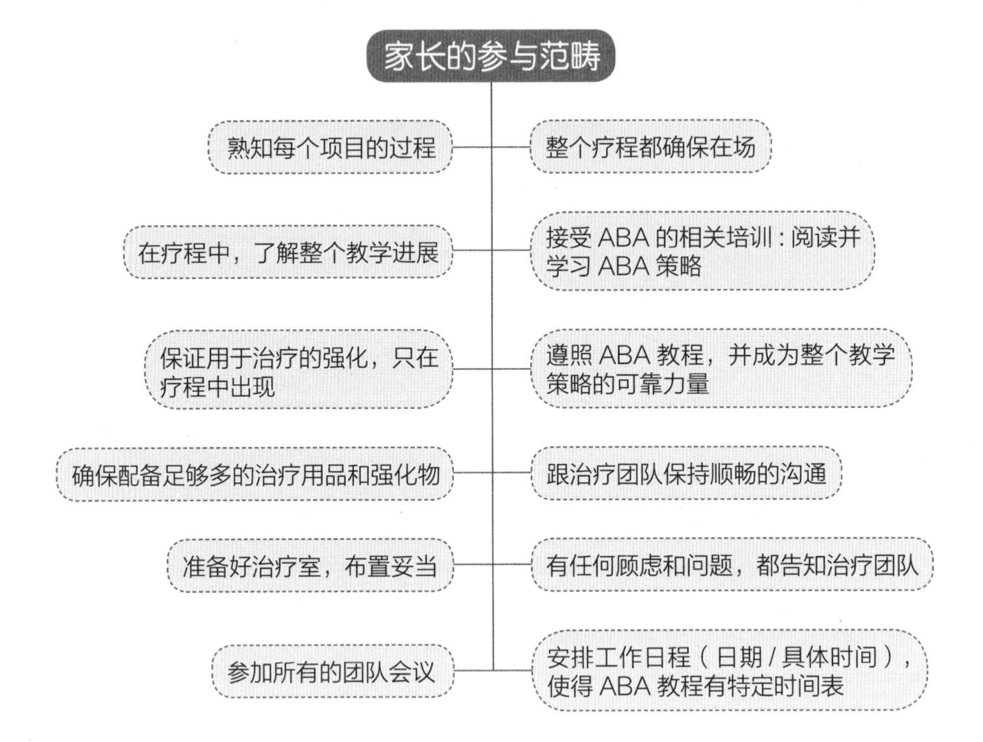

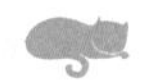

第三节 强化物的建议

一、初级强化物

初级强化物是指对受训者来说，像食物和水一样必不可少的生存与生活必需品。它们并不是受训者在日常生活中通常使用的自然强化物。例如，训练师通常会表扬做得好的受训者，但并不会奖励他们喝一口饮料或吃一点零食。然而，受训者对于这类强化反馈非常积极，但对于次要强化物，如表扬和玩具，并不一定有强烈的反应。因此，在治疗的初期，可能需要通过初级强化物来训练受训者学习技能，并教导他们对次级强化物做出反应。ABA 教学人员应该将初级强化物与次级强化物配合使用，这样可以逐步使次级强化物取代初级强化物的强化效果。当实现了这一点时，初级强化物可以逐步退出整个治疗。以下是一些常见的可用于治疗的初级强化物，关键是它们具有强化功能且对受训者有效。

寻找那些不需要花费太长时间进行消费的初级强化物（如一口就可吃掉的零食），这样可使受训者将更多的时间用于学习和工作，比如：

· 一口最爱的饮料

· 爆米花

· 巧克力豆

· 一颗葡萄

· 水果软糖

· 薯片，其他松脆小吃

· 土豆泥

· 一片饼干，一块蛋糕，其他烘焙食品

· 葡萄干

· 坚果

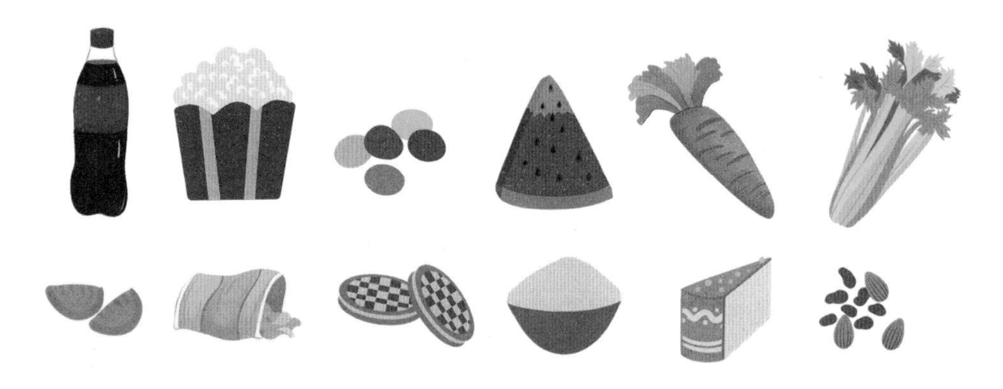

初级强化物举例说明

二、次级强化物

次级强化物，也被称为条件强化物，无法像初级强化物一样自然地对受训者产生强化作用。相反，它们需要与初级强化物配对使用，以使受训者将次级强化物与初级强化物联系起来，并逐步使次级强化物产生强化作用。我们建议训练师将这些物品与初级强化物一起使用，并最终达到逐步减少受训者对初级强化物的依赖的治疗目标。

我们对次级强化物的建议是按照感官体验的品质来排序，以提供个体内在的自动强化。例如，如果受训者喜欢有声音的物品，我们建议训练师尝试使用其他可以发出声音的物品，这种听觉刺激可能会对受训者产生自动强化效果。这种影响过程可以迅速发生并且很快消除。接下来，我们将介绍 ABA 教学中建议使用的强化物列表。

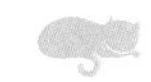

（1）对于那些易于被可移动物体或因果类玩具强化的受训者，请尝试：

· 球（光球，可用力挤压的压力球，弹力球）

· 光纹玩具

· 可点亮的玩具

· 光线可旋转闪烁的手电筒

· 玩偶盒

· 弹出式玩具

· 响声玩具和游戏

· 祈雨杖

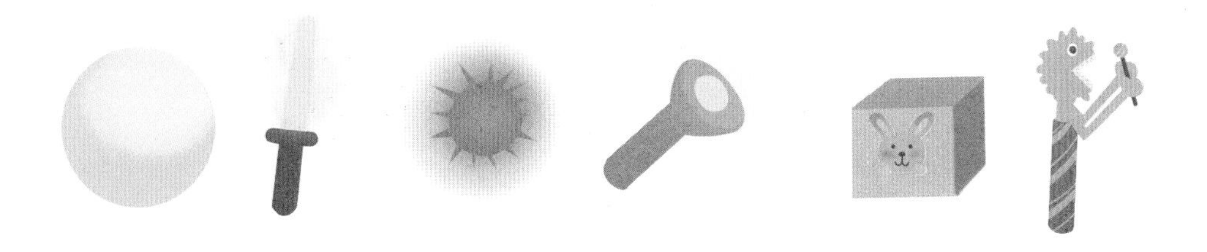

次级强化物举例说明1

（2）对于易被粗大动作强化的受训者，请尝试：

· 蹦床

· 摇马类玩具

· 秋千

· 治疗球

· 大转盘

· 滑板车

· 跷跷板

· 自行车、三轮脚踏车

· 滑梯

· 呼啦圈

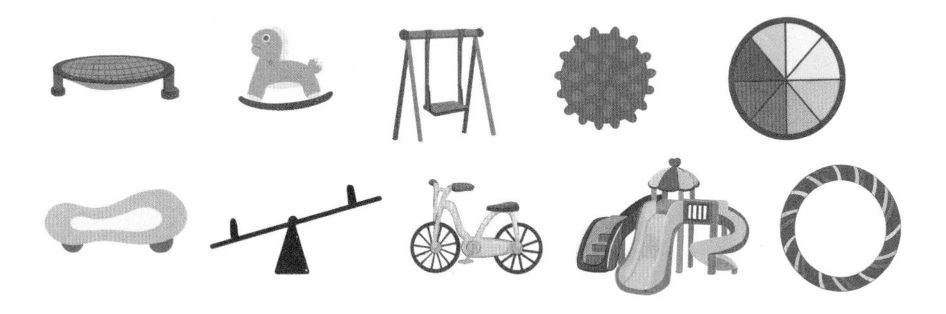

次级强化物举例说明2

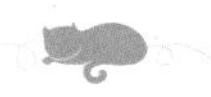

（3）对于易被声音刺激强化的受训者，请尝试：

· 有声拼图　　· 音乐书　　· 乐器

· 音乐棒　　· 可以说话、发出声音的玩具

· 回声麦克风　　· 歌曲、音乐

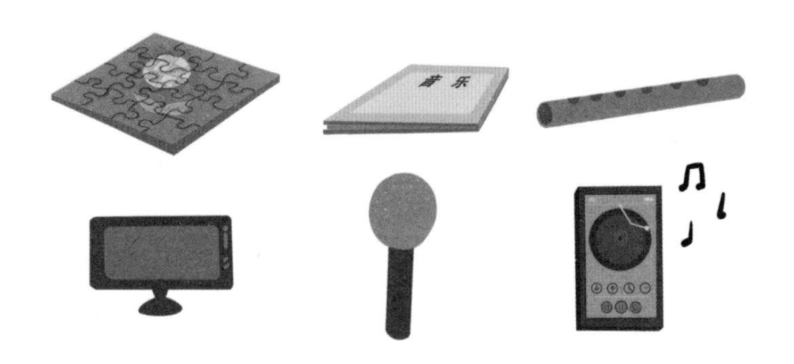

次级强化物举例说明3

（4）对于易被触觉刺激和不同质感强化的受训者，请尝试：

· 不同材质和触感的书和玩具　　· 沙盘　　· 防水表

· 盛放米粒和豆子的桌子或箱子　　· 彩色橡皮泥

· 手指画活动　　· 剃须膏或趣味泡沫

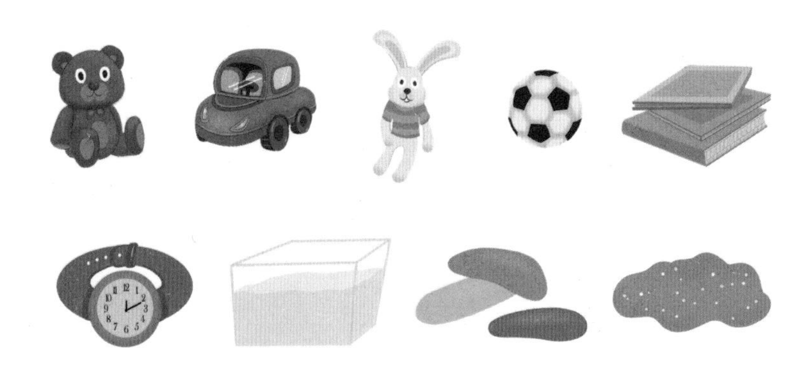

次级强化物举例说明4

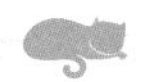

（5）对于易被压力强化的受训者，请尝试：

· 被枕头或沙发垫夹在中间　　· 拥抱

· 吊床　　· 挠痒痒　　· 豆袋椅

· 彩球池　　· 裹在毯子里　　· 睡袋

· 按摩　　· 卷地毯　　· 震动枕头

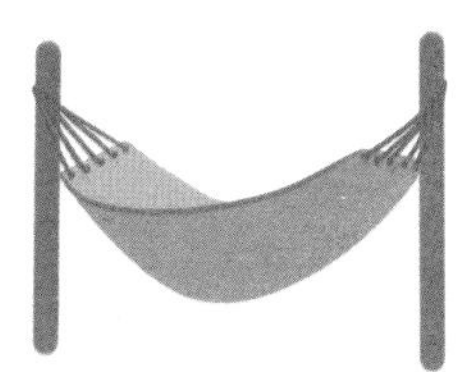
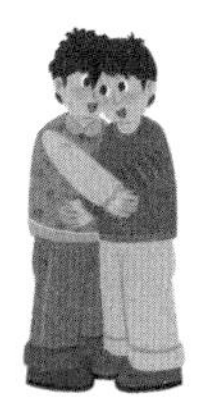
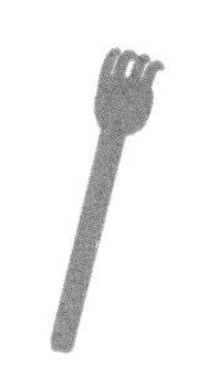
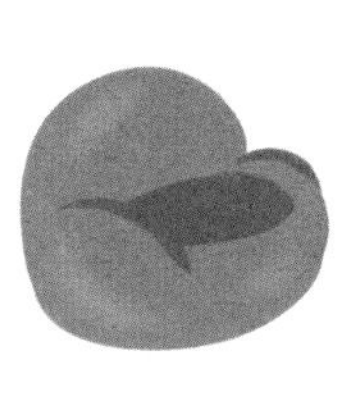
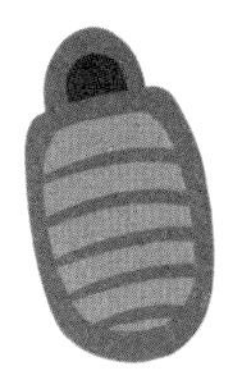

次级强化物举例说明5

（6）对于易被视觉刺激强化的受训者，请尝试

· 彩色拼图游戏　　· 电子游戏，电脑游戏

· 手电筒　　· 闪频灯　　· 熔岩灯

· 暗处发光贴纸　　· 能发光的玩具　　· 万花筒

· 光线跟踪玩具，光线跟踪项链

· 闪光魔杖或魔杖，当你掉转魔杖时，魔棒内的物质会漂浮到另一端

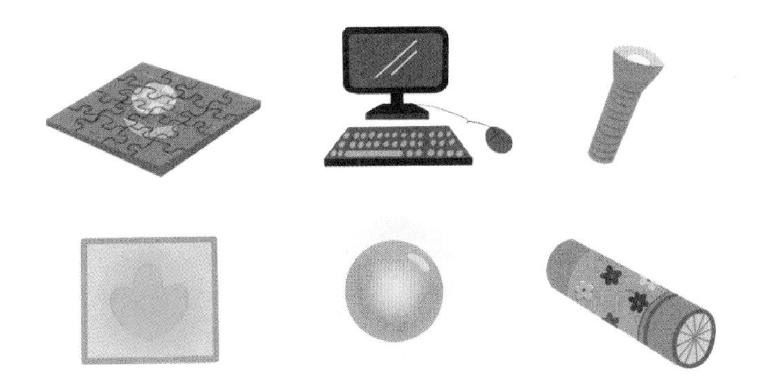

次级强化物举例说明6

（7）对于易被嗅觉刺激（强烈味道）强化的受训者，请尝试：

· 调味料　　　　· 刮刮嗅贴纸

· 芳香疗法器具　· 香味记号笔

· 润肤霜　　　　· 香味彩色橡皮泥

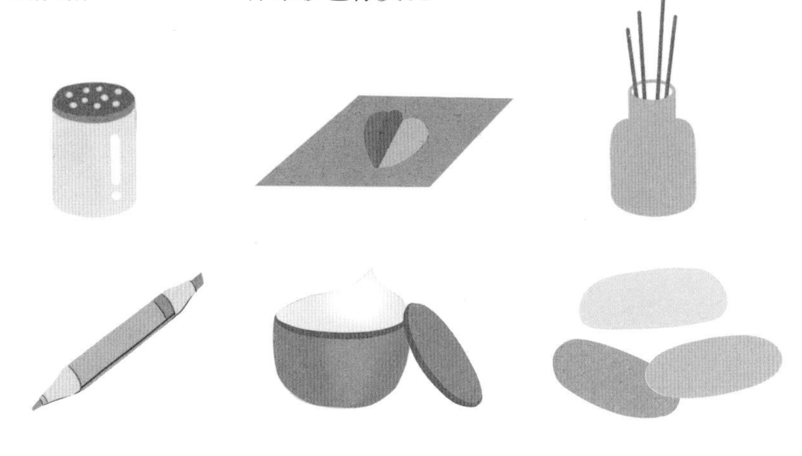

次级强化物举例说明7

（8）对于那些易被小空间强化的受训者，请尝试：

· 帐篷　　　　· 隧道　　　　· 足够大能坐进去的箱子

· 小的游戏屋　· 储藏箱

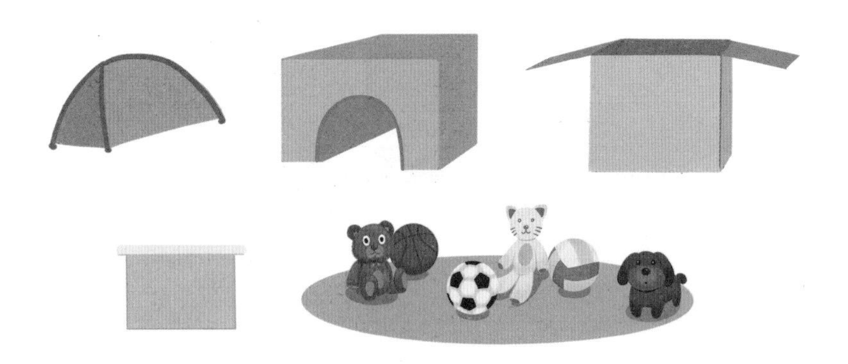

次级强化物举例说明8

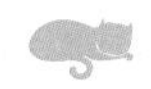

（9）对于那些看到掉落或吊着的物品而受到强化的受训者，请尝试：

· 泡沫 · 长的丝绸旗帜 · 液体运动玩具

· 滋水枪 · 泡沫飞机 · 弹跳火箭

· 降落伞玩具 · 橡胶焰火 · 风铃

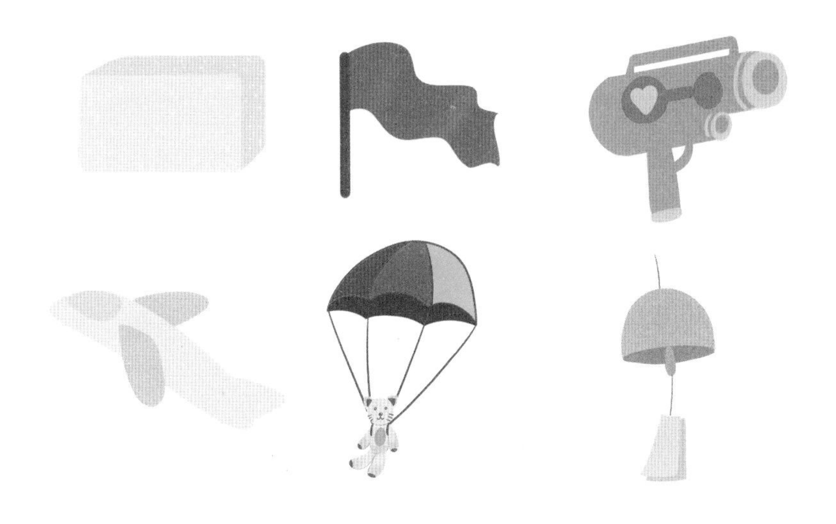

次级强化物举例说明9

第四节 使治疗充满趣味

让受训者在治疗课程中能够感受到强化是非常重要的，这样才能激发他们的学习兴趣。作为应用行为分析师，我们应该努力让治疗变得有趣和自然。这样做有助于受训者遵从指令，对治疗感兴趣，并促进技能的泛化。下面是一些鼓励应用行为分析师使用的教学建议，以确保分析治疗课程有趣、生动和令人愉快，同时激发受训者的学习欲望：

· 在给出指令和强化时，运用热情洋溢的语调。

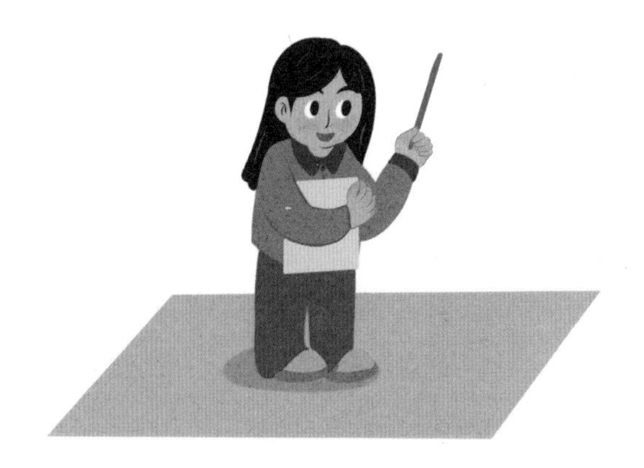

热情洋溢

· 使用尽可能自然的语言。

· 在各种环境中进行治疗课程，如不同的房间、室外和社区环境。这样可以保持事物的新鲜感，并帮助受训者将技能泛化到不同的环境中。可以创造性

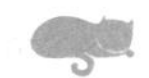

地使用蹦蹦床、秋千等器具作为强化物，当受训者获得奖励时，让他们在蹦蹦床上持续蹦跳或在秋千上摇晃。

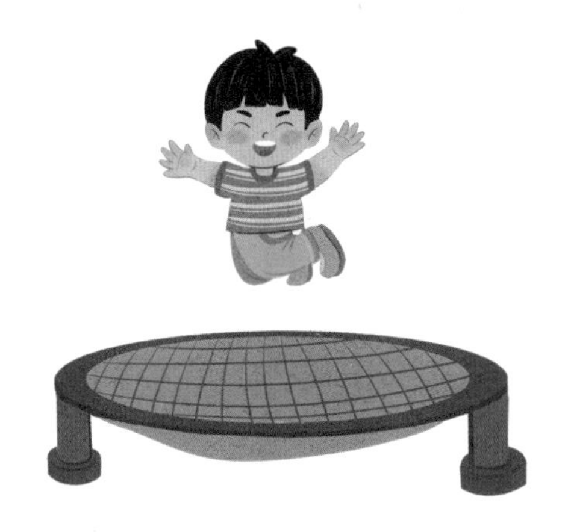

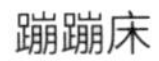

蹦蹦床

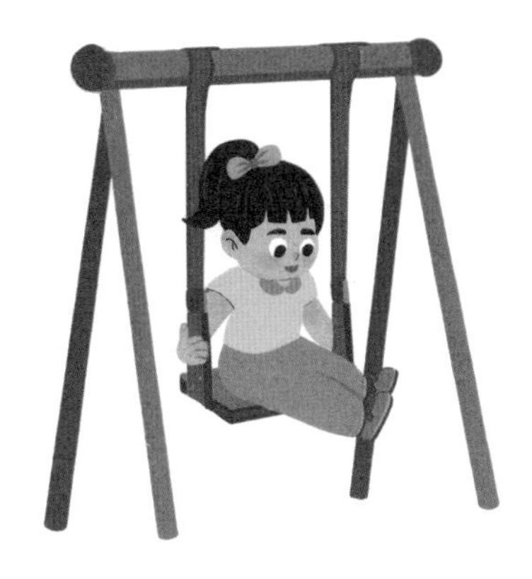

秋千

· 随着受训者语言能力的提高，改变给予指令的方式。
· 将自己与受训者最喜欢的活动联系起来，成为受训者强化物的一部分。

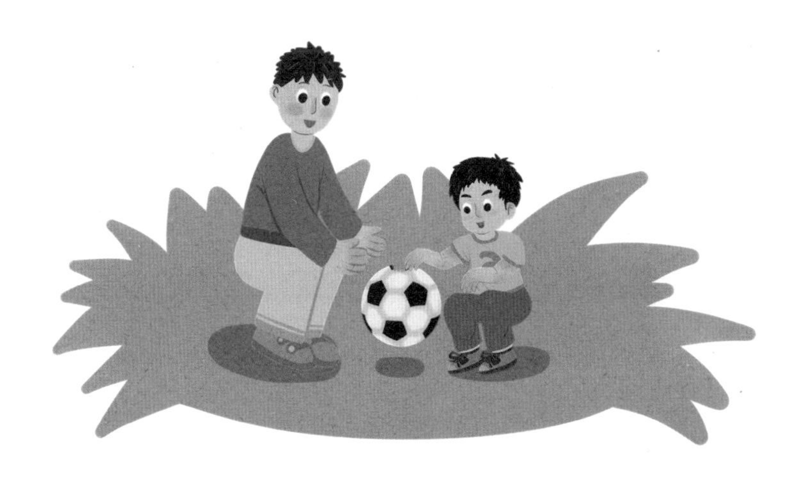

将自己与受训者最喜欢的活动联系起来

·使用受训者最喜欢的玩具和物品来进行概念教学，如颜色、形状和计数。

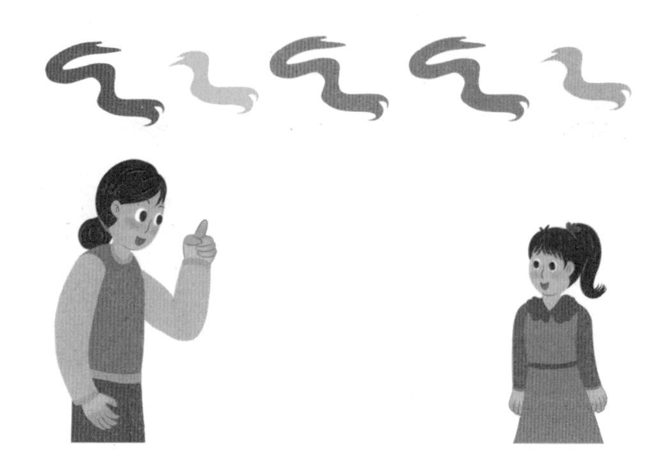

使用受训者最喜欢的玩具和物品来进行概念教学

·经常改变使用的教具，如卡片、大珠子、花纹模块等，进行形状教学，也可以通过在纸上画出形状的方式进行教学。这样可以实现不同材料之间的技能泛化，并保持受训者对所参与活动的新鲜感。

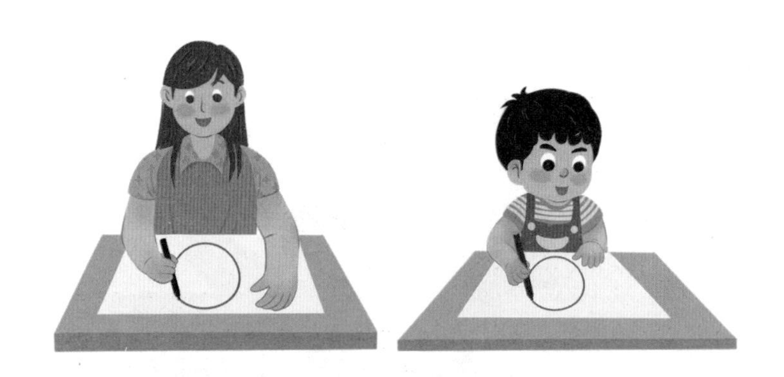

经常改变使用的教具

·确保将已达成目标标准的任务纳入维持计划中，避免受训者因为总是在教授已掌握技能而感到厌倦。

·在教学工作 15~20 分钟后插入一个 5~10 分钟的强化休息或游戏休息时间。休息对于保持兴趣非常重要。不要试图延长 15~20 分钟的教学时间，而是根据受训者的合作程度来安排休息。

· 确保保持高的成功率，以成功结束每个治疗课程。

· 将任务或任务分析进行分散，同时经常进行任务轮换，以避免受训者感到厌倦。

· 变化强化物：尽量让强化物越自然越好。

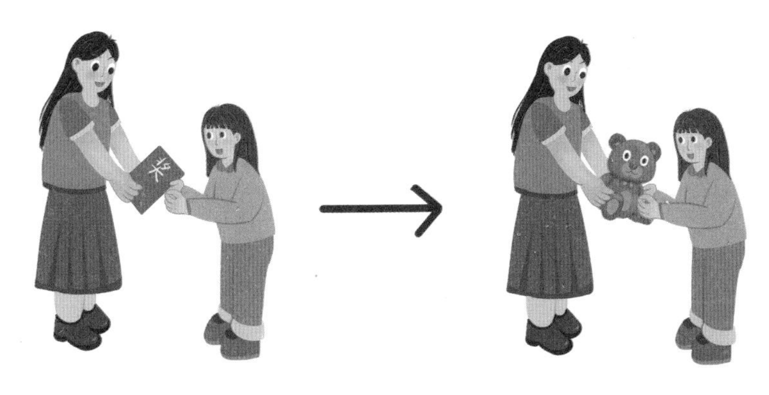

变化强化物

· 在治疗课程中使用音乐，甚至也可以自创歌曲来进行概念教学，比如身体部位。

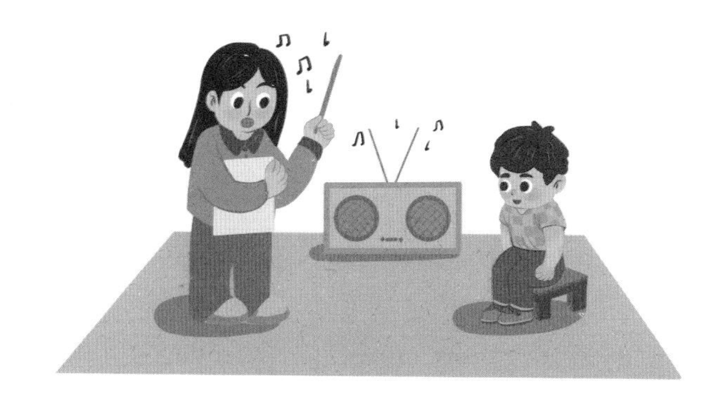

在治疗课程中使用音乐

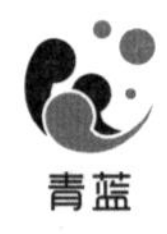
青蓝

从理论到实践，完全图解孤独症儿童综合训练

ABA智慧启航解锁孤独症儿童潜能

孤独症儿童训练指南

②

模仿、视觉空间、行为与情绪篇

贾美香◎主编

天津出版传媒集团
天津科学技术出版社

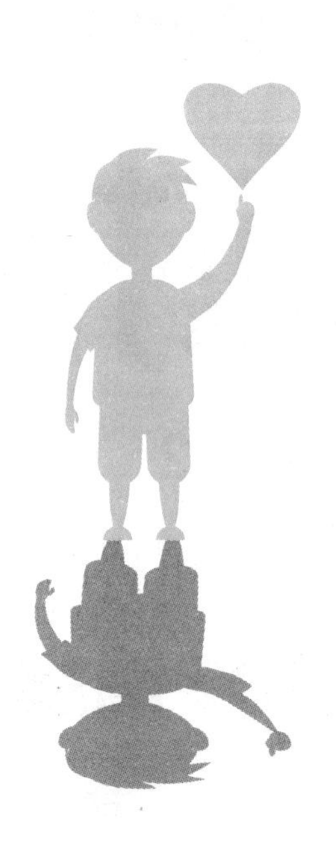

本书编委会

主　编

贾美香

编　委

白雅君　彭旦媛　贾　萌

程　霞　杨凤美　赵亚楠

戴梦颖　王仕琼　杨玉玲

丑易倩　殷玉芳

前　言

PREFACE

本套训练指南的内容主要基于应用行为分析（简称 ABA）的理论与实践。我们一方面借鉴国内外的研究成果，另一方面也将进阶训练代入行为分析中，据此编写了这套指导“如何做”的工作手册，通过特定的任务分析去指导孤独症患者训练。项目中的每项能力都是通过任务分析教学来实现的，每项任务分析都是将复杂任务分解成简单步骤的过程。

本套图书共分为 6 个分册，分别为《理论指导篇》《模仿、视觉空间、行为与情绪篇》《语言理解与表达篇》《学习技能篇》《社交及游戏篇》《适应能力篇》。参与本书编写工作的人员都是多年从事孤独症研究和教学工作的相关专业人士，他们将自己多年来的心得与经验总结出来，精心完成了本套图书的编写工作，希望能为孤独症儿童的家长及相关人员带来一定的帮助。

本套图书主要具有以下编写特色：

（1）针对性、实用性强，手把手传授训练实操内容；

（2）围绕日常生活中各种常见的场景进行训练，融合了语言、学习、适应能力、社交等诸多方面内容，让儿童的能力得到全面提升；

（3）配有四色插图，增加阅读趣味性。

本分册主要包括模仿、视觉空间、行为与情绪训练简介，模仿技能训练，视觉空间训练，行为与情绪管理训练几篇内容，通过设置项目训练来实现提升儿童能力的目的，项目中的每项能力都是通过任务分析教学来实现的，每项任务分析都是将复杂任务分解成简单步骤的过程。

希望本套图书能为孤独症家庭及相关训练机构带来一定的帮助，也衷心祝愿所有孤独症儿童能早日像普通人一样幸福、快乐地生活！

目 录

CONTENTS

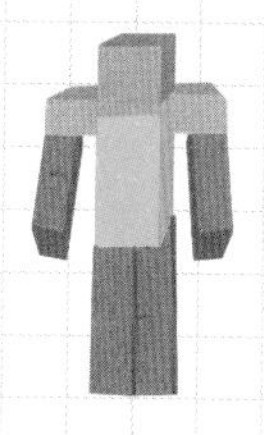

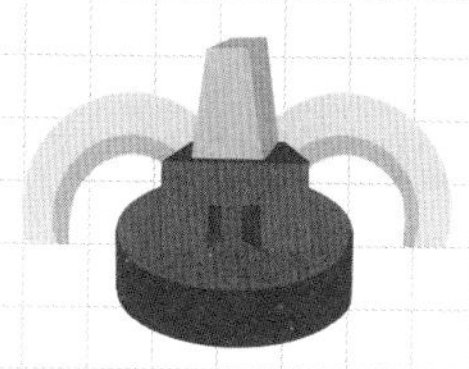

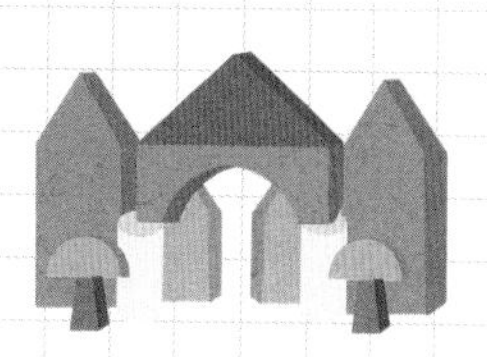

第4章 行为与情绪管理训练

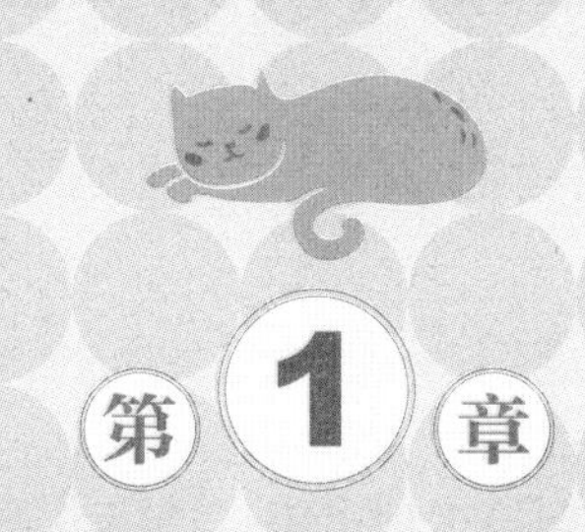

第 1 章

模仿、视觉空间、行为与情绪训练简介

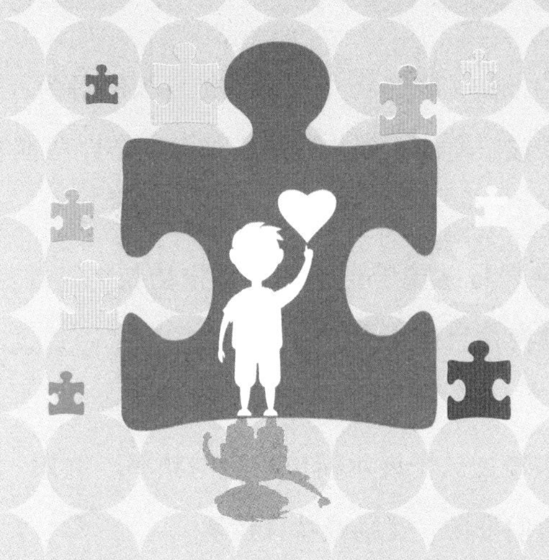

第一节 孤独症患儿的模仿技能训练

一、如何训练孤独症患儿的模仿技能

在应用行为分析（简称ABA）理论中，训练孤独症患儿的模仿技能是一个重要的目标。以下是一些具体的训练方法：

（1）模型示范

使用模型示范的方法，教孩子观察并模仿他人的行为。ABA专业人员会展示目标行为，并鼓励孩子模仿。逐步增加模仿的复杂性和难度。

（2）提示和引导

使用提示和引导来帮助孩子正确地展示模仿技能。逐步减少提示的强度，直到孩子能够独立地模仿目标行为。

（3）正面强化

使用正面强化来增加孩子展示模仿行为的频率。例如，当孩子成功地模仿目标行为时，给予他们赞扬、奖励或特殊待遇。

（4）分步训练

将模仿技能分解成更小的步骤，逐步教授孩子每个步骤。通过逐步引导和反馈，帮助孩子逐步掌握整个模仿技能。

（5）规定提示和提示逐渐撤离

开始时，使用明确的规定提示来帮助孩子正确地展示模仿技能。随着孩子

的技能提高，逐渐减少和撤离提示，使孩子能够独立地模仿。

（6）多样化模仿

教授孩子不仅模仿特定的行为，还能够模仿不同的行为和对象。逐步增加模仿的多样性，培养孩子的灵活性和创造力。

（7）环境改造

改造环境，使孩子更容易进行模仿。例如，提供适当的教具和材料，创造模仿的机会和场景，以促进孩子的模仿行为。

重要的是根据孩子的个体差异和发展水平，制定个性化的支持和教学计划，并与专业人员、教师和家长合作，共同促进孩子模仿技能的发展。

二、模仿技能训练的阶段划分

在 ABA 理论中，模仿技能训练通常被划分为基础、初级和中级阶段，这是为了逐步提高孤独症患儿的模仿能力和复杂性。以下是每个阶段的重点和目标：

（1）基础阶段

在基础阶段，重点是教育孤独症患儿掌握基本的模仿技能，如使用物品进行大动作模仿、使用物品进行精细动作模仿等。这个阶段的目标是建立模仿的基础，培养孩子对模仿的兴趣和意愿。

（2）初级阶段

在初级阶段，重点是教育孤独症患儿模仿更复杂的动作和行为，如复杂手部动作的模仿、复杂的物品操作类精细动作模仿等。这个阶段的目标是增加模仿的复杂性和多样性，并培养孩子对他人行为的观察和理解。

（3）中级阶段

在中级阶段，重点是教育孤独症患儿模仿连续动作和语言的行为，如不对称姿势的模仿、两个组合 / 连续动作的模仿等。这个阶段的目标是培养孩子对连续动作、语言的模仿和理解，以提升他们的动作连贯性及语言表达能力。

这种阶段划分的目的是根据孤独症患儿的发展水平和能力，逐步引导他们从简单的模仿开始，逐渐提高到复杂的动作和语言的模仿。每个阶段都建立在前一个阶段的基础上，以确保孩子在模仿技能训练中获得成功和进步。

在每个阶段中，ABA 专业人员会使用特定的教学策略和技术，如提示和引导、正面强化、模型示范等，以帮助孤独症患儿学习和发展模仿技能。这些技术和策略根据孩子的个体差异和需求进行个性化调整和应用。

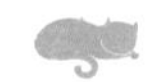

第二节 孤独症患儿的视觉空间训练

一、如何训练孤独症患儿的视觉空间

在 ABA 理论中，训练孤独症患儿的视觉空间涉及一系列具体的训练方法。以下是一些常见的训练方法：

（1）目光定向和注视训练

通过使用视觉吸引物、光线、移动物体等，引导孩子的目光定向和注视。逐步增加注意力的时间和复杂性，以提高孩子对视觉刺激的关注和注意力。

（2）方向辨认训练

使用图像、物体或箭头等，教导孩子辨认和理解不同方向的概念，如上下、左右、前后等。逐步增加难度，如使用复杂的图案或迷宫，以培养孩子的方向辨认和空间关系的理解能力。

（3）形状和图案识别训练

使用不同的形状和图案，教导孩子识别和区分它们。可以使用图像卡片、拼图、复杂的图案等教具，逐步增加复杂性和难度，以提高孩子的形状和图案识别能力。

（4）空间关系判断训练

通过比较、排序、分类等任务，教导孩子判断不同物体或图像之间的空间关系，如大小、位置、距离等。逐步引导孩子进行空间关系的比较和判断，以提高他们的空间感知能力。

（5）图像旋转和翻转训练

使用图像、图案或物体，教导孩子理解和应对图像的旋转和翻转。逐步增加难度，如使用复杂的图像或多步旋转，以培养孩子对图像空间变化的理解和适应能力。

（6）空间记忆和导航训练

使用记忆游戏、迷宫、地图等，教导孩子记忆和导航空间。逐步增加空间复杂性和难度，以提高孩子的空间记忆和导航能力。

在这些训练过程中，ABA 专业人员会使用提示和引导、正面强化、建模示范等教学策略和技术，根据孩子的个体差异和需求进行个性化调整和应用。重要的是为孩子提供适当的支持和反馈，以确保他们获得积极的学习经验和持续进步。

二、视觉空间训练的阶段划分

在 ABA 理论中，视觉空间训练被划分为基础、初级、中级和高级阶段，是为了逐步提高孤独症患儿的视觉空间技能和认知能力。以下是每个阶段的重点和目标：

（1）基础阶段

在基础阶段，重点是教育孤独症患儿掌握基本的视觉空间技能，如相同的物品配对、相同或相似的动作配对等。这个阶段的目标是建立对视觉刺激的注意力和反应，培养孩子对视觉信息的理解和处理能力。

（2）初级阶段

在初级阶段，重点是教育孤独症患儿掌握初步的视觉空间技能，如按照要求排列物品或图片、按照示范搭建积木等。这个阶段的目标是增加孩子对空间关系和方向的理解和应用，培养他们的视觉辨别能力。

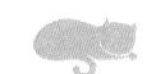

（3）中级阶段

在中级阶段，重点是教育孤独症患儿掌握更复杂和多样化的视觉空间技能，如根据故事情节排列图片、按照日常活动顺序排列图片等。这个阶段的目标是提高孩子对不同空间关系和图案的理解，培养他们的视觉推理和问题解决能力。

（4）高级阶段

在高级阶段，重点是教育孤独症患儿掌握更高级和复杂的视觉空间技能，如矩阵推理、找出相似图标等。这个阶段的目标是提高孩子对空间信息的记忆和应用，培养他们的空间导航和定向能力。

这种阶段划分的目的是根据孤独症患儿的发展水平和能力，逐步引导他们从基础的视觉空间技能开始，逐渐提高到更高级和复杂的技能。每个阶段都建立在前一个阶段的基础上，以确保孩子在视觉空间训练中获得成功和进步。

在每个阶段中，ABA 专业人员会使用特定的教学策略和技术，如提示和引导、正面强化、建模示范等，以帮助孤独症患儿学习和发展视觉空间技能。这些技术和策略根据孩子的个体差异和需求进行个性化调整和应用。

第三节 孤独症患儿的情绪和行为管理训练

一、如何训练孤独症患儿的情绪和行为管理

在 ABA 理论中，训练孤独症患儿的情绪和行为管理是一个重要的目标。以下是一些具体的训练方法：

（1）情绪识别

帮助孩子学会识别和区分不同的情绪，如快乐、生气、悲伤等。使用图片、肢体语言、面部表情等教具，教孩子辨认不同的情绪，并与之相关联。

（2）情绪表达

教孩子学习用言语、肢体语言、绘画等方式来表达自己的情绪。提供一些情境，引导孩子表达自己的情绪，并提供支持和反馈。

（3）情绪调节

教授孩子一些情绪调节的技巧和策略，如深呼吸、数数、适当地休息等。通过实践和反馈，帮助孩子学会在情绪激动或困扰时自我控制和冷静下来。

（4）替代行为

教导孩子在情绪困扰时采取适当的替代行为。例如，当孩子感到生气时，他们可以学会请求时间和空间，或者用适当的言语表达自己的需求。

（5）规定提示和提示逐渐撤离

开始时，使用明确的规定提示来帮助孩子正确地展示情绪和行为管理技能。

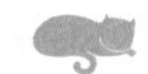

随着孩子的技能提高，逐渐减少和撤离提示，使孩子能够独立地应对情绪和行为困扰。

（6）正面强化

使用正面强化来增加孩子展示适当情绪和行为的频率。例如，当孩子能够适当地表达情绪或应对行为困扰时，给予他们赞扬、奖励或特殊待遇。

（7）情绪和行为管理计划

制定个性化的情绪和行为管理计划。该计划应包括目标设定、应对策略、奖励系统等。与孩子一起制定计划，增加他们的参与感和责任感。

重要的是根据孩子的个体差异和发展水平，制定个性化的支持和教学计划，并与专业人员、教师和家长合作，共同促进孩子情绪和行为管理能力的发展。

二、情绪和行为管理训练的阶段划分

在 ABA 理论中，情绪和行为管理训练通常被划分为基础、初级、中级和高级阶段，这是为了逐步提高孤独症患儿的情绪和行为管理能力。以下是每个阶段的重点和目标：

（1）基础阶段

在基础阶段，重点是教育孤独症患儿掌握基本的情绪和行为管理技能，如恰当就座、正确坐着并进行一项活动等。这个阶段的目标是建立情绪和行为管理的基础，培养孩子对适应性行为的理解和应用。

（2）初级阶段

在初级阶段，重点是教育孤独症患儿掌握初步的情绪和行为调节技能，如及时正确就座、集体活动时恰当就座等。这个阶段的目标是增加孩子应对情绪困扰和挑战性行为的能力，并培养他们自我控制和冷静下来的技巧。

（3）中级阶段

在中级阶段，重点是教育孤独症患儿掌握更复杂和多样化的情绪和行为管理技能，如在校园环境中接受否定的回答、区分大问题与小问题等。这个阶段的目标是培养孩子在不同情境下灵活应对情绪和行为的能力，并促进他们的自主性和适应性。

（4）高级阶段

在高级阶段，重点是教育孤独症患儿更高级和复杂的情绪和行为管理技能，如对抗行为与让步行为、令人不愉快与愉快的行为等。这个阶段的目标是提高孩子的情绪智力和心理弹性，以应对更复杂和更有挑战性的情绪和行为困扰。

这种阶段划分的目的是根据孤独症患儿的发展水平和能力，逐步引导他们从基础的情绪和行为管理技能开始，逐渐提高到更高级和复杂的技能。每个阶段都建立在前一个阶段的基础上，以确保孩子在情绪和行为管理训练中获得成功和进步。

在每个阶段中，ABA 专业人员会使用特定的教学策略和技术，如提示和引导、正面强化、建模示范等，以帮助孤独症患儿学习和发展情绪和行为管理技能。这些技术和策略根据孩子的个体差异和需求进行个性化调整和应用。

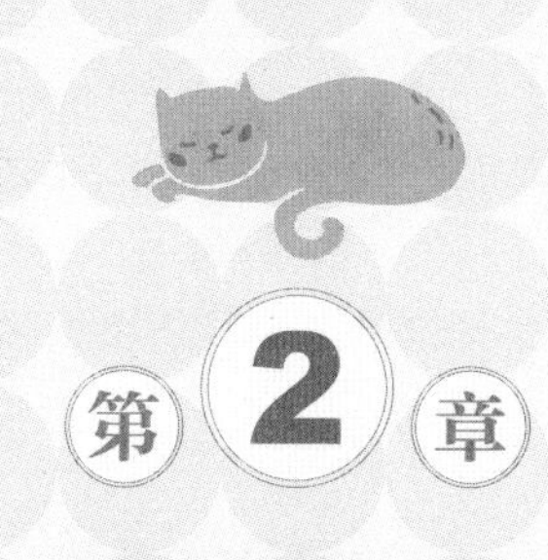

第 2 章

模仿技能训练

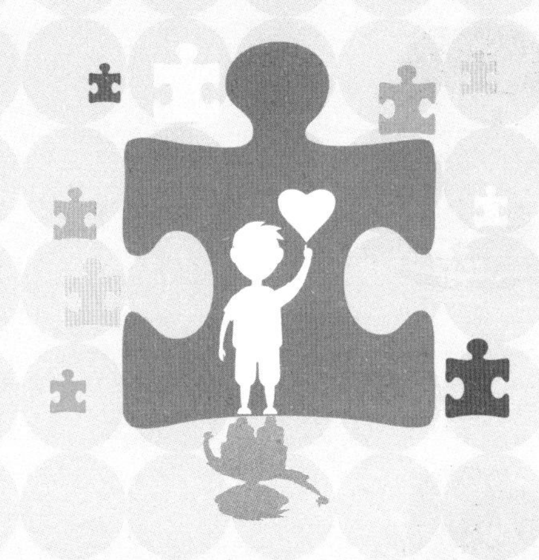

基础训练

使用物品进行大动作模仿

训练目标 患儿可以模仿使用物品的动作。

训练过程 对患儿说“这样做”，并且示范使用物品做某个动作，患儿能够模仿使用物品的动作。

训练内容 用杯子喝水，梳头，刷牙，把积木放到容器里，打电话，击鼓，按铃，摇响沙锤，敲玩具锤，把玩偶放在车里并推车，把玩偶放在飞机玩具上并飞飞机，给布娃娃穿衣服，把玩具电话放到耳边，滑动玩具车和堆积木。

游戏步骤

模仿“用杯子喝水”。

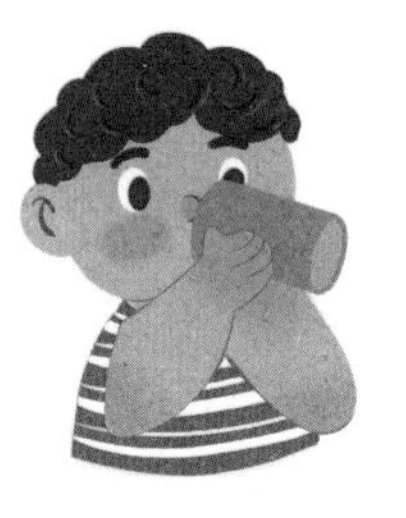

② 模仿“刷牙”。

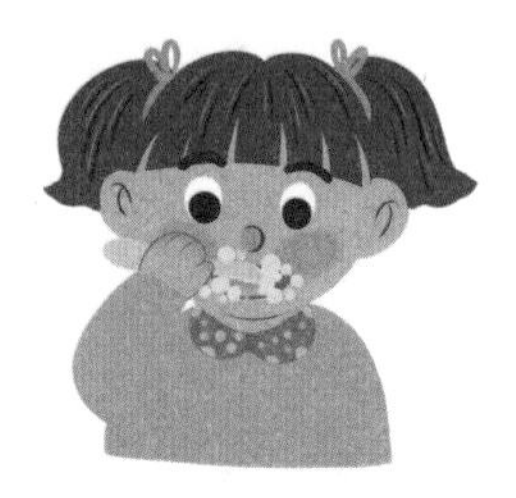

模仿“打电话”。

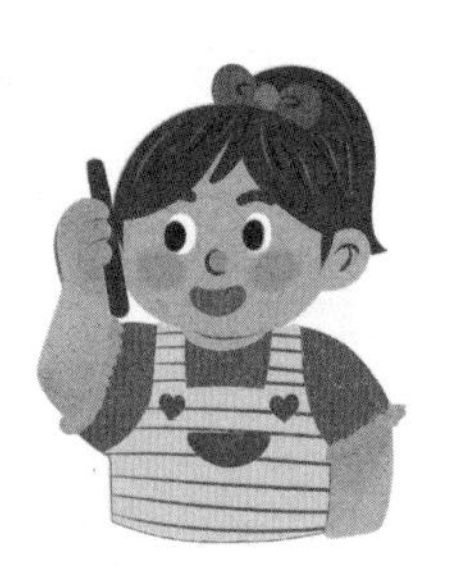

④ 模仿“击鼓”。

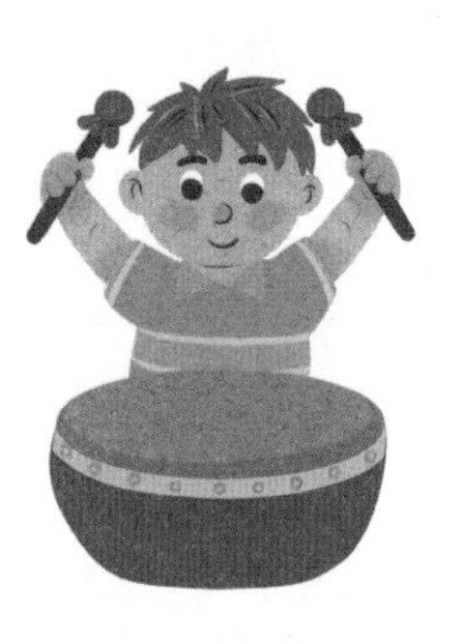

训练时长	
辅助情况	

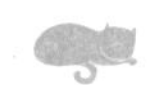

游戏 2 大动作的模仿

训练目标 患儿可以模仿大动作。

训练过程 对患儿说“这样做”，并且示范一个大动作，患儿能够模仿大动作。

训练内容 举胳膊，挥手，站立，拍手，摸脚趾，摸膝盖，拍桌子，摸肩膀，跺脚，摇头，跳起，转身，前进，后退，敲门，摩擦双手，敲敲脑袋。

游戏步骤

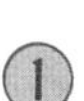

① 模仿“挥手”。

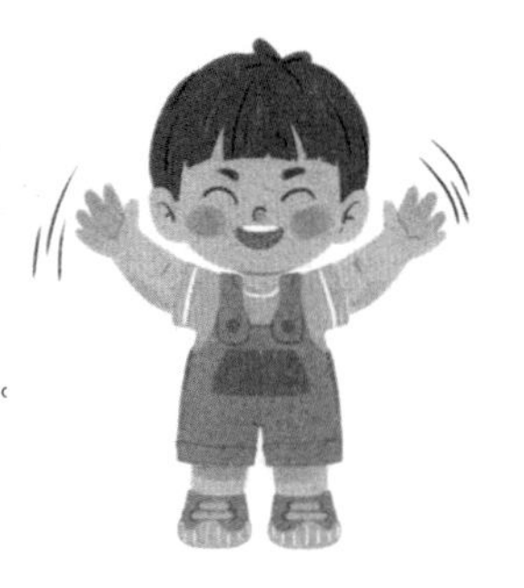

② 模仿“拍手”。

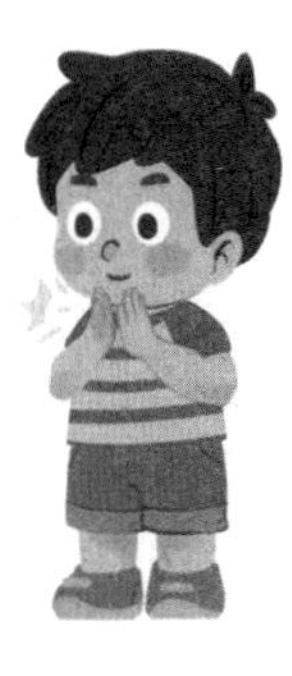

③ 模仿“跺脚”。

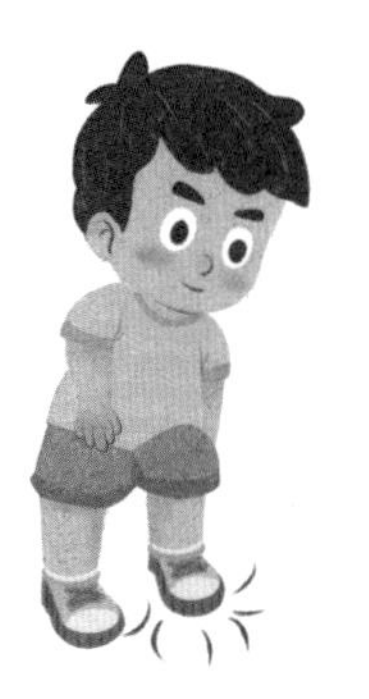

④ 模仿“前进”。

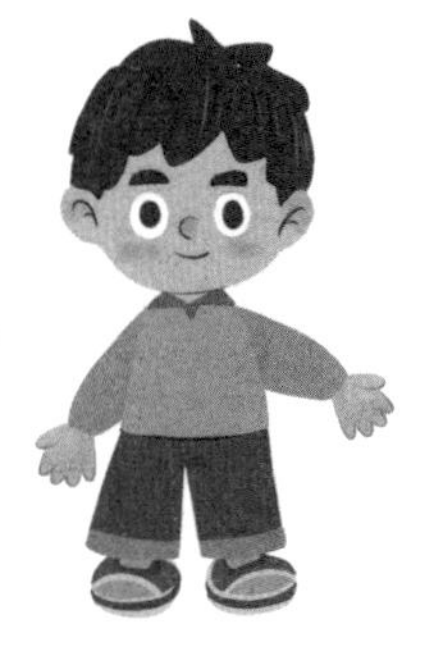

专家建议

训练时长	
辅助情况	

游戏3 使用物品进行精细动作模仿

训练目标 患儿可以模仿使用物品的动作。

训练过程 对患儿说“这样做”，并且示范使用物品做某个动作，患儿能够模仿使用物品的动作。

训练内容 插小棍，把布条夹在衣夹上，把硬币放入储蓄罐，转门把手，穿珠子，折纸，滚橡皮泥，拧开矿泉水瓶，用指尖捡物体，用双手玩土，在乐器上按键。

游戏步骤

①模仿“把硬币放入储蓄罐”。

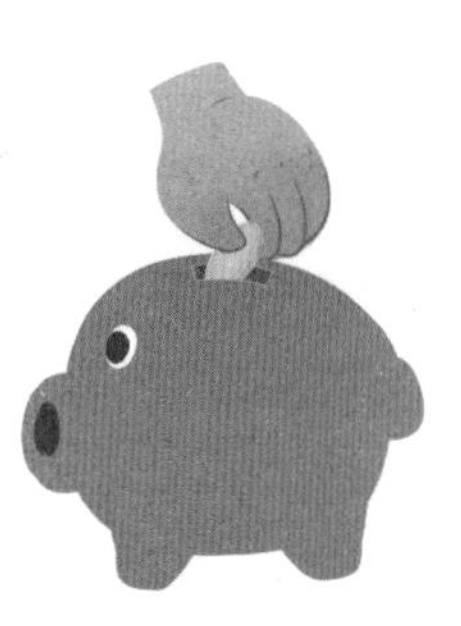

②模仿“穿珠子”。

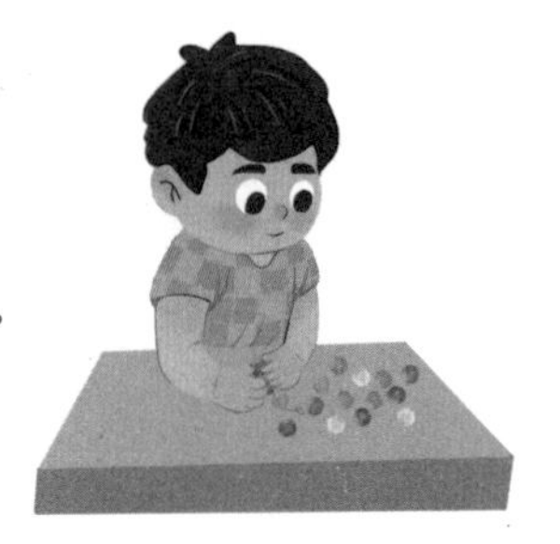

③模仿“纸张对折”。

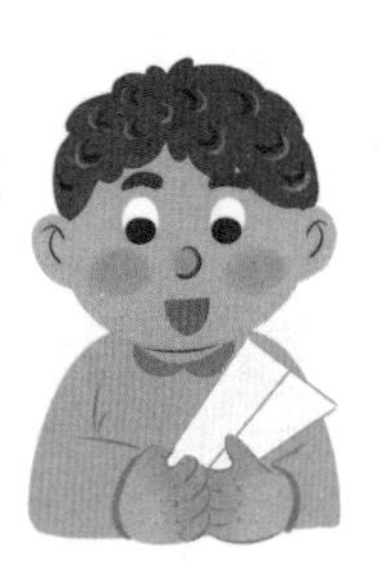

④模仿“用双手玩土”。

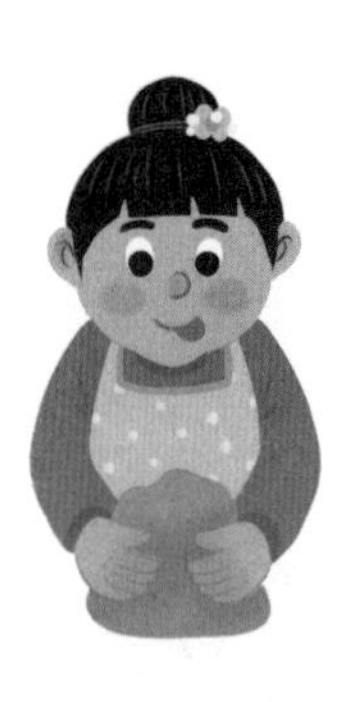

专家建议	
训练时长	
辅助情况	

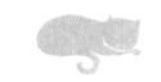

精细动作的模仿

训练目标　患儿可以模仿精细动作。

训练过程　对患儿说“这样做”，并且示范一个精细动作，患儿能够模仿精细动作。

训练内容　弯曲手指，握拳，双手紧握，握手，搓手，摸鼻子，摸眼睛，摸耳朵，摸一个物体，食指放拇指上，摸头发，指物品。

游戏步骤

模仿“弯曲手指”。

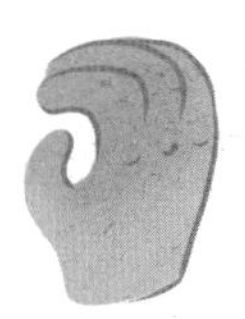

②

模仿“双手紧握”。

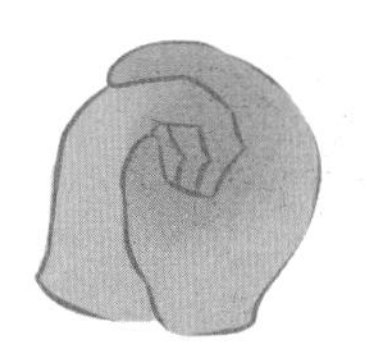

③

模仿“摸耳朵”。

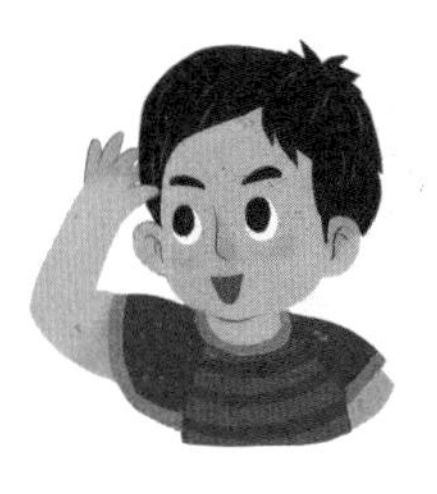

④

模仿“摸头发”。

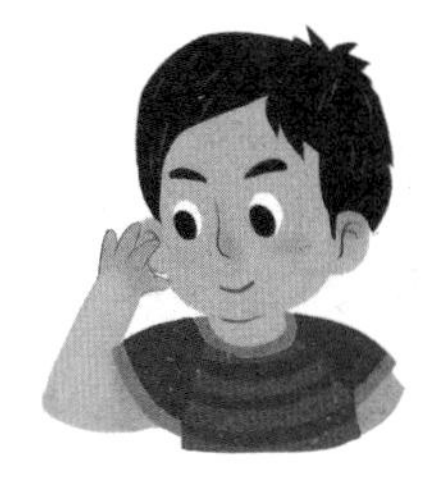

训练时长	
辅助情况	

不使用物品进行口部动作模仿

训练目标 患儿可以模仿口部动作。

训练过程 对患儿说“这样做”，并且示范一个口部动作，患儿能够模仿口部动作。

训练内容 张开嘴，伸出舌头，发出嘘声，微笑，鼓起双颊，亲吻，把舌尖抵向牙齿。

游戏步骤

模仿“张开嘴”。

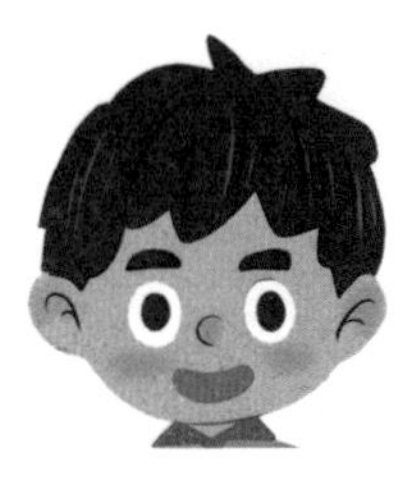

②

模仿“伸出舌头”。

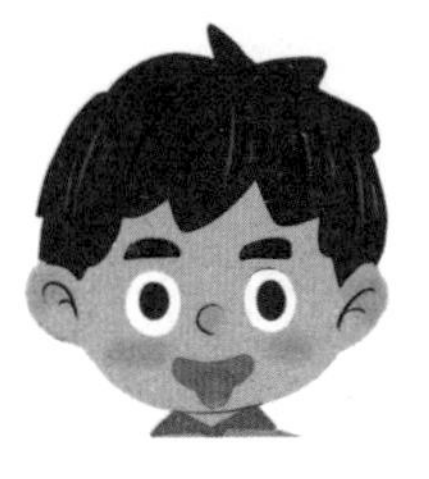

③

模仿“发出嘘声”。

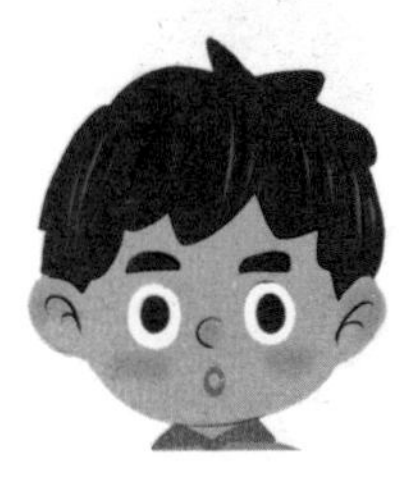

④

模仿“鼓起双颊”。

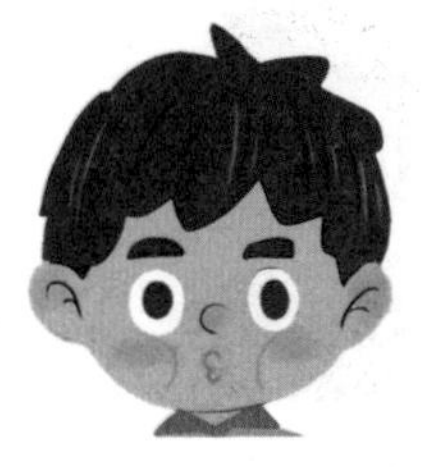

训练时长	
辅助情况	

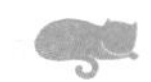

使用物品进行口部动作模仿

训练目标 患儿可以模仿口部动作。

训练过程 对患儿说“这样做”，并且示范一个口部动作，患儿能够模仿口部动作。

训练内容 吹风车，吹泡泡，吹口哨，舔可食用的物体。

游戏步骤

模仿“吹风车”。

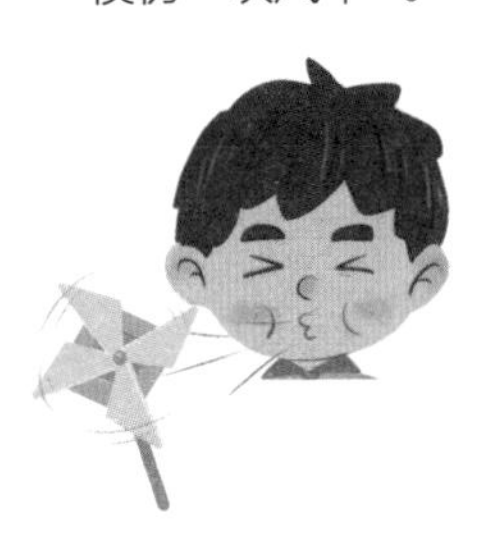

②

模仿“吹泡泡”。

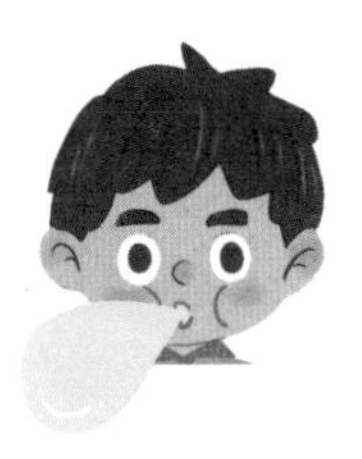

③

模仿“吹口哨”。

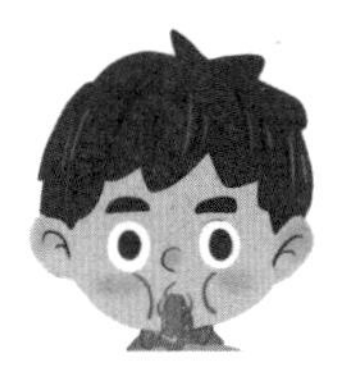

④

模仿“舔可食用的物体”。

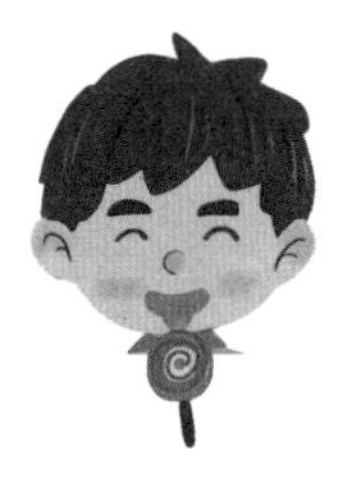

训练时长	
辅助情况	

游戏 7 动作与语言模仿

训练目标 患儿可以模仿动作并发出类似声音。

训练过程 向患儿示范一个动作，并且进行口语示范（例如：当倒水时发出“哗、哗、哗”的声音），患儿能够模仿活动或者发出类似声音。

训练内容 当往碗里倒豆子的时候，发出“哗、哗、哗”的声音；当让玩具兔子跳的时候，说出“嘣、嘣、嘣”；当在轨道上推着小火车的时候，发出“库、库、咔、咔”的声音；当飞玩具飞机的时候，发出“唔”的声音；当推小汽车或者小卡车的时候，发出“哗、哗、哗”的声音；当跳舞的时候，发出“哒、哒、哒”的声音。

游戏步骤

① 模仿往碗里倒豆子的动作，并发出“哗、哗、哗”的声音。

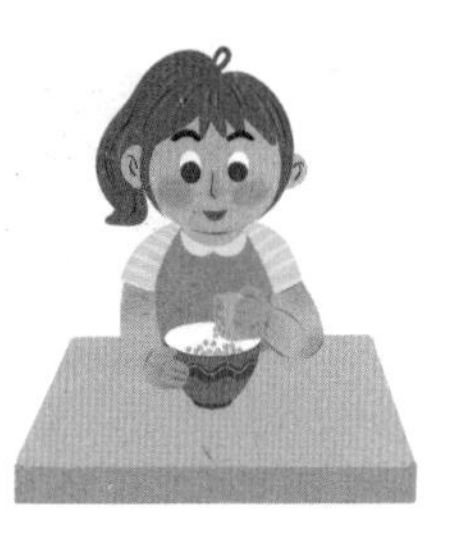

② 模仿让玩具兔子跳的动作，并说出“嘣、嘣、嘣”。

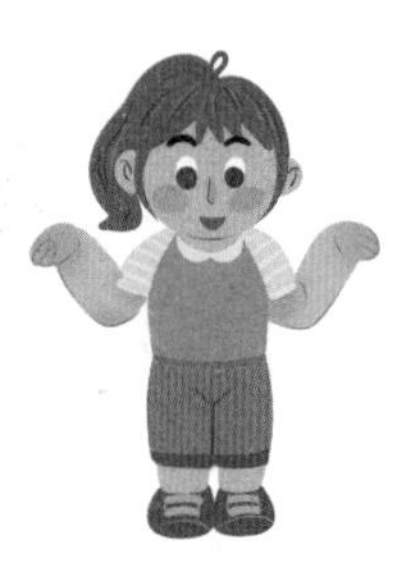

③ 模仿在轨道上推着小火车的动作，并发出“库、库、咔、咔”的声音。

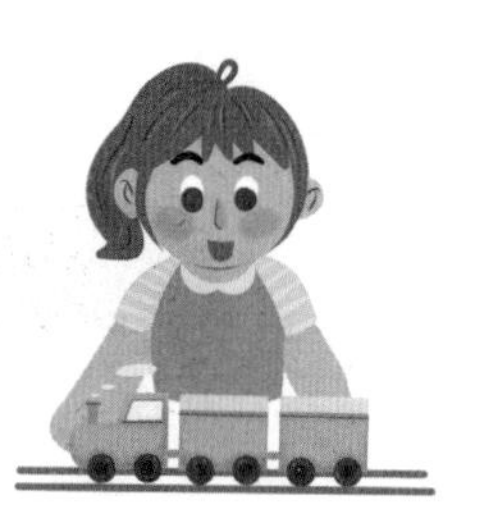

④ 模仿跳舞的动作，并发出“哒、哒、哒”的声音。

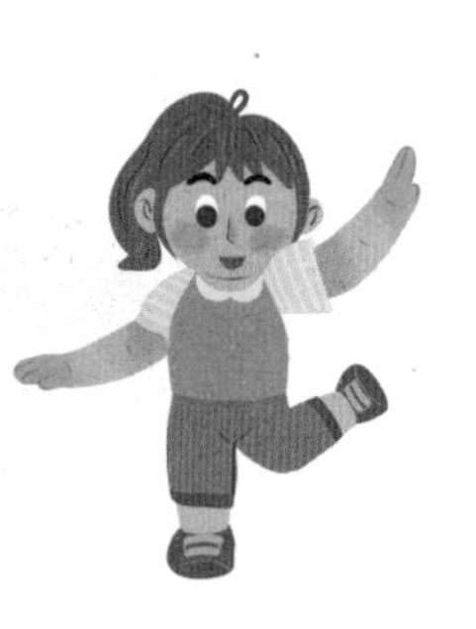

训练时长	
辅助情况	

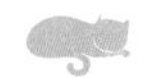

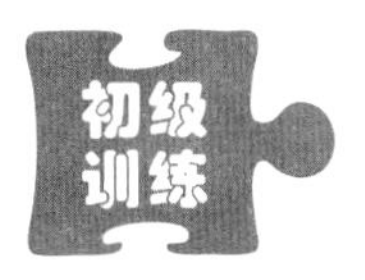

复杂手部动作的模仿

训练目标 患儿可以模仿复杂的手部动作。

训练过程 对患儿说“这样做”，同时示范一个复杂的手部动作，患儿能够模仿复杂的手部动作。

训练内容 手指交叉祈求好运，做出和平的手势，做出 OK 的手势，用手指敲打桌子，用手指模仿出房屋的尖顶，用双手模仿老鹰，用手指圈成望远镜并通过它看周围；双手合十祈祷，用拇指触碰小指头、中指、食指、无名指，随后将拇指伸出高于肩膀做出“离开这里”的手势。

游戏步骤

说“这样做”，同时做出 OK 的手势。

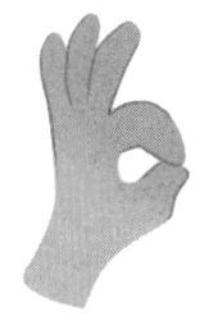

说“这样做”，同时用手指敲打桌子。

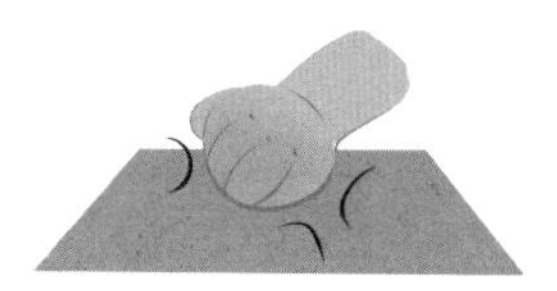

③

说“这样做”，同时用双手模仿老鹰。

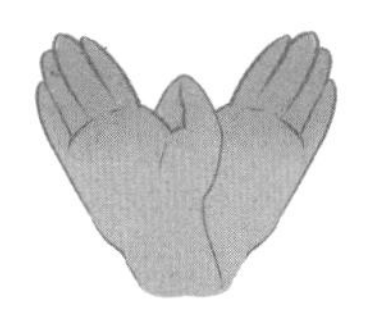

④

说“这样做”，同时用手指模仿房屋的尖顶。

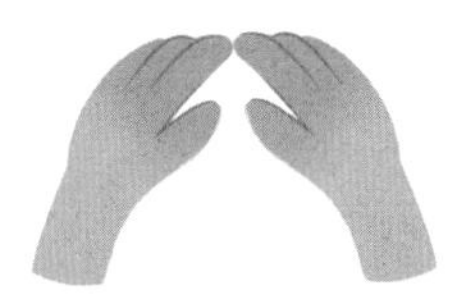

训练时长	
辅助情况	

游戏 9 复杂的物品操作类精细动作模仿

训练目标 患儿可以模仿复杂的精细动作。

训练过程 对患儿说“这样做”，同时示范一个使用物品操作的复杂精细动作，患儿能够利用物品模仿复杂的精细动作。

训练内容 用线串小珠子、用手指击打弹珠、翻书、在书上贴贴纸、用筷子夹木珠、堆积木（例如：塔、房子火车一类的 3D 建筑），用玩具搭建火车轨道。用手工彩泥进行创造（例如：通过擀和切制作出饼干模具、制作一个雪人、塑造一个动物）。

游戏步骤

① 说“这样做”，同时用线串小珠子。

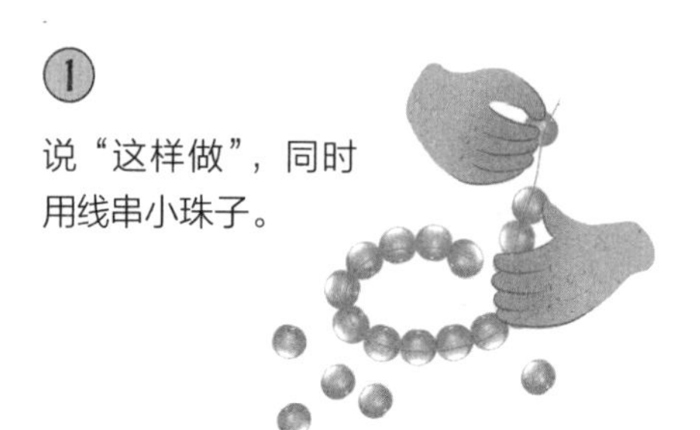

② 说“这样做”，同时在书上贴贴纸。

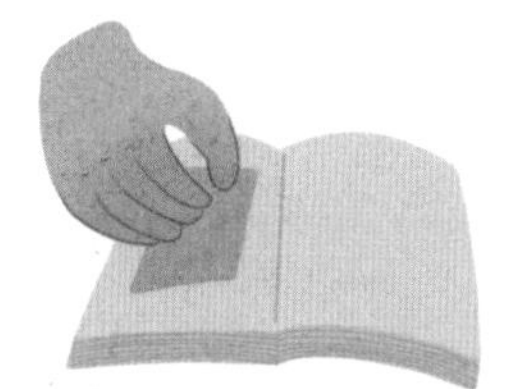

③ 说“这样做”，同时用积木搭一辆火车。

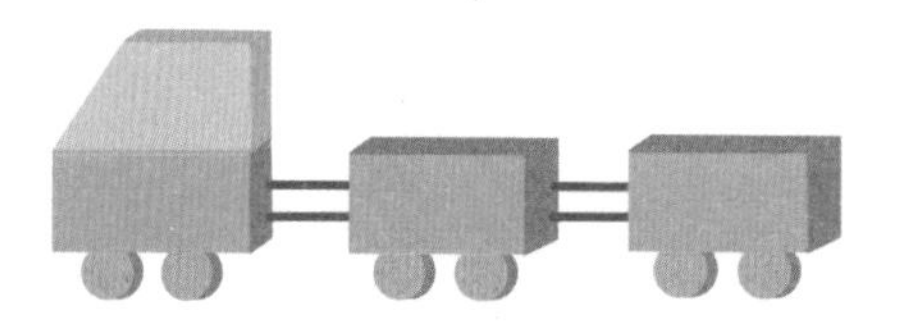

④ 说“这样做”，同时用彩泥捏一个雪人。

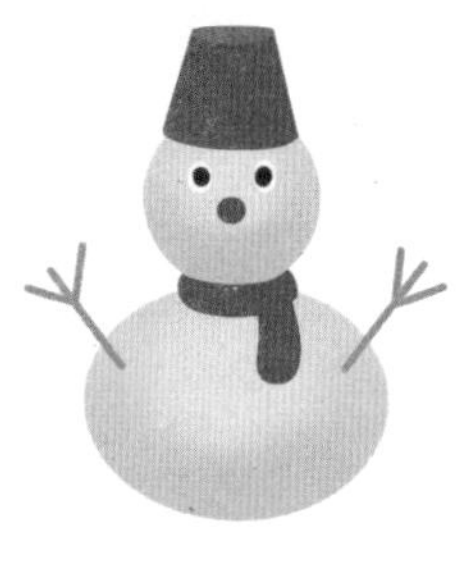

训练时长	
辅助情况	

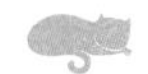

游戏 10　复杂的大动作模仿

训练目标　患儿可以模仿复杂的大动作。

训练过程　对患儿说“这样做”，同时示范一个复杂的大动作，患儿能够模仿复杂的大动作。

训练内容　单脚站立，原地跳，向前跳、伸臂滚动，推着手推车前进，横着走，芭蕾舞旋转，倒退走，蹲下，开合跳，用膝盖爬行。

游戏步骤

① 说“这样做”，同时伸臂深蹲。

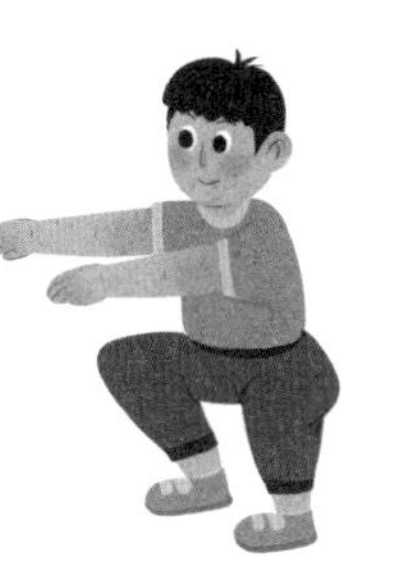

② 说“这样做”，同时单脚站立。

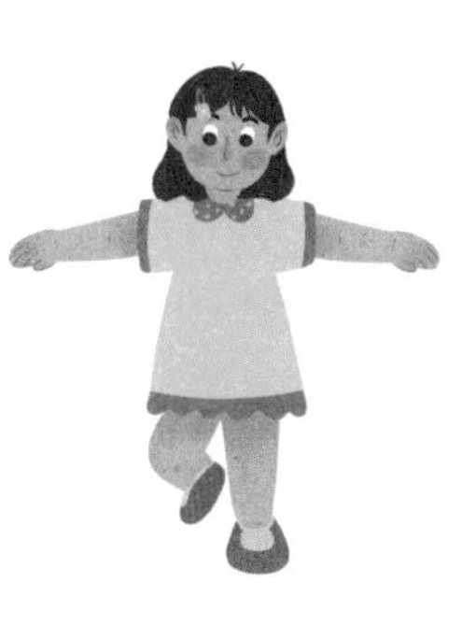

③ 说“这样做”，同时芭蕾舞旋转。

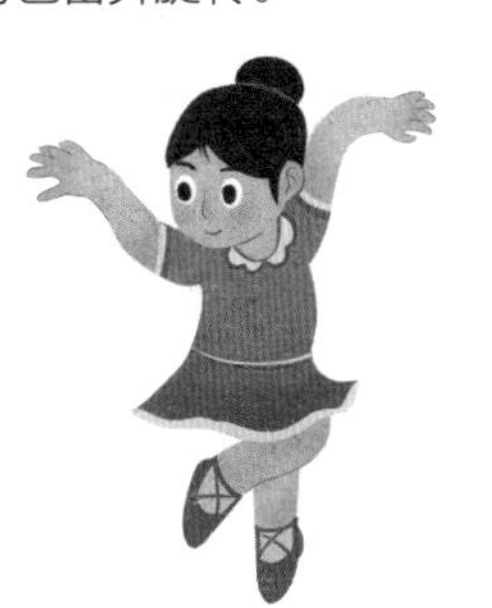

④ 说“这样做”，同时开合跳。

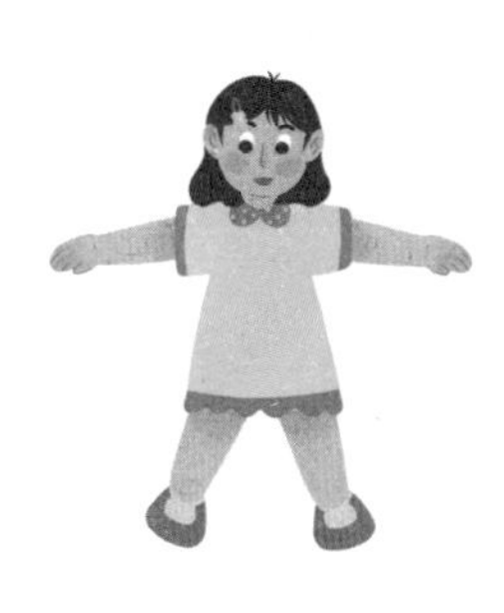

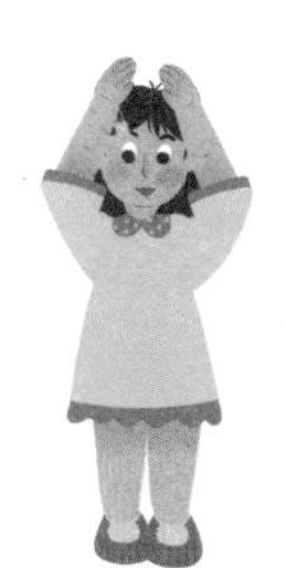

训练时长	
辅助情况	

游戏11 利用物品做复杂大动作模仿

训练目标 患儿可以模仿使用物品做复杂的大动作。

训练过程 对患儿说“这样做”，同时示范一个使用物品做的复杂大动作，患儿能够利用物品模仿复杂的大动作。

训练内容 躺在一个巨大的球上，然后前后左右滚动；坐在一个巨大的球上，然后前后左右滚动；上楼梯；下楼梯；骑一辆脚踏三轮车；骑一辆滑板车；骑自行车；接球；抛球；踢球；在旋转椅上旋转；爬上滑梯；在蹦床上跳跃。

游戏步骤

① 说“这样做”，同时骑一辆滑板车。

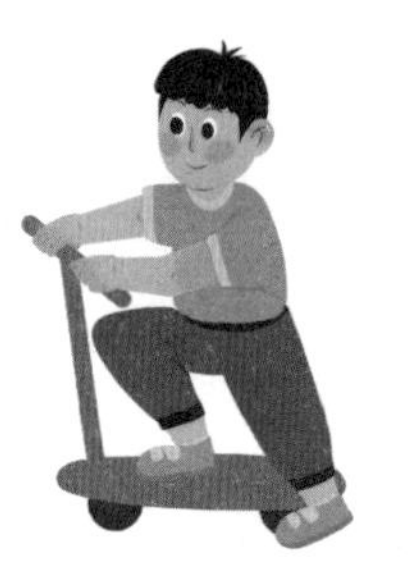

② 说“这样做”，同时踢足球。

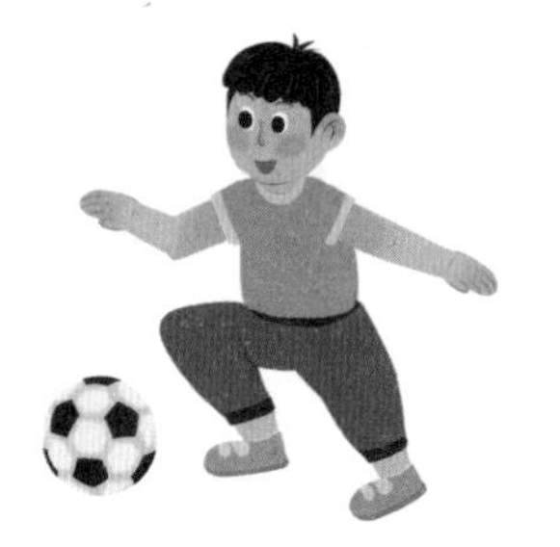

③ 说“这样做”，同时上楼梯。

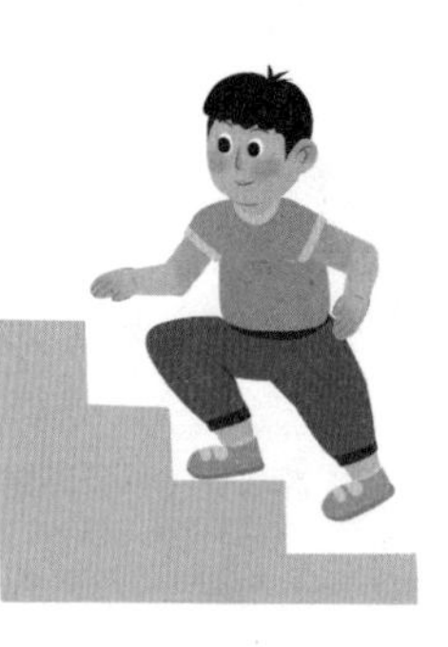

④ 说“这样做”，同时在蹦床上跳跃。

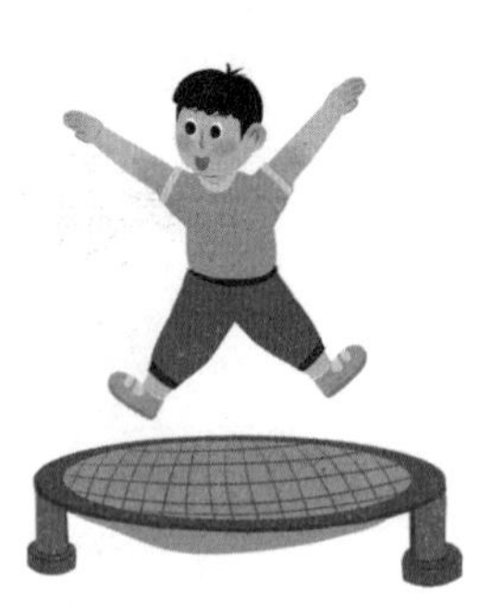

训练时长	
辅助情况	

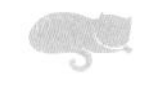

镜像、速度、强度、顺序的模仿

训练目标　患儿可以进行不同类别动作的模仿。

训练过程　对患儿说“这样做”，同时按速度展示动作（例如，迅速地敲门），强度（例如，轻轻地鼓掌），按顺序展示动作（例如，先触碰叉子然后是杯子），以及在镜子前展示动作，患儿能够依次模仿动作。

训练内容　镜像动作：鼓掌、摸摸头、挥手、触摸鼻子、伸出舌头、张开嘴、微笑、舌头左右晃动。动作的速度：（快或慢地）鼓掌、跺脚、敲打膝盖、敲门，以及步行或跑步。动作的强度：（用力或轻柔）鼓掌、敲门、敲打膝盖、跺脚、震动沙球。动作的顺序：使用目标物体或不使用目标物体的两三个动作序列。

游戏步骤

说“这样做”，同时轻轻地摸头。

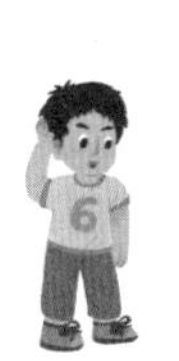

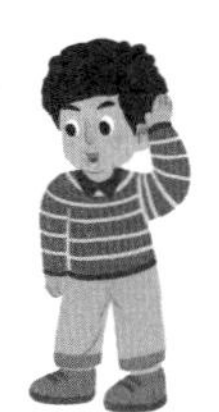

②

说“这样做”，同时慢慢地跺脚。

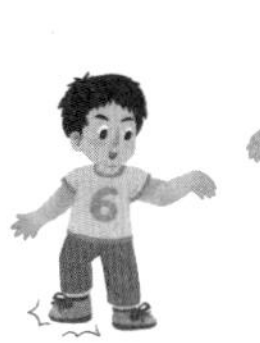

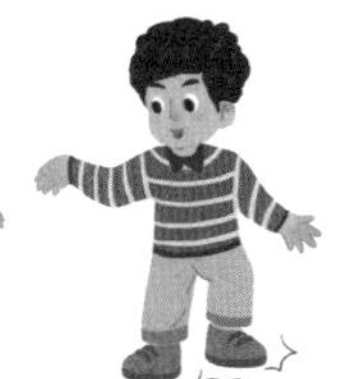

说“这样做”，同时轻轻地敲打膝盖。

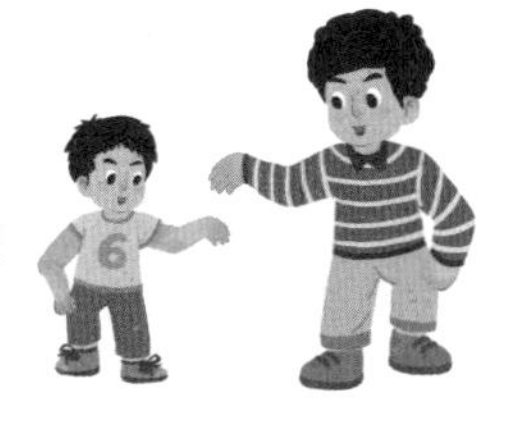

④

说“这样做”，同时先坐在椅子上，再拿起故事书。

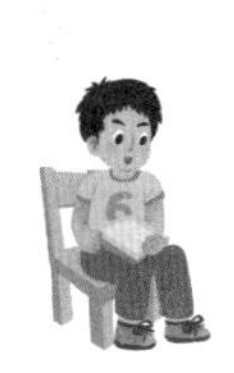

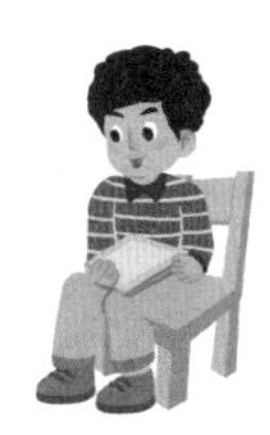

训练时长	
辅助情况	

游戏13 不使用物品的假装动作模仿

训练目标 患儿可以进行假装动作的模仿。

训练过程 对患儿说“这样做”，同时示范一个不使用物品的假装动作，患儿能够模仿不使用物品的假扮动作。

训练内容 吹泡泡、梳头发、洗手、洗脸、刷牙、剪纸、游泳。

游戏步骤

① 说“这样做”，同时假装洗脸。

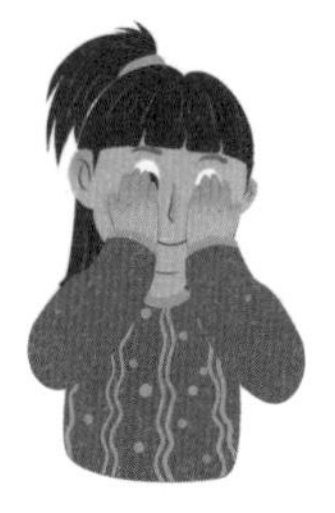

② 说“这样做”，同时假装梳头发。

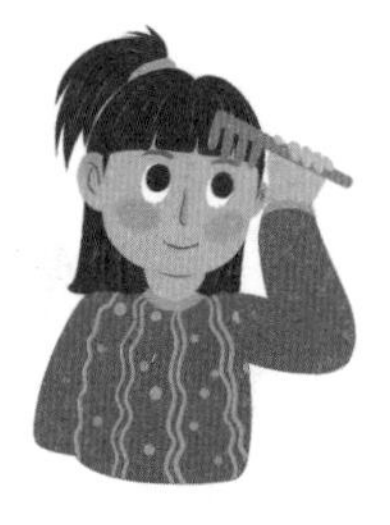

③ 说“这样做”，同时假装游泳。

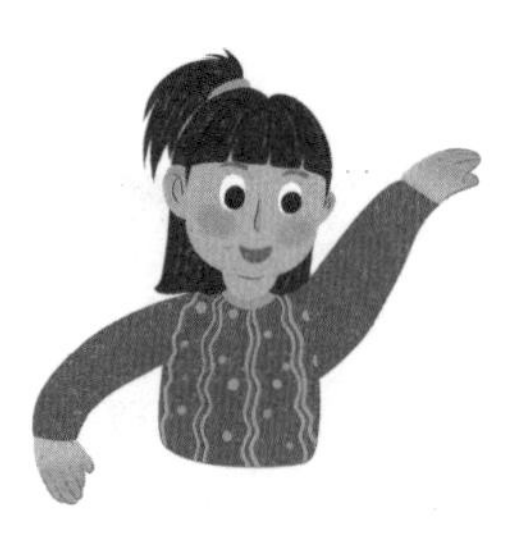

④ 说“这样做”，同时假装喝饮料。

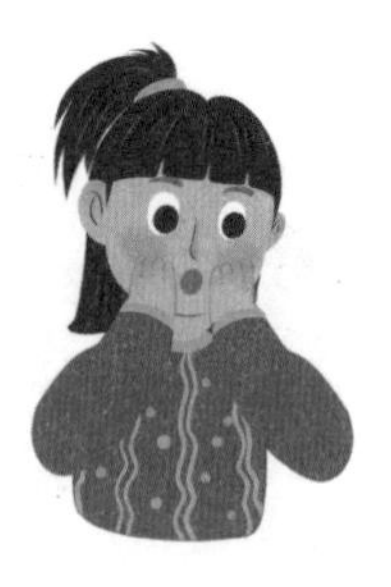

训练时长	
辅助情况	

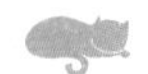

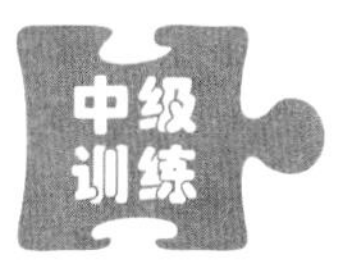

不对称姿势的模仿

训练目标 患儿可以进行不对称姿势的模仿。

训练过程 对患儿说“这样做”，同时示范一个不对称姿势，患儿能够模仿不对称姿势。

训练内容 单腿跪地，单手扶腰，左 / 右腿膝盖着地，右 / 左脚抬起，右 / 左腿弯曲膝盖向上；站立时左腿放右腿膝盖上，左手伸直右手弯曲，左 / 右脚在前，右 / 左脚在后，站立时右腿放在左腿膝盖上，站立时左腿放在右腿膝盖上。

游戏步骤

① 说“这样做”，同时单腿跪地。

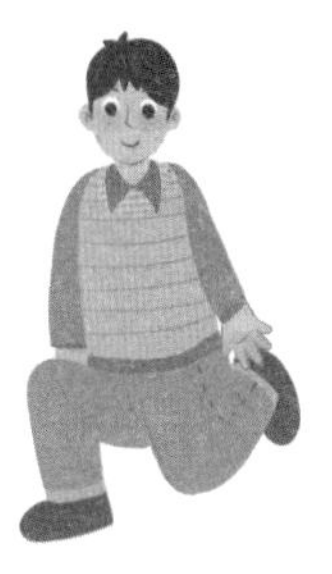

② 说“这样做”，同时单手扶腰。

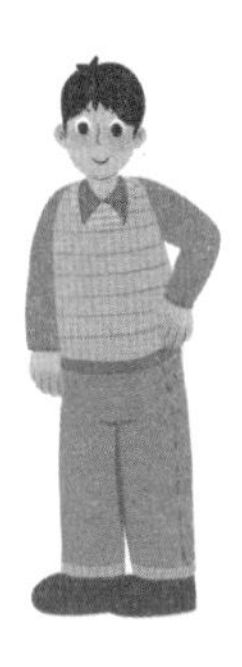

③ 说“这样做”，同时左手伸直右手弯曲。

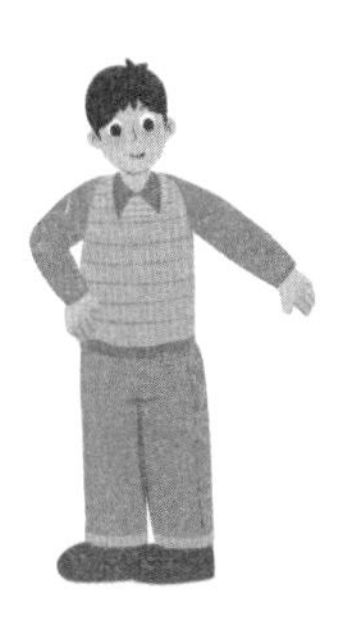

④ 说“这样做”，同时左脚在前，右脚在后。

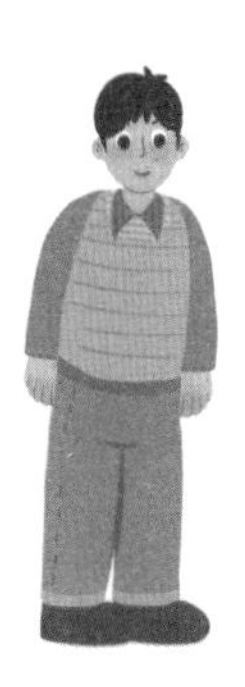

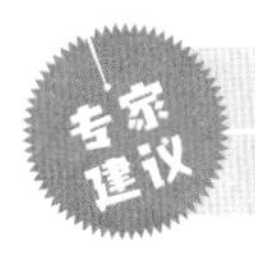

训练时长	
辅助情况	

游戏15 两个组合 / 连续动作的模仿

训练目标 患儿可以进行组合或连续动作的模仿。

训练过程 对患儿说“这样做”，同时展示两个动作（包括大动作、精细动作或口部动作），患儿能够模仿组合或连续动作。

训练内容 举手并转身；单脚跳，然后双手摸头；吻别，然后挥手再见；先踢球，再跺脚；绕桌子走，然后坐下；先搭三块积木，然后拿两根蜡笔放进盒子里；先跳两次，然后转圈；先拍手，再开门；先完成简单的拼图，再把拼图收起来；先站起来，再转一圈。

游戏步骤

①

说“这样做”，同时单脚跳，然后双手摸头。

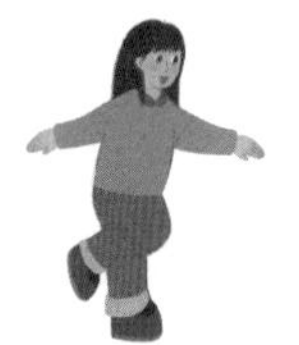
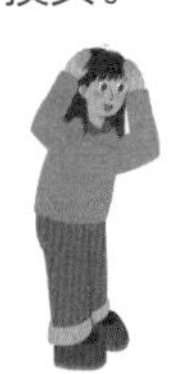

②

说“这样做”，同时先踢球，再跺脚。

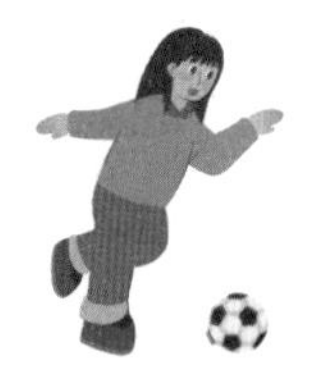
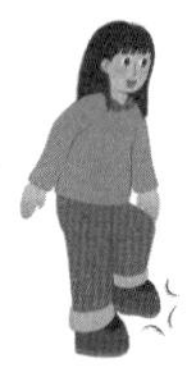

③

说“这样做”，同时先拍手，再开门。

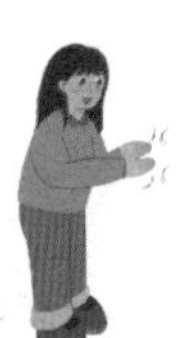
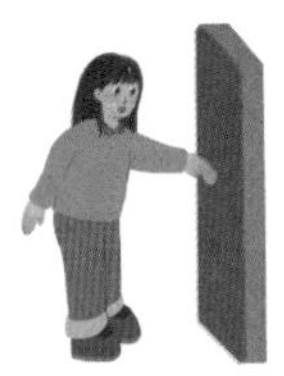

④

说“这样做”，同时先搭三块积木，然后拿两根蜡笔放进盒子里。

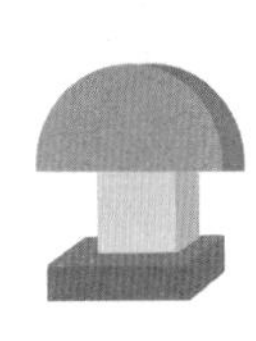
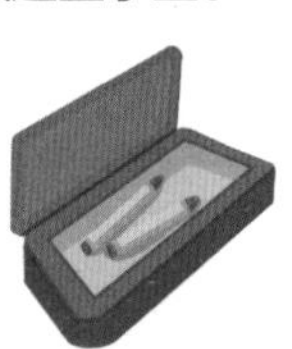

训练时长	
辅助情况	

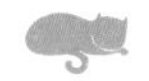

游戏 16 三个连续动作的模仿

训练目标 患儿可以进行组合动作的模仿。

训练过程 对患儿说“这样做”，同时展示 3 个动作（包括大动作、精细动作或口部动作），患儿能够模仿相应的组合动作。

训练内容 摸摸肩膀、脸和鼻子；站起来，拍拍手，再转一圈；先踢腿，再踩脚，最后坐下；先吻别，再挥手，最后摸头；拍头，拍桌子，再弯弯手指；起立，蹲下，跳一跳；先躺下，再滚一下，最后单脚站立；伸舌头，舔嘴唇，再张开嘴；手伸向空中，拍一拍手，然后放背后；移动臀部，摸脚趾然后跳一跳。

游戏步骤

说“这样做”，同时摸摸肩膀、脸和鼻子。

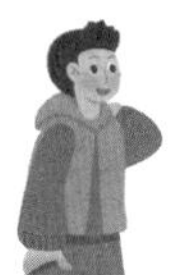
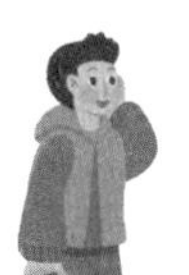
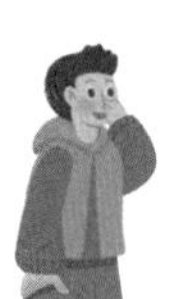

说“这样做”，同时站起来，拍拍手，再转一圈。

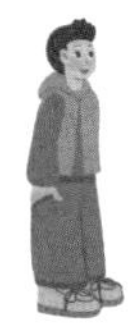
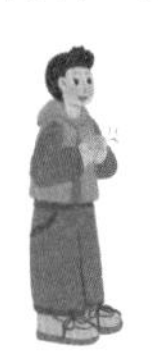
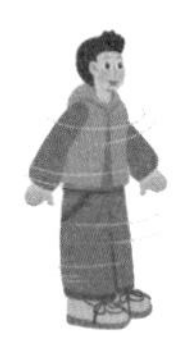

说“这样做”，同时拍头，拍桌子，再弯弯手指。

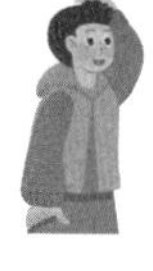
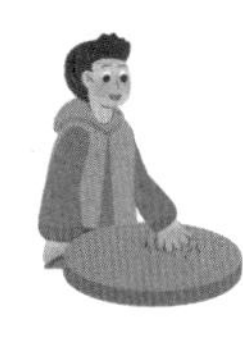
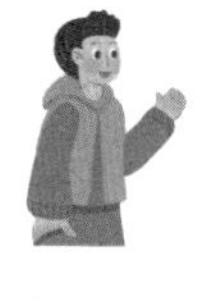

说“这样做”，同时起立，蹲下，跳一跳。

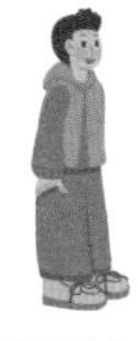
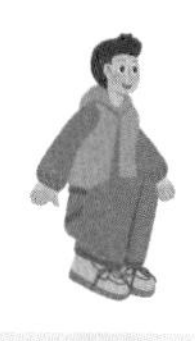
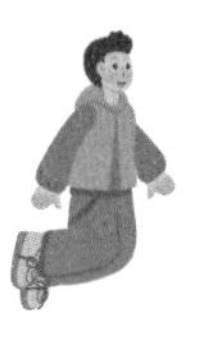

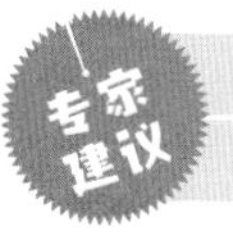

训练时长	
辅助情况	

游戏17 按顺序触摸物品

训练目标 患儿可以按顺序模仿触摸动作。

训练过程 对患儿说“这样做”，同时按排序触摸2～6个物品（例如，先摸筷子再摸勺子），患儿能够按顺序模仿触摸动作。

训练内容 2个物品：触摸每一个物品（当患儿摸第一个物品时，转而摸下一个物品）。3个物品：触摸2个物品（当患儿触摸第一个物品时，转而摸下一个物品）。3个物品：触摸3个物品（当患儿触摸第一个物品时，转而摸下一个物品）。4个物品：触摸3个物品（当患儿触摸第一个物品时，转而摸下一个物品）。2个物品：触摸2个物品（按一定顺序）。3个物品：触摸3个物品（按一定顺序）。4个物品：触摸4个物品（按一定顺序）。5个物品：触摸5个物品（按一定顺序）。6个物品：触摸6个物品（按一定顺序）。

游戏步骤

说“这样做”，然后按顺序触摸手机→手表。

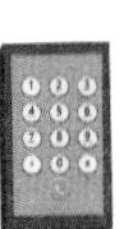

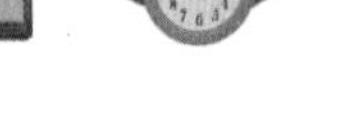

说“这样做”，然后按顺序触摸玩具汽车→积木→拼图。

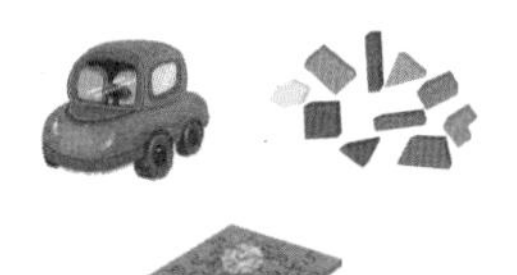

说“这样做”，然后按顺序触摸杯子→勺子→碗→手套。

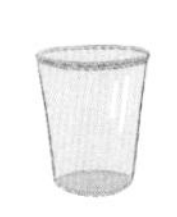

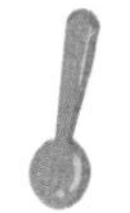

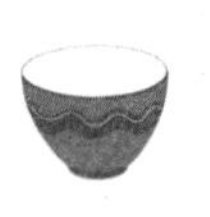

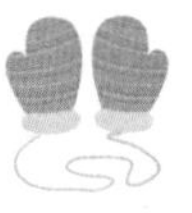

说“这样做”，然后按顺序触摸衣服→眼镜→苹果→铅笔→保温杯。

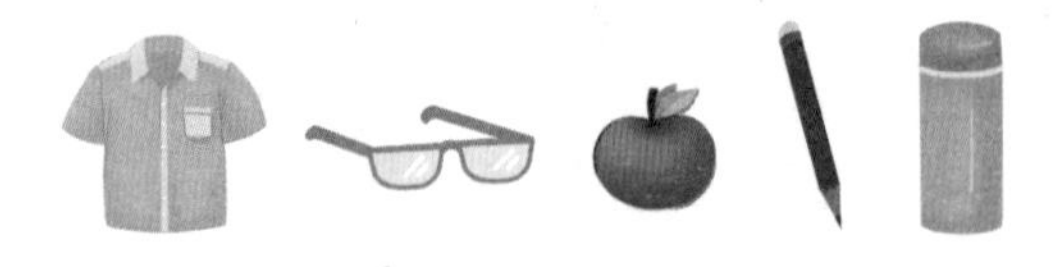

训练时长	
辅助情况	

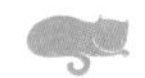

游戏 18 按顺序读出数字

训练目标 患儿可以按顺序读出数字。

训练过程 对患儿说“跟着我说 ××（连续一组数字）”（例如“跟着我说 7、3、2、4、5”），患儿能够按正确的顺序模仿说出这组数字。

训练内容 参考示例。

游戏步骤

“跟着我说 1、2、4。”

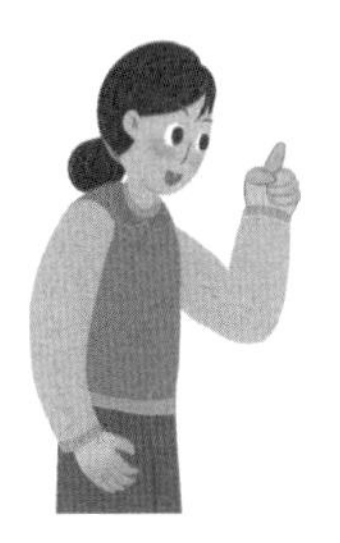
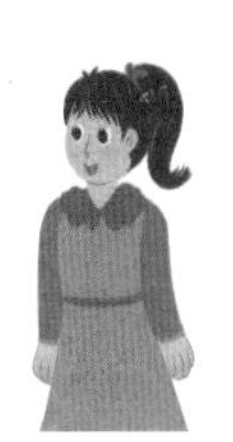

“跟着我说 2、5、7、8。”

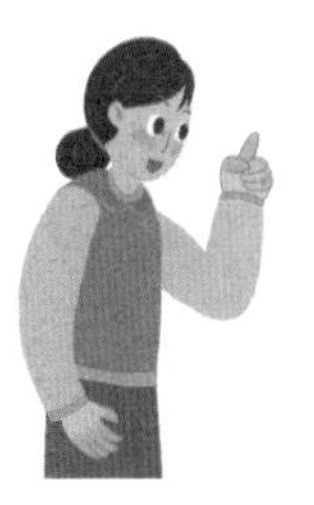
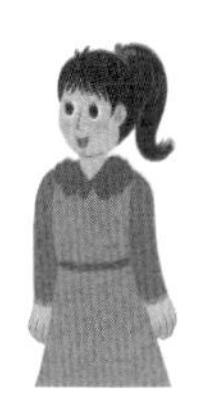

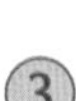

“跟着我说 2、4、5、6、8。”

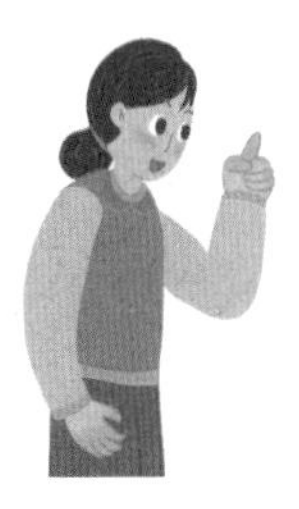
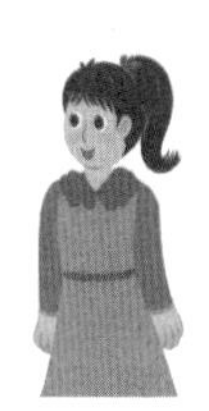

“跟着我说 1、3、5、6、8、9。”

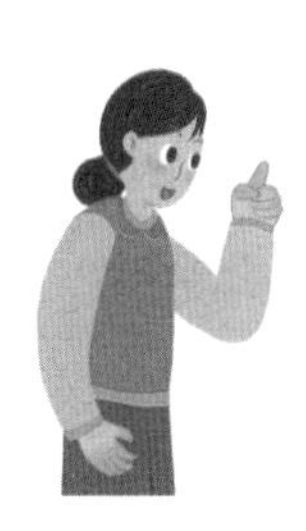
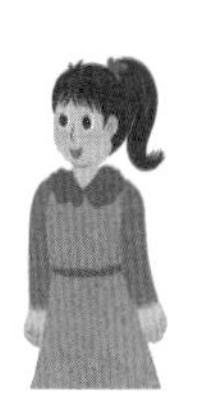

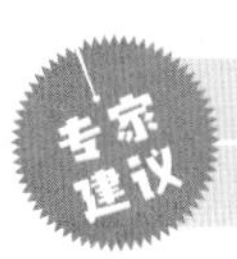

训练时长	
辅助情况	

游戏19 仿说词汇或短语

训练目标 患儿可以模仿更多的词汇、短语。

训练过程 对患儿说“跟着我说 ××（词汇或短语）”，患儿能够正确地仿说出该词汇或短语。

训练内容 参考示例。

游戏步骤

①

家长说“鲜花”，患儿说“鲜花”。

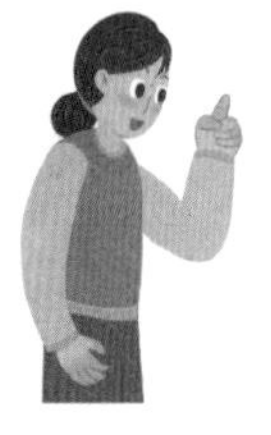

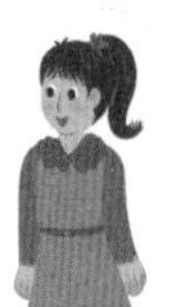

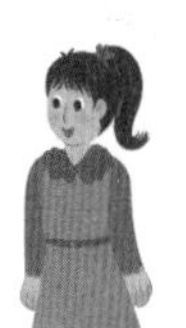

家长说“打篮球”，患儿说“打篮球”。

家长说“太阳出来了”，
患儿说“太阳出来了”。

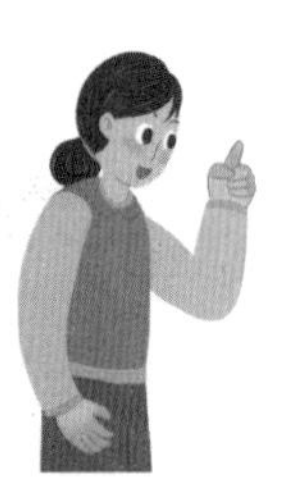

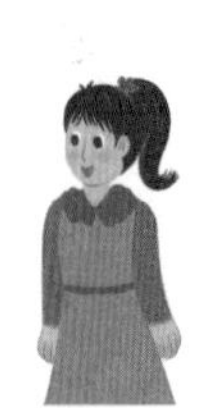

家长说“去公园散步”，
患儿说“去公园散步”。

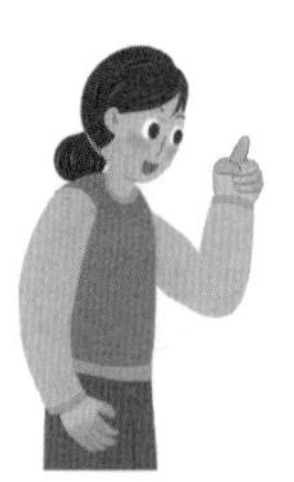

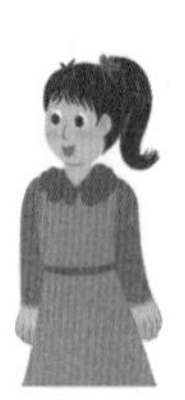

训练时长	
辅助情况	

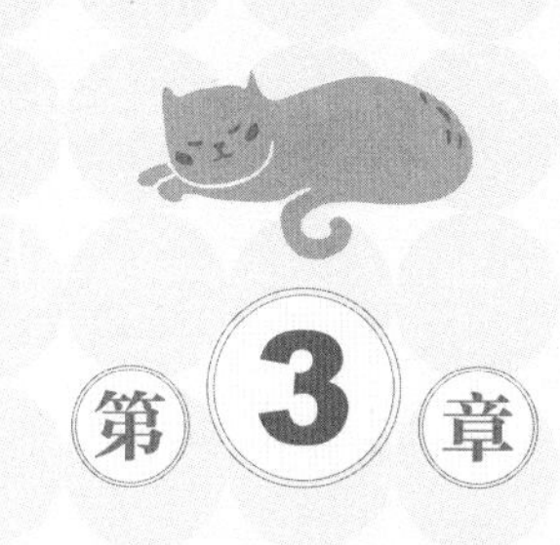

第3章

视觉空间训练

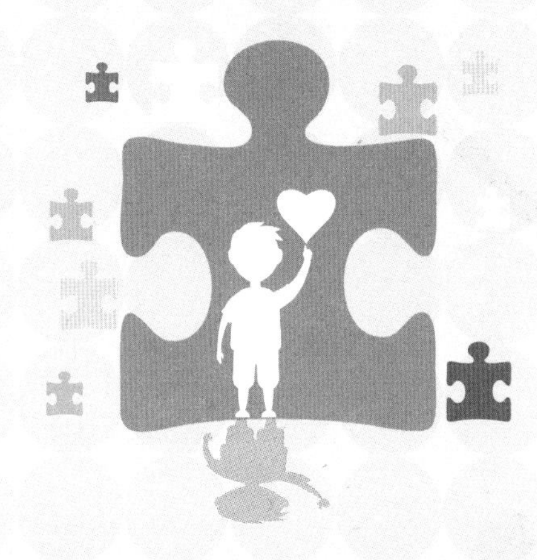

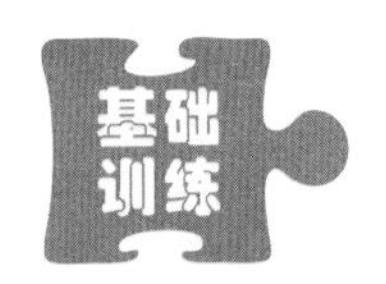

游戏 20 相同的物品配对

训练目标 患儿能够给物品找到合适的搭档。

训练过程 呈现给患儿 1 ~ 3 个物品。给患儿一个物品让他们配对此范围的另一个物品，并说“配对”，患儿能够正确配对。

训练内容 苹果、桃子、香蕉、积木、铅笔、橡皮、杯子、盘子、勺、叉子、玩具狗、玩具猫、上衣、裤子、袜子和鞋子。

游戏步骤

将“铅笔”配对。

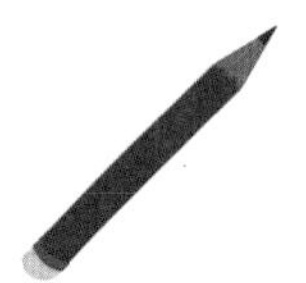
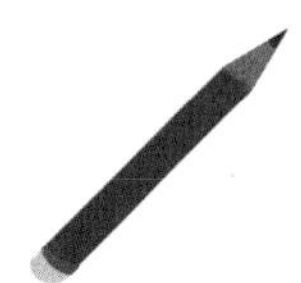

将“玩具猫”配对。（1 个干扰项）

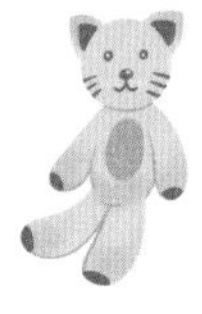
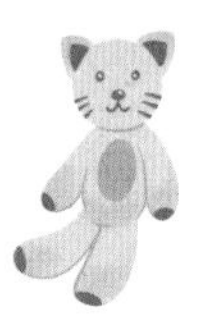
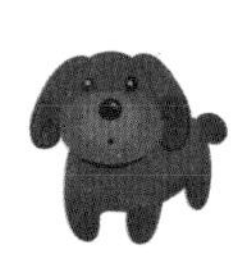

将“苹果”配对。（2 个干扰项）

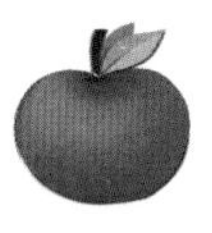
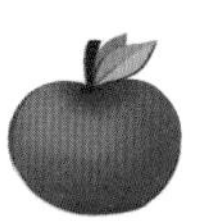
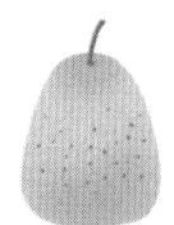
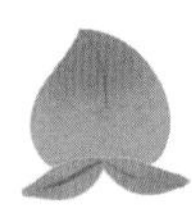

将“碗”配对。（2 个干扰项）。

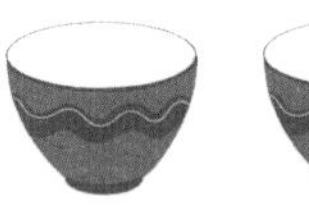
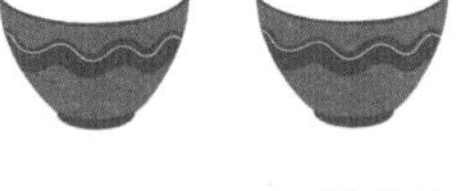
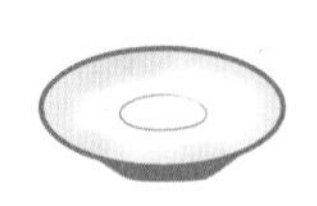
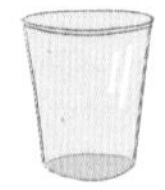

训练时长	
辅助情况	

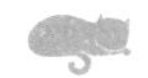

相同或相似的动作配对

训练目标　患儿能够正确配对。

训练过程　呈现给患儿 1～3 个物品或图片。给患儿一个物品或图片让他们进行配对，并说“配对”，患儿能够正确配对。

训练内容　相同的动作：喝水，吃饭，睡觉，蹦跳，拍手，涂色，游泳，裁剪，骑自行车，踢，刷油漆，洗手，哭泣。相似的动作：男孩踢大球 / 女孩踢小球；牛吃冰激凌 / 人吃冰激凌；男孩刷墙 / 男孩给玩具涂色，给狗 / 马洗澡；女人 / 男人吃东西；鸭子 / 鱼游泳。

游戏步骤

相似吃饭动作的图片配对。

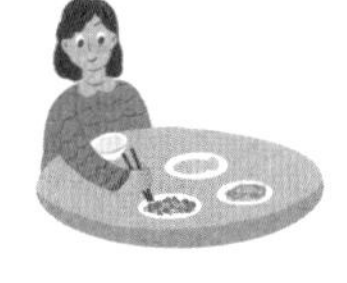

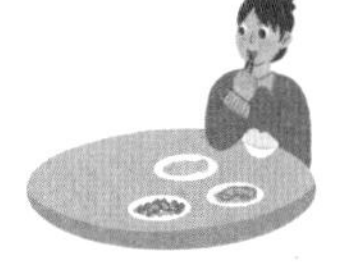

相似游泳动作的图片配对。（1 个干扰项）

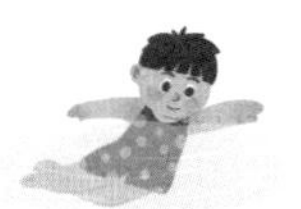

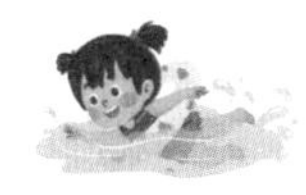

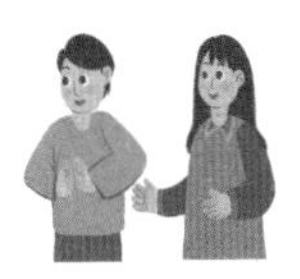

③

相似踢球动作的图片配对。

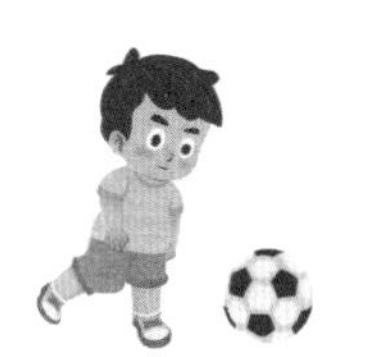

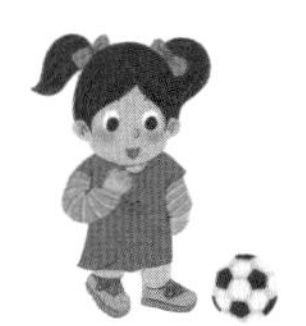

④

相似洗澡动作的图片配对。（1 个干扰项）

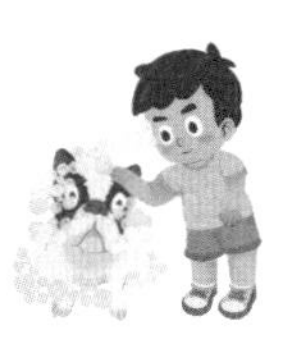

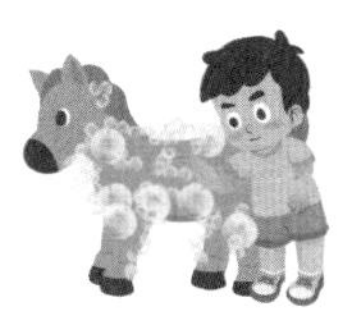

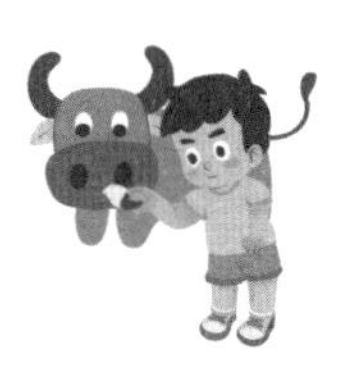

训练时长	
辅助情况	

游戏22 相同的颜色配对

训练目标 患儿能够正确配对颜色。

训练过程 呈现给患儿 1 ~ 3 张不同颜色的图片。给患儿一张图片让他们配对此范围的另一张图片，并说“配对”，患儿能够正确配对相同的颜色。

训练内容 红色、橙色、黄色、绿色、蓝色、紫色、黑色、棕色、白色和粉色。

游戏步骤

将“黄色”图片配对。

②

将“蓝色”图片配对。
（1 个干扰项）

将“红色”图片配对。
（1 个干扰项）

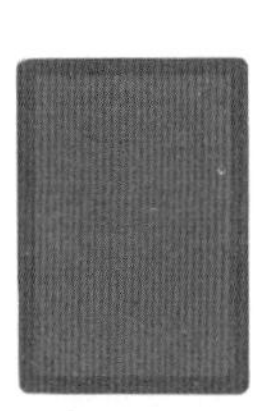

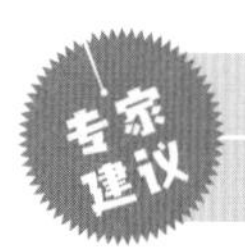

训练时长	
辅助情况	

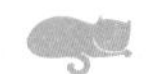

游戏 23 相同的数字配对

训练目标　患儿能够正确配对数字。

训练过程　呈现给患儿 1～3 张不同数字的图片。给患儿另一张图片进行配对，并说“配对”，患儿能够正确配对相同的数字。

训练内容　数字 0～9。

游戏步骤

① 将数字“2”的图片配对。

2　2

② 将数字“5”的图片配对。（1 个干扰项）

5　3　5

③ 将数字“9”的图片配对。（1 个干扰项）

9　8　9

训练时长	
辅助情况	

游戏24 相同的字母配对

训练目标 患儿能够正确配对字母。

训练过程 呈现给患儿 1～3 张不同字母的图片。给患儿另一张图片进行配对，并说“配对”，患儿能够正确配对相同的字母。

训练内容 字母 A～Z。

游戏步骤

①

将字母“A”的图片配对。

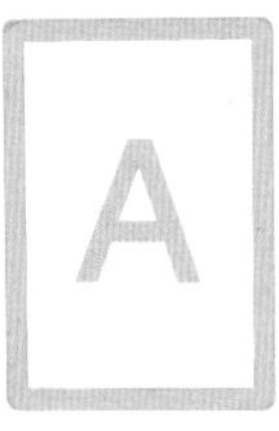

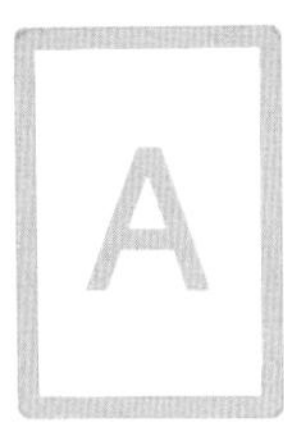

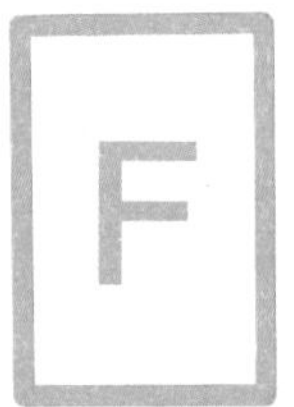

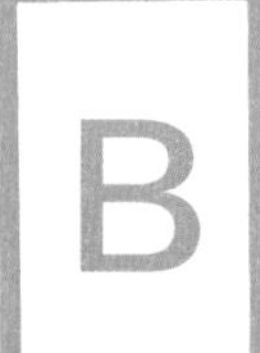

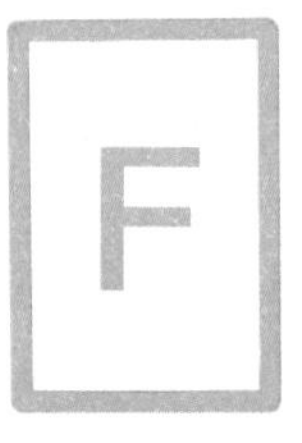

②

将字母“F”的图片配对。（1 个干扰项）

③

将字母“Q”的图片配对。（1 个干扰项）

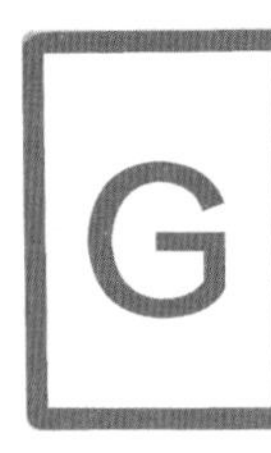

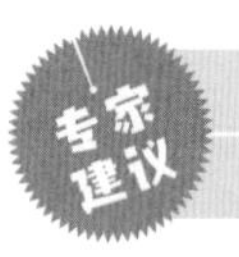

训练时长	
辅助情况	

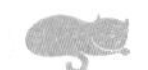

游戏25　相同的形状配对

训练目标　患儿能够正确配对形状。

训练过程　呈现给患儿1～3张不同形状的图片。给患儿另一张图片进行配对，并说“配对”，患儿能够正确配对相同的形状。

训练内容　圆形，正方形，三角形，五角星，菱形，梯形，心形，长方形，平行四边形，椭圆形，半月形和八边形。

游戏步骤

① 将“正方形”图片配对。

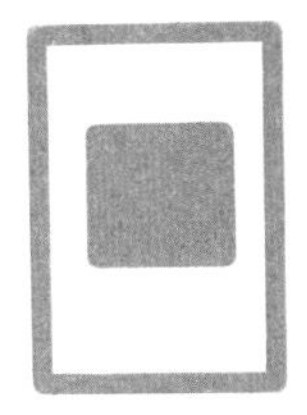
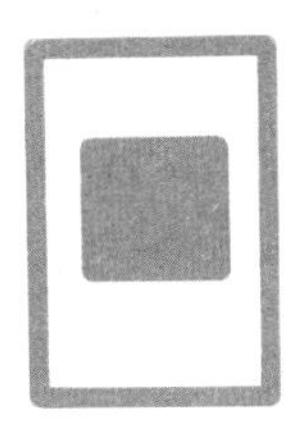

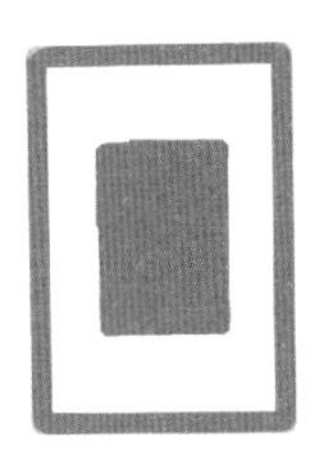

② 将“圆形”图片配对。（1个干扰项）

③ 将“五角星”图片配对。（1个干扰项）

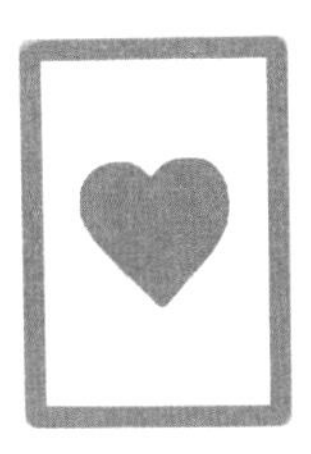

训练时长	
辅助情况	

游戏26 同属性的不同物品配对

训练目标 患儿能够按属性配对。

训练过程 向患儿同时呈现1～3种物品，给出另一个物品与之相配对的，并说“配对”(例如蓝色轿车、红色玫瑰花、曲奇饼干、黑色卡车)，患儿能够将同属性的物品进行配对。

训练内容 大卡车对小卡车，蓝车对红车，花生酱饼干对巧克力饼干，网球鞋对时装鞋，两条不同品种的狗，排球对足球，大床对小床，玫瑰对雏菊，金发男人对棕色头发的男人，以及短袖衬衫对长袖衬衫。

游戏步骤

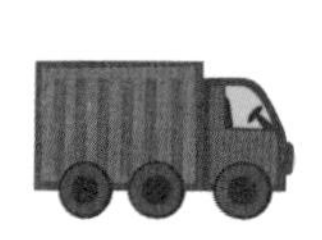
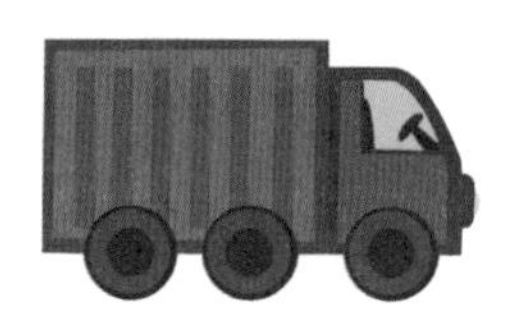

① 将“大卡车与小卡车”配对。

将“衬衫”配对。
(1个干扰项)

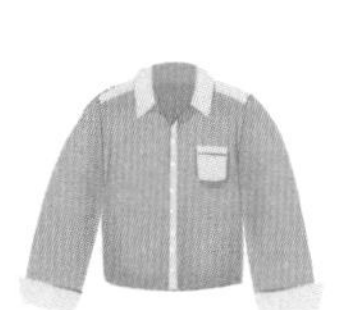
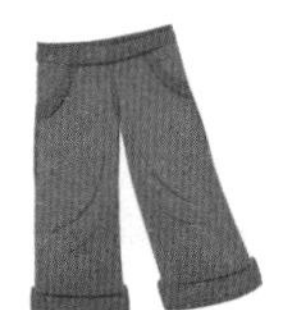
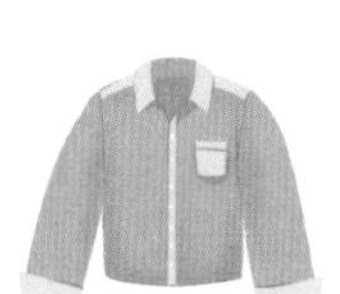

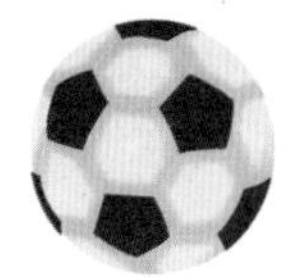
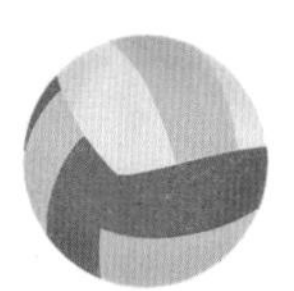
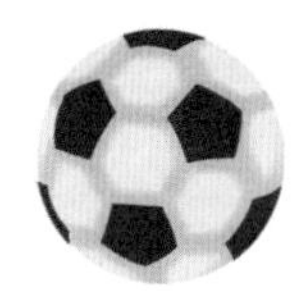

③ 将“足球”配对。
(1个干扰项)

训练时长	
辅助情况	

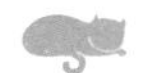

游戏 27 相同或相似物品分类

训练目标 患儿能够识别同类物品。

训练过程 向患儿同时呈现 2 个容器，在每个容器中放置 1 个物品，然后出示需要分类的物品，并说“分类”，患儿能够将同类物品放到相应的容器中。

训练内容 参考示例自行设定相同物体和相似物体。

游戏步骤

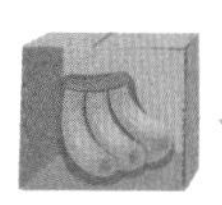
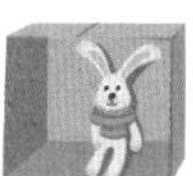
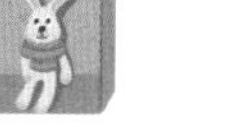

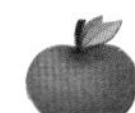
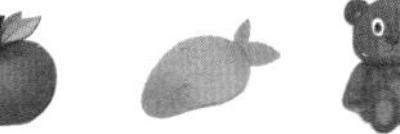

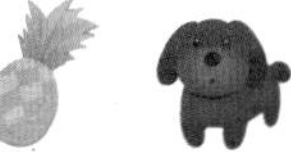

① 将香蕉、苹果、杧果、菠萝、毛绒玩具进行分类。

② 将篮球、足球、运动鞋、排球、皮鞋、雨鞋进行分类。

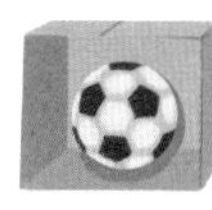
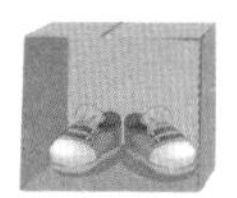

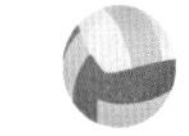
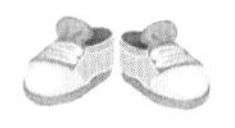
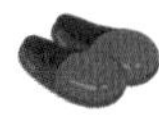
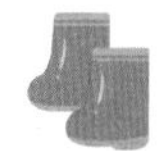

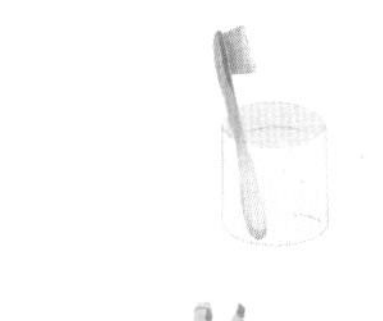
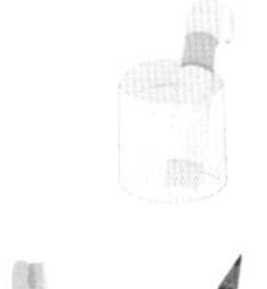

③ 将牙刷和笔进行分类。

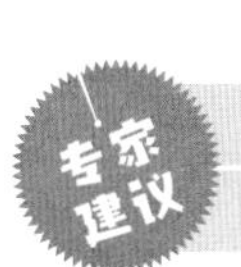

训练时长	
辅助情况	

游戏28 根据颜色给物品分类

训练目标 患儿能够识别同颜色的物品。

训练过程 向患儿同时呈现2个容器，在每个容器中放置1个物品，然后出示需要分类的物品，并说“分类”，患儿能够将同颜色物品放到相应的容器中。

训练内容 蓝色小车和红色小车；红色苹果和绿色苹果；黄色盘子和蓝色盘子；白色小卡车和棕色小卡车；黑色小火车和红色小火车；绿色勺子和黄色勺子；蓝色钢笔和白色钢笔；紫色纸夹子和银色纸夹子等。

游戏步骤

将红色苹果、绿色苹果、红色桃子进行分类。

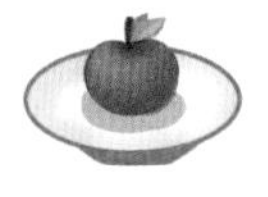
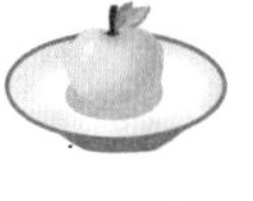
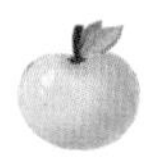

将蓝色钢笔、黄色钢笔、蓝色蜡笔进行分类。

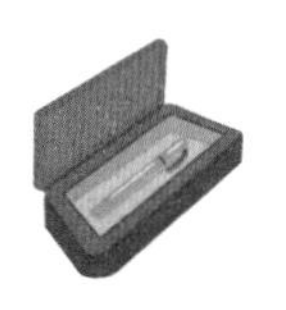
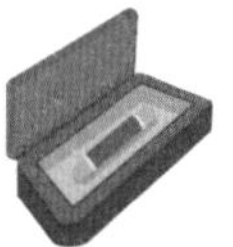
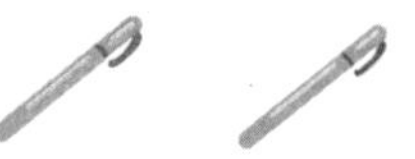

将绿色小卡车、绿色积木、黄色小卡车、绿色手套、黄色帽子、绿色衣服进行分类。

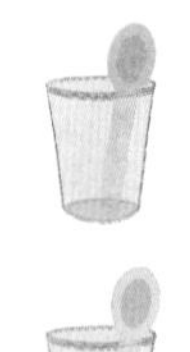
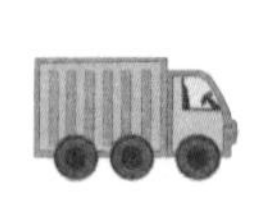
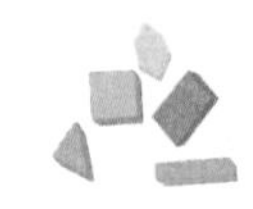
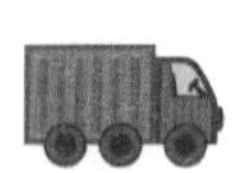
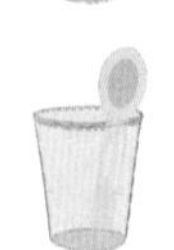
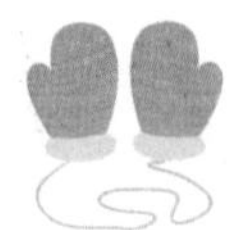
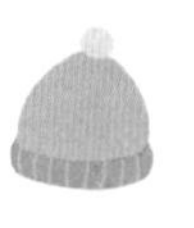
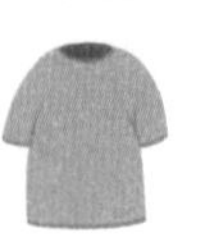

训练时长	
辅助情况	

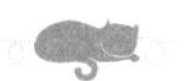

根据尺寸给物品分类

训练目标　患儿能够识别不同尺寸的物品。

训练过程　向患儿同时呈现 2 个容器，在每个容器中放置 1 个物品，然后出示需要分类的物品，并说“分类”，患儿能够将同尺寸物品放到相应的容器中。

训练内容　大积木和小积木；长丝带和短丝带；宽纸条和窄纸条；粗铅笔和细铅笔；闪光纸和普通纸等。

游戏步骤

将 4 块大小不同的积木进行分类。

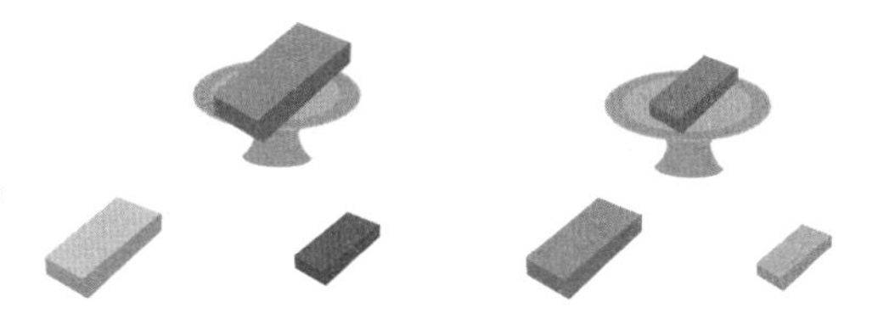

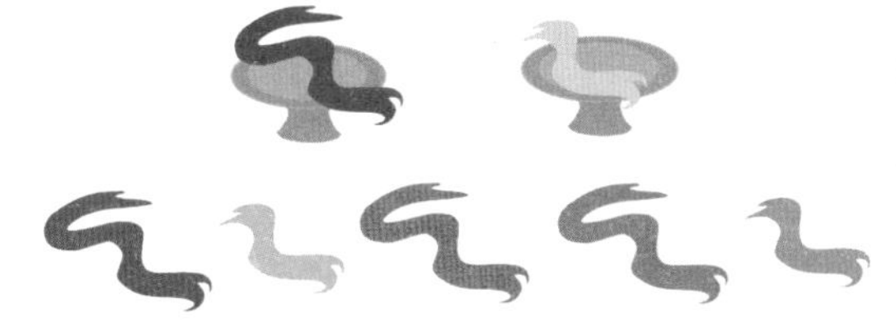

②

将 5 条长短不同的丝带进行分类。

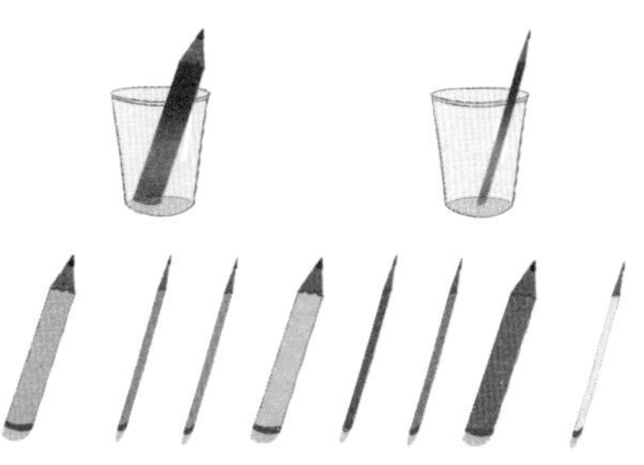

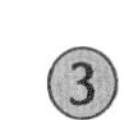

将 8 根粗细不同的铅笔进行分类。

训练时长	
辅助情况	

游戏30 根据类别给物品分类

训练目标 患儿能够识别同种类物品。

训练过程 向患儿同时呈现2个容器，在每个容器中放置1个物品，然后出示需要分类的物品，并说“分类”，患儿能够将同类别物品放到相应的容器中。

训练内容 动物、颜色、车辆、餐具、衣物、食物、水果、饮料、玩具和家具。

游戏步骤

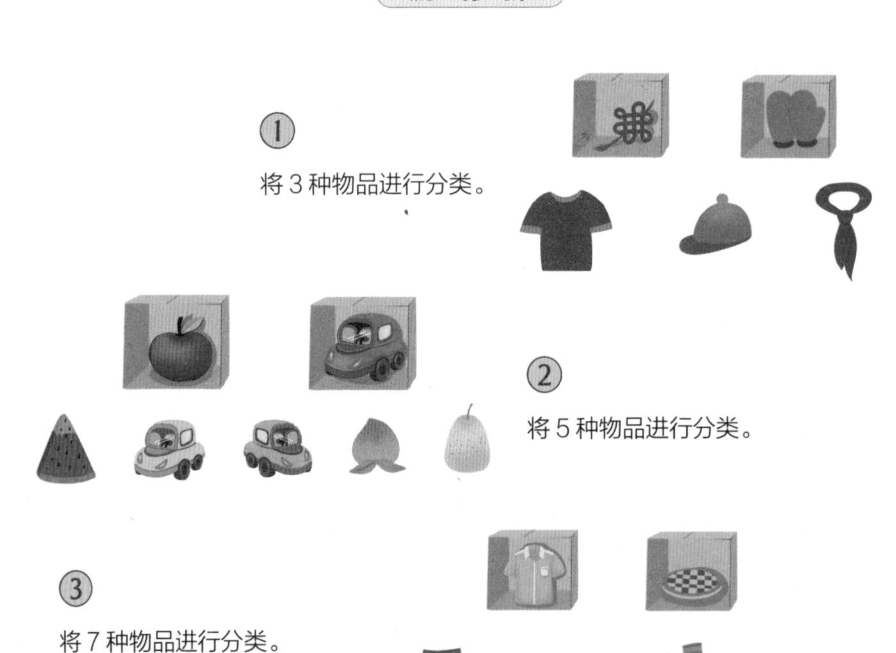

① 将3种物品进行分类。

② 将5种物品进行分类。

③ 将7种物品进行分类。

训练时长	
辅助情况	

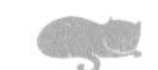

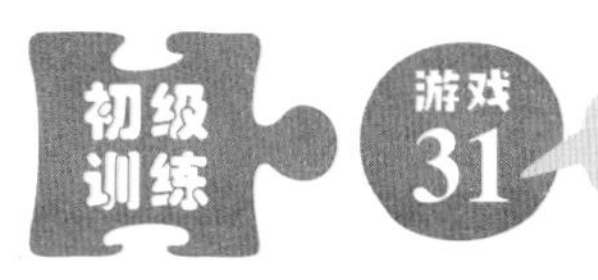

游戏 31 按照要求排列物品或图片

训练目标 患儿能够根据指令排列物品或图片。

训练过程 向患儿展示同一特质的 3 ~ 5 件物品或图片，并说："按照从 × × 到 × × 的顺序进行排列（例如，从大到小的顺序）"，患儿能够按照顺序排列物品或图片。

训练内容 将数字由小到大或由大到小排列，颜色由浅到深或由深到浅排列，物品由细到粗或由粗到细排序，物品体积由小到大或由大到小排序。

游戏步骤

① 将数字由小到大排列。

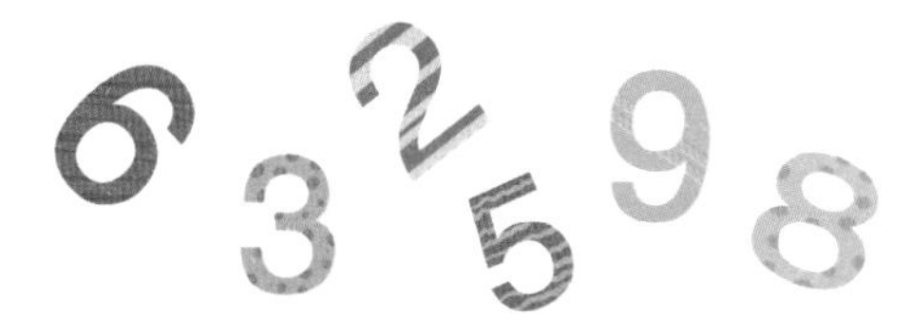

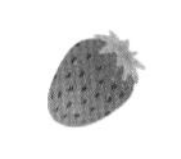

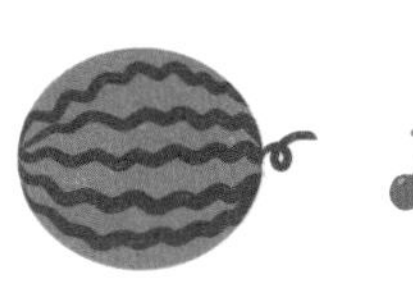

② 将水果按体积由大到小排序。

③ 将色卡按颜色由浅到深排序。

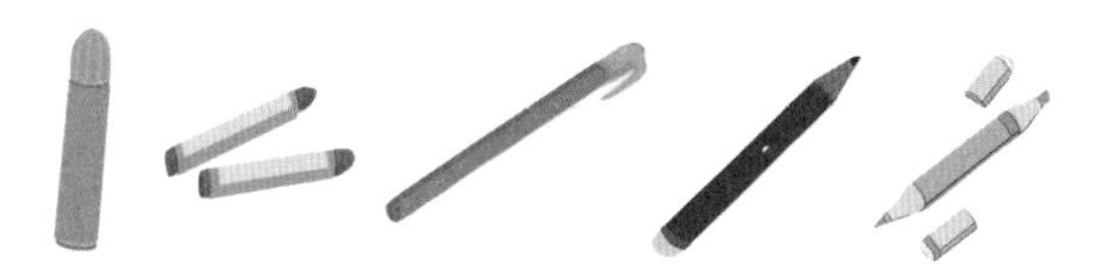

④ 将笔按长度由长到短排序。

训练时长	
辅助情况	

游戏32 按照示范搭建积木

训练目标 患儿能够根据示范搭建积木。

训练过程 给患儿呈现一个搭好的积木建筑和大量积木，要求患儿搭建同样的建筑，并说“搭这个”，患儿能够按照示范搭建积木。

训练内容 同一颜色或不同颜色的2个积木、3个积木、4个积木、5个积木的示范建筑。

游戏步骤

① 搭出2块积木的建筑。

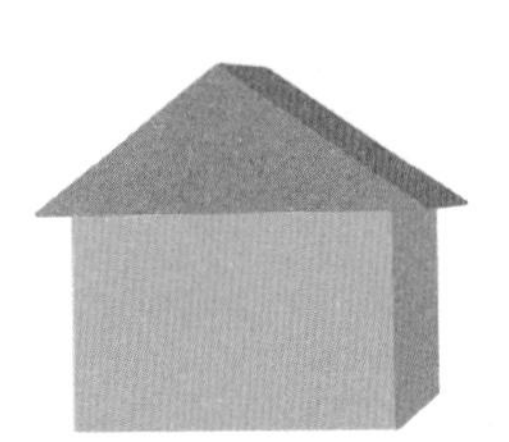

② 搭出3块积木的建筑。

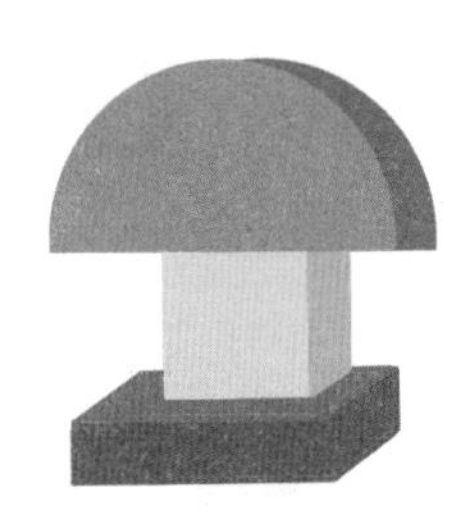

③ 搭出4块积木的建筑。

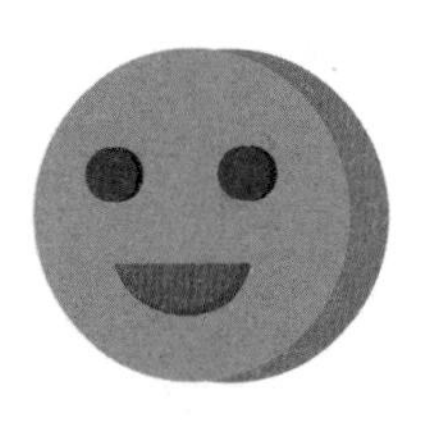

④ 搭出5块积木的建筑。

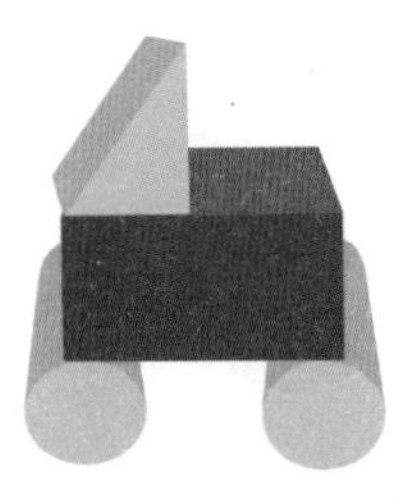

训练时长	
辅助情况	

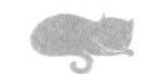

按照规律扩展序列

训练目标 患儿能够找出规律并完成序列。

训练过程 向患儿呈现出一个开始序列以及一些干扰选项，然后说“完成序列”，患儿能够按照规律扩展序列。

训练内容 对一个包含 2 个物品的序列进行扩展：1，2，1，2，……；红色图片，蓝色图片，红色图片，蓝色图片，……；女孩，男孩，女孩，男孩，……；船、飞机，船，飞机，……；正方形，星形，正方形，星形，……；勺子，叉子，勺子，叉子，……；马，牛，马，牛，……；上衣，裤子，上衣，裤子，……；铅笔，纸，铅笔，纸，……；苹果，香蕉，苹果，香蕉，……。

游戏步骤

① 扩展两个数字（AB）序列。

1 2 1 2

1 2

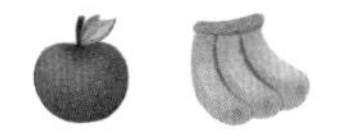

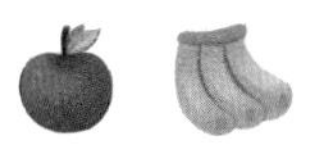

扩展两种水果（AB）序列。

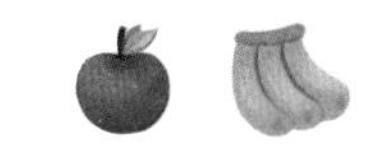

扩展两种交通工具（AB）序列。（1 个干扰项）

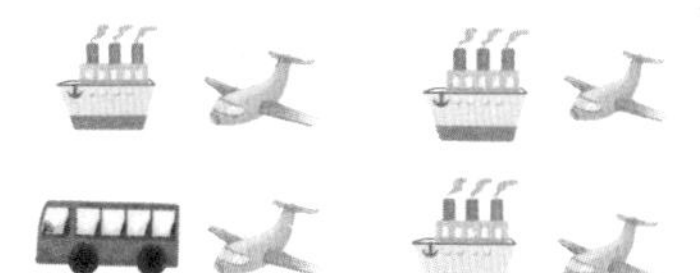

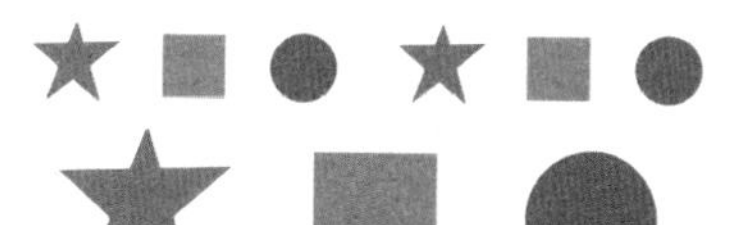

扩展三种颜色图片（ABC）序列。

训练时长	
辅助情况	

将搭好的积木与相应图片进行配对

训练目标 患儿能够匹配正确的积木图片。

训练过程 给患儿呈现一个搭好的积木建筑，同时给出 1 ~ 3 张积木建筑图片，并说“配对”，患儿能够把正确的图片与示范建筑进行配对。

训练内容 小船、金字塔、房子、字母、形状、车、笑脸、花朵、树、小动物。

游戏步骤

将搭好的积木与图片配对。

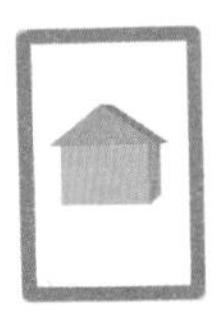

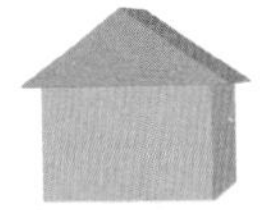

将搭好的积木与图片配对。
（1 个干扰项）

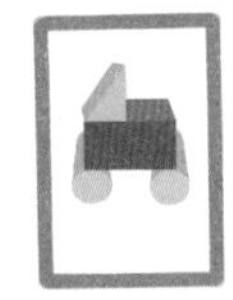

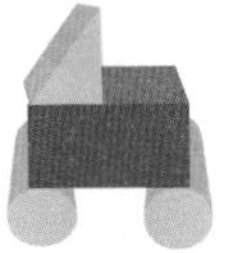

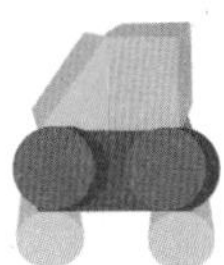

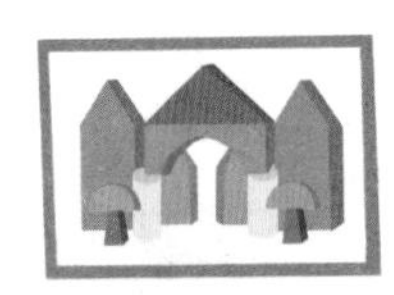

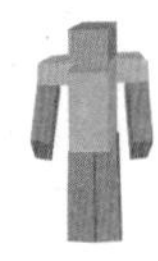

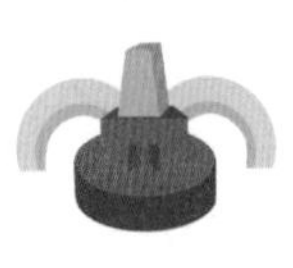

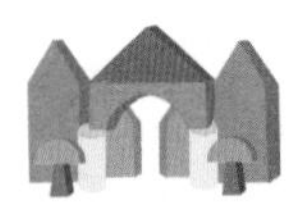

将搭好的积木与图片配对。
（2 个干扰项）

训练时长	
辅助情况	

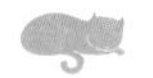

游戏 35　匹配相关联的物品

训练目标　患儿能够了解事物间的关联。

训练过程　向患儿呈现 1 个物品或 1 张图片，同时给出 1～3 件与之相关的物品（例如，袜子、鞋子、牙刷或牙膏），并说“把可以放在一起的物品配对”，患儿能够将物品或图片与其相关的目标物品配对。

训练内容　碗 / 筷子，鞋子 / 袜子，牙刷 / 牙膏，蜡笔 / 图片，锤子 / 钉子，狗 / 骨头，油漆 / 刷子，手套 / 帽子，花生酱 / 果酱，纸 / 笔，爸爸 / 妈妈，剪草机 / 草，雪 / 雪人，粉笔 / 黑板，枕头 / 床，火车 / 轨道，水池 / 救生艇，花 / 花瓶，云彩 / 天空，铲子 / 桶子，球 / 球拍。

游戏步骤

将相关联的物品配对。

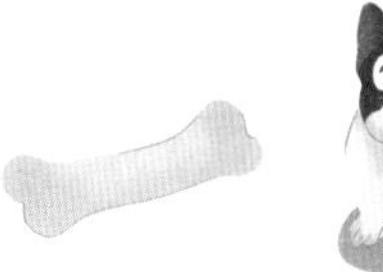

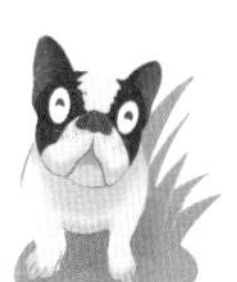

将相关联的物品配对。（1 个干扰项）

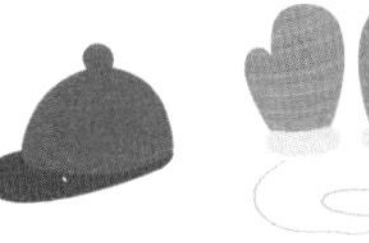

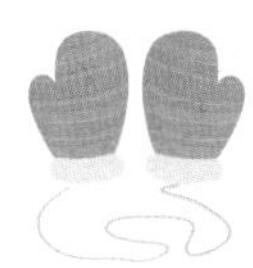

将相关联的物品配对。（1 个干扰项）

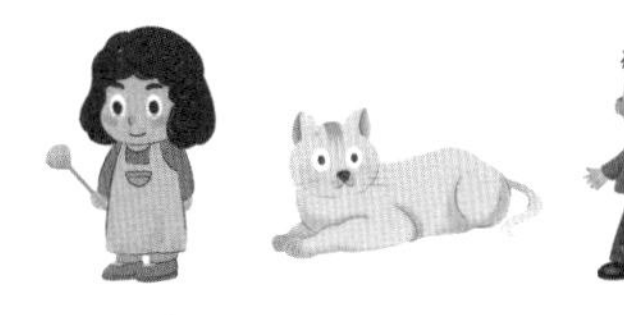

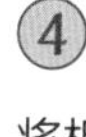

将相关联的物品配对。（2 个干扰项）

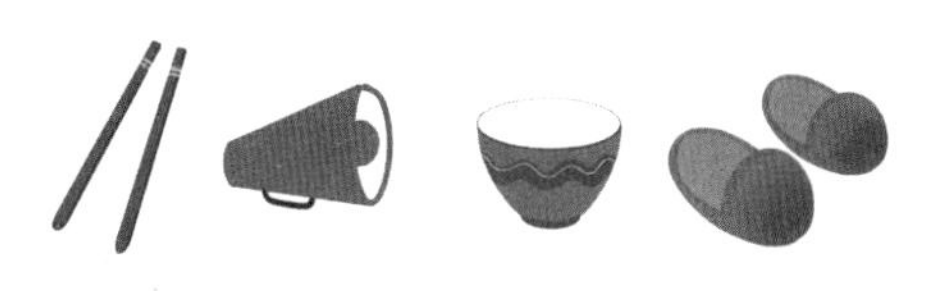

训练时长	
辅助情况	

中级训练

根据故事情节排列图片

训练目标 提高患儿的理解能力与逻辑思考能力。

训练过程 给患儿读一个简短的故事，然后提供 3 ~ 4 张图片，并说“根据故事排列图片”，患儿能够根据故事情节发生的顺序排列图片。

训练内容 参考示例。

游戏步骤

①根据《三只小猪》的故事排列 3 张图片。

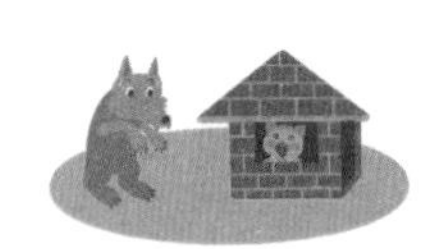

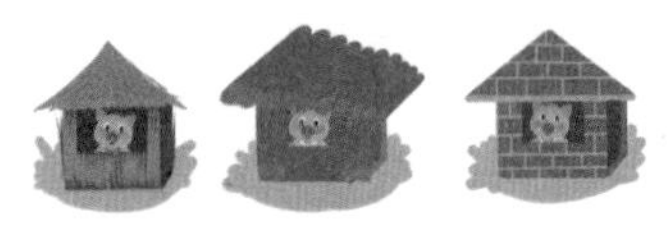

②根据《老虎拔牙》的故事排列 3 张图片。

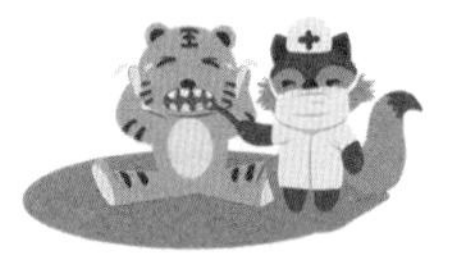

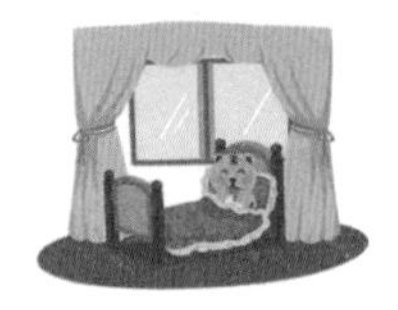

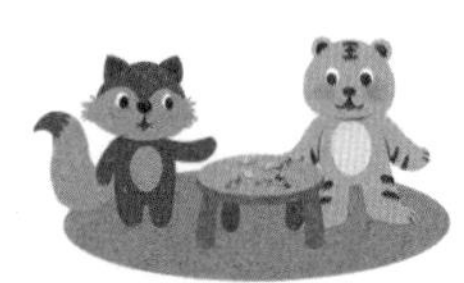

③根据《龟兔赛跑》的故事排列 4 张图片。

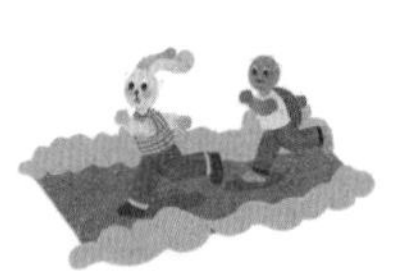

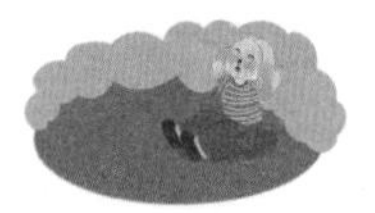

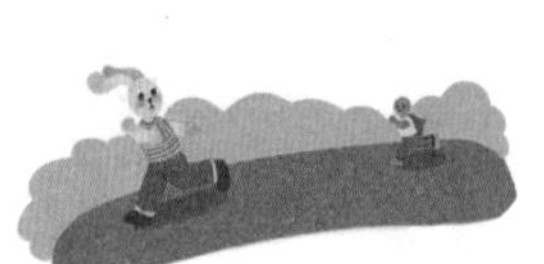

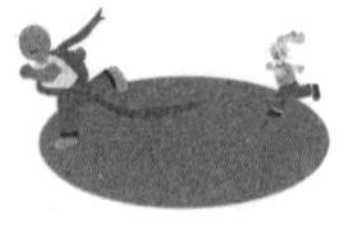

训练时长	
辅助情况	

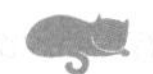

按照日常活动顺序排列图片

训练目标 提高患儿的记忆力与逻辑思维能力。

训练过程 给患儿呈现 3 ~ 5 张表示日常活动的图片，并说“排序”，患儿能够正确排列图片。

训练内容 洗手；洗脸；装书包；做早餐；倒饮料；梳头；系鞋带；穿外套；穿裤子；整理床；做一顿简单的饭；洗衣服。

游戏步骤

① 对“穿外套”活动图片进行排列。

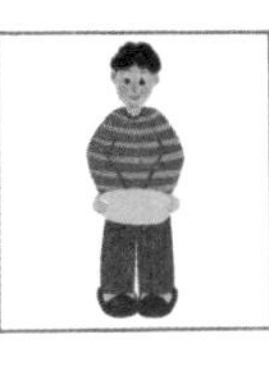

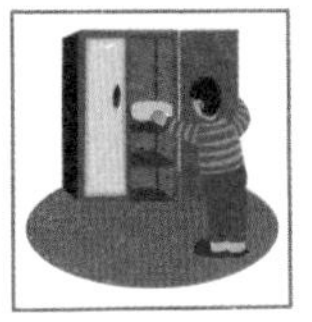

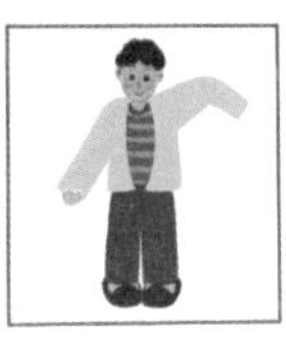

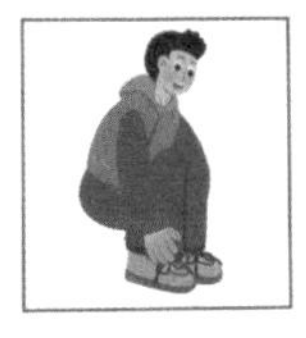

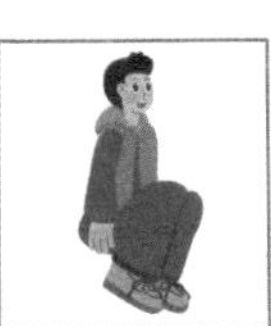

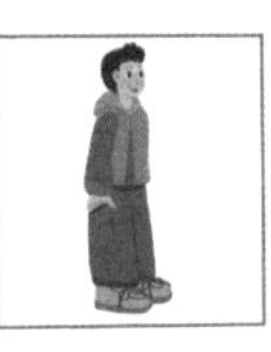

② 对“系鞋带”活动图片进行排列。

③ 对“倒饮料”活动图片进行排列。

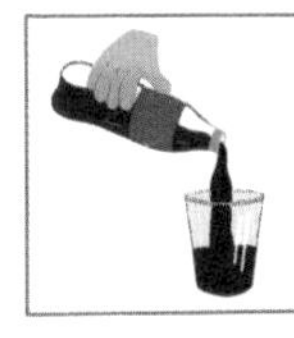

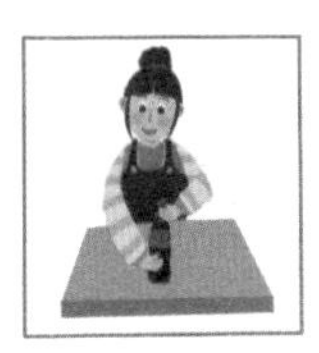

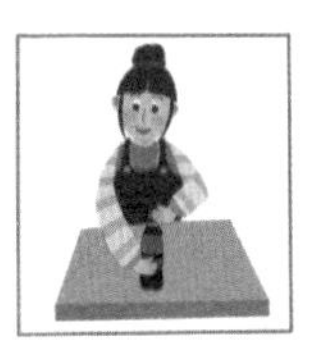

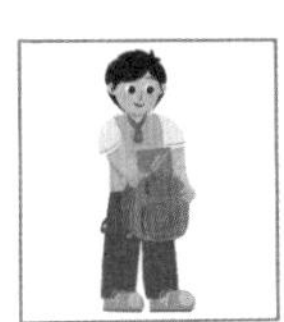

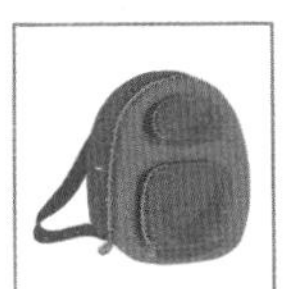

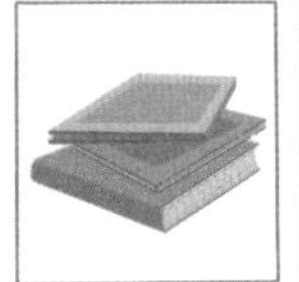

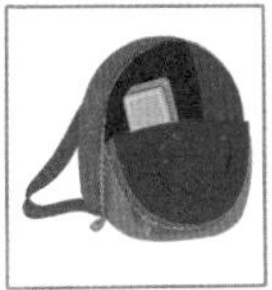

④ 对“装书包”活动图片进行排列。

训练时长	
辅助情况	

游戏38 拧松 / 拧紧罐子、瓶盖、螺丝和螺母

训练目标 提高患儿的视觉注意力与动手能力。

训练过程 第一阶段，呈现给患儿一个罐子，然后说“打开瓶盖”或“拧紧瓶盖”，患儿能够拧松或拧紧瓶盖；第二阶段，呈现给患儿一个螺丝，然后说“拧紧螺丝”或“拧松螺丝”，患儿能够拧松或拧紧螺丝。

训练内容 参考示例。

游戏步骤

① 打开瓶盖。

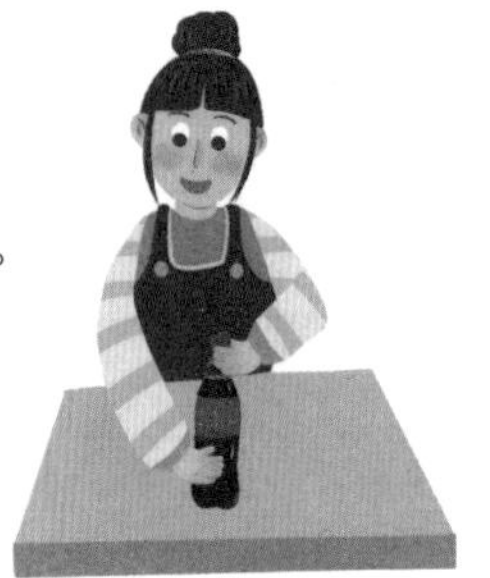

② 拧紧瓶盖。

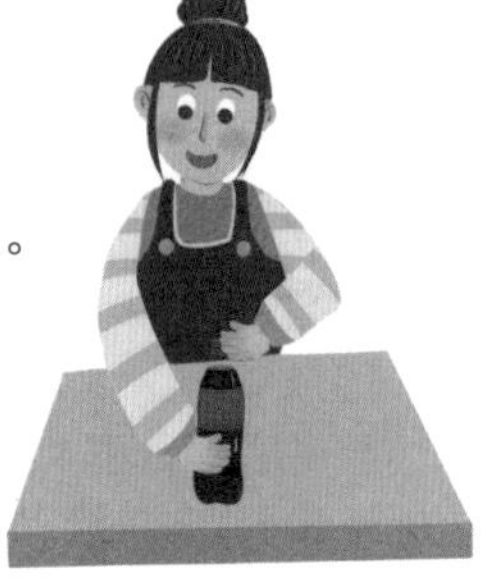

③ 拧松螺丝。

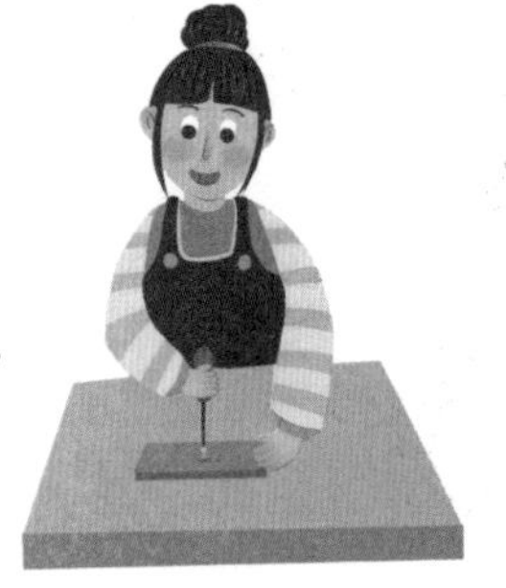

④ 拧紧螺丝。

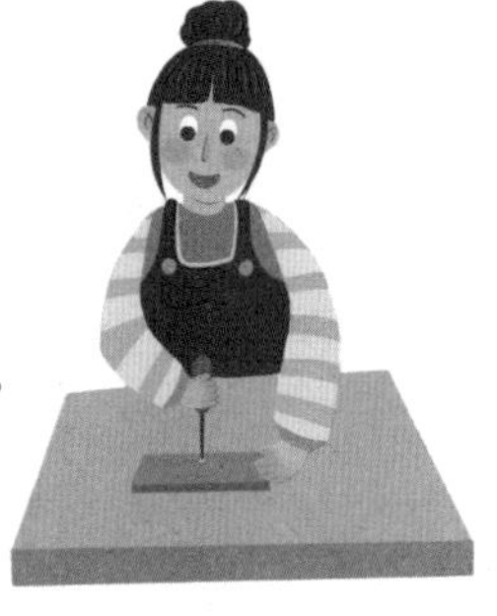

训练时长	
辅助情况	

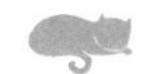

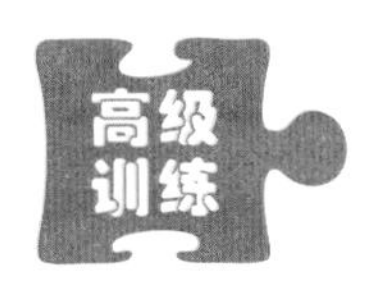

游戏39 矩阵推理

训练目标 提高患儿的观察力与逻辑思维能力。

训练过程 给患儿呈现一组矩阵图，对患儿说“这些图是有一定顺序的，像一个模型，找找接下来应该放的图案”，患儿能够找到矩阵图接下来应该放的图案。

训练内容 参考示例。

游戏步骤

①

找到矩阵图接下来应该放的图案。

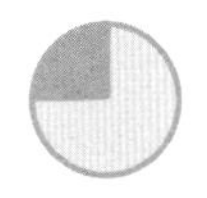
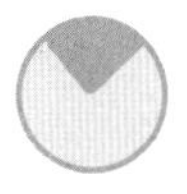
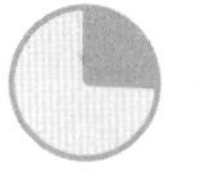
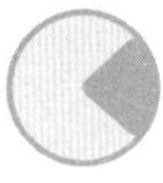

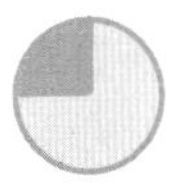
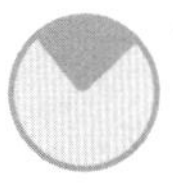
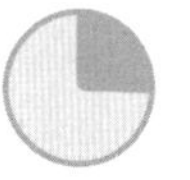

?

②

找到矩阵图接下来应该放的图案。

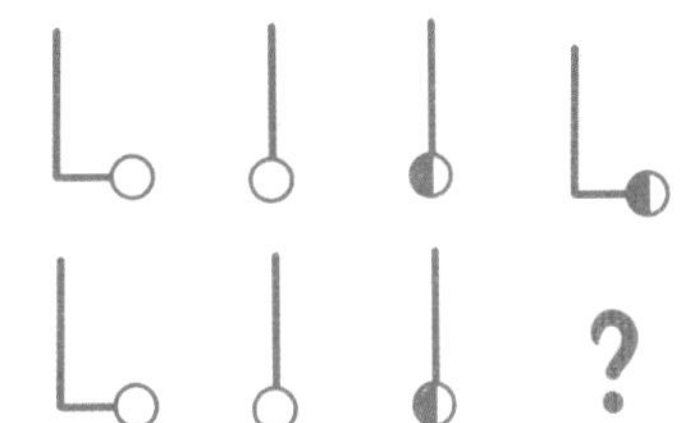

找到矩阵图接下来应该放的图案。

?

④

找到矩阵图接下来应该放的图案。

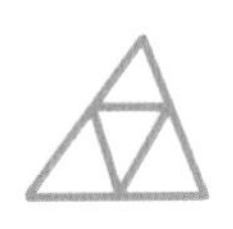
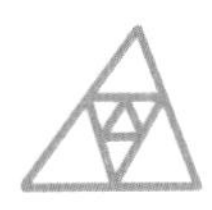
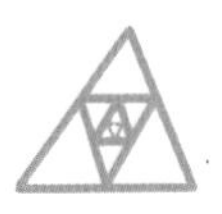

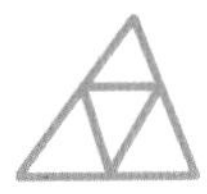
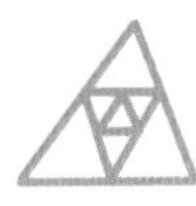

训练时长	
辅助情况	

游戏 40 找出相似图标

训练目标 提高患儿的观察力与逻辑思维能力。

训练过程 给患儿呈现一组图标，并说“找出相似图标”，患儿能够把相似图标找出来。

训练内容 标识、图标和各种形状的设计。

游戏步骤

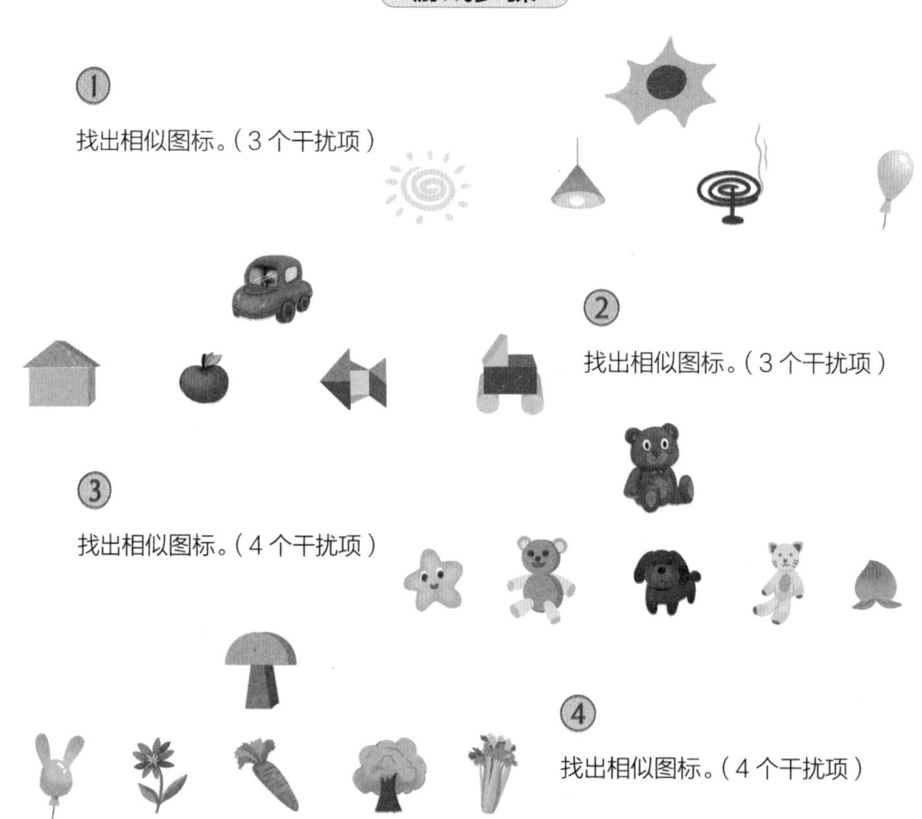

① 找出相似图标。（3 个干扰项）

② 找出相似图标。（3 个干扰项）

③ 找出相似图标。（4 个干扰项）

④ 找出相似图标。（4 个干扰项）

训练时长	
辅助情况	

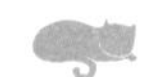

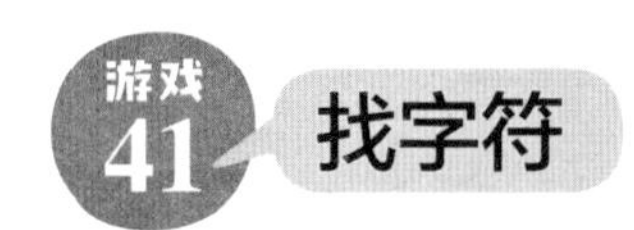

训练目标　提高患儿的观察力与逻辑思维能力。

训练过程　给患儿呈现 4 个字符（其中有 3 个完全相同），并说“找出不一样的字符”，患儿能够找到正确的字符。

训练内容　汉字。

游戏步骤

品　品　晶

① 找不一样的字。

② 找不一样的字。

由　由　由　田

历　历　历　历　历

③ 找不一样的字。

④ 找不一样的字。

在　在　左　在　在

训练时长	
辅助情况	

游戏42 视觉完形

训练目标 提高患儿的观察力与想象力。

训练过程 给患儿呈现一张未完成的作品图片，再给出 4 张已完成的作品图片，并说“如果这个作品完成了，会跟那 4 个作品中的哪个相似？”，患儿能够找到正确的作品图片。

训练内容 未完成的形状和设计和匹配好的形状完成的设计。

游戏步骤

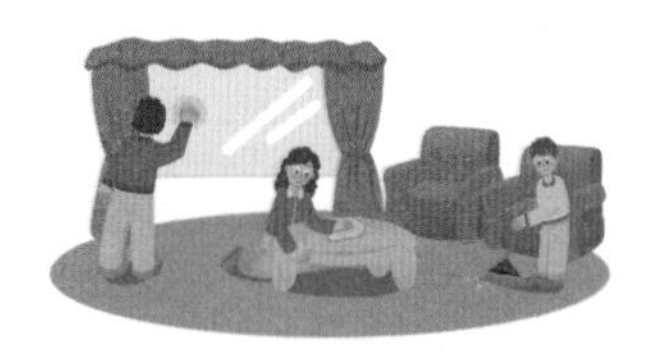

如果这个作品完成了，会跟那 4 个作品中的哪个相似？

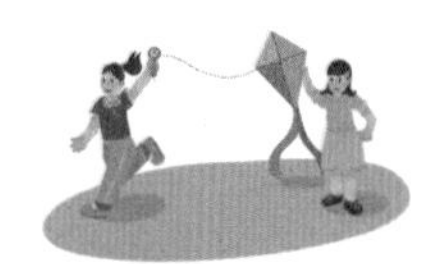

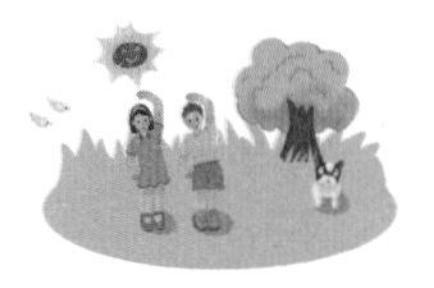

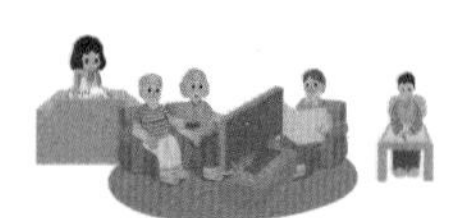

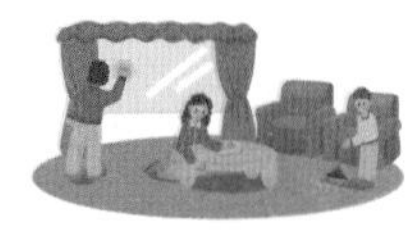

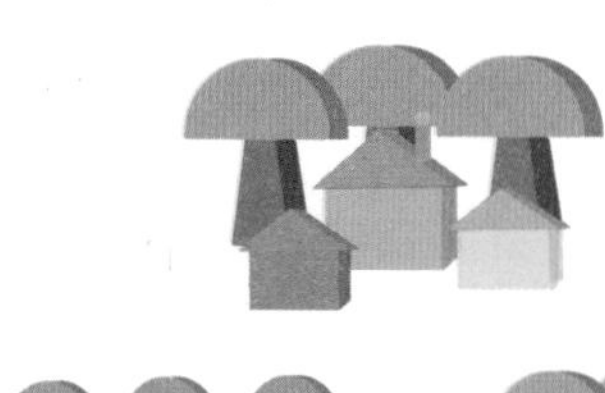

如果这个作品完成了，会跟那 4 个作品中的哪个相似？

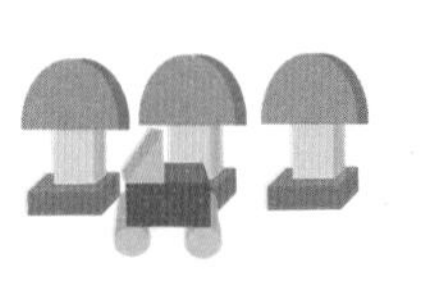

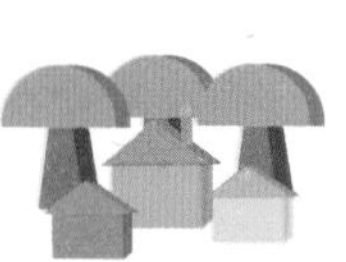

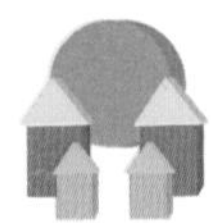

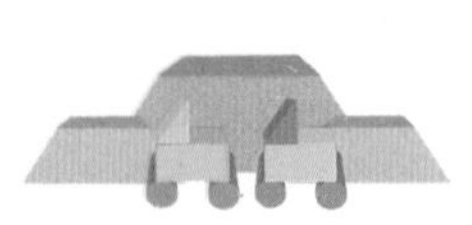

训练时长	
辅助情况	

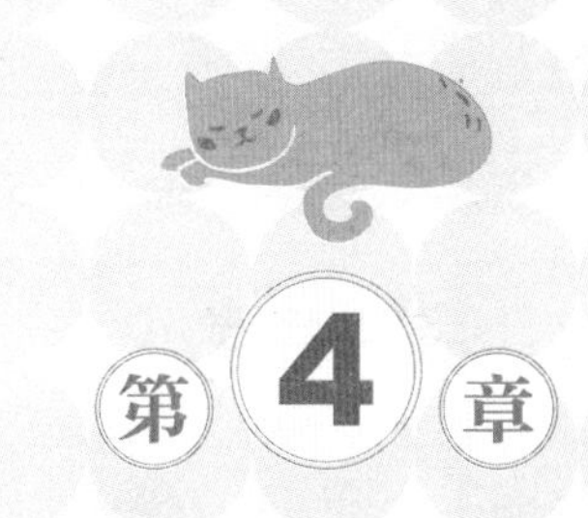

第4章

行为与情绪管理训练

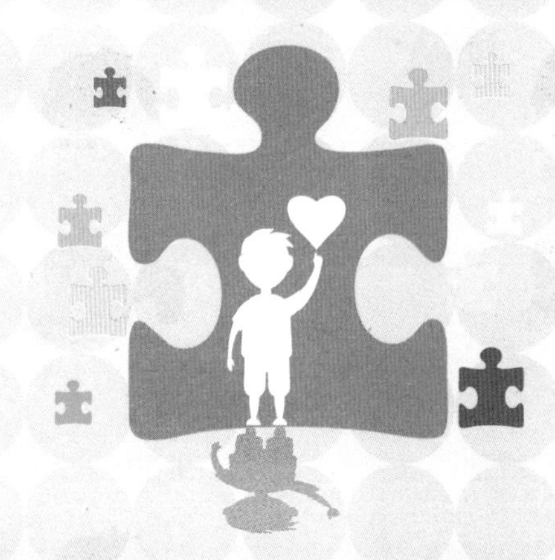

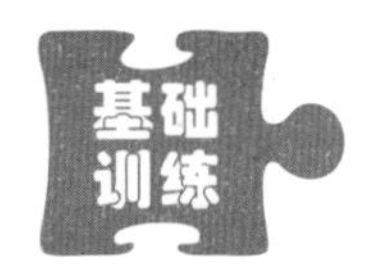

游戏43 恰当就座

训练目标 患儿可以恰当就座。

训练过程 对患儿说“好好坐着”，患儿将能够坐着不乱动（手放在桌上或腿上，脚不动），保持安静不说话。

训练内容 参考示例。

游戏步骤

① 坐在椅子上10秒。

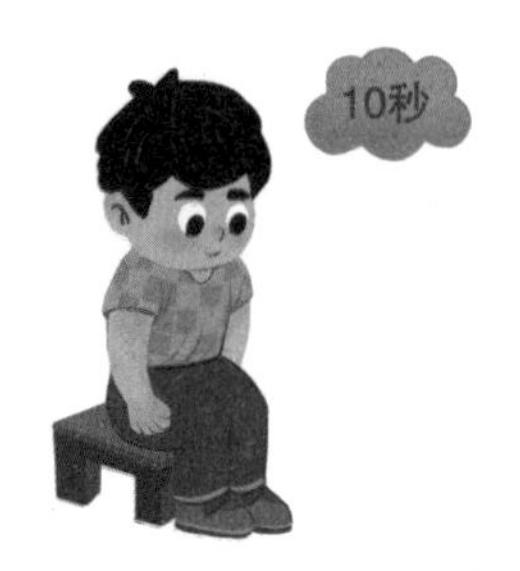

② 坐在椅子上30秒。

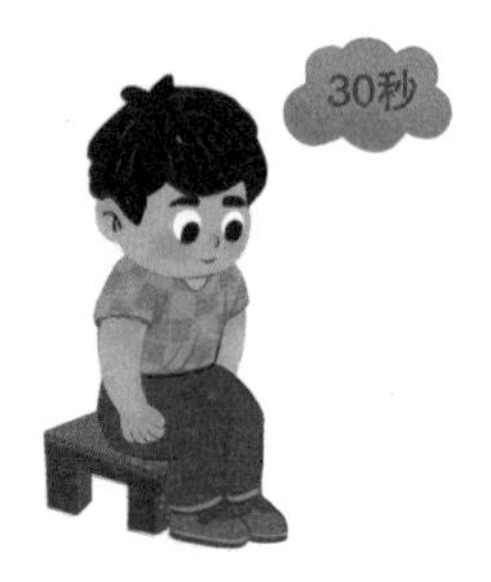

③ 坐在地板上30秒。

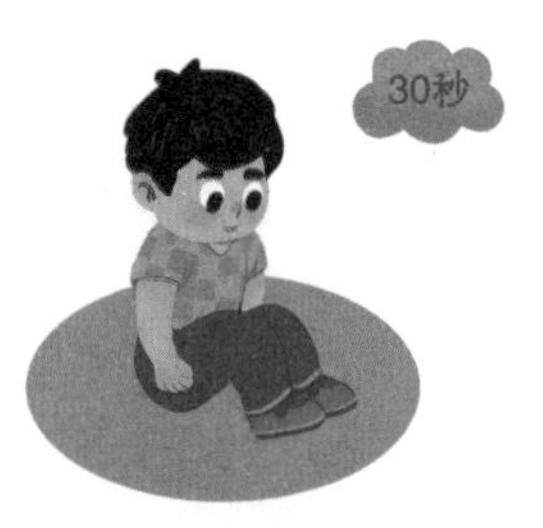

④ 坐在椅子上60秒。

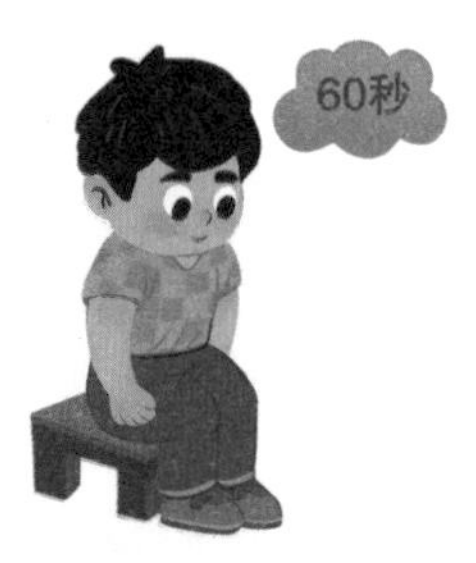

训练时长	
辅助情况	

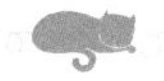

游戏 44 正确坐着并进行一项活动

训练目标 患儿可以恰当坐着并进行一项活动。

训练过程 对患儿说“坐在 ×× 做 ××”（例如“坐在地板上拼拼图”），患儿能够坐在指定地方并完成选定的活动。

训练内容 参考示例。

游戏步骤

① 坐在地板上玩积木 30 秒。

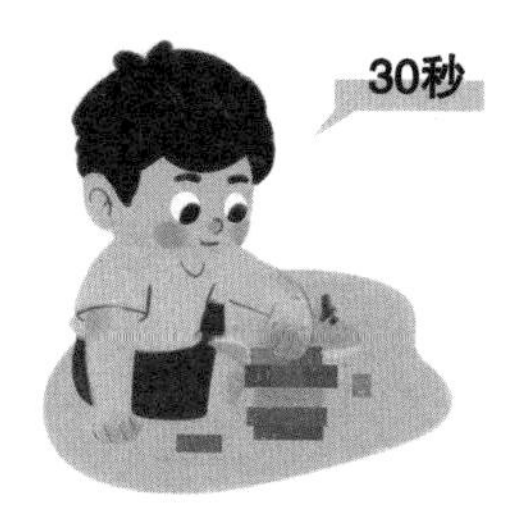

② 坐在床上玩纸牌 60 秒。

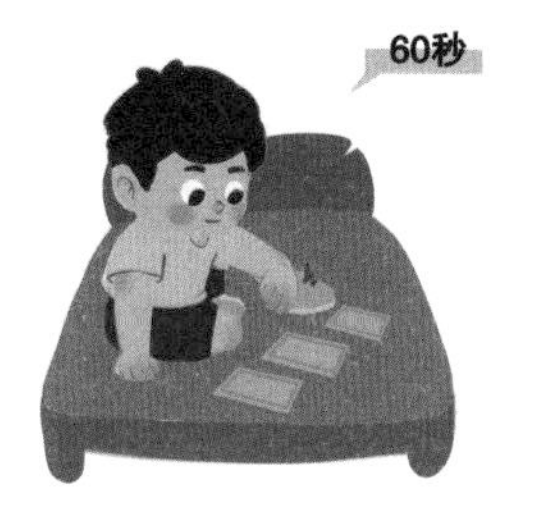

③ 坐在桌子旁玩拼图 5 分钟。

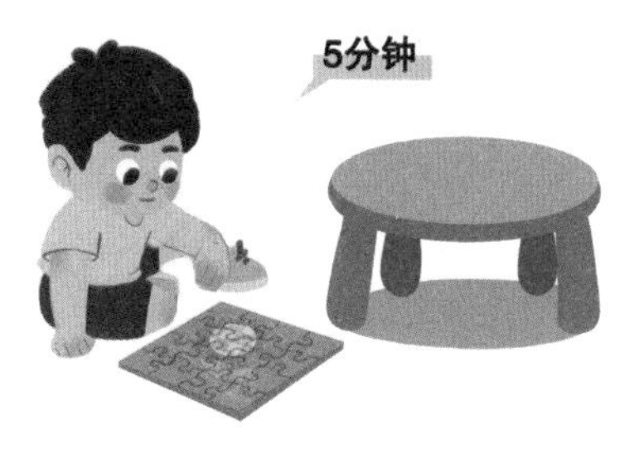

④ 坐在沙滩上玩沙子 10 分钟。

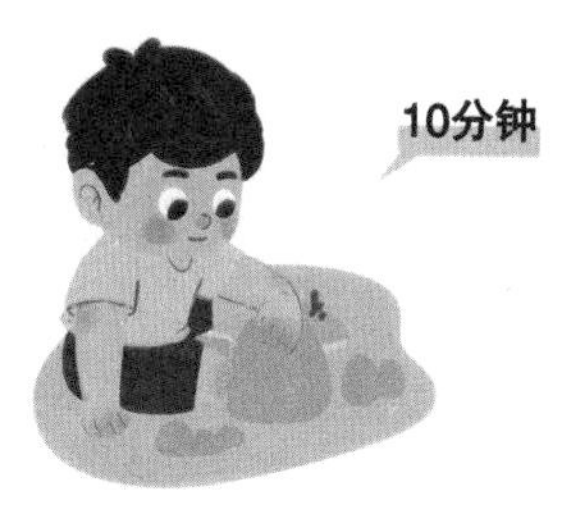

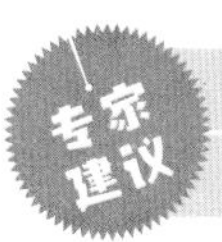

训练时长	
辅助情况	

游戏45 被点名时做出反应

训练目标 患儿可以对自己的名字做出反应。

训练过程 对患儿说“××（患儿的名字）看我”，患儿听到自己的名字时，会与家长进行眼神交流。

训练内容 参考示例。

游戏步骤

① 乐乐，看我（时间保持 2 秒）。

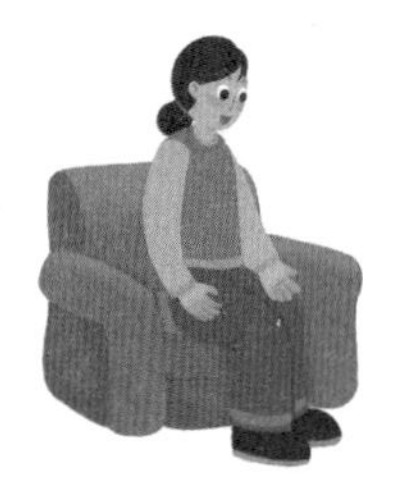

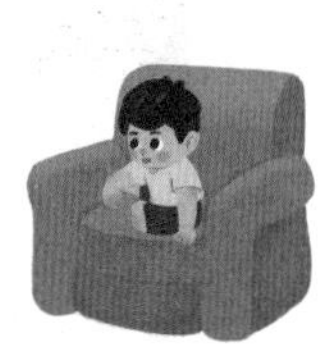

② 乐乐，看我（时间保持 5 秒）。

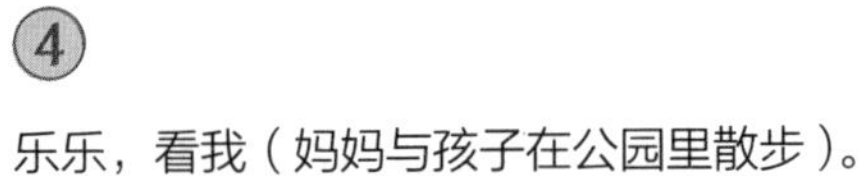

③ 乐乐，看我（孩子正在吃水果）。

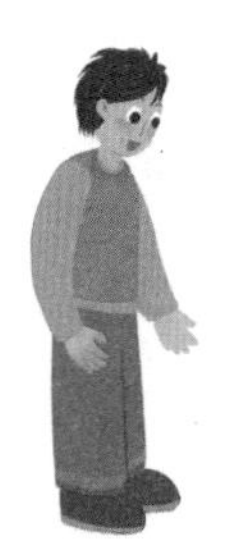

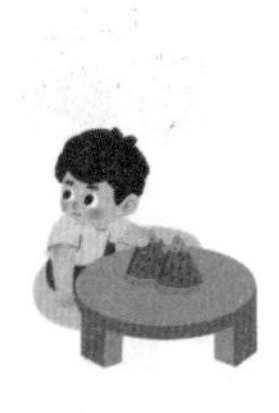

④ 乐乐，看我（妈妈与孩子在公园里散步）。

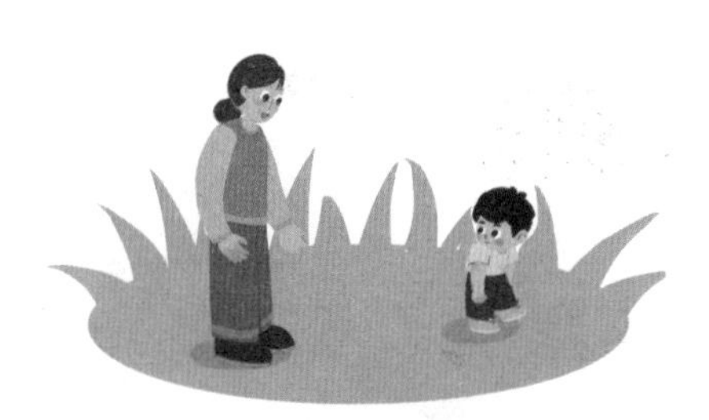

训练时长	
辅助情况	

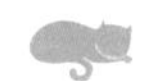

游戏46 视觉跟踪

训练目标 患儿可以视觉跟踪。

训练过程 向患儿呈现一个他喜欢或者不太喜欢的物品，并说“看它”，患儿在 10 秒钟内能够追踪该物品的任意位置。

训练内容 参考示例。

游戏步骤

①

当把喜欢的“足球”拿起来时，患儿会看“足球”3 秒钟。

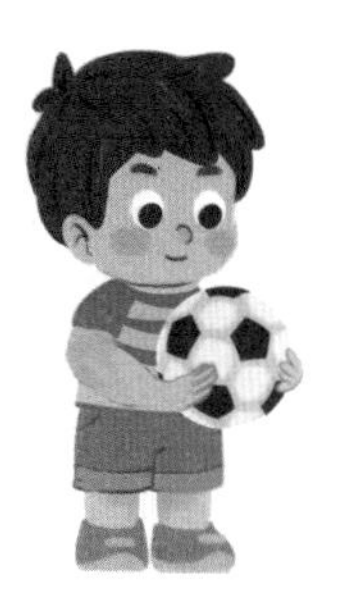

②

当把喜欢的“玩具飞机”拿起来时，患儿会看“玩具飞机”3 秒钟。

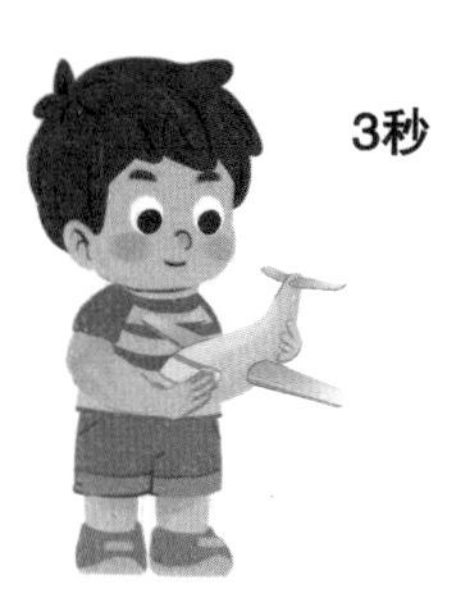

③

当把不喜欢的“故事书”举过头顶时，患儿会看“故事书”3秒钟。

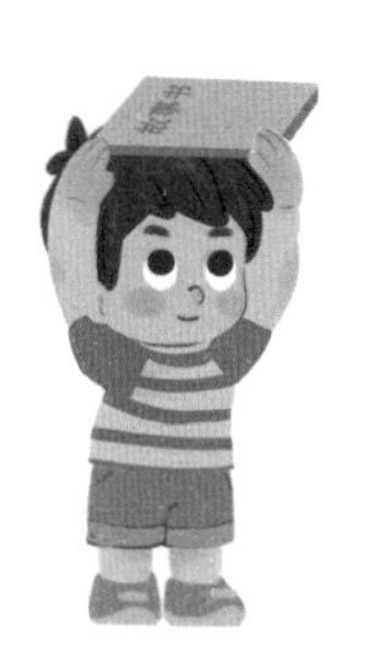

④

当把不喜欢的“胡萝卜”拿到 3 个不同方位，这个过程中患儿将一直追踪“胡萝卜”的去向。

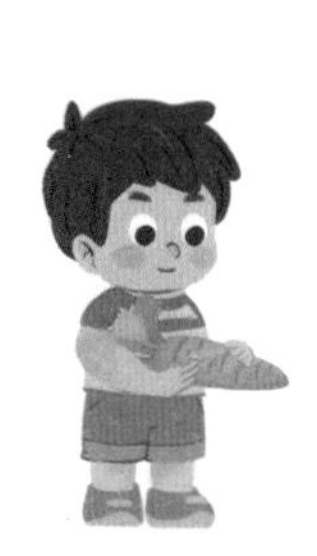

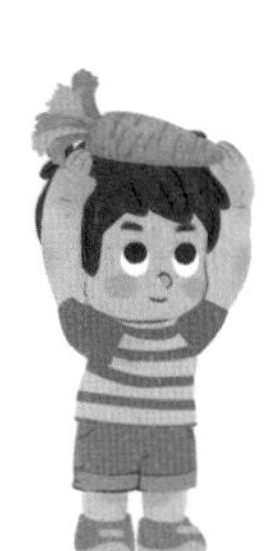

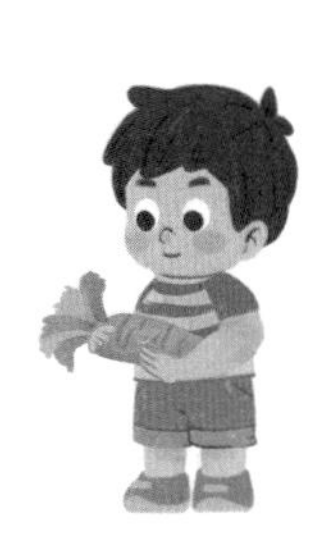

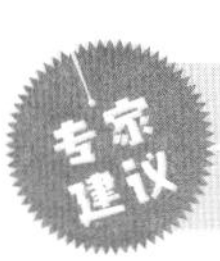

训练时长	
辅助情况	

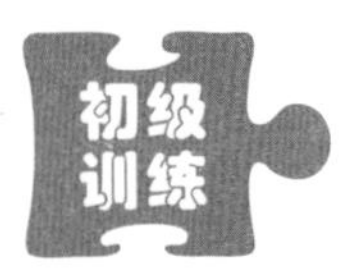

游戏47 用餐时正确就座

训练目标 患儿能够在用餐时正确就座。

训练过程 用餐时，对患儿说“好好坐着”，患儿能够坐定（待在座位上，脚不动）。

训练内容 参考示例步骤。

游戏步骤

① 用餐时间的最后 10 分钟好好坐着。

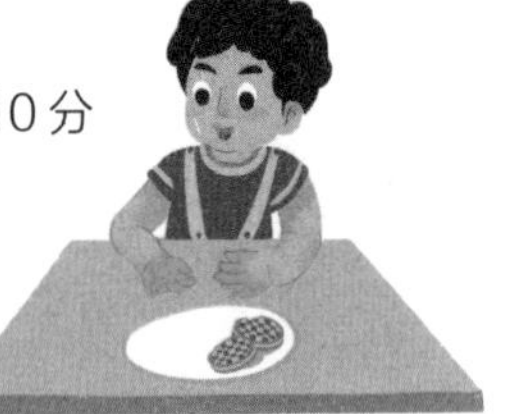

最后10分钟

② 用餐时间的最后 12 分钟好好坐着。

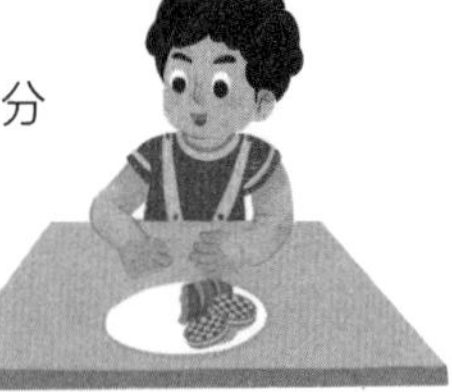

最后12分钟

③ 用餐时间的最后 15 分钟好好坐着。

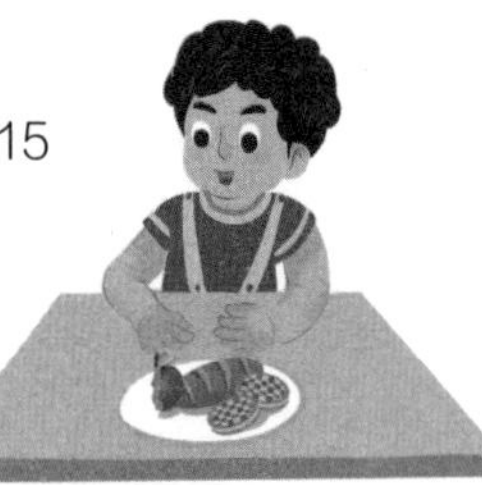

最后15分钟

④ 用餐时间的最后 20 分钟好好坐着。

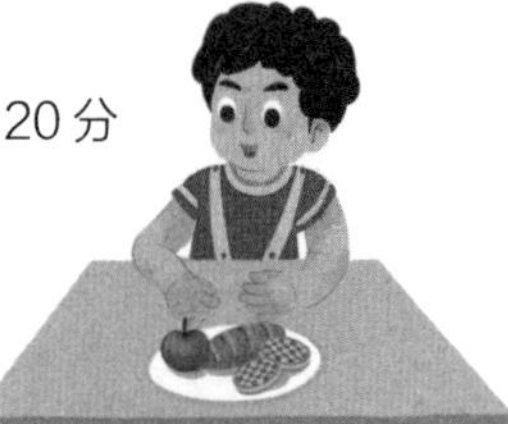

最后20分钟

⑤ 整个用餐时间里好好坐着。

训练时长	
辅助情况	

集体活动时恰当就座

训练目标 患儿可以在集体活动时恰当就座。

训练过程 对患儿说“好好坐着”，患儿能够坐着身体不乱动（手放在桌上或腿上，脚不动），保持安静。

训练内容 参考示例。

游戏步骤

① 上课时，好好坐着 1 分钟。

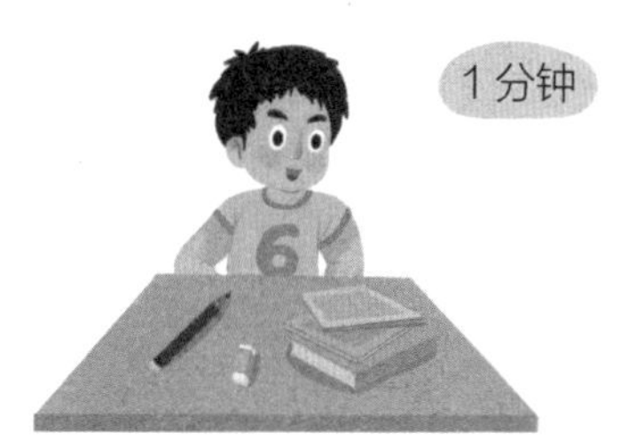

② 室内游戏时，好好坐着 5 分钟。

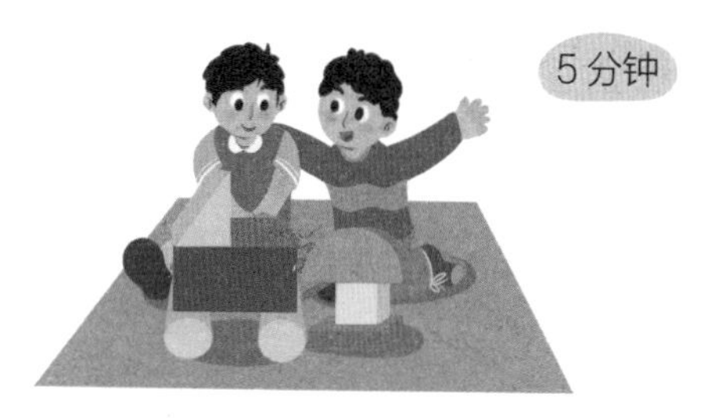

③ 室外游戏时，好好坐着 10 分钟。

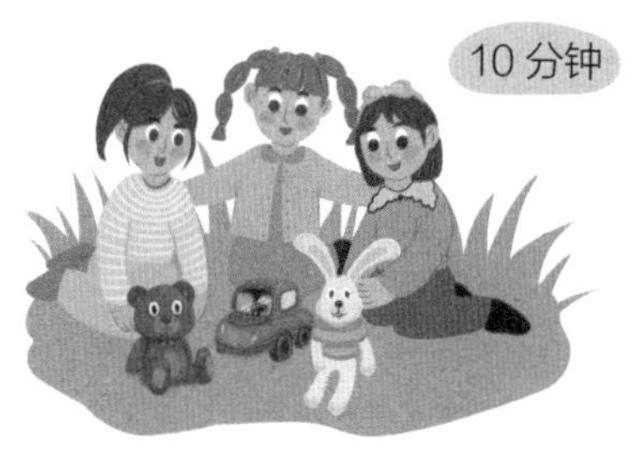

④ 就餐时，好好坐着 20 分钟。

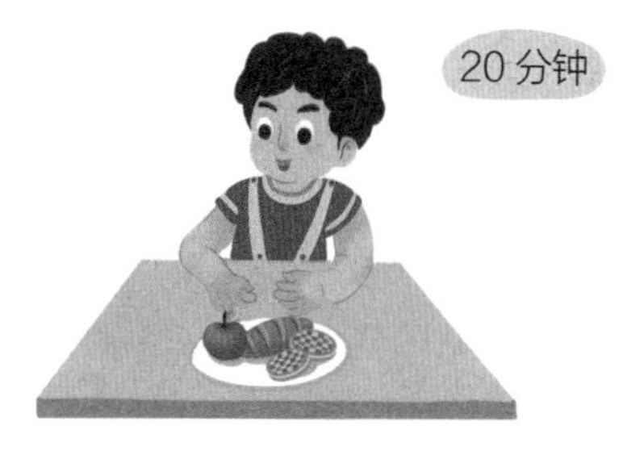

训练时长	
辅助情况	

游戏49 持续的眼神交流

训练目标 提高患儿的专注力。

训练过程 家长用对话吸引患儿注意力，在对话过程中，患儿与家长有眼神对视。

训练内容 参考示例。

游戏步骤

①

面对面对话时，与家长进行5秒眼神交流。

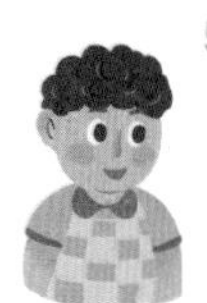
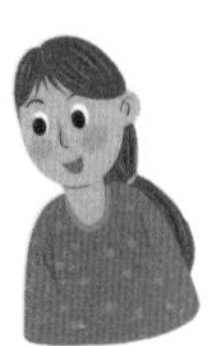

②

面对面对话时，始终与家长进行眼神交流。

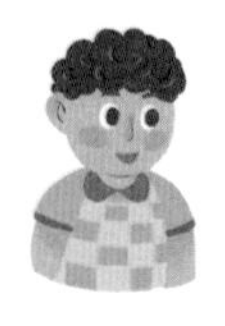
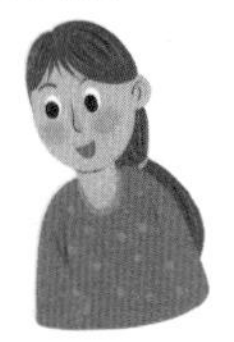

③

站着对话时（距离2米），与家长进行5秒眼神交流。

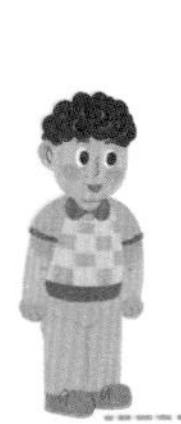
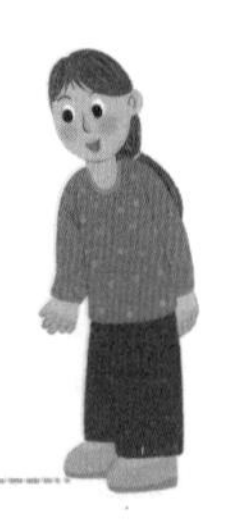

④

并排坐着对话时，始终与家长进行眼神交流。

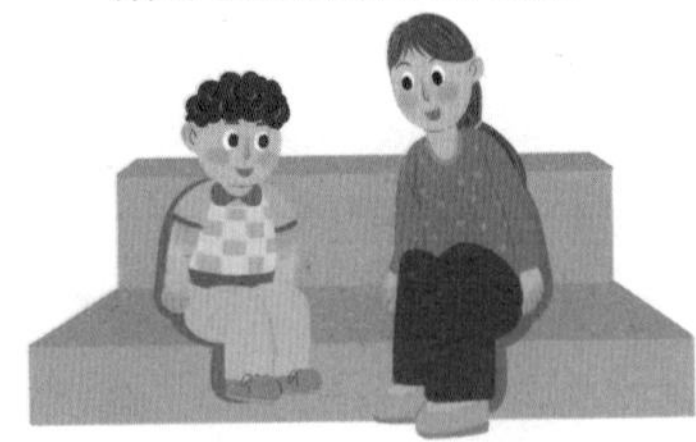

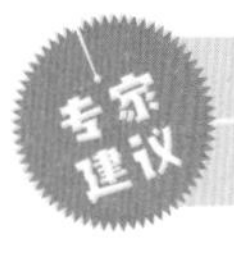

专家建议	
训练时长	
辅助情况	

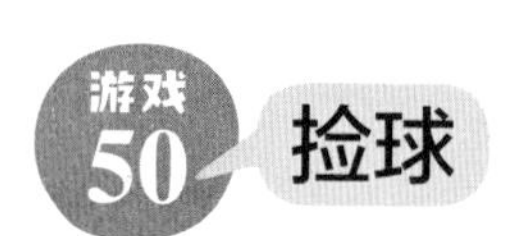

游戏50 捡球

训练目标 提高患儿身体的协调性以及下肢肌肉的力量。

训练过程 对患儿说“去捡球”，患儿独力把球捡回来交给家长。

训练内容 参考示例步骤。

游戏步骤

① 第一位家长拿球吸引患儿的注意。

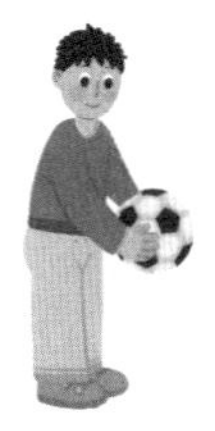

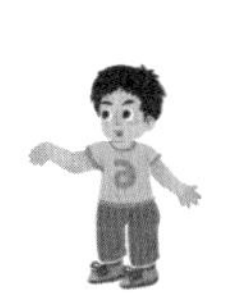

② 第一位家长把球扔向前方，并说：“把球捡回来交给我。”

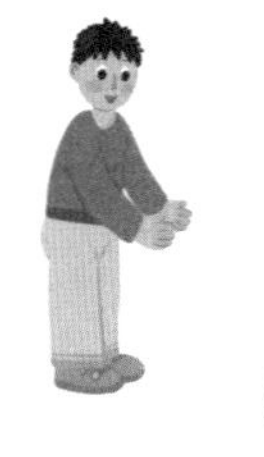

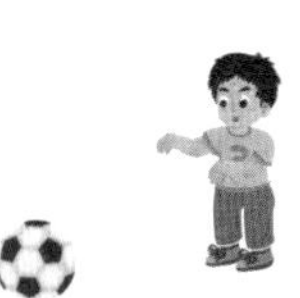

③ 第二位家长辅助患儿把球捡回来，交给第一位家长。

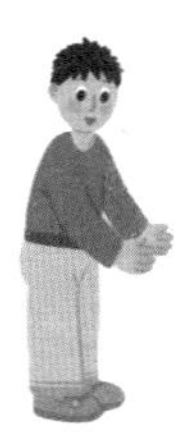

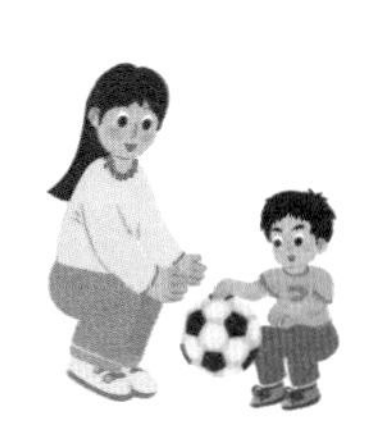

④ 重复步骤 1～3，直至第二位家长不予以辅助，患儿独力将球捡回。

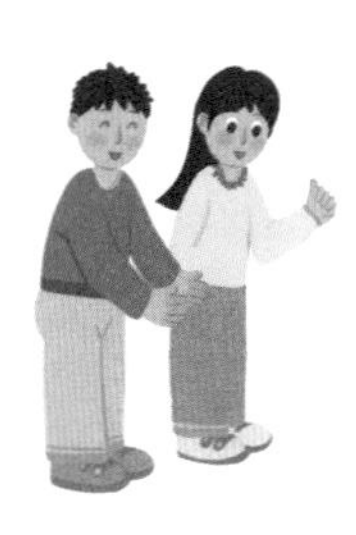

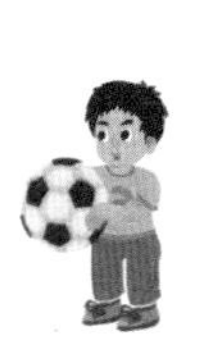

训练时长	
辅助情况	

中级训练 游戏51 在校园环境中接受否定的回答

训练目标 提高患儿的行为管理能力。

训练过程 设计一种情境，患儿只能接受否定回答（只能等待、放弃、妥协或做出别的选择）。

训练内容 参考示例。

游戏步骤

①

患儿想要玩手机被拒绝，因为家庭作业还未完成，患儿只能放弃。

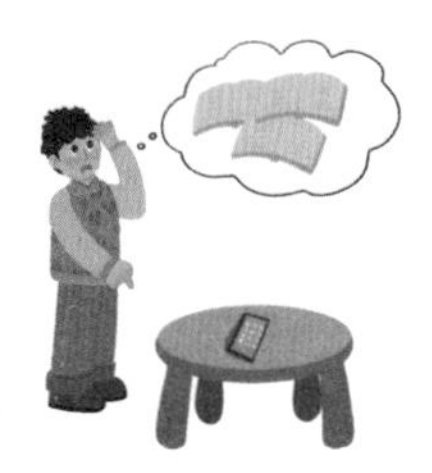

②

患儿想要买蛋糕，因为排队的人很多，患儿选择排队等待。

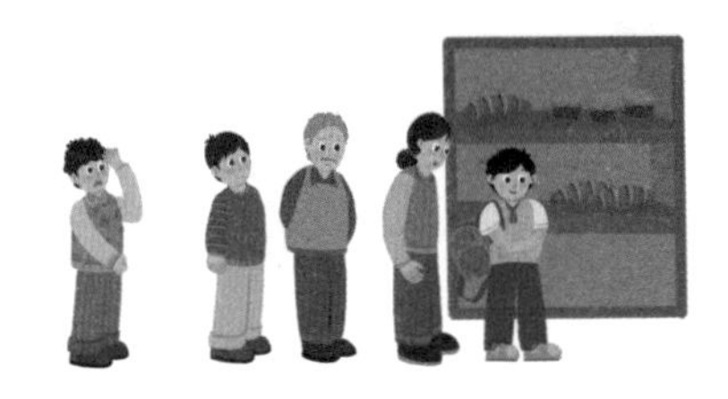

③

患儿想要吃草莓被拒绝，因为桌上已经没有了，患儿只能接受这一结果。

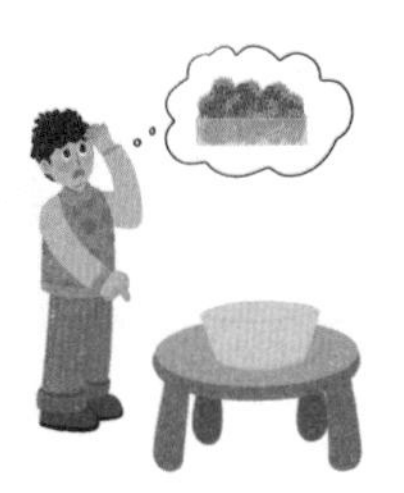

④

游乐场里，患儿想要玩游乐设施，因为身高不够不被允许，患儿选择妥协。

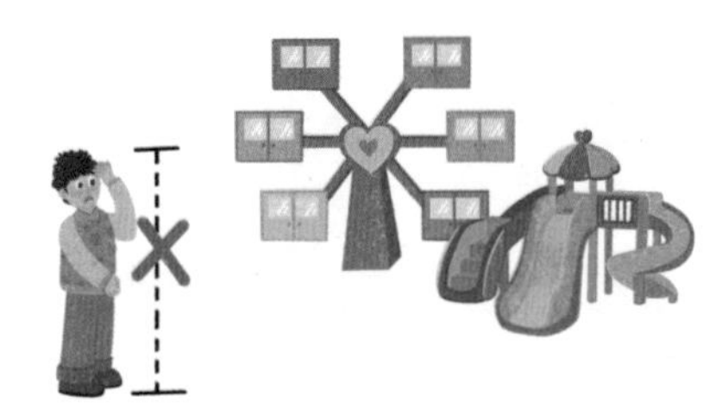

训练时长	
辅助情况	

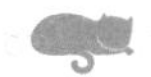

区分大问题与小问题

训练目标　患儿能够区分大问题与小问题。

训练过程　第一阶段，给患儿 3 ~ 5 张图片，让患儿分出大问题与小问题，患儿能够正确分类图片；第二阶段，让患儿举例说出 5 个大问题或小问题，患儿能够正确举例；第三阶段，向患儿描述一种情境，问患儿“这是大问题还是小问题”以及“为什么”。

训练内容　参考示例。

游戏步骤

给患儿 3 张图片，让患儿区分是大问题还是小问题。

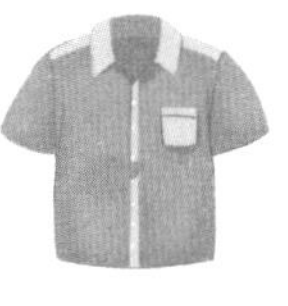

（弄脏衣服）

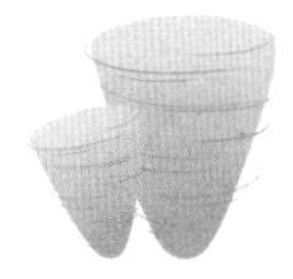

（龙卷风）

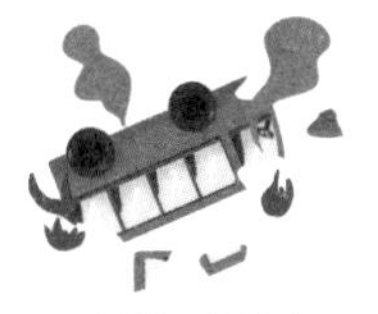

（交通事故）

（森林火灾）

（铅笔断了）

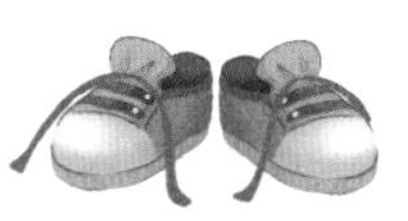

（鞋带松了）

②

给患儿 3 张图片，让患儿区分是大问题还是小问题。

问患儿“这是大问题还是小问题”以及“为什么”。

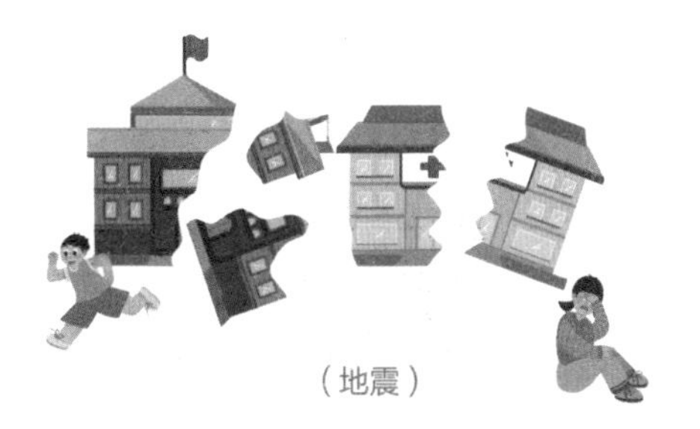

（地震）

训练时长	
辅助情况	

游戏53 自我情绪认知

训练目标 提高患儿对情绪的认知。

训练过程 对患儿说“做 ×× 表情”，患儿将给出相应的表情。

训练内容 快乐、悲伤、惊讶、疲惫、愤怒、焦虑、紧张、沮丧、尴尬、兴奋、无聊、担心、困惑、骄傲等。

游戏步骤

① 做沮丧的表情。

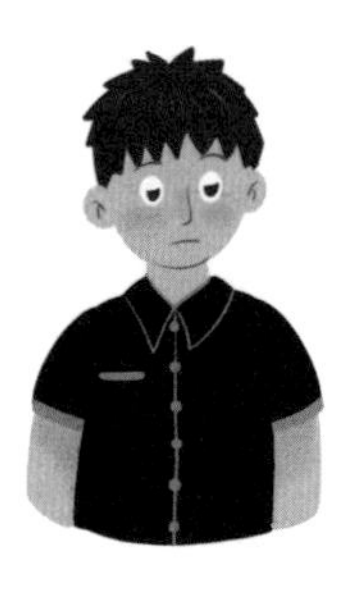

② 做快乐的表情。

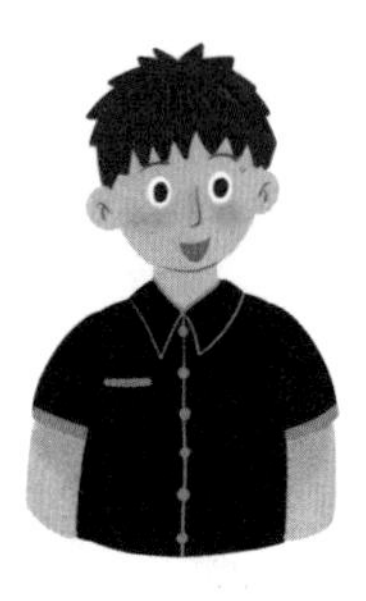

③ 做惊讶的表情。

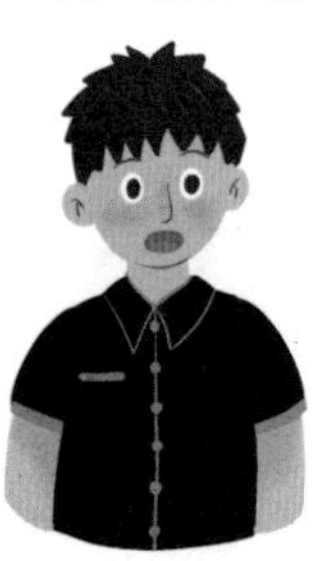

④ 做担心的表情。

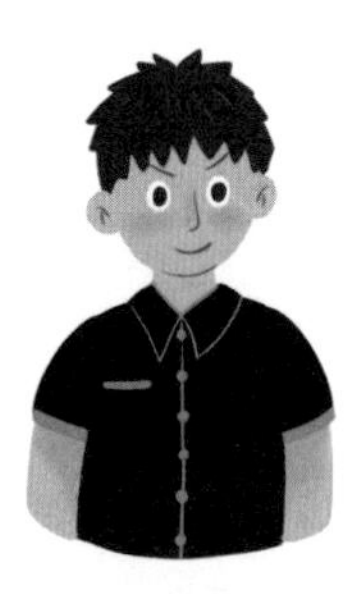

训练时长	
辅助情况	

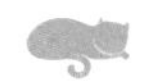

恰当行为与不恰当行为

训练目标 患儿可以区别恰当行为与不恰当行为。

训练过程 第一阶段，给患儿 3 ~ 5 张图片，让患儿分出恰当行为与不恰当行为，患儿能够正确分类图片；第二阶段，让患儿举例说出 5 个恰当行为或不恰当行为，患儿能够正确举例；第三阶段，向患儿描述一种情境，问患儿“这是恰当行为还是不恰当行为”以及“为什么”。

训练内容 参考示例。

游戏步骤

①

给患儿 3 张图片，并问“这是恰当行为还是不恰当行为”。

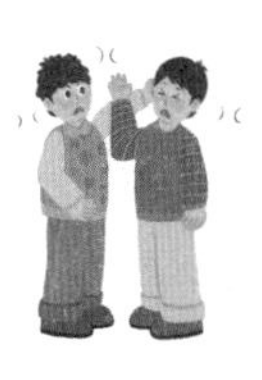

（打架）

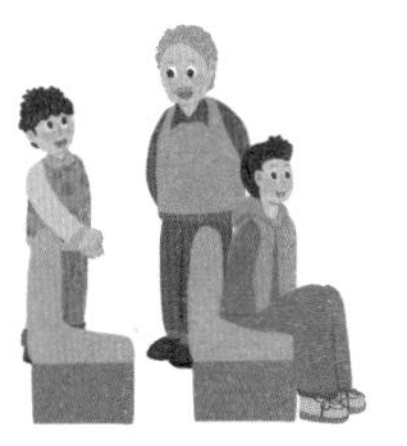

（让座）

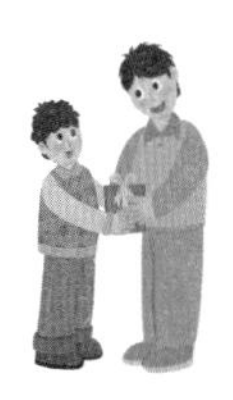

（助人为乐）

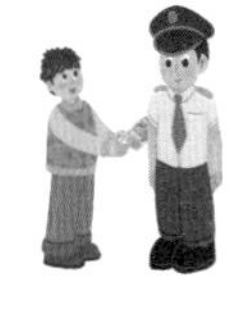

（拾金不昧）

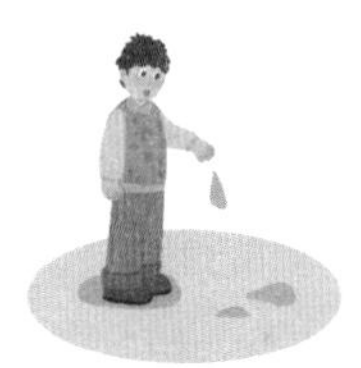

（乱扔垃圾）

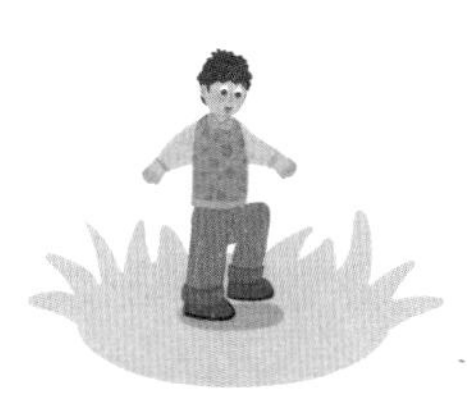

（踩踏草坪）

②

给患儿 3 张图片，并问“这是恰当行为还是不恰当行为”。

③

给患儿 3 张图片，并问“这是恰当行为还是不恰当行为”以及“为什么”。

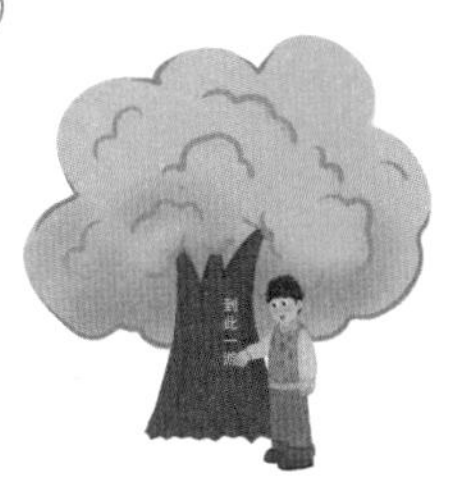

（在树上刻字）

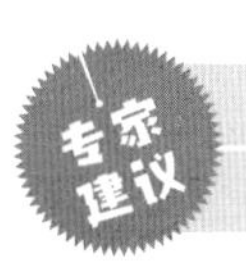

训练时长	
辅助情况	

游戏55 安全行为与危险行为

训练目标 患儿可以区别安全行为与危险行为。

训练过程 第一阶段，给患儿 3 ~ 5 张图片，让患儿分出安全行为与危险行为，患儿能够正确分类图片；第二阶段，让患儿举例说出 5 个安全行为或危险行为，患儿能够正确举例；第三阶段，向患儿描述一种情境，问患儿“这是安全行为还是危险行为”以及“为什么”。

训练内容 参考示例。

游戏步骤

①

给患儿 3 张图片，并问“这是安全行为还是危险行为”。

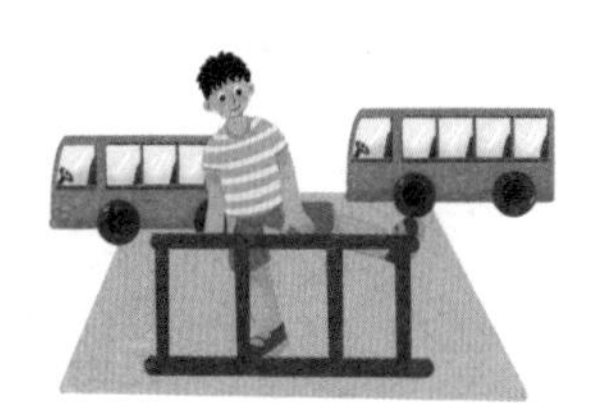

（翻越护栏）

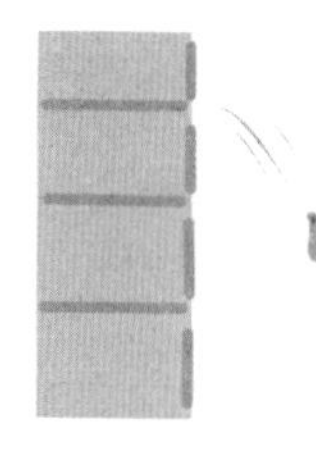

（往楼下扔东西）

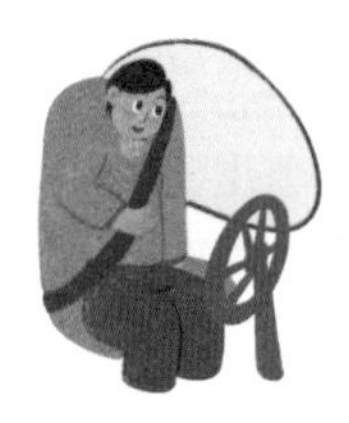

（开车系安全带）

②

给患儿 3 张图片，并问“这是安全行为还是危险行为”。

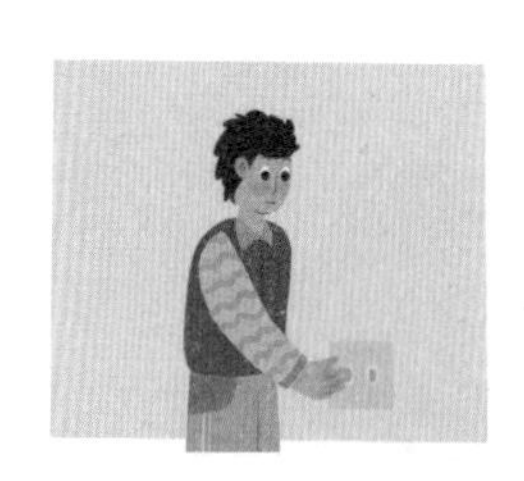

（触摸电源）

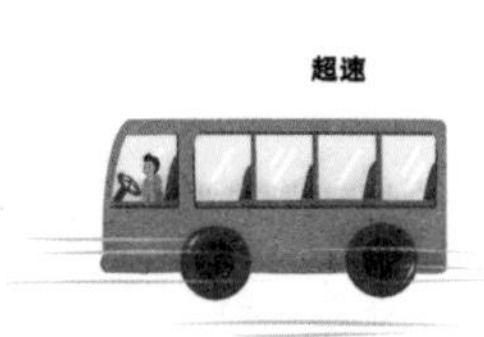

（超速行驶）

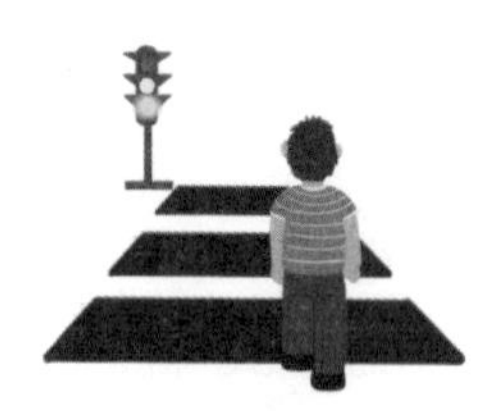

（绿灯时过马路）

训练时长	
辅助情况	

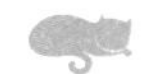

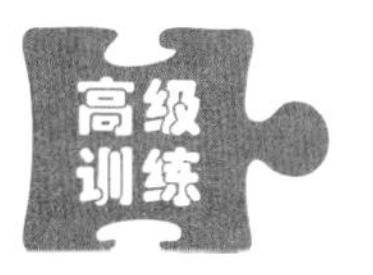

对抗行为与让步行为

训练目标　患儿可以区别对抗行为与让步行为。

训练过程　第一阶段，给患儿几张图片，让患儿分出对抗行为与让步行为，患儿能够正确分类图片；第二阶段，让患儿举例说出 5 个对抗行为或让步行为，患儿能够正确举例；第三阶段，向患儿描述一种情境，问患儿“这是对抗行为还是让步行为”以及“为什么”。

训练内容　参考示例。

游戏步骤

给患儿 2 张图片，分别表示“对抗行为”与“让步行为”，然后说“指出哪个是让步行为”。

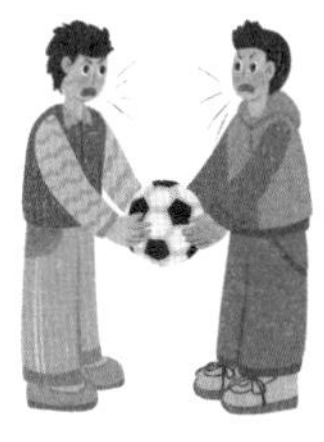

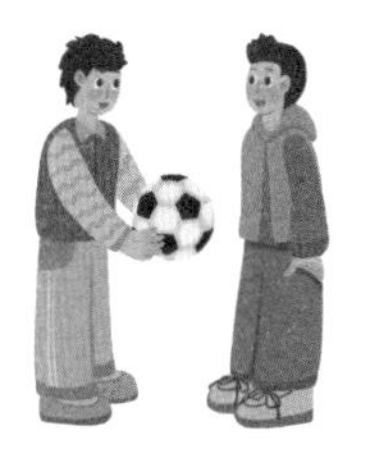

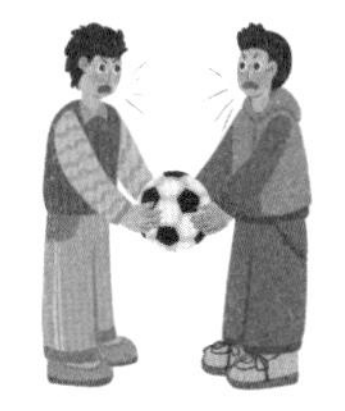

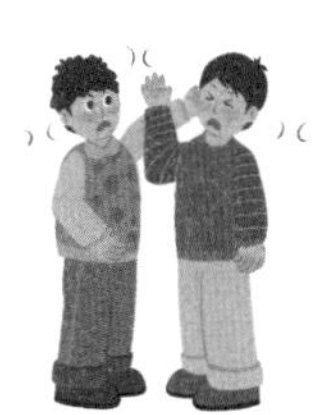

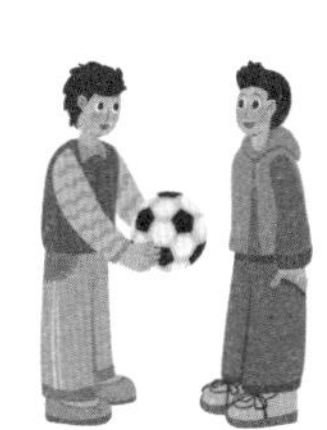

②

给患儿 3 张图片，让患儿分出对抗行为与让步行为，对患儿说“分类”。

给出一个社会场景，并问患儿“这是对抗行为还是让步行为”以及“为什么”。

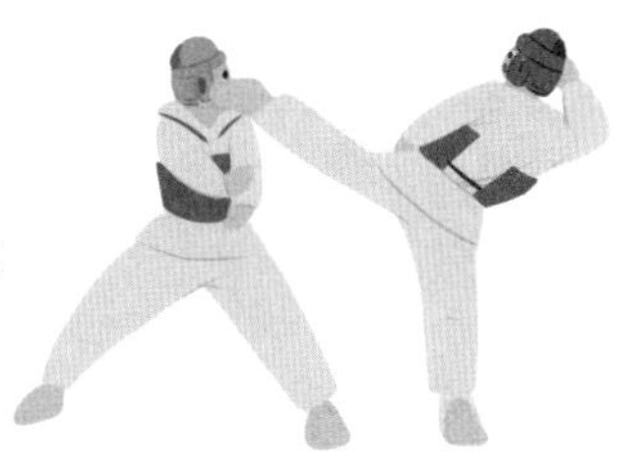

训练时长	
辅助情况	

令人不愉快与愉快的行为

训练目标 患儿可以区别令人不愉快与愉快的行为。

训练过程 第一阶段，给患儿几张图片，让患儿进行分类，让患儿分出令人不愉快与愉快的行为，患儿能够正确分类图片；第二阶段，让患儿举例说出 5 个令人不愉快或愉快的行为，患儿能够正确举例；第三阶段，向患儿描述一种情境，问患儿“这是令人不愉快行为还是愉快的行为”以及“为什么”。

训练内容 参考示例。

游戏步骤

①

给患儿 2 张图片，分别表示“令人不愉快的行为”与“令人愉快的行为”，然后说“指出哪个是令人愉快的行为”。

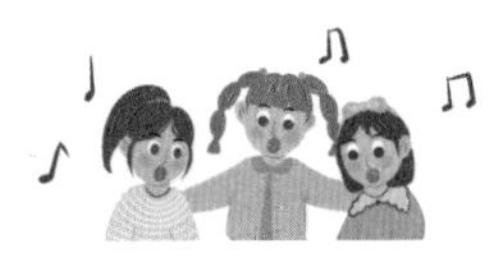

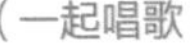
（一起唱歌）

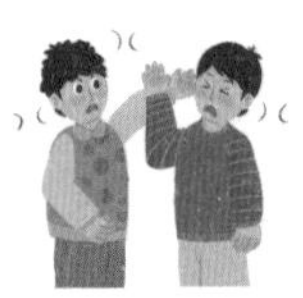

（打人）

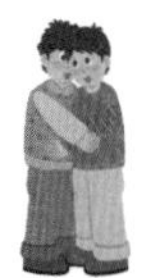

（拥抱）

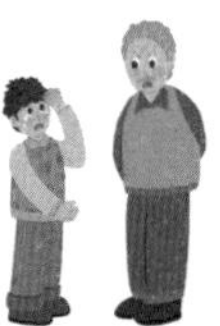

（被指责）

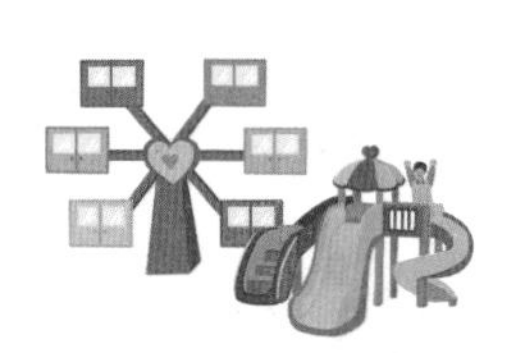

（在公园玩）

②

给患儿 3 张图片，让患儿分出令人不愉快与愉快的行为，对患儿说“分类”。

对患儿说“举出一个令人愉快的行为例子”。

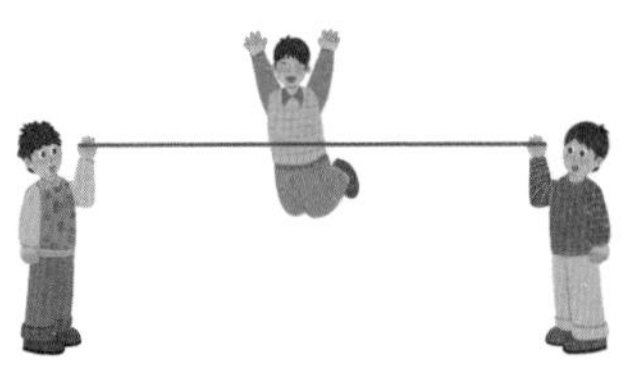

（一起做游戏）

④

给出一个社会场景，并问患儿“这是令人不愉快的行为还是令人愉快的行为”以及“为什么”。

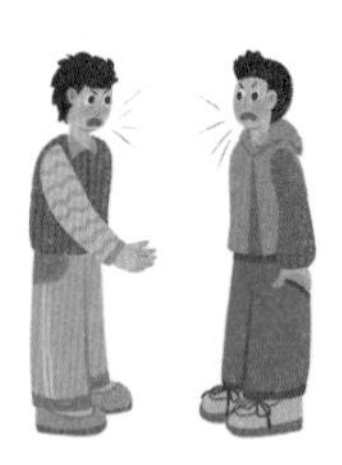

（争吵）

训练时长	
辅助情况	

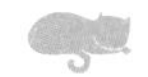

穿有纽扣的衣服

训练目标 增强患儿对纽扣的容忍度。

训练过程 对患儿说“到穿衣服的时间了”，患儿将自己穿带纽扣的衣服。

训练内容 参考示例步骤。

游戏步骤

①

患儿看其他人穿着有纽扣衣服的图片。

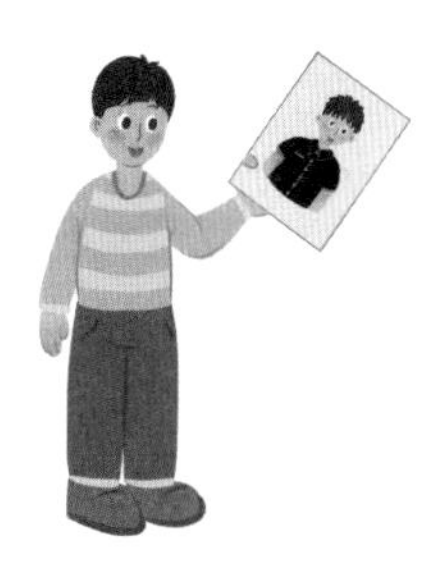

②

患儿用手触摸带纽扣的衣服 30 秒。

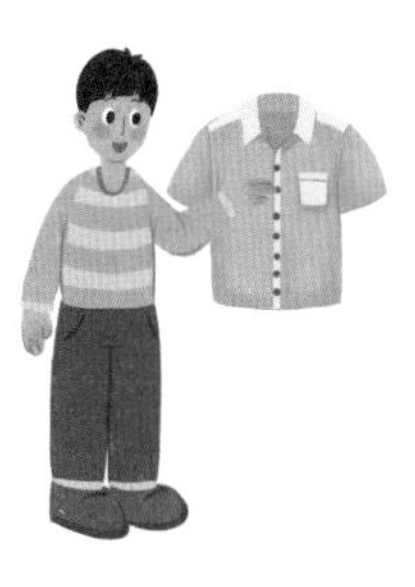

③

患儿用手触摸带纽扣的衣服 1 分钟。

④

患儿穿一件有纽扣的外套 30 秒（纽扣不直接接触皮肤）。

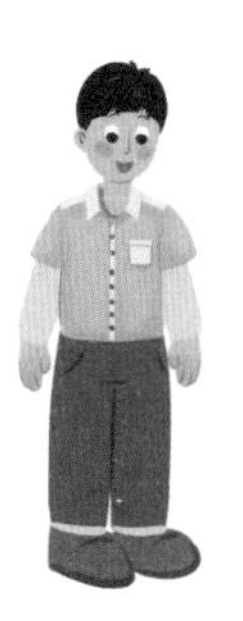

30秒

⑤

重复步骤 4（依次持续 1 分钟、2 分钟、3 分钟、5 分钟、10 分钟、15 分钟、20 分钟、30 分钟）。

⑥

患儿将穿一件有纽扣的衬衫（纽扣直接接触皮肤）持续 1 分钟。

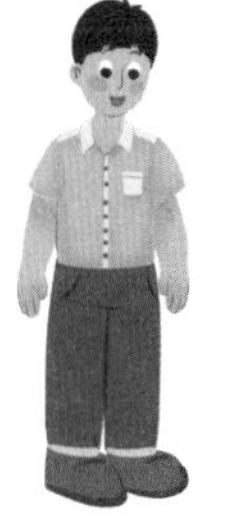

1分钟

⑦

重复步骤 5（依次持续 2 分钟、3 分钟、5 分钟、8 分钟、10 分钟、15 分钟、20 分钟、25 分钟、30 分钟）。

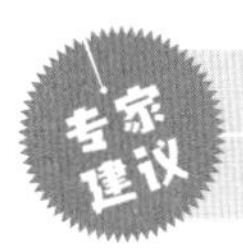

训练时长	
辅助情况	

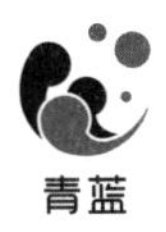
青蓝

从理论到实践，完全图解孤独症儿童综合训练

ABA智慧启航解锁孤独症儿童潜能

孤独症儿童训练指南

③

语言理解与表达篇

贾美香 ◎ 主编

天津出版传媒集团
天津科学技术出版社

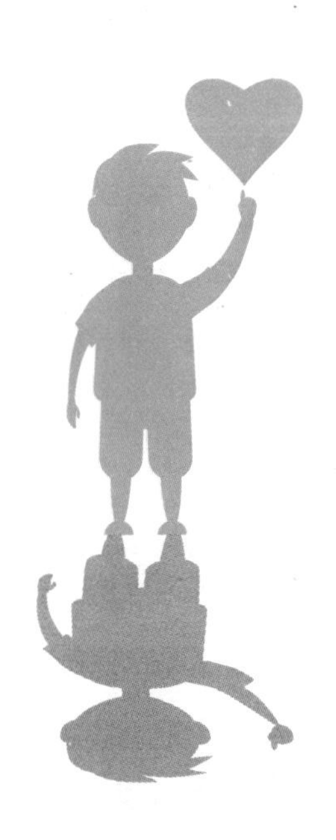

本书编委会

主　编

贾美香

编　委

白雅君　彭旦媛　贾　萌

程　霞　杨凤美　赵亚楠

戴梦颖　王仕琼　杨玉玲

丑易倩　殷玉芳

前　言

PREFACE

本套训练指南的内容主要基于应用行为分析（简称 ABA）的理论与实践。我们一方面借鉴国内外的研究成果，另一方面也将进阶训练代入行为分析中，据此编写了这套指导“如何做”的工作手册，通过特定的任务分析去指导孤独症患者训练。项目中的每项能力都是通过任务分析教学来实现的，每项任务分析都是将复杂任务分解成简单步骤的过程。

本套图书共分为 6 个分册，分别为《理论指导篇》《模仿、视觉空间、行为与情绪篇》《语言理解与表达篇》《学习技能篇》《社交及游戏篇》《适应能力篇》。参与本书编写工作的人员都是多年从事孤独症研究和教学工作的相关专业人士，他们将自己多年来的心得与经验总结出来，精心完成了本套图书的编写工作，希望能为孤独症儿童的家长及相关人员带来一定的帮助。

本套图书主要具有以下编写特色：

（1）针对性、实用性强，手把手传授训练实操内容；

（2）围绕日常生活中各种常见的场景进行训练，融合了语言、学习、适应能力、社交等诸多方面内容，让儿童的能力得到全面提升；

（3）配有四色插图，增加阅读趣味性。

本分册主要包括语言技能训练简介、接受性语言技能训练、表达性语言技能训练、生活性语言和社会技能训练几篇内容，通过设置项目训练来实现提升儿童能力的目的，项目中的每项能力都是通过任务分析教学来实现的，每项任务分析都是将复杂任务分解成简单步骤的过程。

希望本套图书能为孤独症家庭及相关训练机构带来一定的帮助，也衷心祝愿所有孤独症儿童能早日像普通人一样幸福、快乐地生活！

目录

CONTENTS

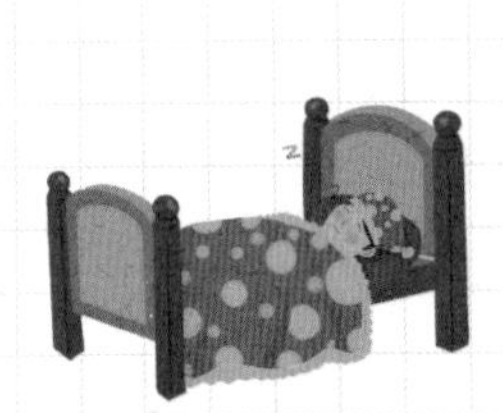

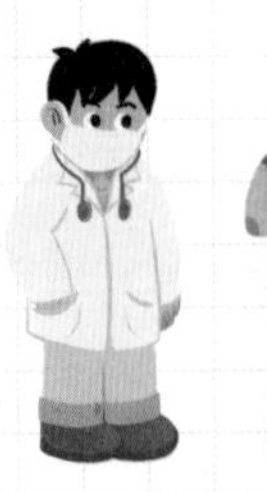

第3章 表达性语言技能训练

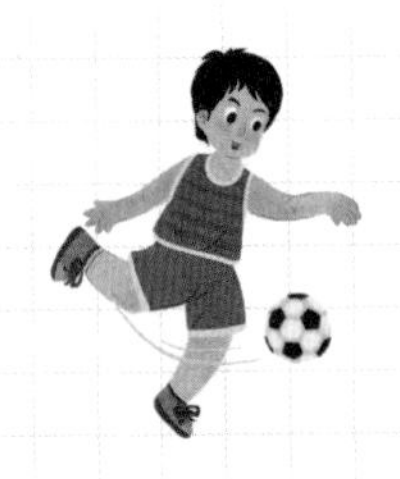
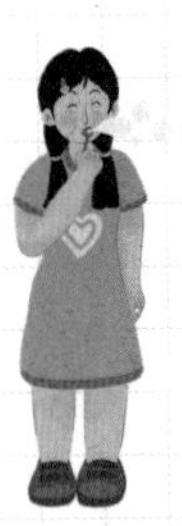
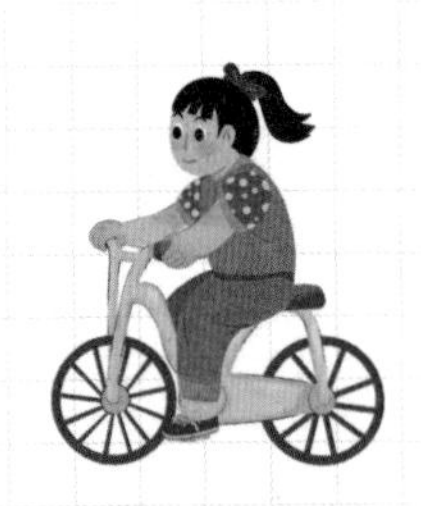
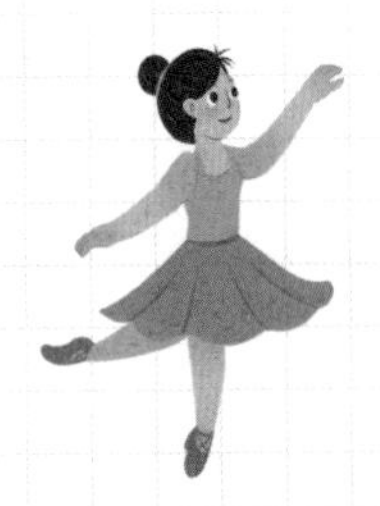
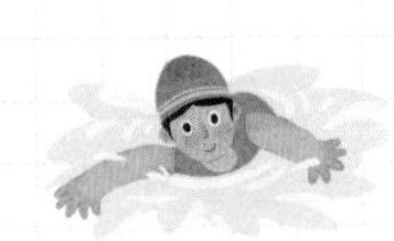

第 1 章

语言技能训练简介

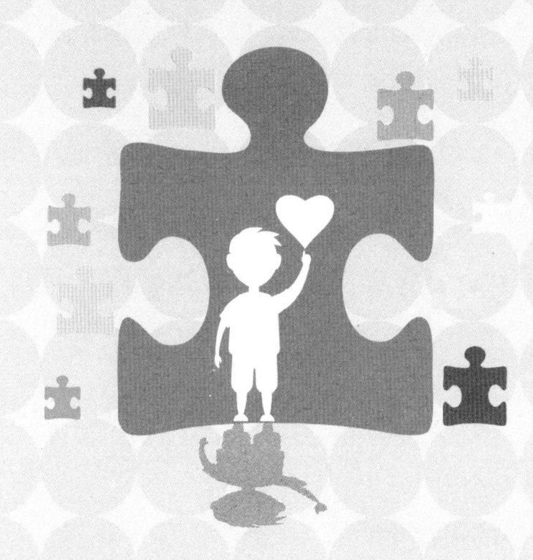

第一节　孤独症患儿的语言发展

一、孤独症患儿在语言表达方面的特征

语言是一种为社会所掌握和运用的交流思想的符号系统，是人类所持有的重要交际工具。一个人如果缺乏良好的语言能力，就不能很好地表达自己的思想和情感，不能让别人领会自己的意思，也就难以得到别人有益的指导和帮助，使智力发展受到限制。

例如：轩轩是一个 3 岁的小男孩，他看起来非常聪明可爱。然而，他的妈妈一直为他不会说话而感到焦虑。轩轩并不是简单地不会发音或说话，而是能够发出语言，但没有主动、有意义的语言表达，而总是自言自语、无意识地说话。

他的语言无法被任何人理解。当他想要拿别人的东西时，他不会用语言表达，而是拉着妈妈的手去拿。当他的要求无法实现时，他会大声尖叫、哭闹、发脾气以引起别人对他的关注。

每当吃饭时，妈妈问他“你要吃吗？”或者“你想要吗？”，他总是跟着妈妈的话重复说“要吃吗？”或“你要吗？”。无论妈妈如何纠正，轩轩仍然保持原样。

大部分孤独症儿童都无法正确表达自己的需求或者情感，“鹦鹉学舌”“自言自语”是比较常见的特征。总结起来，主要表现为以下几个方面：

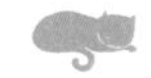

（1）仿说

仿说是一个十分普遍的现象，是指孤独症儿童在听到字词或短语以后再将它们重复出来，有的是立即重复，有的是在一段时间过后再重复出来。

（2）代词反转

比如用“我”来指代“你”，或是用“你”指代“我”，在孤独症儿童中是很常见的现象。还有很多孩子使用第三人称指代自己。

（3）隐喻式语言

隐喻式语言是指孤独症儿童用奇特的语言方式表达一种想法，或对某一特定事件做出反应。可以将隐喻式语言看成一种具有独特联系的语言，只有孤独症儿童和那些亲身了解那些孩子创造这种关联经过的人才懂。

（4）言语音律异常

主要表现为语调单一，发音不清晰或音调异常，语速过快或过慢，并且在控制音量方面也存在问题，音量可能过高或过低，这些特征在重复性语言中可能更为明显，比如：有的孤独症儿童会用尖嗓子喊“要吃饼干，要吃饼干”。

（5）不停问问题

主要表现为不停问同一个或者不同的问题，其作用可能为：得到信息、维持互动、寻求关注、表达自己的情绪。

以上这些特征都是孤独症儿童存在的与社会性障碍紧密相关的沟通和语言问题，就口语沟通而言，一些孩子不能发展出应有的言语能力，甚至永远都不能说出让人能听懂的话，这一点非常可惜。我们建议，如果家长在孩子成长的过程中，发现孩子在语言方面存在异常，一定要及时就医，进行专业的诊断和训练。

二、如何支持孤独症患儿的语言发展

（1）创造使用语言的理由

为了帮助孤独症孩子将“使用语言”作为日常活动的一部分，家长或教师可以创造一些场景。比如，可以将孩子最喜欢的物品放在他够不到的地方，这样孩子就需要用语言来表达他们的需求。也可以分别打开盲盒，互相谈论或展示自己的发现。在这些活动中，重要的是给孩子足够的时间来表达他们的想法或感受。

随着孩子的学习进展，可以逐渐增加活动的难度。例如，当孩子希望您将足球拿给他时，您可以先说出“球”，然后逐渐过渡到说“踢足球”。

（2）使用游戏

孩子们通过游戏来学习语言，是一种非常好的方式。与孩子一起玩游戏，不仅能够增进彼此之间的感情，也为孩子提供发展语言能力的机会。

（3）建模语言

家长或教师可以通过示范来向孩子展示如何回应或要求某事。建模的方式包括在孩子面前说话、使用面部表情和手势。这样可以向孩子展示家长或教师希望他们学习的内容。

例如，家长或教师可以描述他们正在做的事情，比如在打开车门时说“我要打开车门”。同时，家长或教师还可以评论孩子正在做的事情，比如当孩子试图打开书包的拉链时说“你在努力打开那个拉链”。

最好使用比孩子目前在自己的语言中使用的词多1~2个的短语。例如，如果孩子还不会说话，请模拟使用1~2个词的句子。如果孩子已经能够说出2~3个词的句子，请重复他们所说的内容，并添加更多的词，向他们展示如何构建更长的句子。

（4）培养孩子的技能

为了促进语言发展，孩子们需要有规律、有意义和激励性的机会来练习特定的语言技能。

例如，家长或教师可以教孩子学习打招呼等技能。当爸爸下班回家时，孩子可以通过眼神交流向爸爸打招呼。接下来，家长或教师可以逐步增加动作，

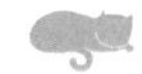

例如眼神交流、拥抱，然后再加上口头的“嗨”打招呼。

（5）奖励语言使用

当孩子倾听、理解或表达自己时，家长或教师可以奖励他们。家长或教师可以通过使用自然的结果来做到这一点，例如当孩子提出要求时给他们下一块积木，或者在他们向家长或教师展示玩具时，微笑并发表评论让孩子知道大人对此也比较感兴趣。但是，这并不意味着要给孩子物质奖励，比如糖果或贴纸。

（6）解读孩子的交流尝试

孤独症儿童的交流方式可能与正常发育的儿童不同。孤独症儿童的交流可能是非语言的，或者他们可能会以不寻常的方式使用语言或遇到语言困难。举例来说，他们可能会通过指向、展示物体或重复短语来尝试交流。仔细观察孩子将有助于家长或教师注意到他们的交流尝试，并理解他们试图表达的内容。

例如，如果孩子通过拉手来表示他们想要某个物体，家长或教师可以加入语言并示范给他们看如何用语言来请求该物体。

（7）注意孤独症儿童的语言差异

孤独症儿童在建立联系和进行交流方面可能遇到困难。

他们的语言发展可能较慢，可能没有语言能力，或者在理解和使用口语方面存在重大问题。他们可能不会使用手势来弥补语言上的障碍。

孤独症儿童的交流主要是为了满足需求或表达抗议。出于社交原因进行交流，例如分享信息，对他们来说可能较为困难。

他们也常常难以掌握合适的社交交流方式，不知道何时以及如何与他人进行交流。例如，他们可能不会进行眼神交流或给别人机会说话。

为了有效地沟通，孩子们需要：

理解别人对他们说的话（接受性语言）；

用语言和手势表达自己（表达性语言）；

以适合社会的方式使用他们的接受性和表达性语言技能。

第二节 孤独症患儿的语言训练方法

语言训练对于孤独症患儿的发展至关重要。目前比较常见的语言训练方法有图片交换沟通系统（PECS）、模仿和模型技巧、使用社交故事、利用游戏和角色扮演等。这些方法可以帮助孤独症患儿改善他们的语言能力和交流技巧。这里重点介绍图片交换沟通系统。

图片交换沟通系统（PECS）是一套专门针对孤独症儿童语言表达能力差而设计的，训练孤独症儿童与他人进行沟通的系统。其特点是按儿童的程度分阶段实施训练，让孤独症儿童使用图片辅助沟通，达到提升孤独症儿童沟通意愿的目的。

图片交换沟通系统的六个阶段如下图所示：

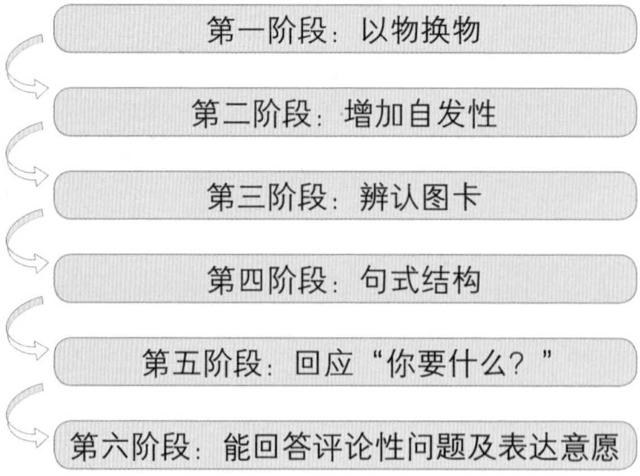

第一阶段：以物换物

第二阶段：增加自发性

第三阶段：辨认图卡

第四阶段：句式结构

第五阶段：回应“你要什么？”

第六阶段：能回答评论性问题及表达意愿

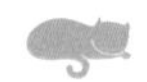

第一阶段：以物换物

这一阶段是希望能够为儿童建立一个沟通的基本模式。当儿童想要某一个眼前的物品时，他能够拿取面前画有该物品的图卡，交到家长手中，以换取想要的物品，或者可以通过提示者的协助来完成图卡换物。家长在训练时要避免口头提示，以免干扰儿童的选择。在这一阶段中，儿童面前只有一种图卡，即儿童想要的物品。在训练过程中，图卡可以进行不同的变换，同时提示者和沟通对象也可以随时变换。

第二阶段：增加自发性

此阶段的目标为增加儿童沟通的自发性。儿童要自行走向附近的沟通板，拿起图卡，找到沟通对象，将图卡放入手中。提示者可以在这个阶段逐渐淡出。

第三阶段：辨认图卡

当建立起沟通模式并提高了沟通的自发性后，儿童可以学习辨认图卡。儿童想得到某物品时，他要走向沟通板，在众多图卡中取出正确的图卡，走向家长，将图卡交到其手中。家长可逐渐增加图卡的数量，让孩子辨认。例如，当儿童想吃某一种水果时，他需要从众多的水果图片中挑选出自己想要的水果。儿童能力提高后，可以逐渐增加卡片，将各类蔬菜卡片混入水果图片中让儿童辨认自己想吃的水果。在这个阶段，家长有时可以有意将儿童想要的物品给错，这样能提高他们的辨别能力，同时也能提高他们的自信心。

第四阶段：句式结构

当学习了一定数量的图卡后，儿童可以开始学习组织句子了。当儿童想要得到某件物品时，他需要走到沟通板处，拿起“我要”图卡，贴在一个小板上，再拿起物件图卡，贴在“我要”图卡之后，然后将小板交到家长手中换取自己想要的物品。

第五阶段：回应“你要什么？”

儿童可以自如使用图卡表达意愿时，便可以学习回答“你要什么？”的提问了，家长可以运用延迟提示策略来训练儿童。刚开始时可以对所提出的问题进行提示，以后根据儿童的表现逐渐减少提示，直至儿童能够自行响应问题，家长便可不再提示。

第六阶段：能回答评论性问题及表达意愿

当能够掌握上述目标后，儿童可以开始学习回答评论性以及描述性的问题，例如“你要什么？”“你看到了什么？”等。在此阶段，儿童已经不只表达个人需求，更学会对环境与事物作出自己的评价与描述，例如：“我要……”“我看到……”。

图片交换沟通系统的注意事项：

（1）图片交换沟通系统主要是为了帮助孤独症孩子学会与人沟通，而不是用来强迫孩子说话的工具。

（2）第一阶段与第二阶段起初只使用一张图片，当孩子逐渐巩固后再加大难度。

（3）前三个阶段中，家长不需要使用语言，主要注重亲子间的沟通与互动，使孩子理解，需要某样物品时需要用图片进行交换。

（4）在第四阶段，不可以强迫孩子说话。通常情况下，如果前四个阶段做的没问题，很多孩子有了主动交流的意识后，在这一阶段会主动说一些简单的语言，但也有不能够说话的孩子，一定不要强迫他们。

（5）在家中进行 PECS 训练时，要注意变换情境，观察强化物，了解儿童喜欢的对象。每次训练的时间不能过长，但次数要频繁，一切训练都应遵守 PECS 的基本原则。

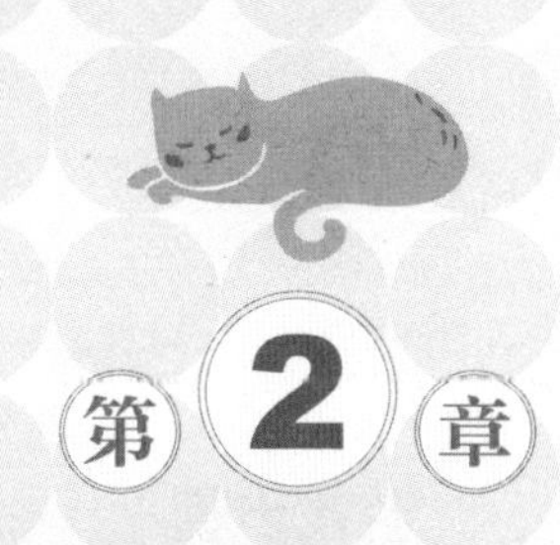

第2章

接受性语言技能训练

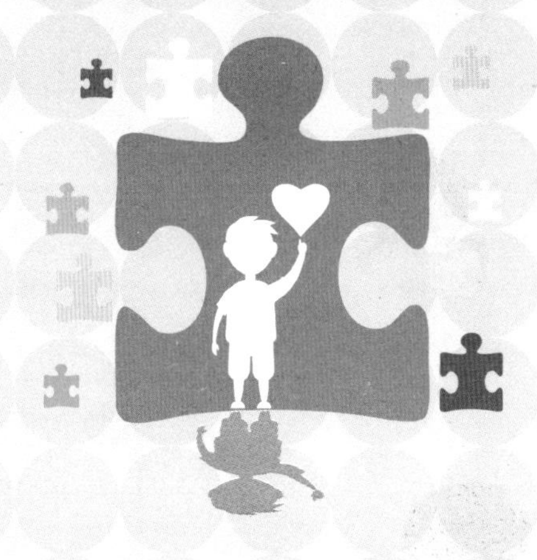

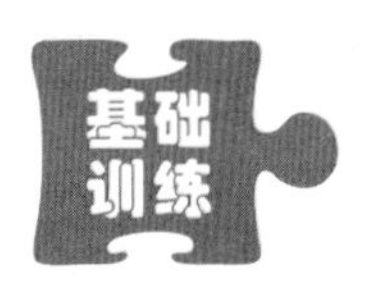

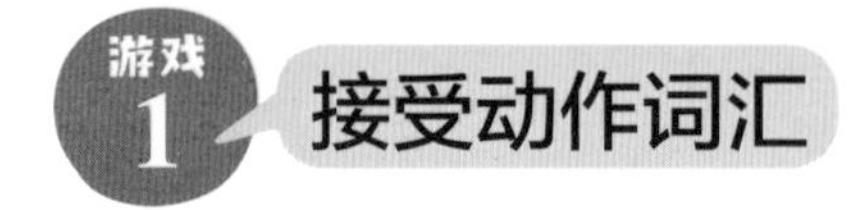

训练目标 提高患儿的接受性语言能力。

训练过程 向患儿呈现1~3张图片并说“摸一摸××”“给我××”“找到××”“指一指××”，患儿会触摸、给出、指出特定的动作图片。

训练内容 喝、睡、站立、跳跃、吃、拍手、挥舞、涂色、拥抱、亲吻、游泳、切割、骑、摆动、走、写、玩耍、踢、吹、倒、洒、搭建、挖掘、洗、爬、融化和哭泣等。

游戏步骤

① 摸一摸“吹气球”。（1个干扰项）

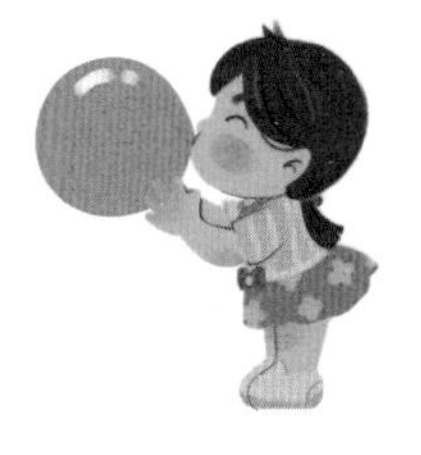

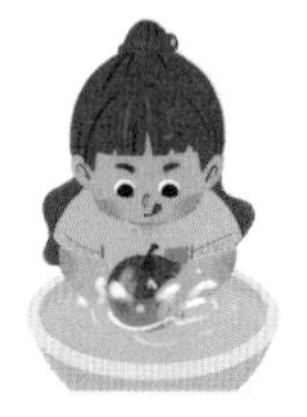

② 给我“拍手”。

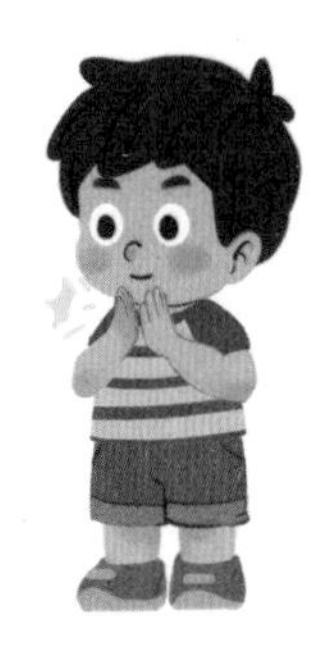

③ 找到“搭积木”。

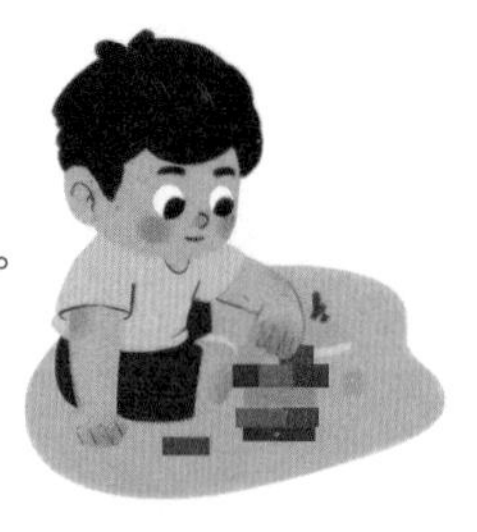

④ 指一指“游泳”。

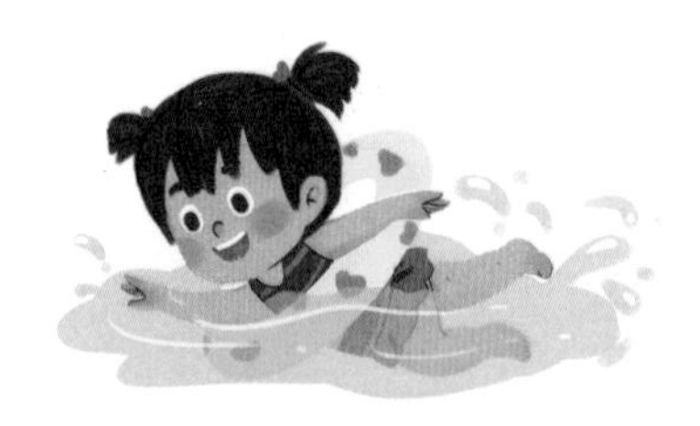

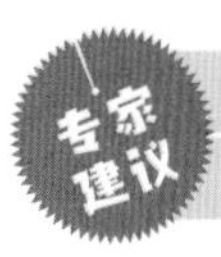

训练时长	
辅助情况	

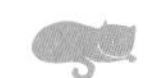

接受动物词汇

训练目标 提高患儿的接受性语言能力。

训练过程 向患儿呈现 1～3 张图片并说“摸一摸 ××”，“给我 ××”，“找到 ××”“指一指 ××”，患儿会触摸、给出、指出特定的动物玩偶或动物图片。

训练内容 狗、猫、猪、大象、青蛙、熊、马、鸟、兔子、牛、羊、蜜蜂、蛇和鸭子等。

游戏步骤

① 摸一摸“兔子”。

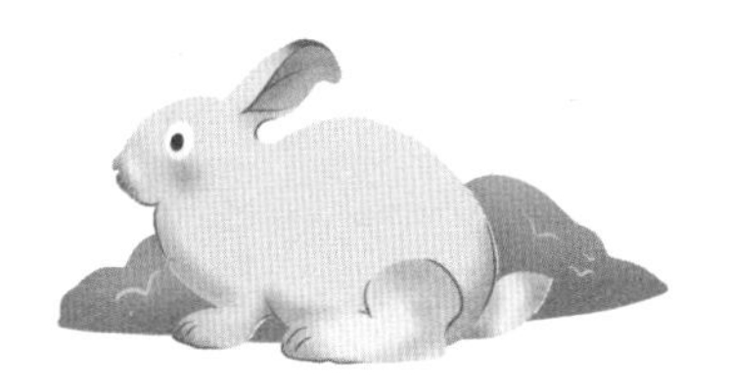

② 找到“猫”。

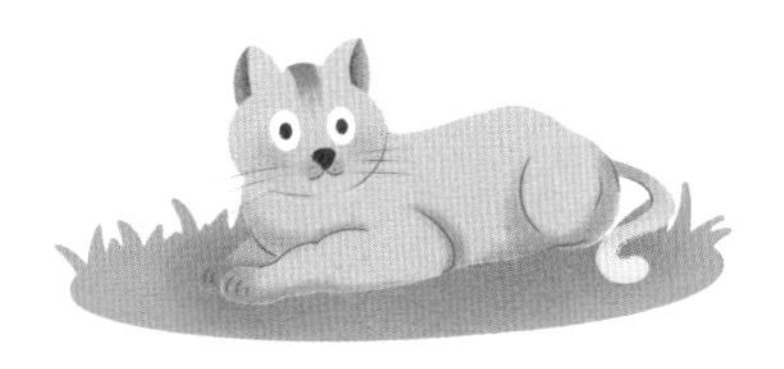

③ 指一指“猪”。

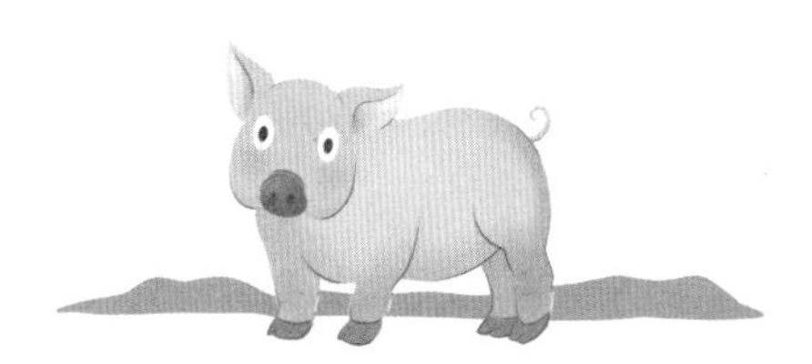

④ 找到“青蛙”。

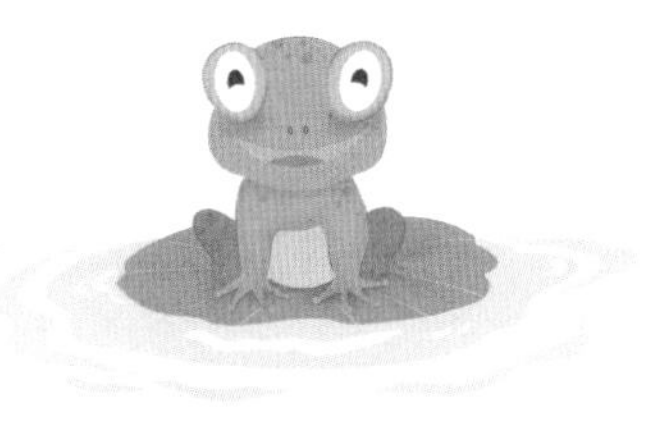

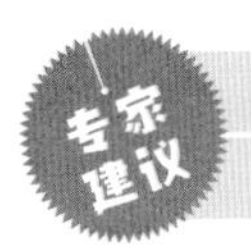

训练时长	
辅助情况	

游戏3 接受衣物词汇

训练目标 提高患儿的接受性语言能力。

训练过程 向患儿呈现 1～3 张图片并说“摸一摸 ××”“给我 ××”“找到 ××”“指一指 ××”，患儿会触摸、给出、指出特定的衣物图片。也可以使用真正的衣服进行训练。

训练内容 衬衫、裤子、短裤、连衣裙、裙子、睡衣、泳衣、袜子、鞋子、内衣、外套、帽子、手套和围巾等。

游戏步骤

指一指“连衣裙”。

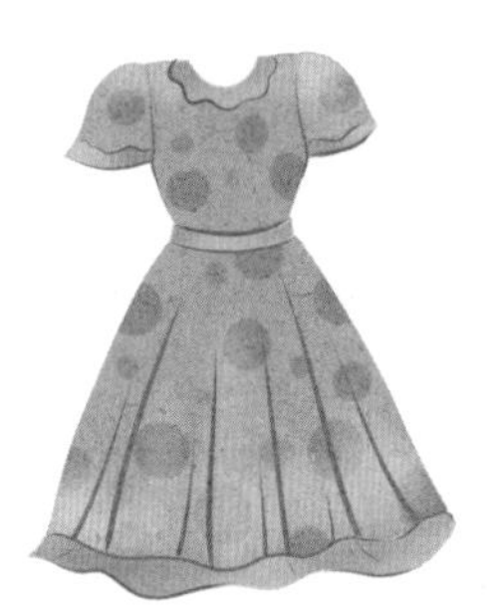

给我“鞋子”。（1 个干扰项）

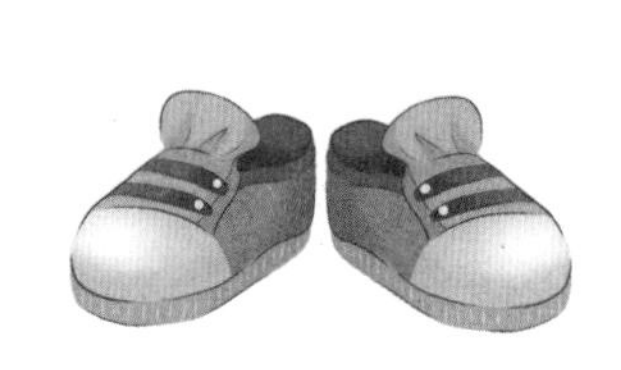

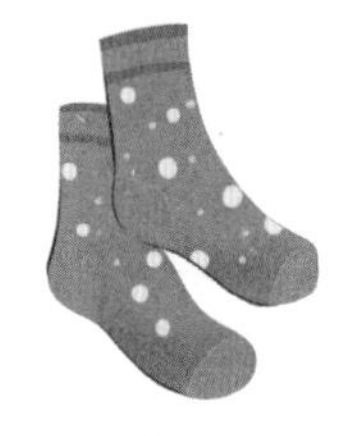

③

找到“衬衫”。（1 个干扰项）

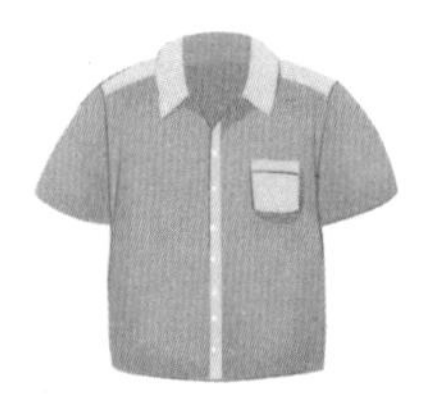

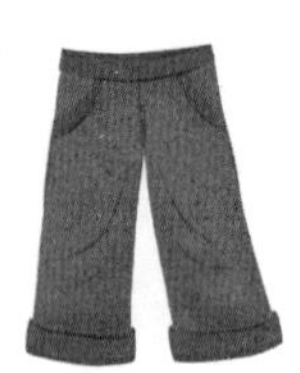

训练时长	
辅助情况	

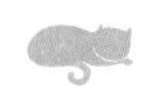

接受熟悉的人物词汇

训练目标　提高患儿的接受性语言能力。

训练过程　向患儿呈现 1～3 张图片并说“摸一摸 ××”“给我 ××”“找到 ××”“指一指 ××”，患儿会触摸、给出、指出特定的熟悉的人物图片。训练中可以使用患儿的亲人或者熟悉的人物图片。

训练内容　妈妈、爸爸、兄弟姐妹、奶奶、爷爷、阿姨、叔叔、教师和邻居等。

游戏步骤

指一指“妈妈”。

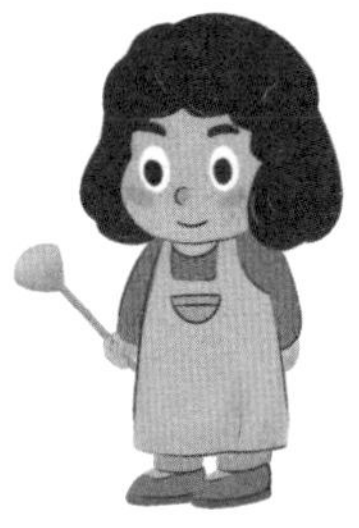

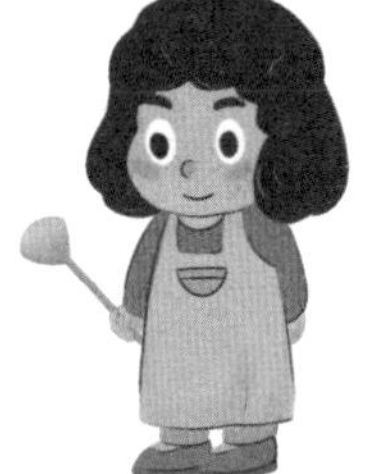

哪个是“姐姐”。(1 个干扰项)

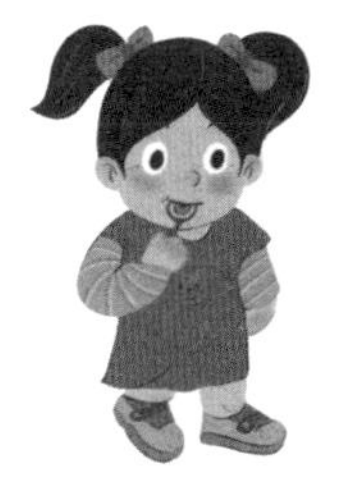

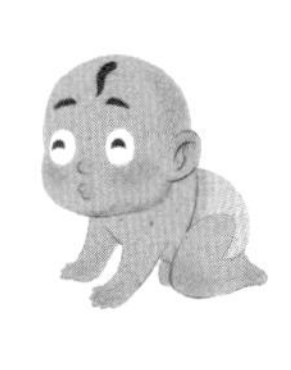

③

找到“叔叔”。(1 个干扰项)

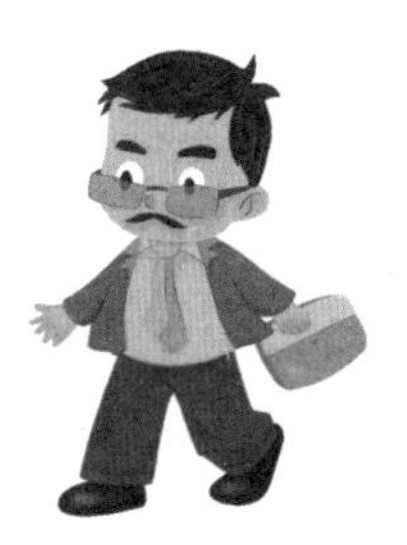

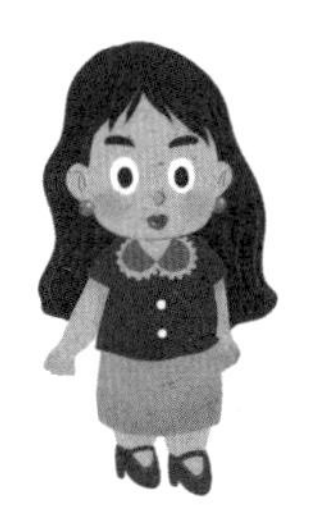

训练时长	
辅助情况	

接受食物或饮料词汇

训练目标 提高患儿的接受性语言能力。

训练过程 向患儿呈现 1～3 张图片并说“摸一摸 ××”“给我 ××”“找到 ××”“指一指 ××”，患儿会触摸、给出、指出特定的食物或饮料图片。训练中可以使用真实的食物或饮料。

训练内容 水、牛奶、果汁、炸土豆条、比萨、饼干、葡萄、胡萝卜、芹菜、苹果、香蕉、西瓜、面包、鸡蛋、咸饼干、爆米花、汉堡等。

游戏步骤

给我“牛奶”。（1 个干扰项）

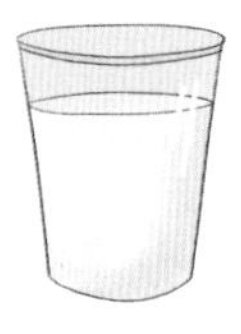
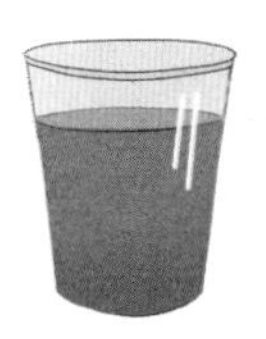

指一指“面包”。

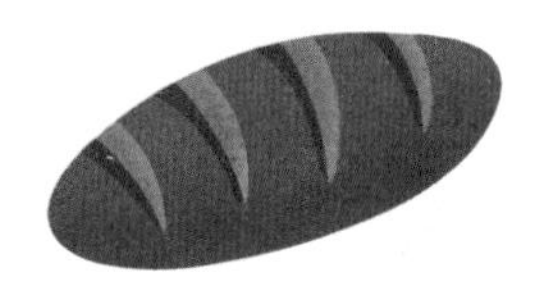

③

找到“苹果”。（2 个干扰项）

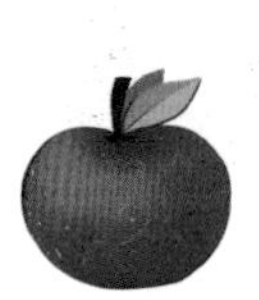
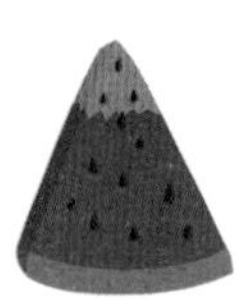

④

摸一摸“胡萝卜”。

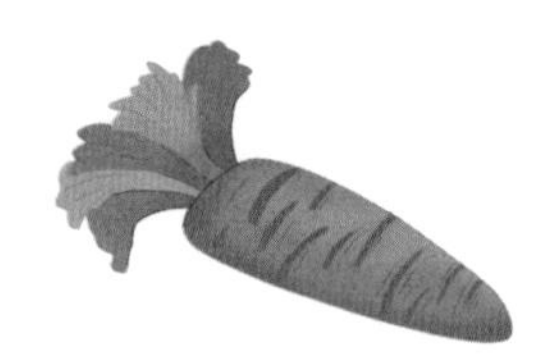

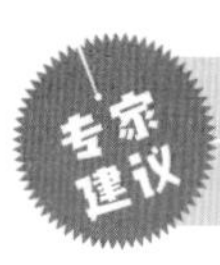

训练时长	
辅助情况	

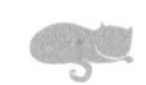

游戏 6 接受学习用品词汇

训练目标 提高患儿的接受性语言能力。

训练过程 向患儿呈现 1 ~ 3 张图片并说“摸一摸 × ×”“给我 × ×”“找到 × ×”“指一指 × ×”，患儿会触摸、给出、指出特定的学习用品图片。

训练内容 铅笔、橡皮、纸、书、蜡笔、胶水、马克笔、订书机、文具盒等。

游戏步骤

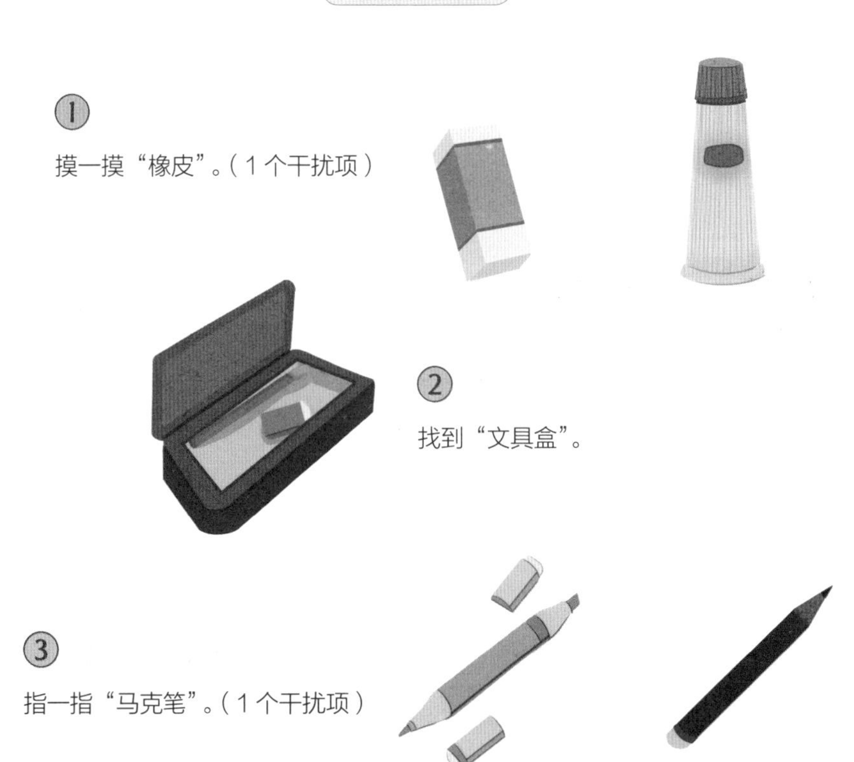

① 摸一摸“橡皮”。（1 个干扰项）

② 找到“文具盒”。

③ 指一指“马克笔”。（1 个干扰项）

专家建议	
训练时长	
辅助情况	

游戏 7 接受体育物品词汇

训练目标 提高患儿的接受性语言能力。

训练过程 向患儿呈现 1～3 张图片并说“摸一摸 ××”“给我 ××”“找到 ××”“指一指 ××”，患儿会触摸、给出、指出特定的体育物品图片。

训练内容 足球、篮球、排球、羽毛球、跳绳、溜冰鞋、手套、游泳圈、篮球架等。

游戏步骤

① 摸一摸“足球”。（2 个干扰项）

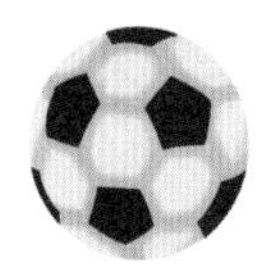
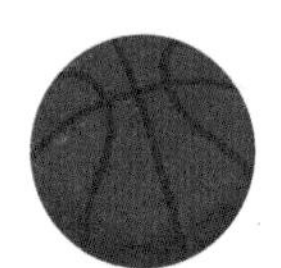
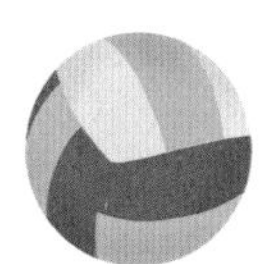

② 给我“溜冰鞋”。

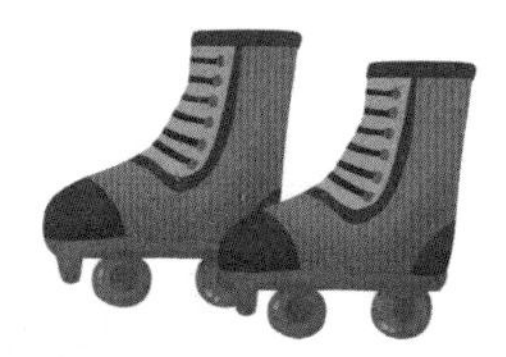

③ 找到“游泳圈”。

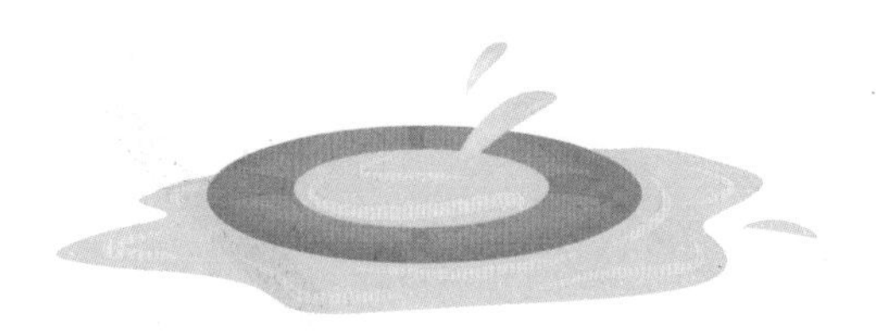

④ 指一指“篮球架”。

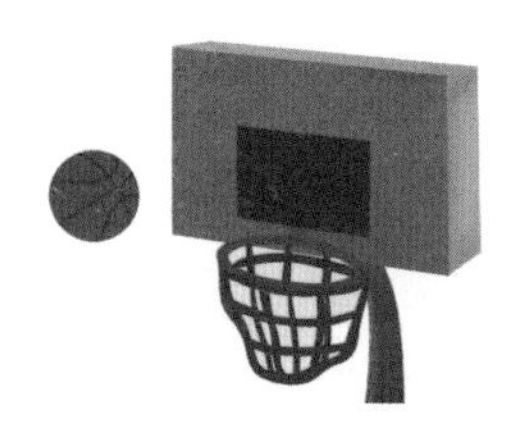

专家建议

训练时长	
辅助情况	

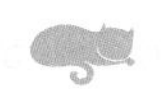

接受交通工具词汇

训练目标　提高患儿的接受性语言能力。

训练过程　向患儿呈现 1 ~ 3 张图片并说“摸一摸 × ×”“给我 × ×”“找到 × ×”“指一指 × ×”，患儿会触摸、给出、指出特定的交通工具图片。

训练内容　卡车、小轿车、厢型车、船、火车、公交车、摩托车、飞机、自行车等。

游戏步骤

摸一摸“自行车”。（1 个干扰项）

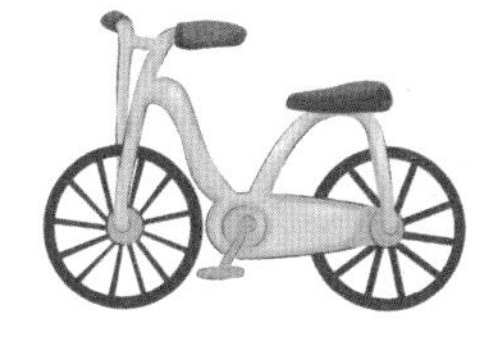

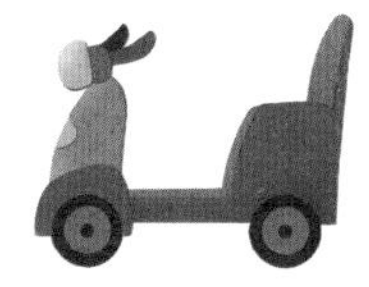

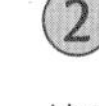

找到“火车”。

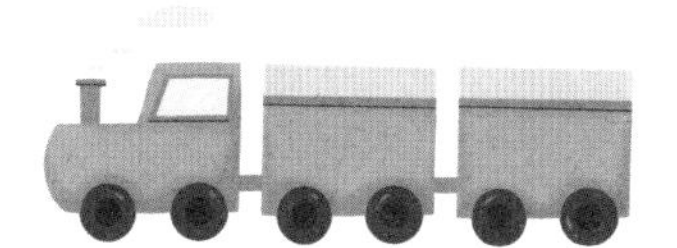

③

指一指“公交车”。

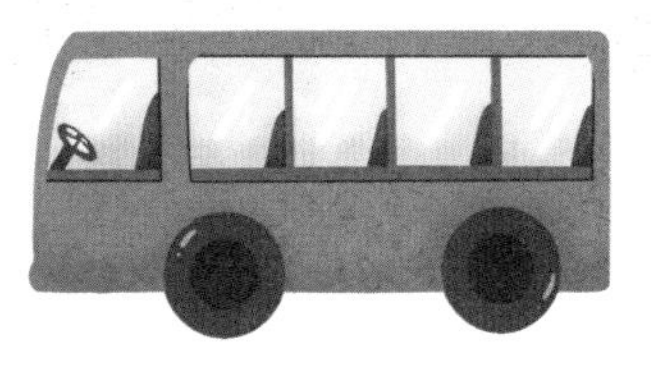

找到“飞机”。

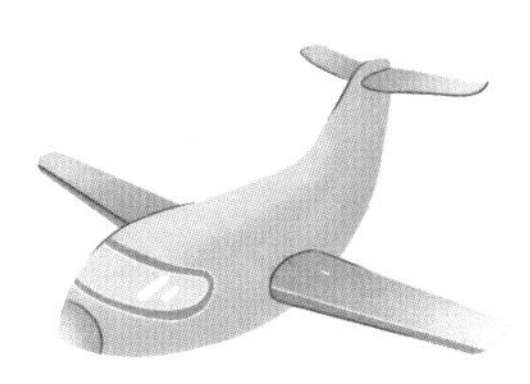

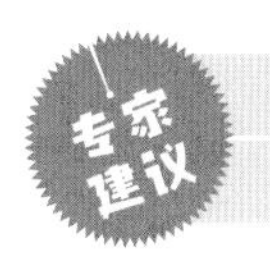

训练时长	
辅助情况	

接受指令（一步）

训练目标 提高患儿的接受性语言能力。

训练过程 给予患儿一步口头指令（如起立、转身、坐下等），患儿会遵循指令。

训练内容 起立、转身、坐下、给我、跳、拍手、飞吻、给我个拥抱、跟我击掌、关门、开门、过来、放在架子上、捡起来、拿到、扔走等。

游戏步骤

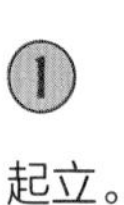

① 起立。

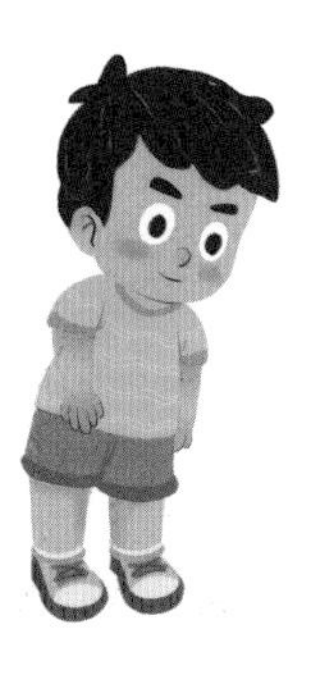

② 转身。

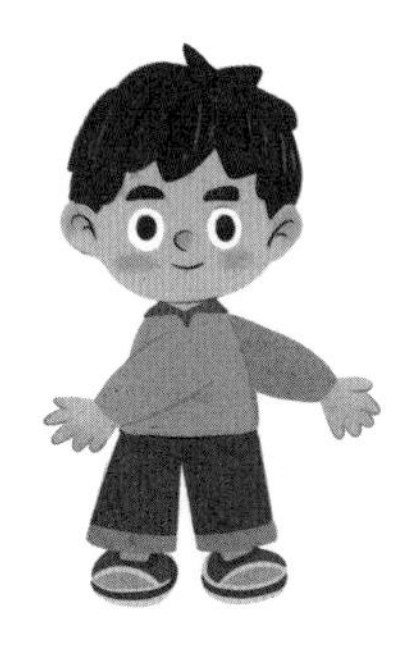

③ 坐下。

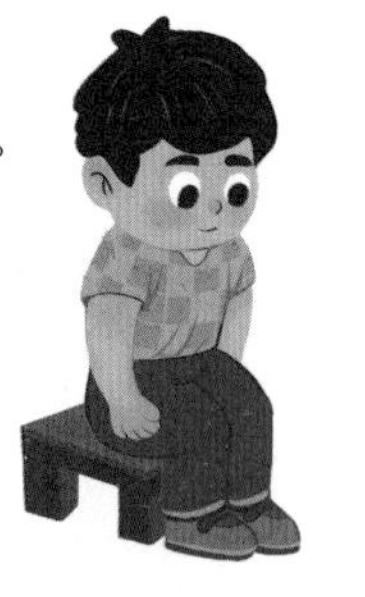

④ 跟我击掌。（1 个干扰项）

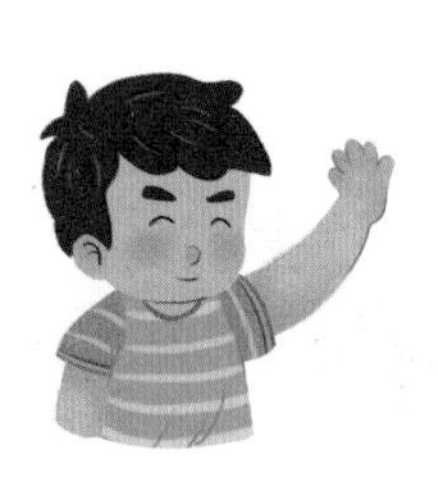

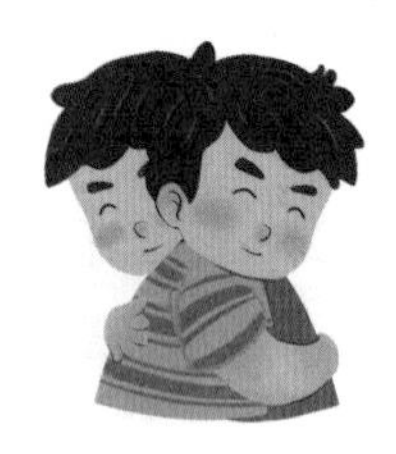

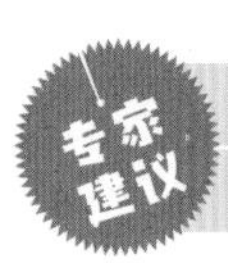

训练时长	
辅助情况	

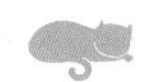

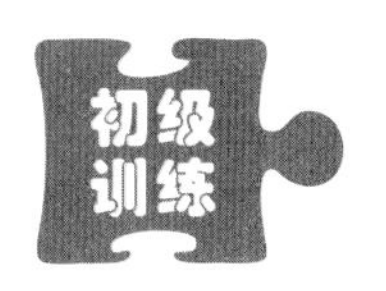

做出选择

训练目标 提高患儿的接受性语言能力。

训练过程 向患儿呈现 2～3 件物品或图片并说“你想要什么？”，患儿能够指出他喜欢的物品。实际训练中可以依据患儿的个人喜好进行图片替换。

训练内容 对强化物的选择，对使用玩具的选择，对零食的选择，对喜爱饮料的选择等。

游戏步骤

你想要什么？（1 个喜欢的物品与 1 个不喜欢的物品）

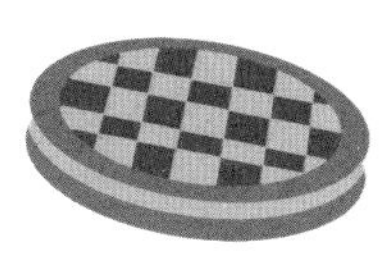

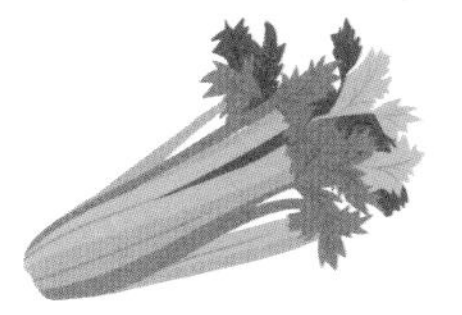

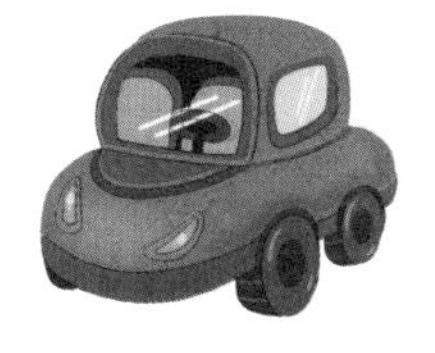

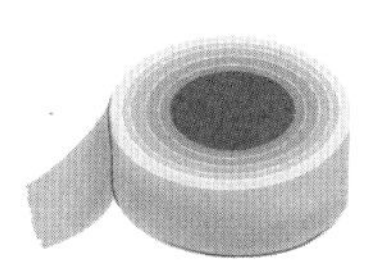

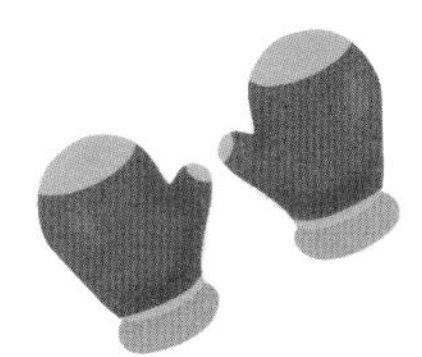

②

你想要什么？（1 个喜欢的物品与 2 个不喜欢的物品）

你想要什么？（1 个喜欢的物品与 1 个不喜欢的物品）

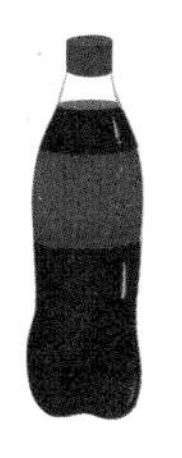

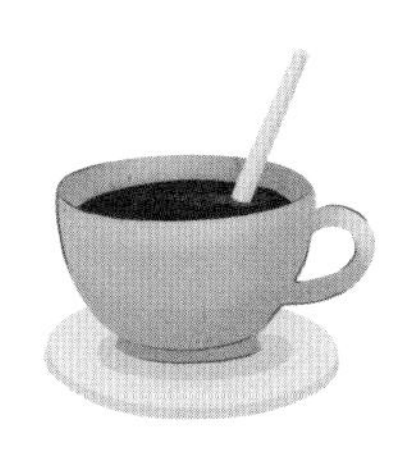

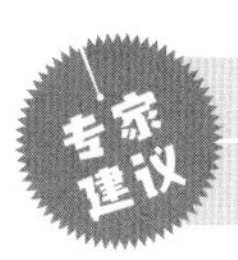

训练时长	
辅助情况	

游戏 11 表示完成程度

训练目标 提高患儿的接受性语言能力。

训练过程 向患儿呈现 1 ~ 3 张图片，图片上有某种动作正在进行和已经完成，问“哪个是已经完成 × × 的？”或“哪个是正在 × × 的？”，患儿能够指出正确的图片。

训练内容 涂色 / 完成涂色，流出 / 完全流出，步行 / 完成步行，跳跃 / 已跳完，绘画 / 已画完，游戏 / 游戏结束，帮助 / 完成帮助，谈话 / 谈话结束，鼓掌 / 鼓掌结束，涂刷 / 已刷完等。

游戏步骤

哪个是已经吃完的苹果？
（2 个干扰项）

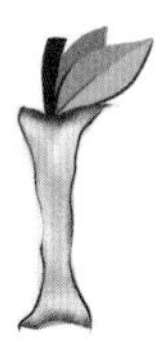
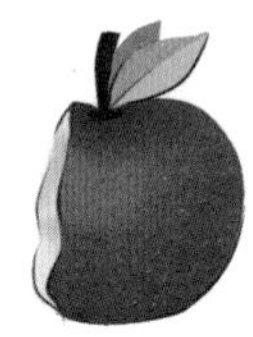
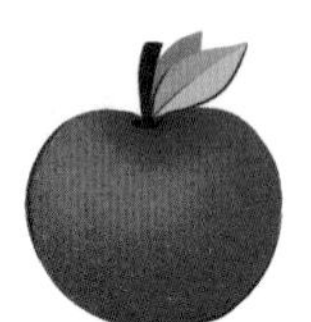

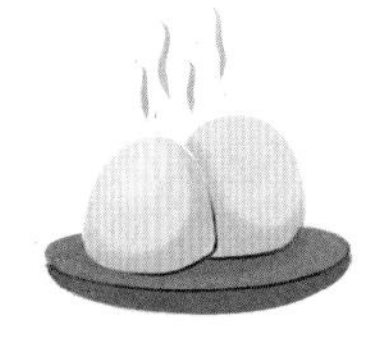
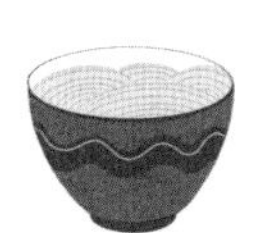
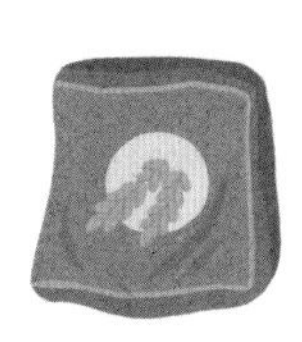

②

哪个是已经蒸好的馒头？
（2 个干扰项）

哪个是正在喝的牛奶？
（1 个干扰项）

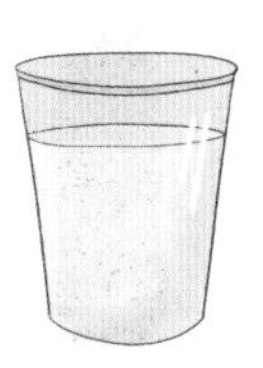
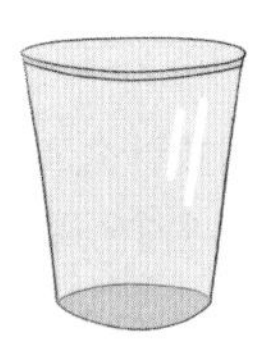

训练时长	
辅助情况	

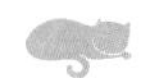

代词（他/她、他的/她的）

训练目标 提高患儿的接受性语言能力。

训练过程 向患儿呈现 1～3 张图片，图片上具有某种特征的男或女，“指一指/摸一摸/找一找/给我他的/她的 ××”，患儿能够指出正确的图片。

训练内容 他/她正在踢球/游泳/吃东西/喝饮料/跑步/睡觉；他/她穿着（特定的相同服装），他/她拿着（特定的相同物品）；他的/她的胳膊/腿/头/头发/手指，他的/她的/衬衫/裤子/鞋子/外套/袜子/，他的/她的/球/玩具/毛毯/包/饮料。

游戏步骤

指一指“正在跳绳的女孩”。
（1 个干扰项）

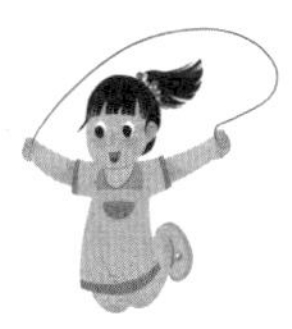
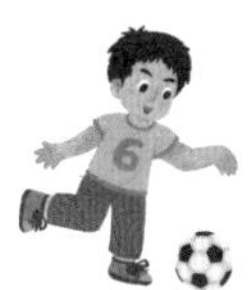

摸一摸“男孩的头发”。
（1 个干扰项）

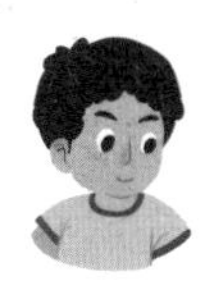
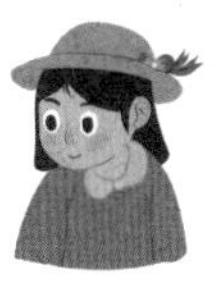

找一找“戴着帽子的阿姨”。
（1 个干扰项）

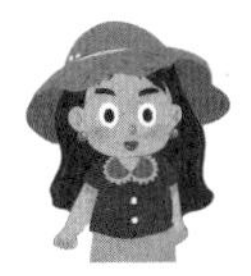
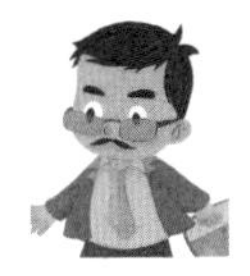

给我“男孩玩的玩具车”。
（1 个干扰项）

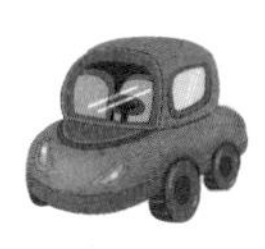
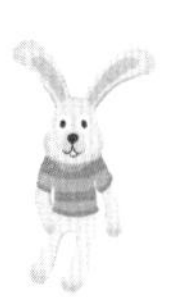

训练时长	
辅助情况	

游戏 13 代词（我 / 你、我的 / 你的）

训练目标 提高患儿的接受性语言能力。

训练过程 向患儿呈现 1～3 张图片，并说“指一指 ×× 的我”或“指一指 ×× 的你”或“摸一摸我的 / 你的 ××”，患儿能够指出正确的图片。

训练内容 鼓掌、睡觉、跳跃、进食、喝饮料、刷牙、梳头发、看电视、阅读，以及书写；我的 / 你的手臂 / 腿 / 头 / 头发 / 手指；我的 / 你的衬衫 / 裤子 / 鞋子 / 外套 / 袜子；我的 / 你的球 / 玩具 / 包 / 饮料。

游戏步骤

指一指“正在摸鼻子的我”。（1 个干扰项）

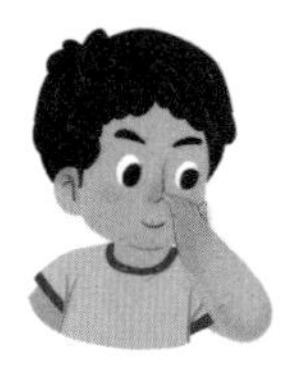

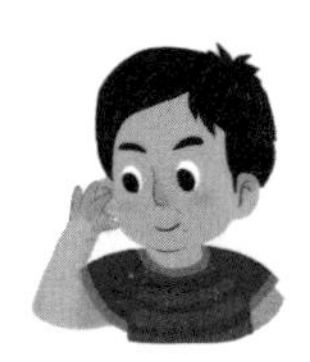

指一指“正在拍皮球的我”。（1 个干扰项）

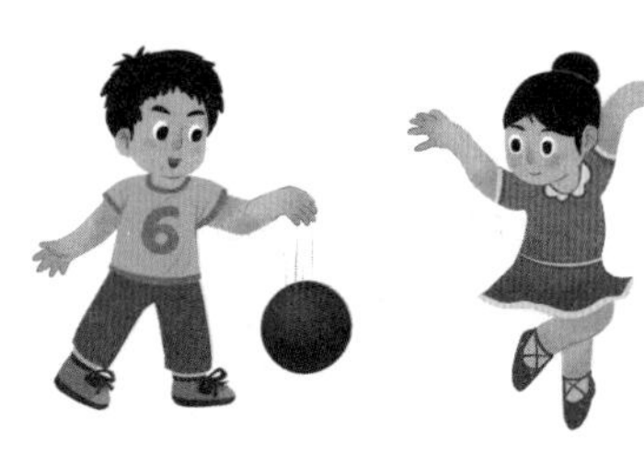

摸一摸“我的衬衫”。

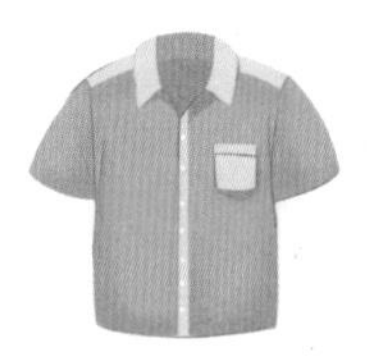

摸一摸“你的鞋子”。

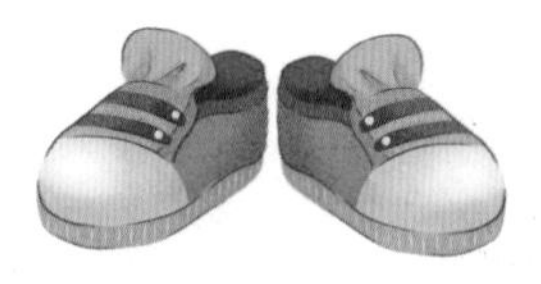

训练时长	
辅助情况	

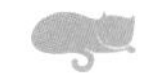

代词（我们 / 他们、我们的 / 他们的）

训练目标　提高患儿的接受性语言能力。

训练过程　向患儿呈现 1 ~ 3 张图片，并说：“我们 / 他们正在 × ×”或“指我们的 / 他们的 × ×”，患儿能够指出正确的图片。

训练内容　他们的 / 我们的铅笔 / 饮料 / 零食 / 球 / 自行车 / 书包 / 玩偶 / 电话；我们 / 他们正在挖洞，我们 / 他们正在鼓掌，我们 / 他们正在跳跃，我们 / 他们正在喝饮料，我们 / 他们正在吹泡泡，我们 / 他们正在画画，我们 / 他们正在睡觉，我们 / 他们正在玩游戏，我们 / 他们正在涂色，我们 / 他们正在游泳。

游戏步骤

指出“我们正在吃蛋糕”。（1 个干扰项）

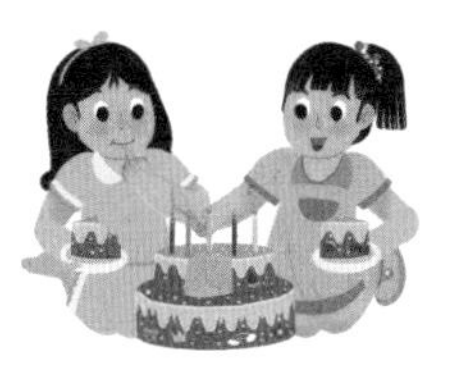

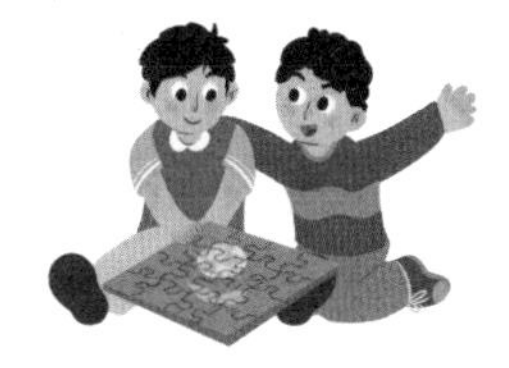

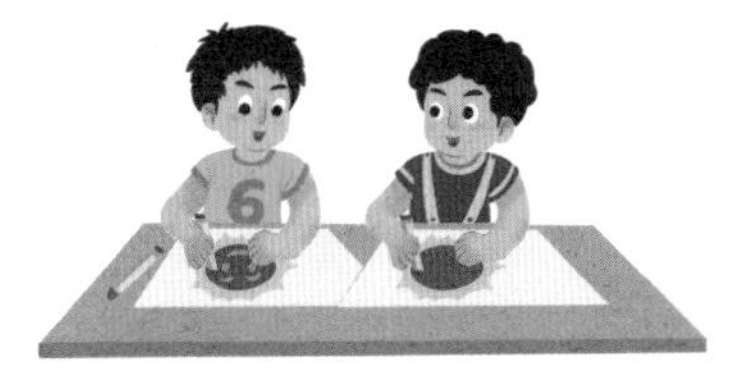

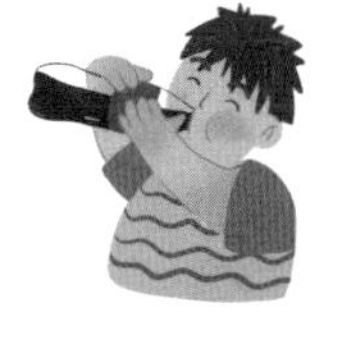

②

指出“我们正在画画”。（1 个干扰项）

指出“他们正在游泳”。（1 个干扰项）

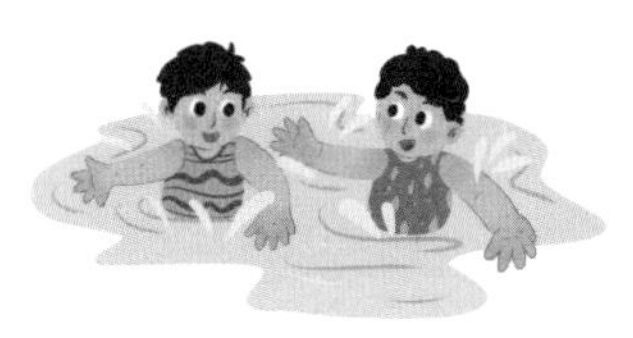

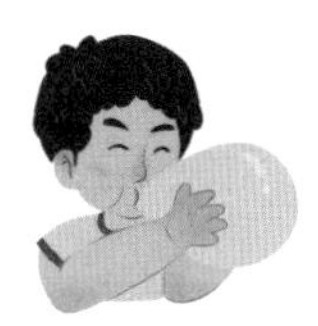

训练时长	
辅助情况	

游戏 15 接受指令（两步）

训练目标 提高患儿的接受性语言能力。

训练过程 给予患儿一个分两步完成的口头指令，患儿能够跟随指令做出正确回应。

训练内容 拿起 ×× 再递给 ××，站起来然后拿取 ××，拍手然后摸头，站起来然后跺脚，站起来然后转身，拿起 ×× 再放在架子上，递给我蓝色的 ×× 和红色的 ××，穿过这个房间然后拿到 ××，坐下然后将手放在桌子上，拿起蜡笔然后涂色等。

游戏步骤

① 先站起来，然后跺脚。

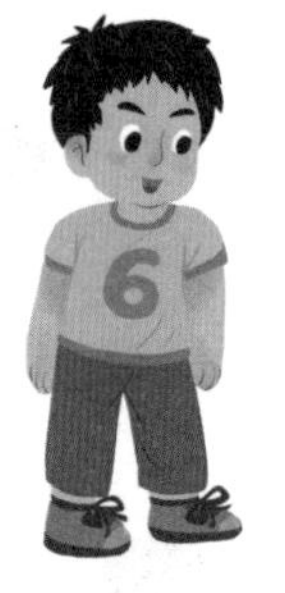

② 先蹲下，然后坐在地上。

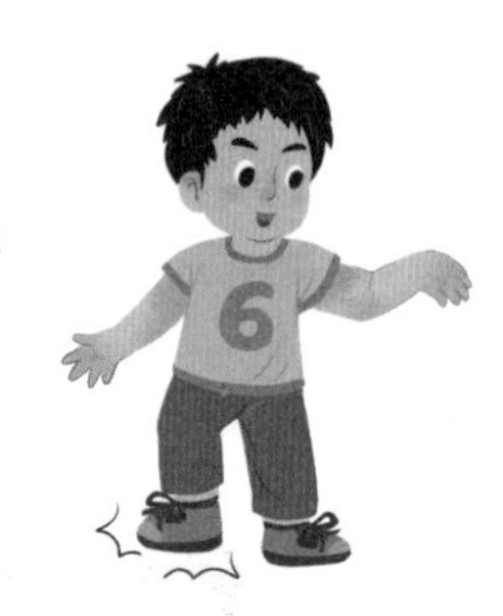

③ 拿起图书，再放在书架上。

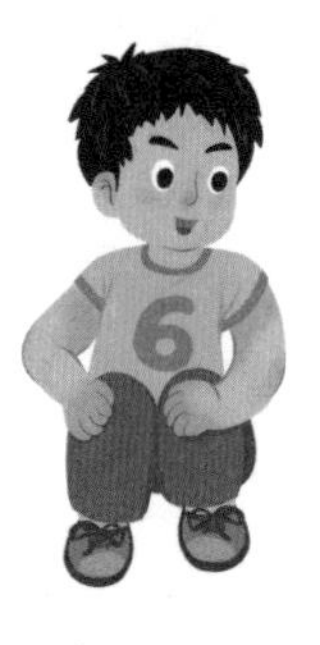

④ 拿起蜡笔，然后涂色。

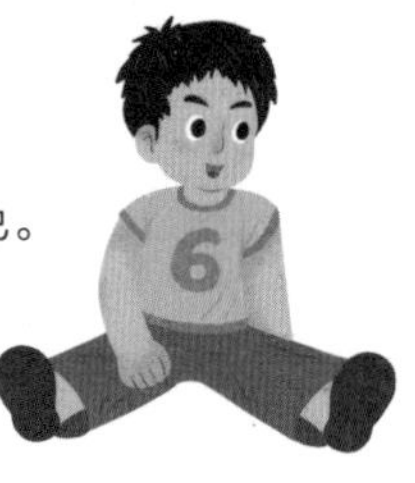

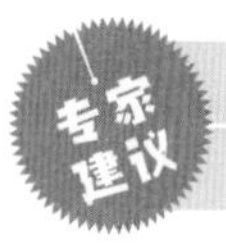

训练时长	
辅助情况	

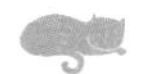

游戏16 理解各种属性

训练目标　提高患儿的接受性语言能力。

训练过程　向患儿呈现 1 ~ 3 张图片，并说“指出 / 摸摸 / 给我 ××（某种属性）的 ××（物品）”，患儿能够指出正确属性的物品图片。

训练内容　空的、满的、脏的、干净的、圆的、方的、长的、短的、大的、小的、湿的、干的、热的、凉的、硬的、软的、黯淡的、明亮的、旧的、新的等。

游戏步骤

指出“空的杯子”。（1 个干扰项）

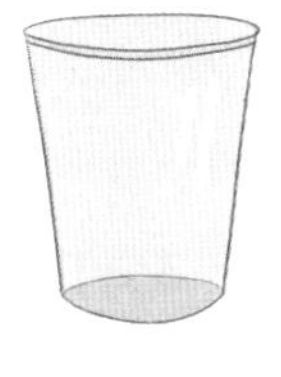

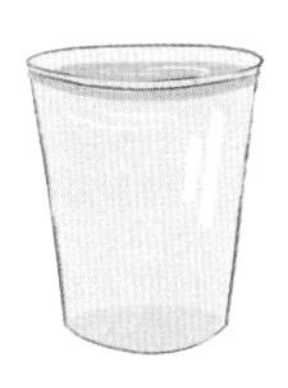

摸摸“湿的衣服”。（1 个干扰项）

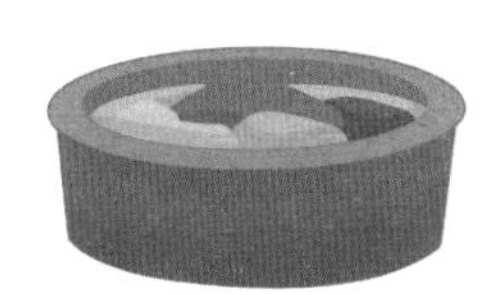

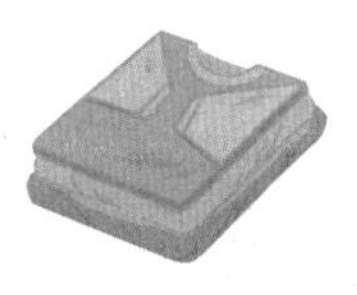

给我“热的咖啡”。（1 个干扰项）

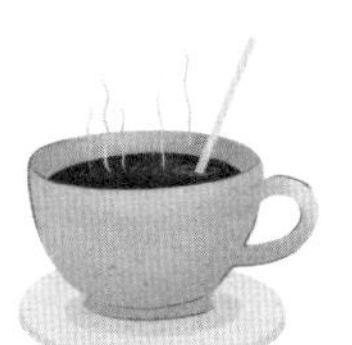

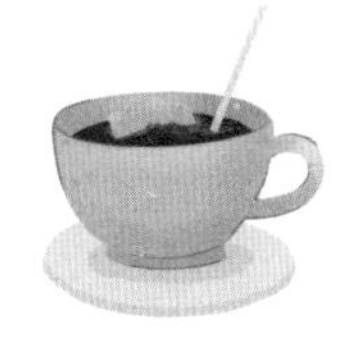

给我“圆的饼干”。（1 个干扰项）

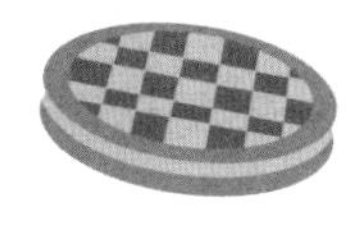

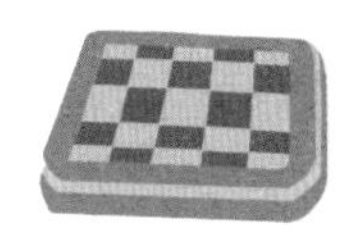

训练时长	
辅助情况	

游戏17 理解各种类别

训练目标 提高患儿的接受性语言能力。

训练过程 向患儿呈现1～3张不同类别的图片，并说“指出/摸摸/给我××”，患儿能够指出正确的图片。

训练内容 食物、衣物、动物、饮料、玩具、车辆、人、颜色、字母，以及各种乐器。

游戏步骤

①

指出“食物”。（2个干扰项）

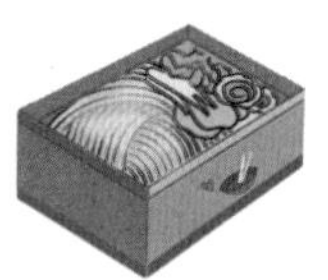
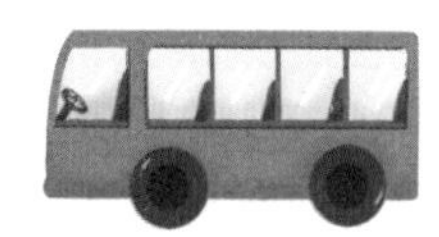
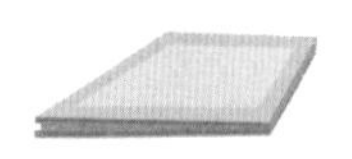

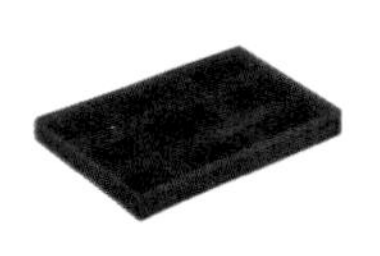

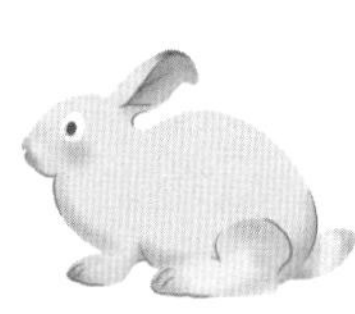

②

摸摸“动物”。（2个干扰项）

③

给我“饮料”。（1个干扰项）

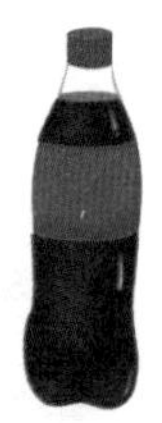
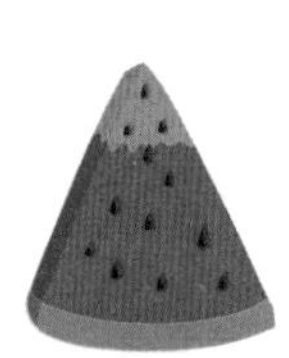
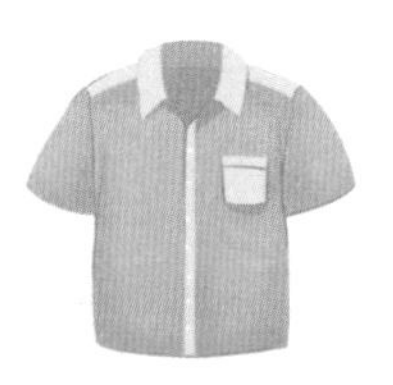

训练时长	
辅助情况	

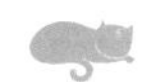

理解各种职业

训练目标　提高患儿的接受性语言能力。

训练过程　向患儿呈现 1 ~ 3 张不同职业人物的图片，并说“指出 / 摸摸 / 给我 × ×”，患儿能够指出正确的图片。

训练内容　医生、教师、飞行员、消防员、警察、快递员、护士、图书管理员、宇航员、农民等。

游戏步骤

① 摸一摸“消防员”。

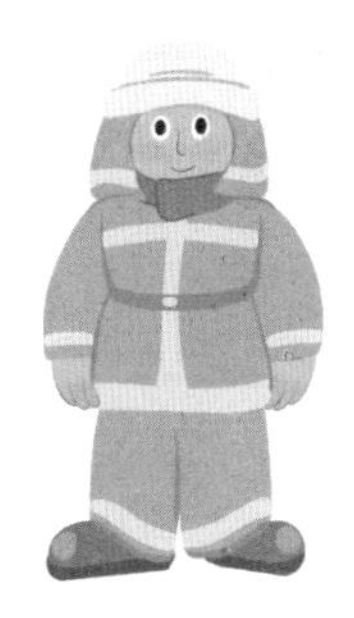

② 找到“医生”。

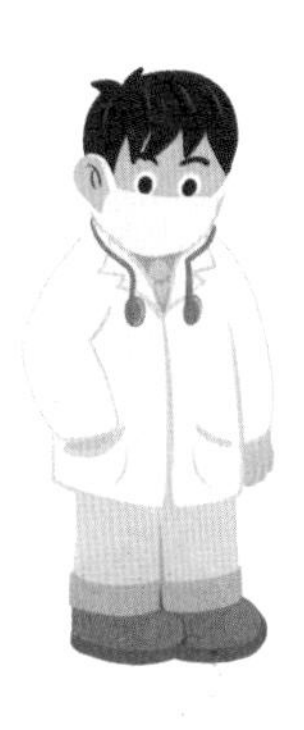

③ 指一指“警察”。

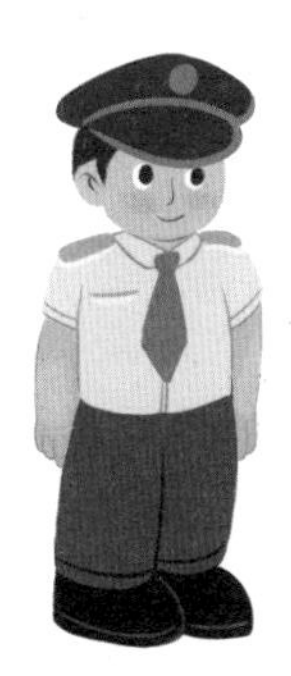

④ 指一指“教师”。

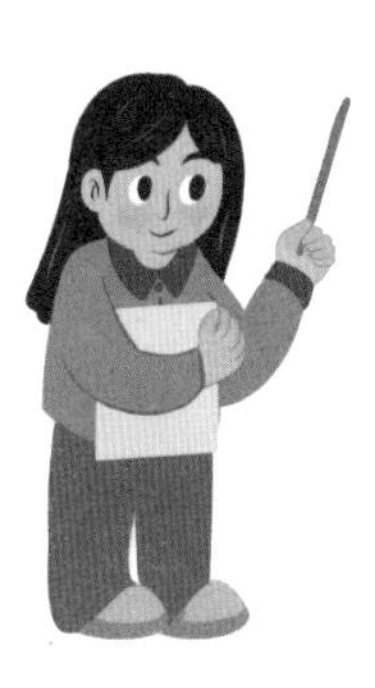

专家建议	
训练时长	
辅助情况	

游戏19 理解各类情感

训练目标 提高患儿的接受性语言能力。

训练过程 向患儿呈现1～3张图片，并说："指出/摸摸/给我××（某种属性）的××（物品）"，患儿能够指出正确属性的物品图片。

训练内容 快乐、沮丧、生气、害怕、厌烦、目瞪口呆、惊喜、不舒服、放松，以及害羞。

游戏步骤

① 指出"伤心的表情"。（1个干扰项）

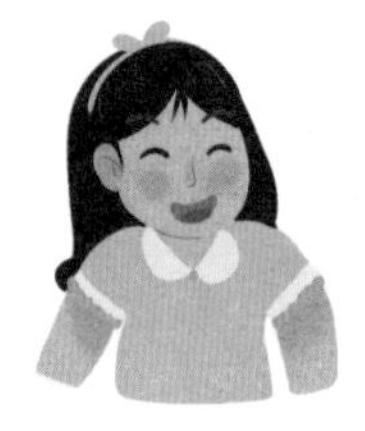

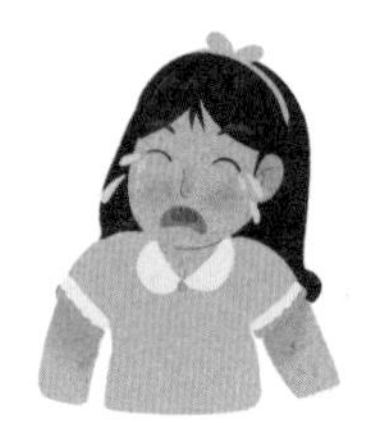

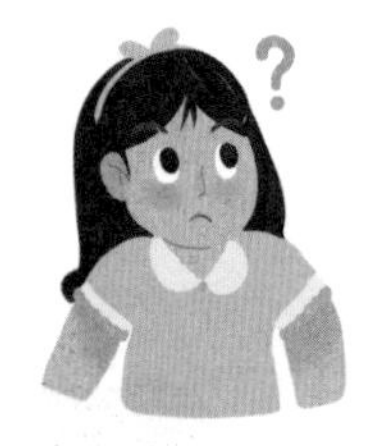

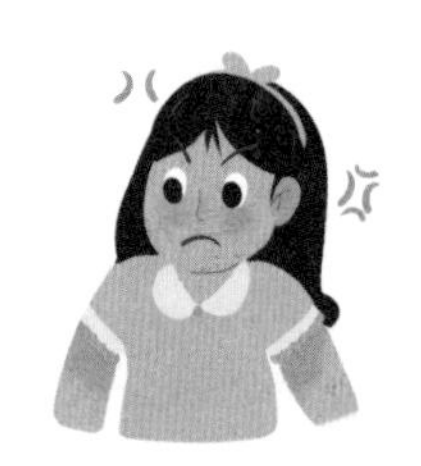

② 指出"生气的表情"。（1个干扰项）

③ 指出"害羞的表情"。（1个干扰项）

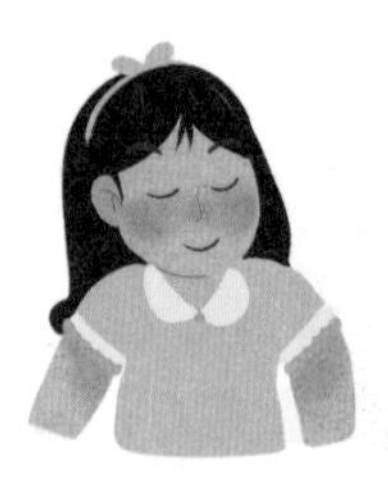

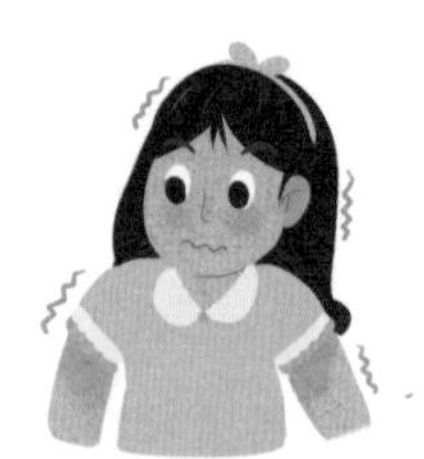

训练时长	
辅助情况	

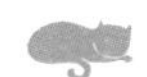

游戏 20 了解身体各部位功能

训练目标　提高患儿的接受性语言能力。

训练过程　向患儿呈现 1 ~ 3 张不同身体部位图片，并说“指出 / 找找 / 给我用来 × × 的部位”，患儿能够指出正确图片。

训练内容　看 / 眼睛，听 / 耳朵，闻 / 鼻子，吃 / 嘴巴，碰触 / 手，走路 / 腿 /，交谈 / 嘴巴，亲吻 / 嘴唇 /，书写 / 手，抓挠 / 手指。

游戏步骤

① 指出“用来说话的部位”。

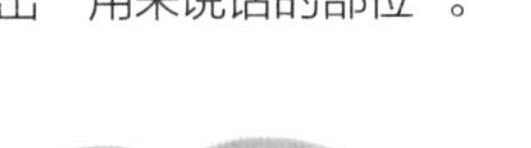

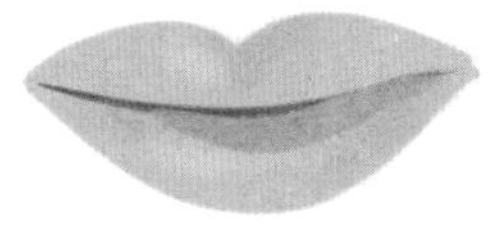

② 指出“用来听的部位”。

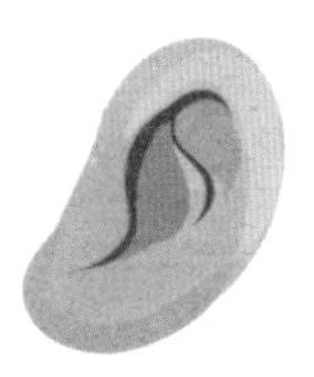

③ 给我“用来闻的部位”。

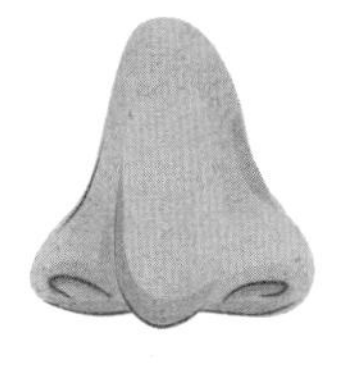

④ 给我“用来走路的部位”。

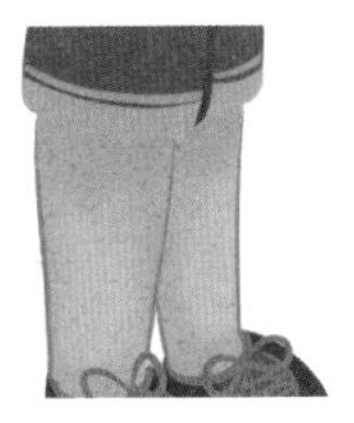

专家建议

训练时长	
辅助情况	

游戏21 了解各种物品的用途

训练目标 提高患儿的接受性语言能力。

训练过程 向患儿呈现1～3张不同物品图片，并说“指出/摸摸/给我用来××的物品”，患儿能够指出正确图片。

训练内容 喝（杯子），吃（筷子）、切（刀子或剪刀）、涂色（蜡笔）、玩耍（玩具）、坐（椅子）、骑（自行车）、擦手（毛巾）、看动画片（电视机）、写（铅笔）、睡觉（床）、打扫（扫帚）、擤鼻子（手绢）、扔（球）、刷牙（牙刷）、梳头发（梳子）、洗脸（方巾）、给出时间（钟表）、拍照（相机），以及驾驶（车辆）。

游戏步骤

指出“用来涂色的物品”。（1个干扰项）

摸摸“用来擦手的物品”。（1个干扰项）

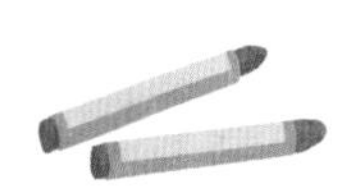

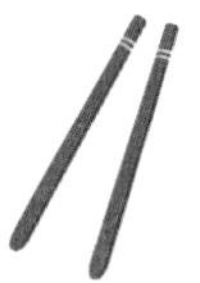

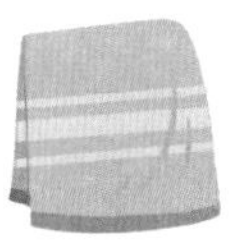

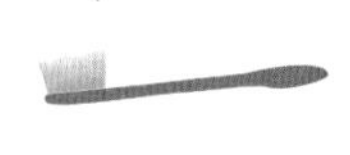

给我“用来计时的物品”。（1个干扰项）

给我“用来打扫的物品”。（1个干扰项）

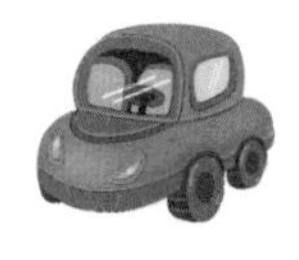

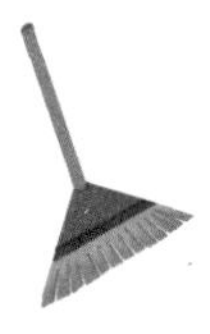

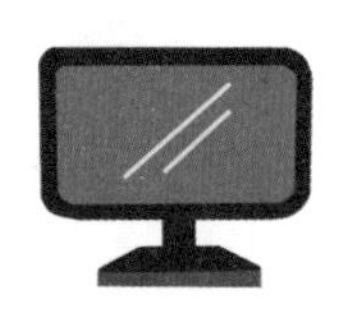

训练时长	
辅助情况	

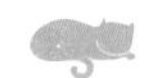

游戏 22　了解房间以及房间中的各项物品

训练目标　提高患儿的接受性语言能力。

训练过程　向患儿呈现 1 ~ 3 张多个房间的图片，并说“指一指 / 摸摸 × ×，患儿能够指出正确图片；第二阶段呈现给患儿 1 ~ 3 张某个房间某个物品的图片，并说“指出有 × ×（物品）的房间”，患儿能够指出正确图片。

训练内容　房间：厨房、客厅、餐厅、卧室、浴室、游戏房、教室、图书馆、地下室、健身房。房间中的物品：沙发、冰箱、床、马桶、电视机、微波炉、梳妆台、淋浴头 / 浴缸、椅子与桌子。

游戏步骤

指一指“卧室”。

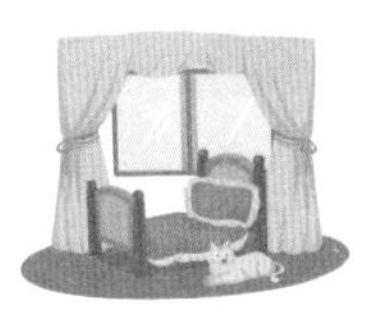

② 摸摸“有餐桌的厨房”。（1 个干扰项）

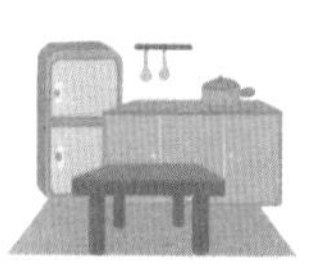

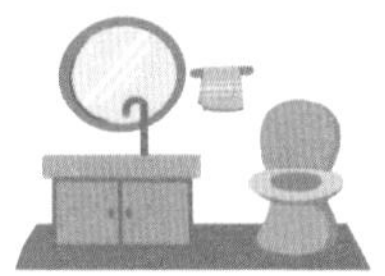

③ 指出“有电脑的房间”。

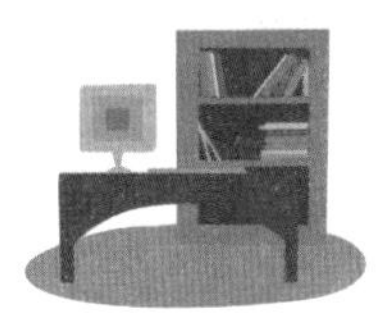

④ 指出“有马桶的房间”。（1 个干扰项）

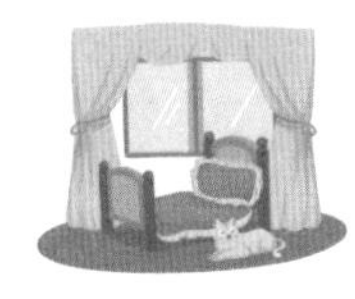

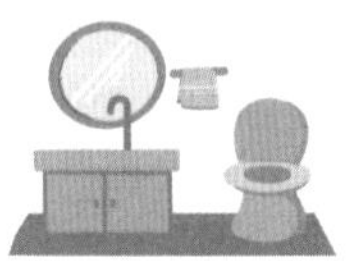

训练时长	
辅助情况	

游戏23 遵循多步指令

训练目标 提高患儿的接受性语言能力。

训练过程 向患儿发出一个需要3步才能完成的指令（例如，拿上你的书包，取出蓝色的平板电脑，然后坐在座位上），患儿能够遵循多步骤指令。

训练内容 依次触摸圆形、正方形、三角形；首先触摸木椅，然后触摸枕头，最后触摸电脑；依次指出窗户、门、天花板；先用一只脚跳，再用另一只脚跳，然后拍手；点头、拍腿、跺脚；拿上你的书包，取出蓝色的平板电脑，然后坐在座位上；打开抽屉，拿出胶带，然后把这幅画粘到墙上；等等。

游戏步骤

① 依次触摸圆形、正方形、三角形。

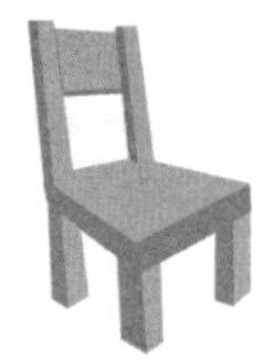
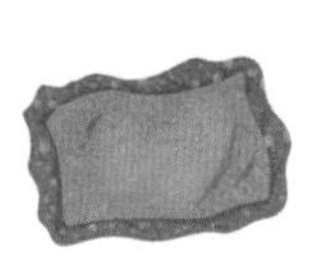
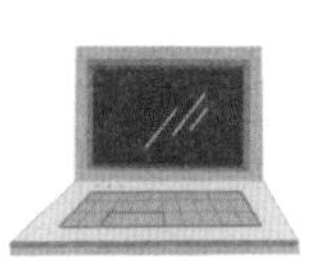

② 首先触摸木椅，然后触摸枕头，最后触摸电脑。

③ 拿上你的书包，取出蓝色的平板电脑，然后坐在座位上。

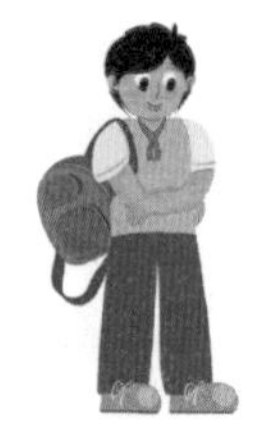
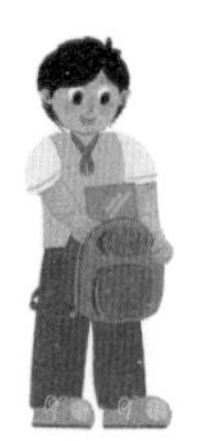
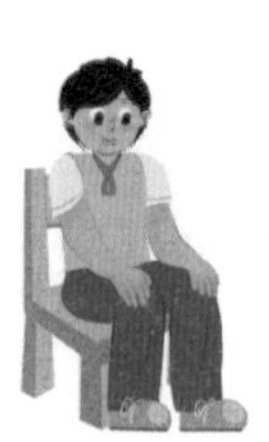

专家建议	
训练时长	
辅助情况	

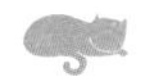

游戏 24 遵循包含否定的多步指令

训练目标　提高患儿的接受性语言能力。

训练过程　向患儿发出一条多步骤含否定的口头指令。（例如，触摸椅子，然后触摸桌子，但是不要触摸亮灯的桌子）。

训练内容　触摸桌子，然后触摸没有人坐的椅子；触摸椅子，然后触摸桌子，但是如果灯亮着就不要触摸桌子；如果我穿着黑色衬衫就不要唱歌，除此之外都要唱歌；触摸桌子然后触摸没有关闭的台灯；如果窗户是关闭的就举起手来并且挥动手臂，否则就跺脚。

游戏步骤

触摸桌子，然后触摸没有人坐的椅子。

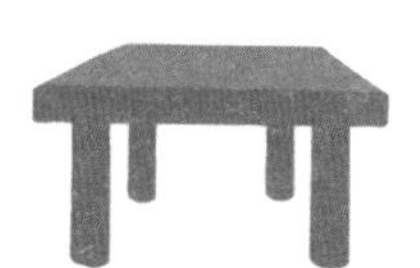
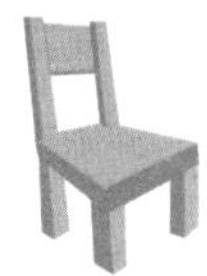
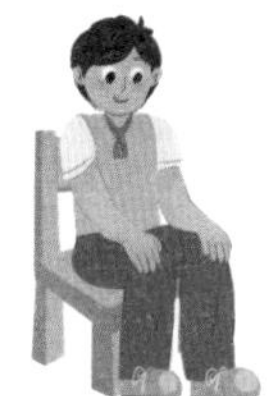

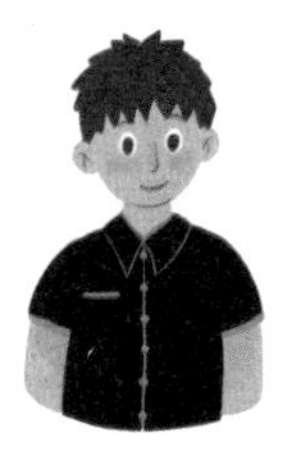
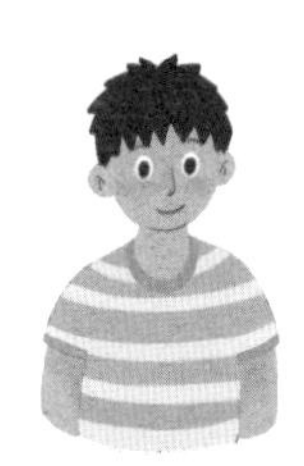

②

如果我穿着黑色衬衫就不要唱歌，除此之外都要唱歌。

如果窗户是关闭的，就举起手来并且挥动手臂。

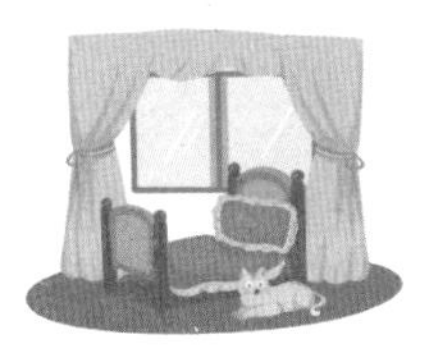
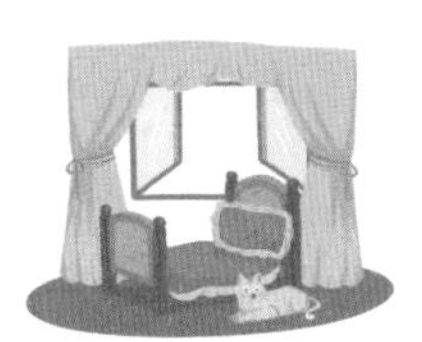

训练时长	
辅助情况	

游戏25 接受指令：关注和记忆任务

训练目标 提高患儿的接受性语言能力。

训练过程 向患儿发出一条两步口头指令，要求患儿离开教学区域（例如，“去你的卧室拿到你的鞋子”），患儿能够遵循指令。

训练内容 去【房间或学校区域】拿到××；寻找【某人】给他/她这个××；拿出你的书包找到你的××；去外边找一个××；步行到走廊的尽头拿××；去壁橱拿××；定时去外面，去拿你的鞋子和外套。

游戏步骤

①

拿出你的书包找到你的文具盒。

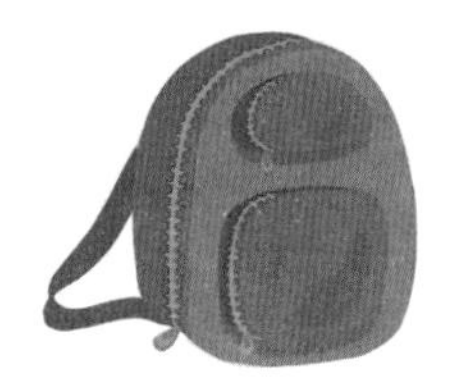

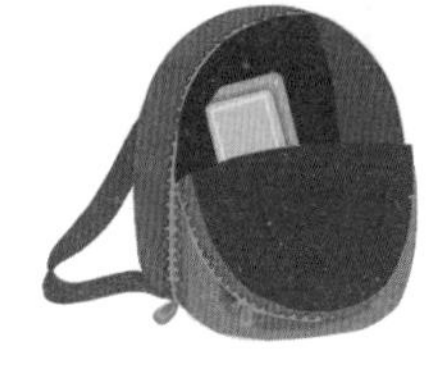

②

去外边找一个浇花的水壶。

③

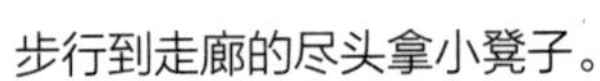

步行到走廊的尽头拿小凳子。

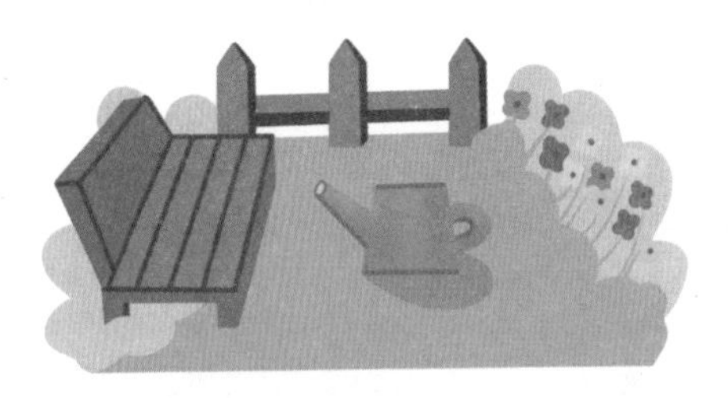

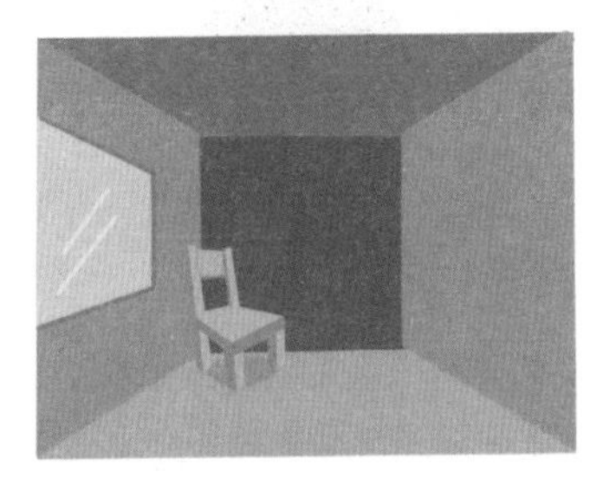

训练时长	
辅助情况	

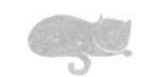

游戏26 接受指令：如果 ××，请 ××

训练目标　提高患儿的接受性语言能力。

训练过程　向患儿发出一条“如果 ××，请 ××”的指令（例如，如果你穿着短裤，请起立），患儿能够遵循指令。

训练内容　如果你穿着短裤，请起立；如果你喜欢 ××，请拍手；如果你的名字是 ××，请指着天花板；如果你在 ×× 的房间里，请举手；如果你穿着袜子，请跺脚；如果你有一个哥哥，请跳一下；如果你穿着【色彩鲜艳】，请原地转一圈；如果你今天吃了早餐，请摸一下你的脚趾；如果你的头发是棕色的，请轻拍桌子；如果你有牙齿，请做一个飞吻的动作。

游戏步骤

① 如果你穿着短裤，请起立。

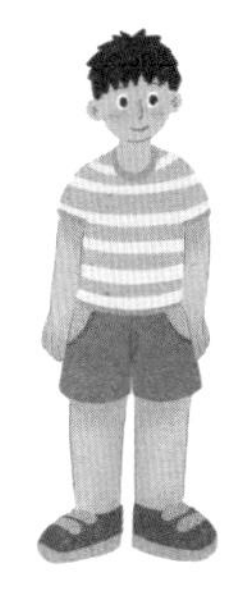

② 如果你穿着袜子，请跺脚。

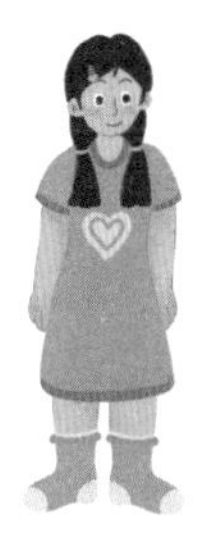

③ 如果你今天吃了早餐，请摸一下你的脚趾。

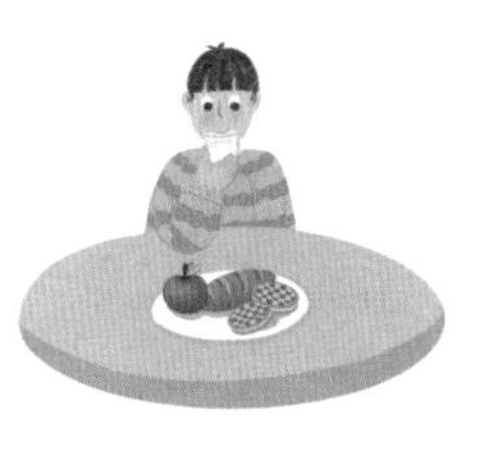

④ 如果你的头发是棕色的，请轻拍桌子。

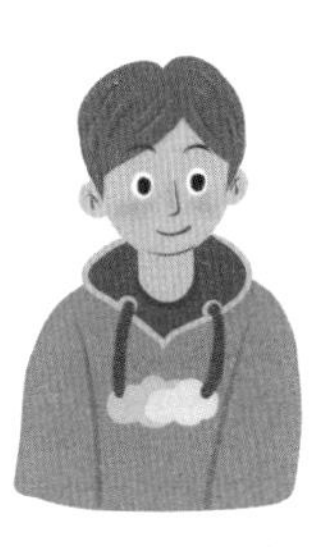

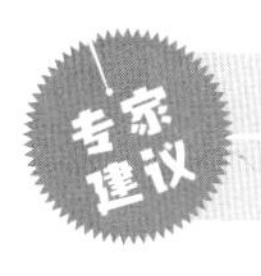

训练时长	
辅助情况	

游戏27 接受指令（三步）

训练目标 提高患儿的接受性语言能力。

训练过程 向患儿发出一条三步口头指令（例如，拍手、摸头和转身），患儿能够按顺序遵循指令。

训练内容 摸你的鼻子、眼睛和耳朵；把小汽车、卡车和婴儿图片给我；指出 ××，××，还有 ××；把 ××、×× 和 ×× 放到架子上；捡起 ××、×× 和 ××；走进 ×× 房间，拿上 ×× 然后把它交给我；拿上 ××，把它带去给妈妈然后回来；上楼拿上你的袜子、鞋子和上衣；去【某人的】房间拿 ×× 和 ××。

游戏步骤

把小汽车、卡车和婴儿图片给我。

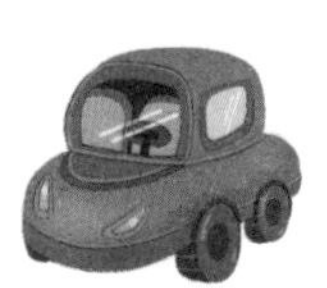

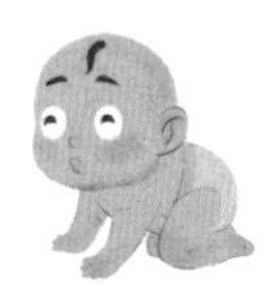

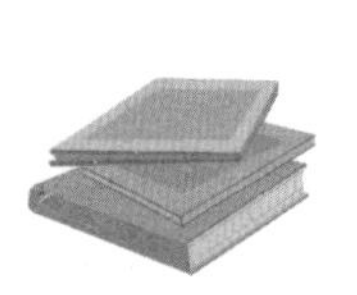

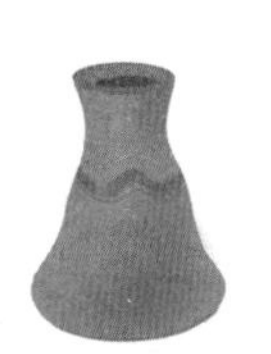

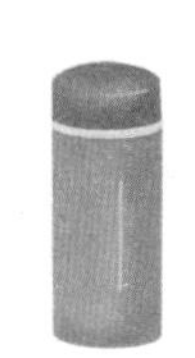

②

把图书、花瓶和保温杯放到架子上。

上楼拿上你的袜子、鞋子和上衣。

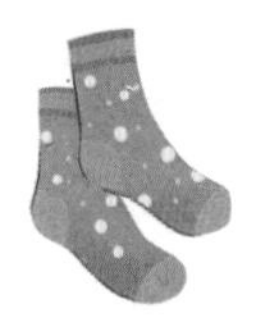

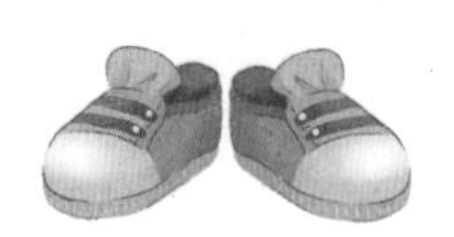

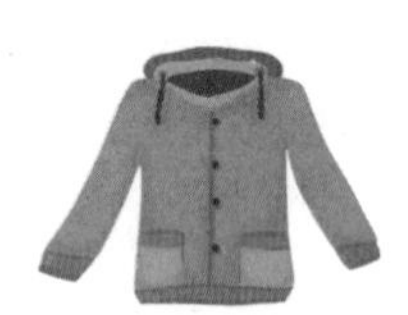

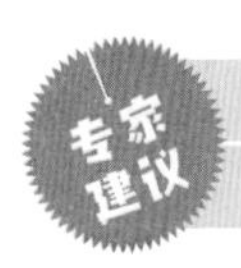

训练时长	
辅助情况	

游戏 28　接受物体成分词汇

训练目标　提高患儿的接受性语言能力。

训练过程　向患儿呈现 1、2 或 3 件用不同材料制作的物品或者物品的图片，并说“触摸 × ×”，“给我 × ×”，或者“指出 × ×”（例如，出示一张餐巾纸、一个玻璃碗、一个塑料汤勺，并说“摸一下玻璃做的物品”），患儿能够触碰、递给、指出正确的物品。

训练内容　木制品、纸制品、玻璃制品、塑料制品、金属制品、布制品、皮革制品、石制品、水泥制品、砖制品。

游戏步骤

摸一下玻璃做的物品。（1 个干扰项）

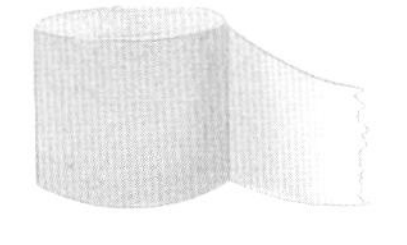

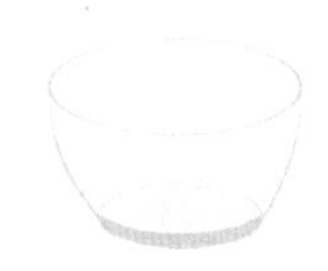

摸一下塑料做的物品。（1 个干扰项）

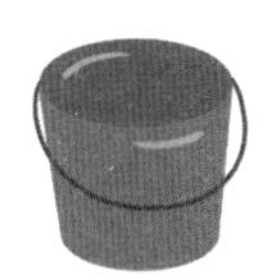

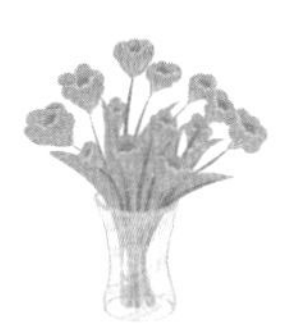

③

给我金属做的物品。（1 个干扰项）

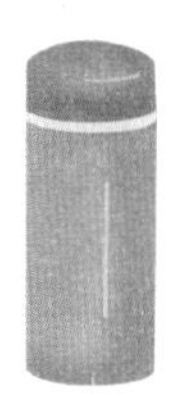

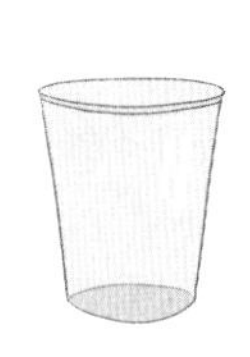

找到木材做的物品。（1 个干扰项）

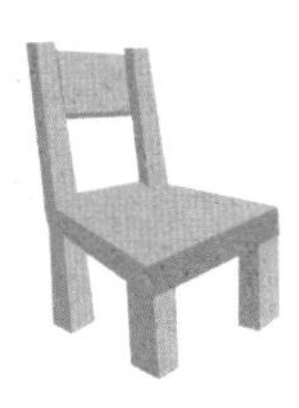

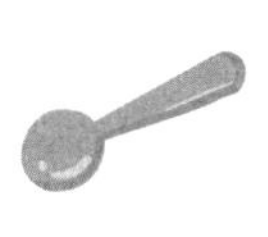

训练时长	
辅助情况	

游戏29 根据描述识别物品

训练目标 提高患儿的接受性语言能力。

训练过程 向患儿呈现1、2或3件物品或物品的图片，用2～3种属性描述物品并说“触摸××”，“给我××”，或者“指出××”，患儿能够触碰、递给、指出正确的物品。

训练内容 它是圆形的且有弹性（球）；它是红色的且长在树上（苹果）；它是白色的且在天上飘的（云朵）；它会变热，你用它来烹饪和烤火（火炉）；你可以坐在它上面踩着脚踏板，并且它可以载你去你想去的地方（自行车）；它有毛发，可以是大型的也可以是小型的，且它喜欢骨头（狗）；它有4个轮子，在轨道上行使并且需要有人驾驶它（火车）；你把果汁倒在它的里面，然后用它来喝果汁（杯子）；它有翅膀，可以飞行并发出啾啾的叫声（鸟）；它们有着丰富的色彩且你用它们着色（蜡笔）。

游戏步骤

它是圆形的且有弹性。

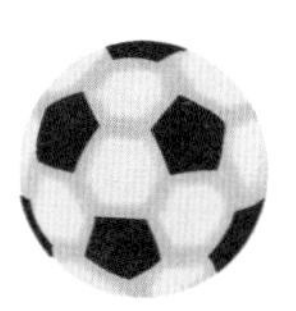

②

它是红色的且长在树上。

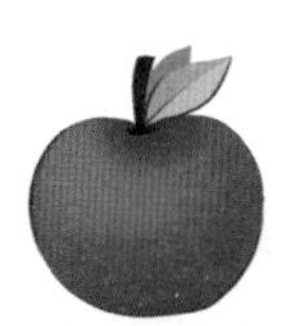

③

它有毛发，可以是大型的也可以是小型的，且它喜欢骨头。

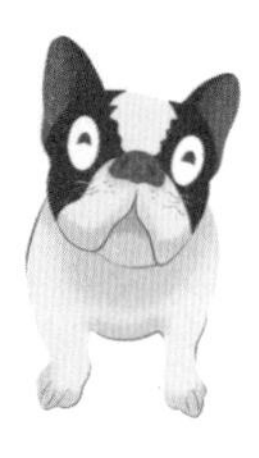

④

它有4条腿，有长长的脖子和周身的斑点。

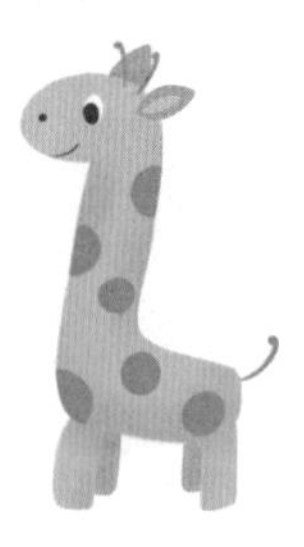

训练时长	
辅助情况	

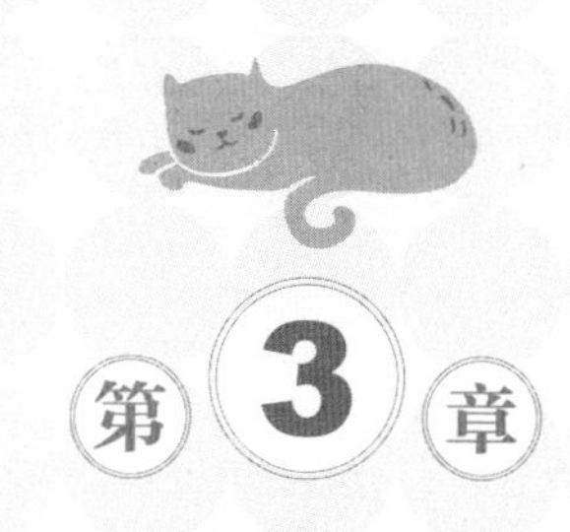

第3章 表达性语言技能训练

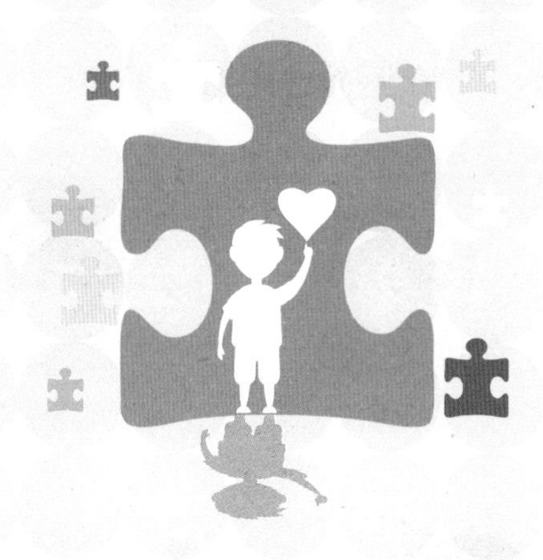

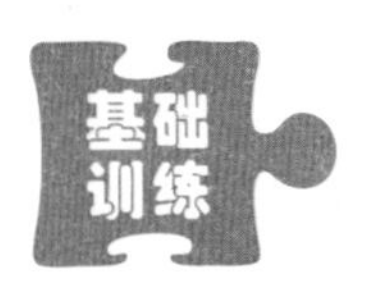

游戏30 手势沟通

训练目标 提高患儿的表达能力（包括语言和非语言）。

训练过程 第一阶段向患儿示范一个基本的手势，然后说“这样做”，患儿通过模仿手势做出回应。第二阶段对患儿说，“做 × × 给我看”（如“做‘不’的手势给我看”或“做‘过来’的手势给我看”），患儿能够展示该手势。第三阶段向患儿示范一个手势，并问他“这是什么意思？”，患儿能够对该手势进行命名。

训练内容 摇头表示“不”，点头表示“是的”，举起手臂表示“抱着我”，用特定的手势表示“全部完成”“更多”和“帮助”，挥手“表示你好 / 再见”，伸手表示“给我”，“招手表示“过来”，伸开手臂表示“停止”。

游戏步骤

这样做。

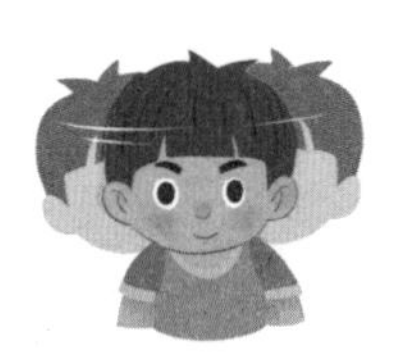

摇头

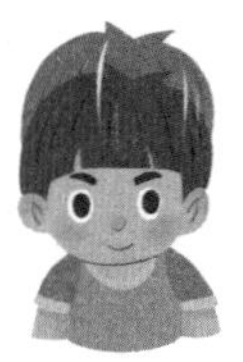

点头

② 做“再见”的手势给我看。

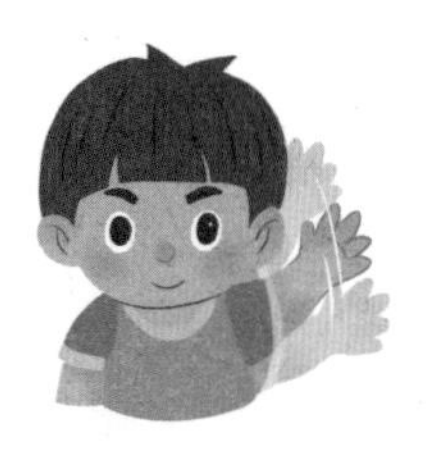

③ 做“停止”的手势给我看。

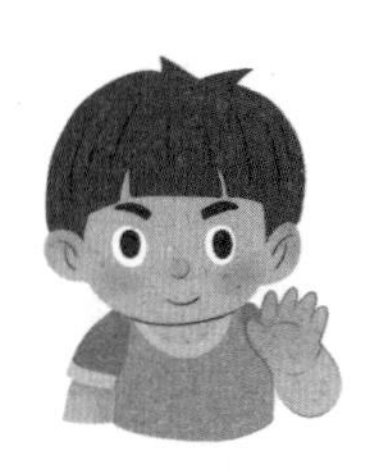

训练时长	
辅助情况	

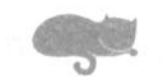

游戏31 获得成人的关注

训练目标 提高患儿的表达能力（包括语言和非语言）。

训练过程 当拿着一个患儿喜欢的项目，或患儿完成一个项目，说“让我们把它去展示给××”。例如，拿起患儿画的画时，说“我们把这个展示这个给妈妈”，患儿可以轻拍成人的肩膀或胳膊，或者接叫他们/她们的名字以获得成人的注意。

训练内容 目标是不同的人：妈妈、爸爸、奶奶、爷爷、兄弟姐妹、阿姨、叔叔、邻居、同伴、教师。建议呈现的物品：自己画的画、玩具、自己搭的积木、完成迷宫、艺术作品、自己写的数字或字母、自己完成的涂色作品。

游戏步骤

① 让我们把拼图拿去给妈妈看。

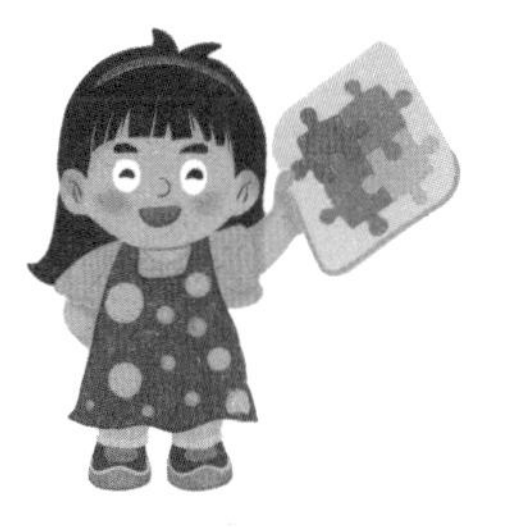

② 让我们把积木拿去给爸爸看。

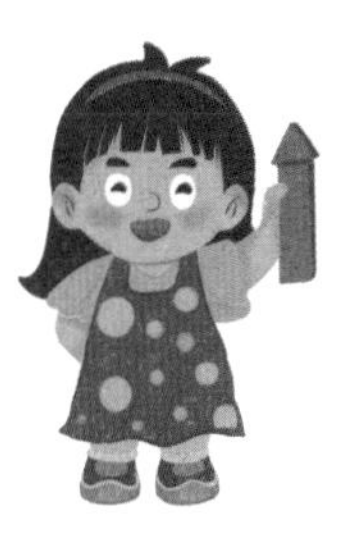

③ 让我们把毛绒兔子拿去给妹妹看。

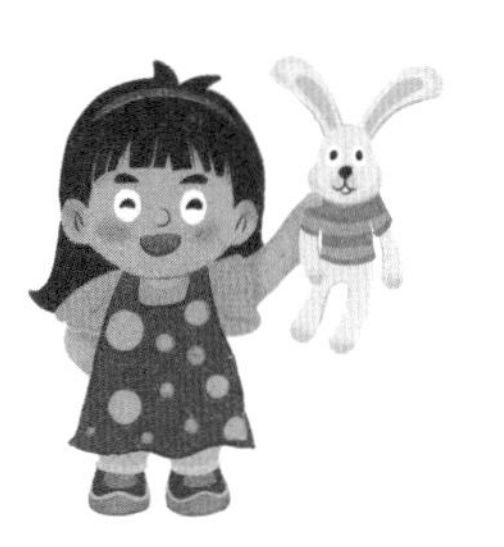

④ 让我们把画册拿去给哥哥看。

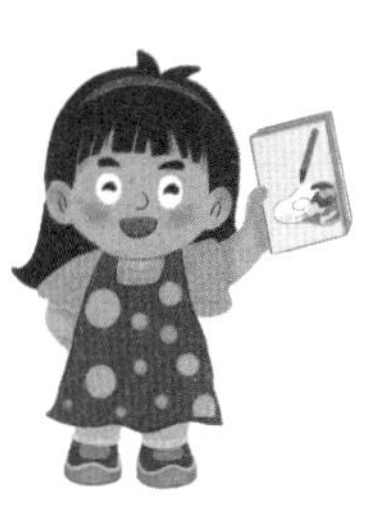

训练时长	
辅助情况	

游戏32 模仿字母发音

训练目标 提高患儿的表达能力（包括语言和非语言）。

训练过程 对患儿说“模仿发 × 音”，患儿能够正确模仿发音。

训练内容 63个拼音（声母有23个，韵母有24个，整体认读音节有16个）。

游戏步骤

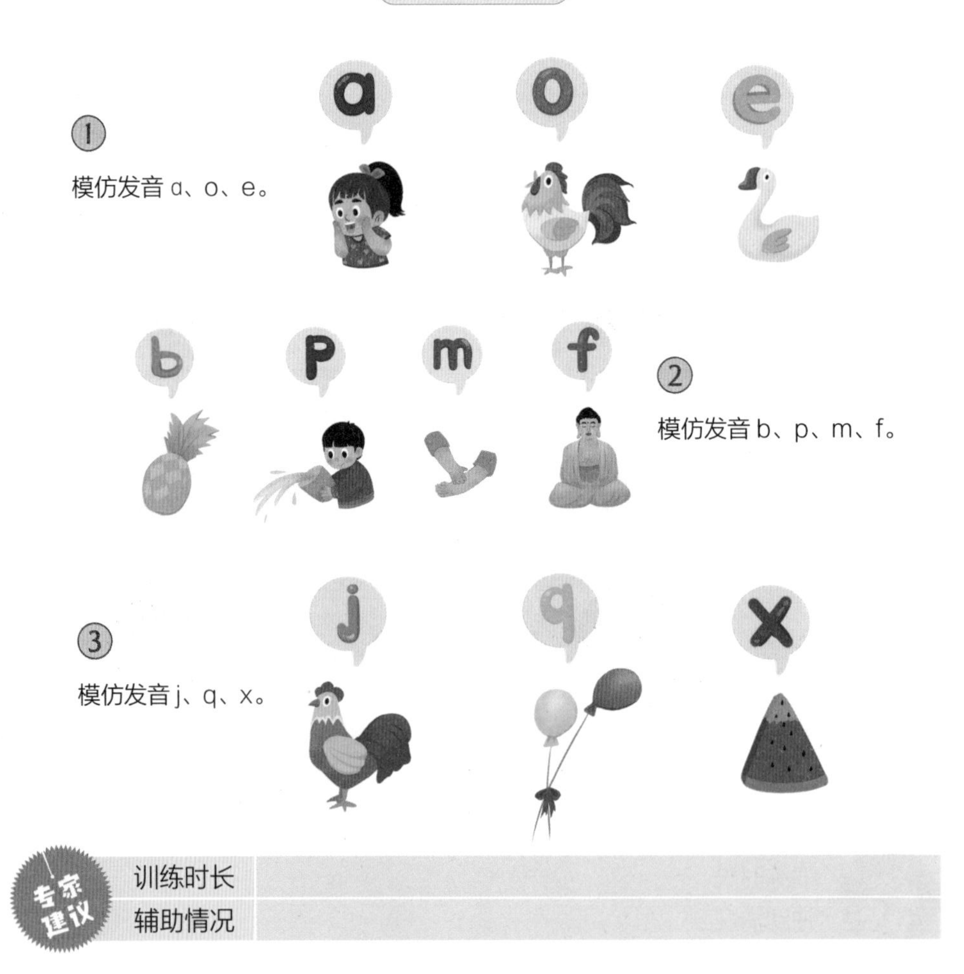

专家建议	
训练时长	
辅助情况	

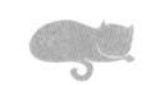

命名自然环境物品

训练目标　提高患儿的表达能力（包括语言和非语言）。

训练过程　给患儿看一张自然界物体的图片（比如树），然后问“这是什么？”，患儿能够用词语或者句子结构来命名该物体。如果患儿完全没有语言，则要首先进行言语模仿训练。

训练内容　树、云、草、花、太阳、石头、泥土、山、河流、月亮、彩虹和树叶。

游戏步骤

这是什么?

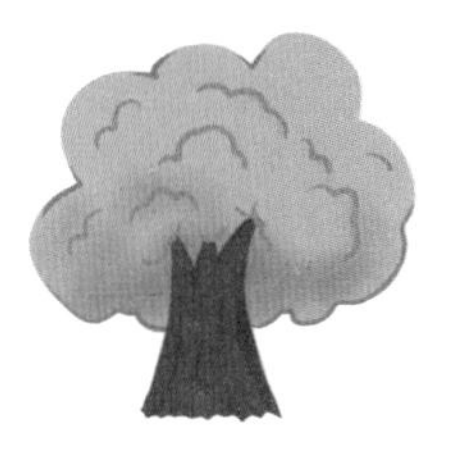

这是什么?

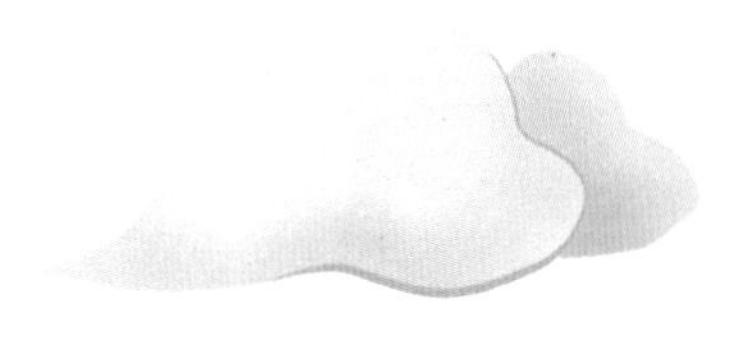

③

这是什么?

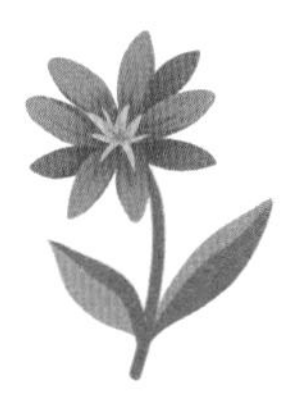

这是什么?

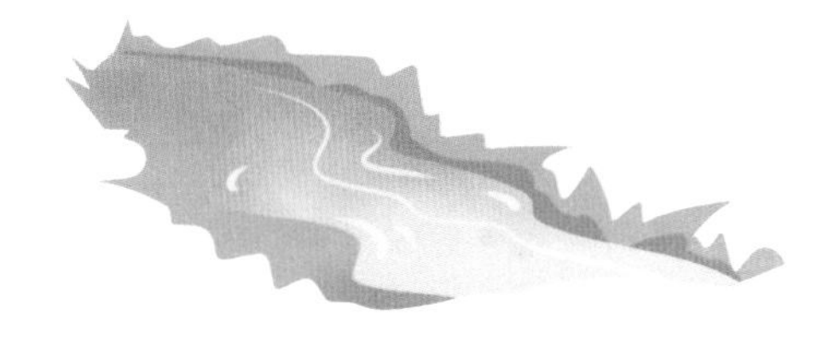

训练时长	
辅助情况	

命名娱乐物品和活动

训练目标 提高患儿的表达能力（包括语言和非语言）。

训练过程 给患儿看一种娱乐物品或休闲器物和活动的图片，问“这是什么？”，患儿能够用词语或者句子结构来命名看到的图片或实物。

训练内容 电脑视频游戏、球类游戏、棋盘游戏、滑板、自行车、蹦床等。

游戏步骤

这是什么？

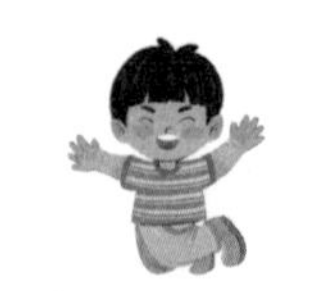

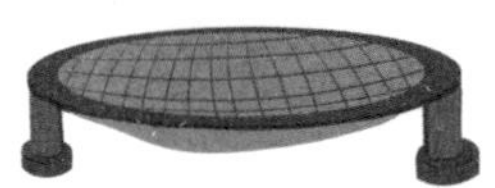

这是什么？

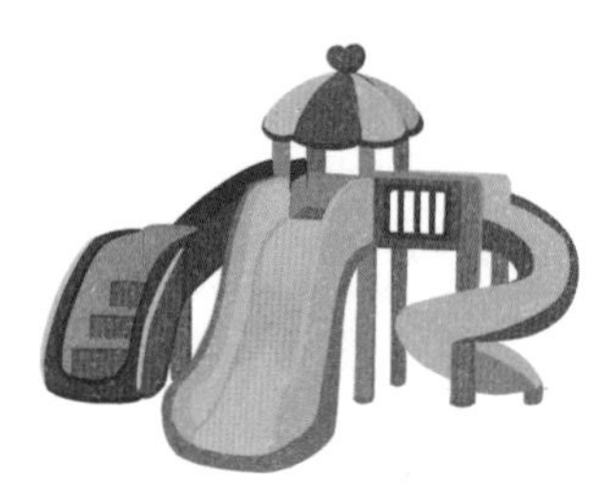

这是什么？

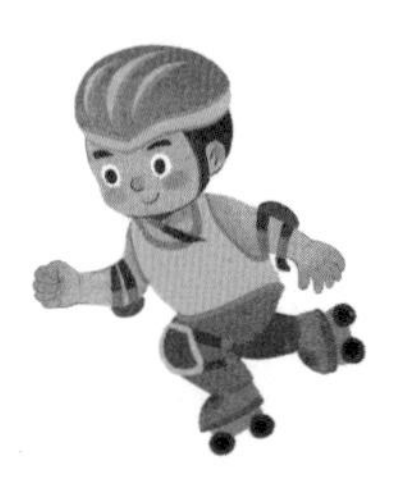

④

这是什么？

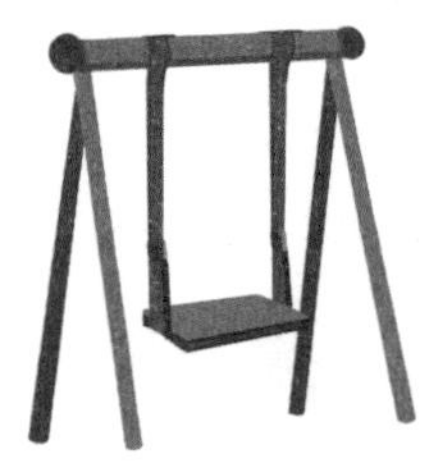

训练时长	
辅助情况	

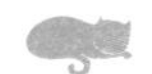

游戏 35 命名地点词汇

训练目标 提高患儿的表达能力（包括语言和非语言）。

训练过程 给患儿看一张地点的图片，然后问“这是哪里？”，患儿能够用词语或者句子结构来命名看到的图片或实物。

训练内容 家、动物园、学校、杂货店、机场、沙滩、农场、饭店、玩具店、医院、操场、城市。

游戏步骤

这是哪里?

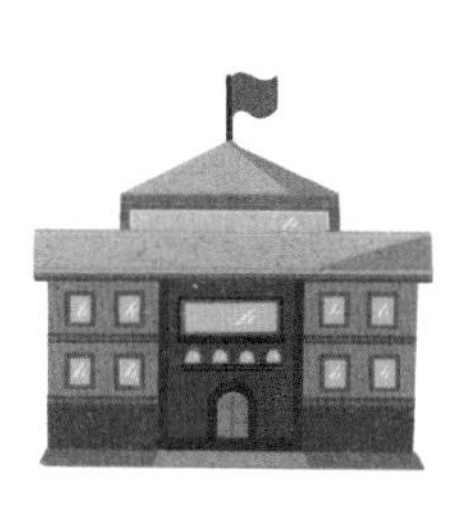

② 这是哪里?

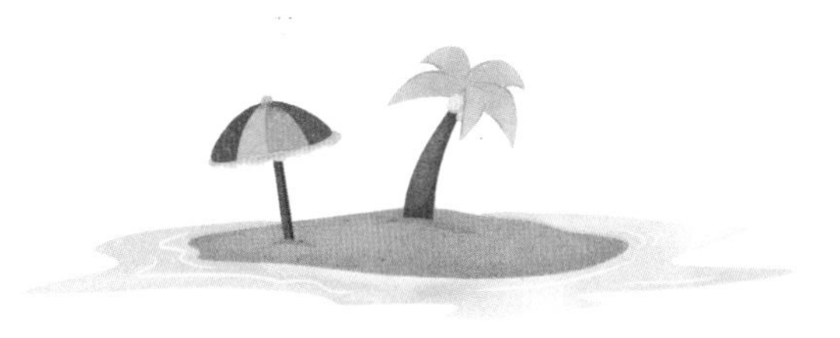

③ 这是哪里?

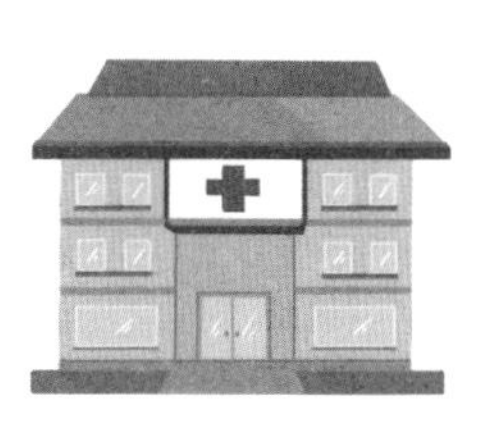

④ 这是哪里?

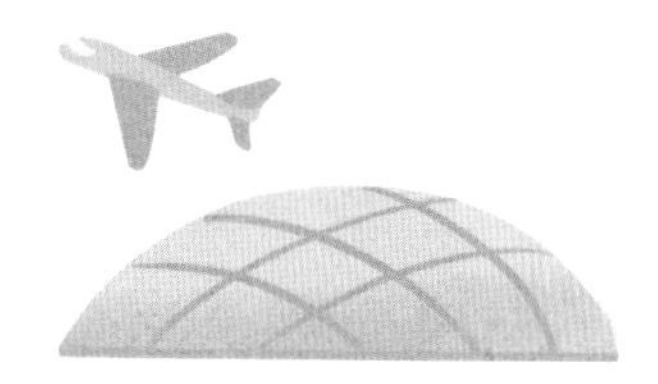

训练时长	
辅助情况	

游戏36 命名物品方位

训练目标 提高患儿的表达能力（包括语言和非语言）。

训练过程 给患儿看一个可移动的物体（如积木）和一个参照物，然后问“可移动的物体在哪里？”例如把一个小球放到一个杯子上，然后问“球在哪里？”，患儿能够用词语或者句子结构来命名看到的图片或实物。

训练内容 在……上、在……里、在……下、在……旁、在……后、在……前、在……旁、在……中间、在……上和在……下。

游戏步骤

毛绒玩具在哪里？

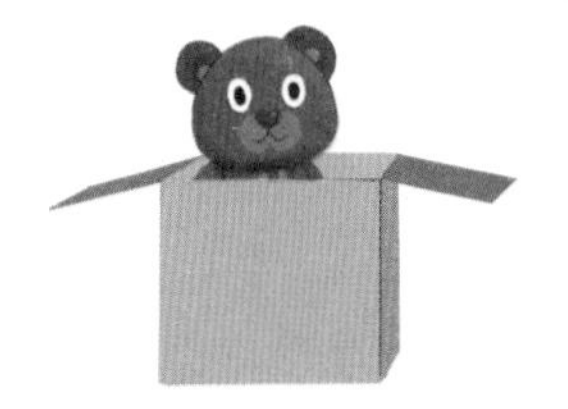

毛绒玩具在哪里？

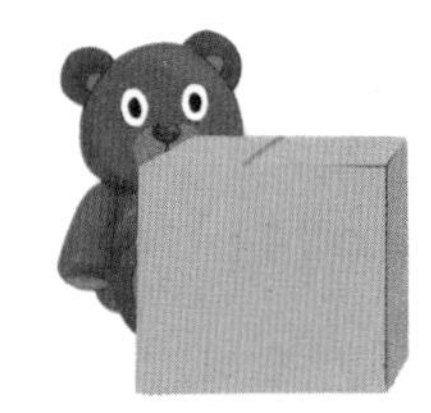

③

毛绒玩具在哪里？

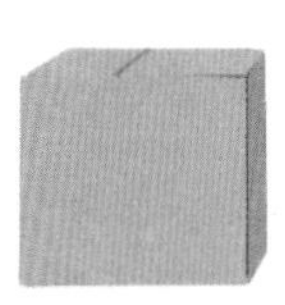
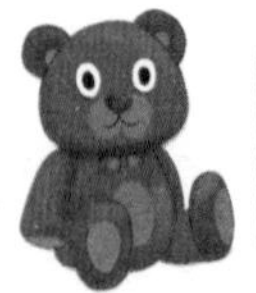
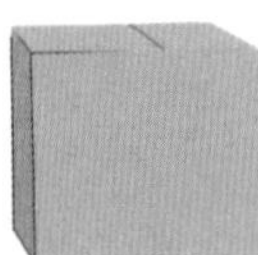

④

毛绒玩具在哪里？

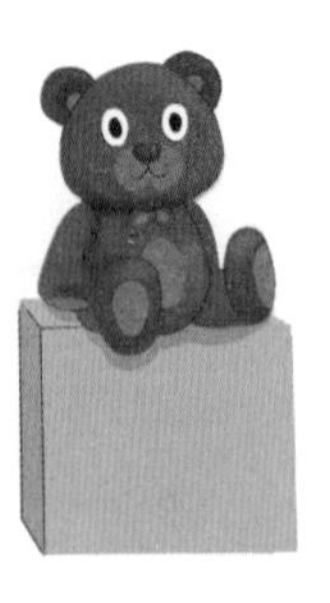

训练时长	
辅助情况	

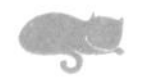

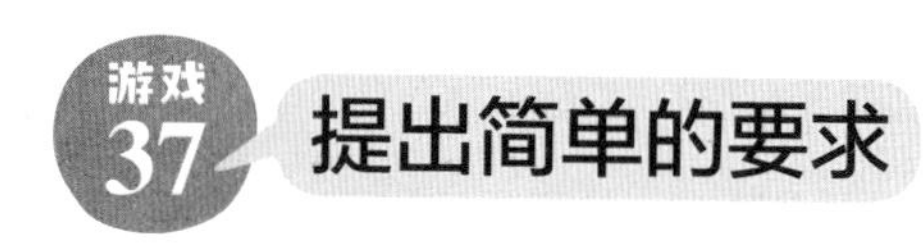

游戏 37 提出简单的要求

训练目标 提高患儿的表达能力（包括语言和非语言）。

训练过程 第一阶段给患儿呈现一个他想要的东西，然后问“你想要什么？”，患儿能够通过词语或者句子结构表达想要的东西；第二阶段给患儿呈现一个他想要的东西，然后藏起来，并问“你想要什么？”，患儿会用一个或多个词汇来要这样东西，或者他也可以用一个或多个手语，或者辅助沟通工具来表达需求。

训练内容 患儿感兴趣或者想要的东西，如小吃、食品、饮料、喜爱的玩具、运动或者令人愉悦的项目。

游戏步骤

① 你想要什么？

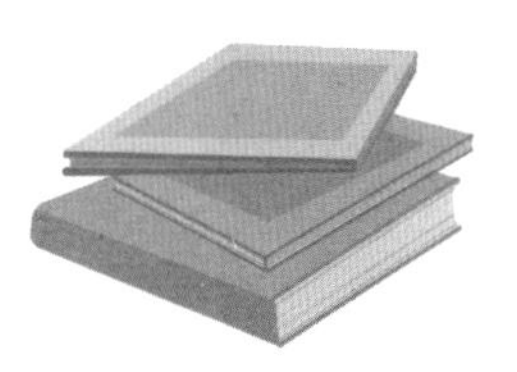

② 你想要什么？

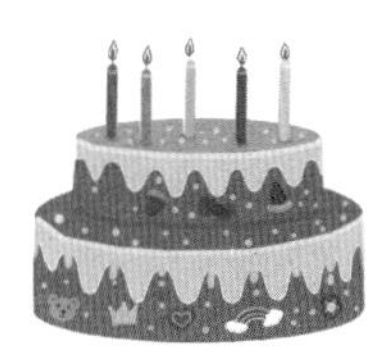

③ 你想要什么？

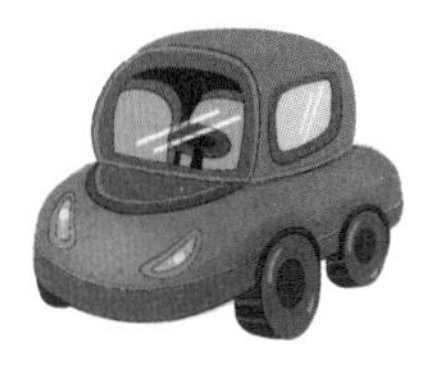

④ 你想要什么？

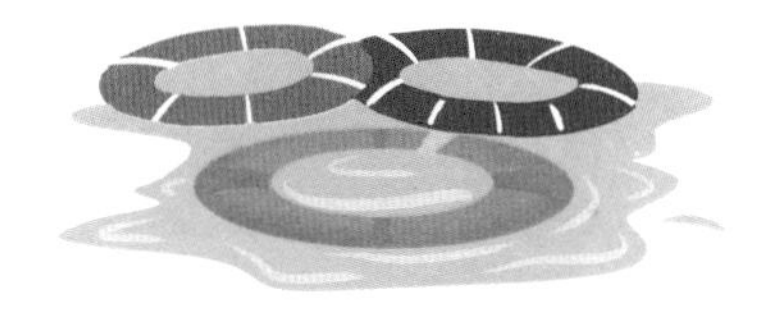

专家建议	
训练时长	
辅助情况	

游戏38 对于想要物品回答简单的“是 / 不是”问题

训练目标 提高患儿的表达能力（包括语言和非语言）。

训练过程 给患儿呈现一个他想要或者他不想要的物品，然后问“你想要××（物品名称）吗?”，患儿能够正确回答“是”与“不是”。无语言能力的患儿用动作（点头或摇头）、书面回答、辅助工具等方法来回答“是”与“不是”都视为正确反应。

训练内容 想要的物体和玩具：一些功能性的强化物或儿童喜好的强化物，如喜爱的零食、毯子和游戏等。不想要的物体和玩具：一些非功能性的刺激物，如塑料碗、旧的鞋子、帽子或餐巾。

游戏步骤

你想要薯片吗?

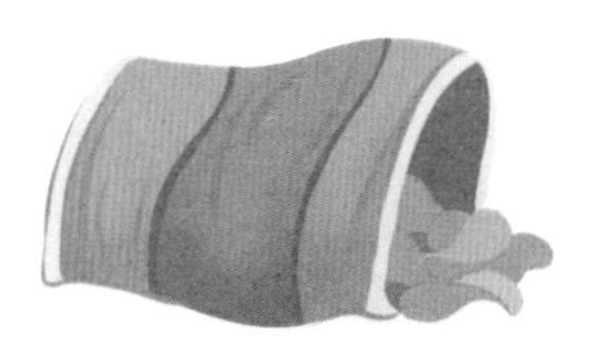

你想要毛绒玩具吗?

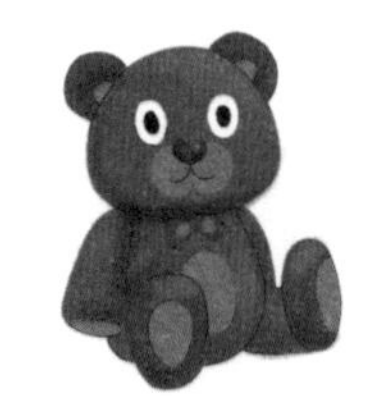

你想要帽子吗?

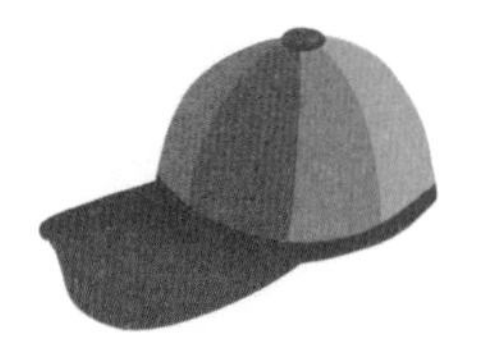

你想要轮滑吗?

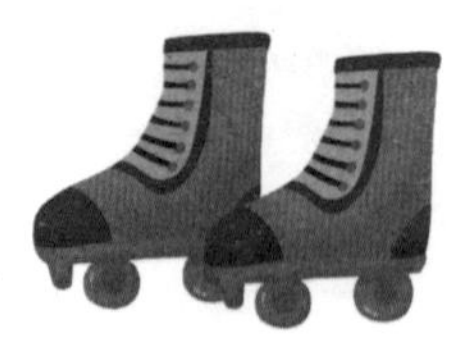

专家建议	
训练时长	
辅助情况	

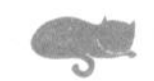

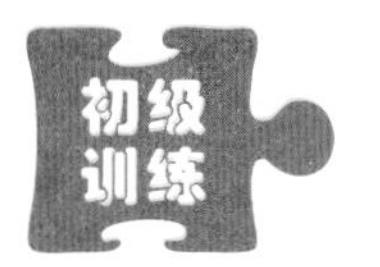

游戏39 回答简单的关于“什么”的问题

训练目标 提高患儿的表达性语言能力。

训练过程 向患儿呈现一张图片，随后结合图片询问一个简单的关于“是什么”的问题，患儿能够正确回答问题。第二阶段，不呈现图片，直接问关于“什么”的问题，患儿可以正确回答。

训练内容 这个人在吃什么？这个人在喝什么？这个人用什么在写字？正在擦拭什么？正在洗什么？正在做什么？正在用什么？正在闻什么？正在驾驶什么？我们坐在什么上面？（椅子。）猴子吃什么？（香蕉。）我们正在用什么涂色？（蜡笔。）我们用什么来看时间？（钟表。）下雨了我们要用什么？（雨伞。）我们在什么上面睡觉？（床。）我们用什么来看动画片？（电视机。）我们用什么来打扫？（扫帚。）我们用什么来擤鼻子？（手绢）下雪时我们脚上应该穿什么？（靴子。）

游戏步骤

① 这个人在吃什么？

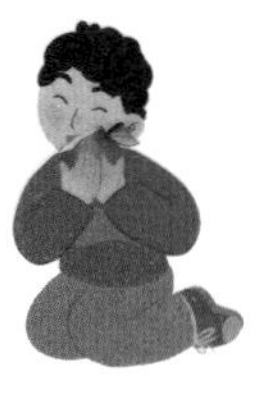

② 这个人用什么在写字？

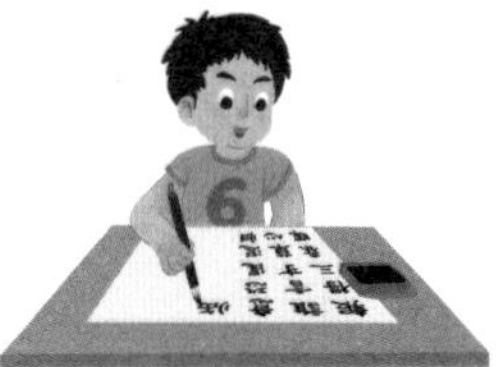

③ 下雨了我们要用什么？

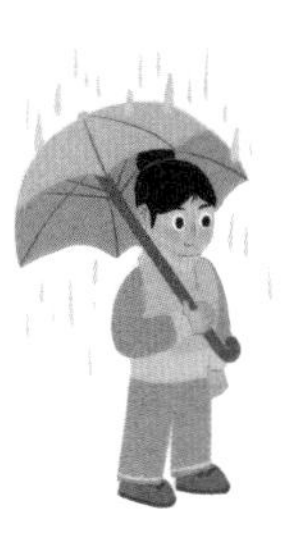

④ 下雪时我们脚上应该穿什么？

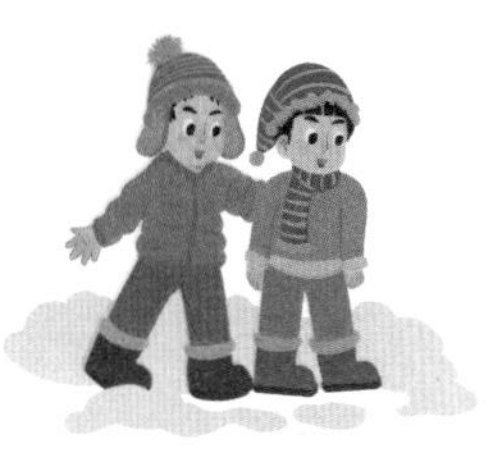

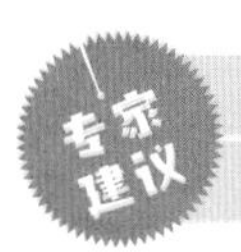

训练时长	
辅助情况	

回答简单的关于“哪一个”的问题

训练目标 提高患儿的表达性语言能力。

训练过程 向患者呈现出 3 张图片或是物品，随后询问一个简单的“哪一个”问题（例如，“哪一个玩具是你的？”或是“哪一个是动物？”），患儿能够正确回答问题。

训练内容 哪一个【物品】是【某种属性】？哪一个【物品】是你的？你想要哪一个（偏爱）？哪一个人【某种情感】？哪一个是【某种类别】？哪一个你可以用来【某种动作】？哪一个你可以用来【某种功能】？

游戏步骤

哪一个是圆的？

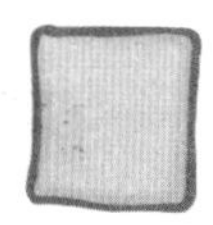

哪一个是红色的？

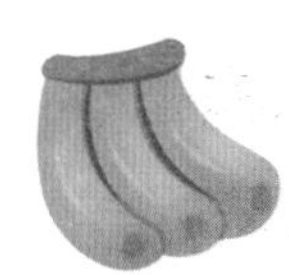

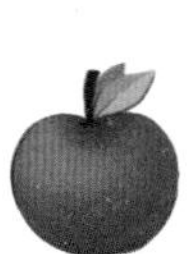

③

哪一个是动物？

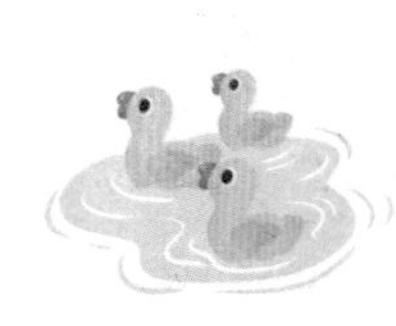
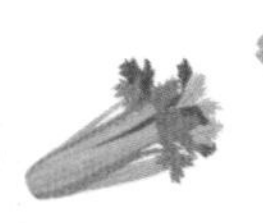
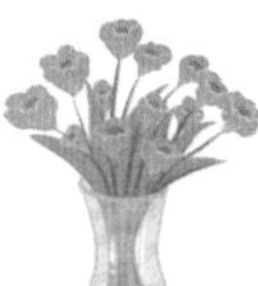

④

哪一个是玻璃制品？

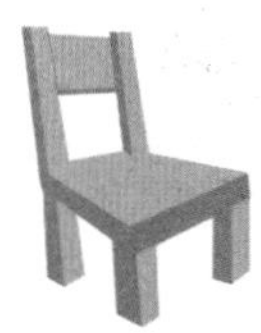
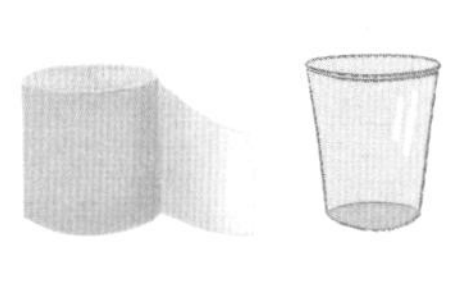

训练时长	
辅助情况	

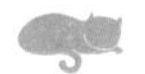

游戏41 回答简单的关于“是谁”的问题

训练目标 提高患儿的表达性语言能力。

训练过程 呈现一张绘有某个人物或是某个社会服务人员的图片，并询问“这是谁？”；问一个简单的关于“是谁”的问题（例如，你喜欢和谁一起玩？）。

训练内容 刺激指令A：呈现患者生活中所接触人的图片，如妈妈/爸爸/兄弟/姐妹/小伙伴/邻居/患者喜欢的人，或是社会服务人员的图片，如警察/消防员/老师。刺激指令B：你喜欢跟谁一起玩？谁每天和你一起上学？你和谁共用一个卧室？谁住在你家的隔壁？谁每天给你做早餐？谁每天带你去空手道课堂？你跟谁生活在一起？你和谁一起参加了夏令营？

游戏步骤

① 你喜欢跟谁一起玩？

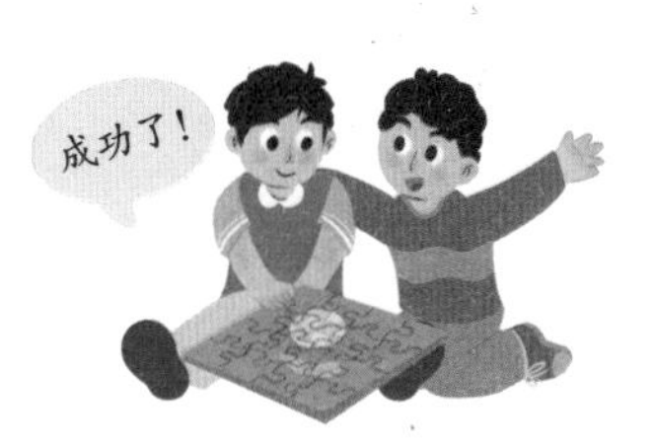

② 谁每天给你做早餐？

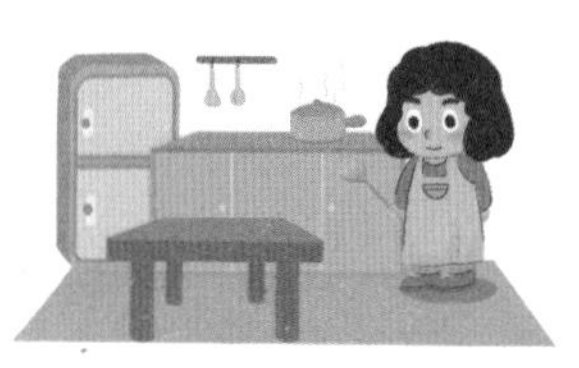

③ 谁住在你家的隔壁？

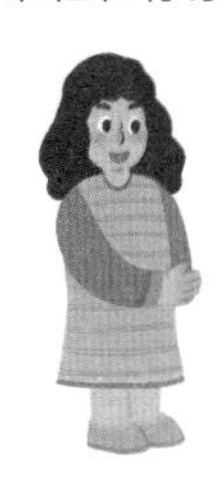

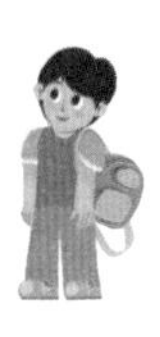

专家建议	
训练时长	
辅助情况	

游戏42 扩展句子长度（动作 – 物品）

训练目标 提高患儿的表达性语言能力。

训练过程 向患儿呈现一张绘有某个动作的图片，并提问“这个人在做什么？”，患儿能够正确回答问题，答案中包含一个动作和一件物品。

训练内容 正在踢球，正在吃【某物】，正在喝【某物】，正在骑自行车，正在吹泡泡，正在刷牙，正在梳头发，正在洗手，正在读书，正在看电视，正在扔球、正在驾驶汽车，正在玩拼图，正在用剪刀剪东西，正在接球，正在烹饪【某物】，正在倒【某物】，正在举着【某物】，正在喂食婴儿，以及正在举手。

游戏步骤

这个人在做什么？

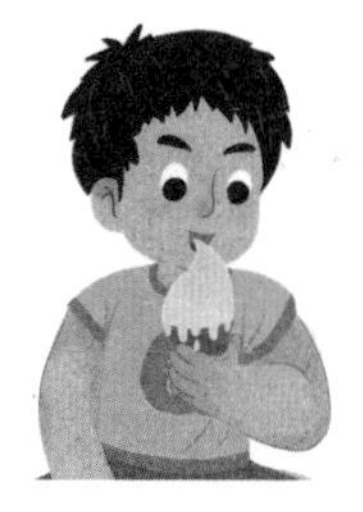

②
这个人在做什么？

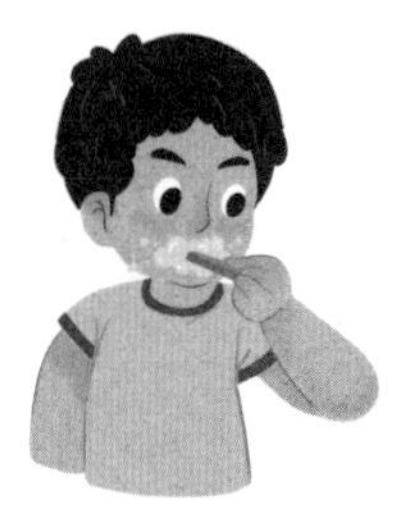

③
这个人在做什么？

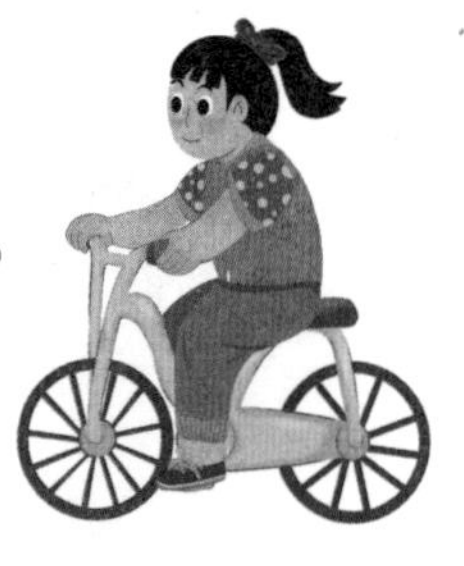

④
这个人在做什么？

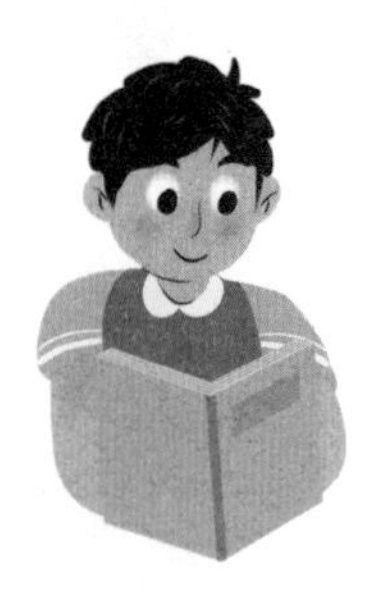

训练时长	
辅助情况	

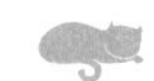

游戏43 扩展句子长度（对象－动作）

训练目标 提高患儿的表达性语言能力。

训练过程 向患儿呈现一张他熟悉的人在进行某个动作的图片，并说“说说这张图片”，患儿能够正确回答问题，答案中包含一个人和一个动作。

训练内容 妈妈 / 爸爸 / 婴儿 / 兄弟姐妹 / 祖父母 / 女孩 / 男孩 / 卡通人物正在睡觉 / 吃东西 / 鼓掌 / 跳跃 / 拥抱 / 清洗 / 倾倒某物 / 擦拭 / 欢笑等。

游戏步骤

① 说说这张图片。

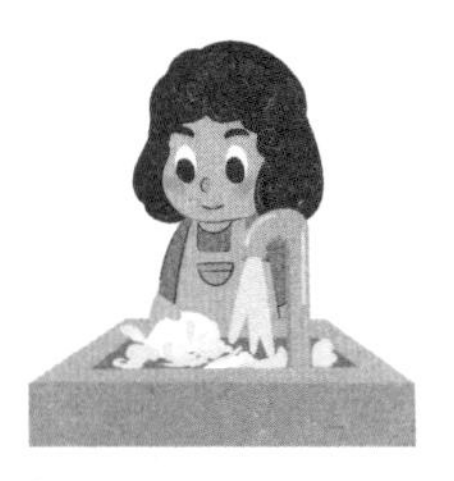

② 说说这张图片。

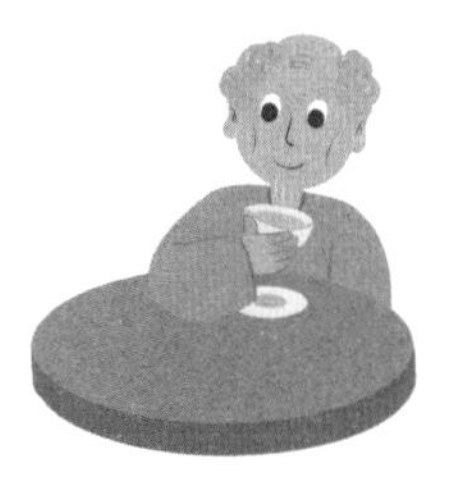

③ 说说这张图片。

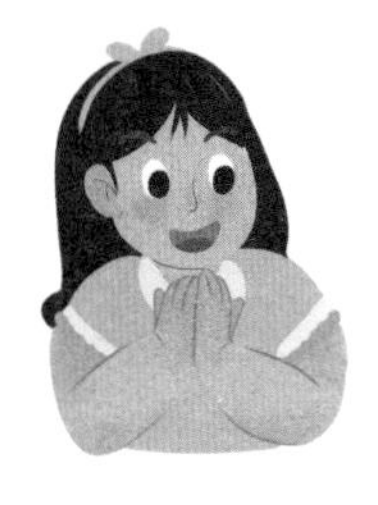

④ 说说这张图片。

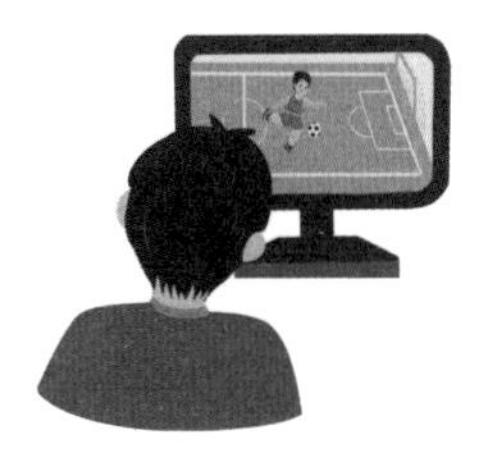

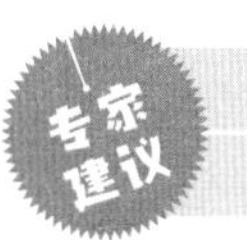

专家建议

训练时长	
辅助情况	

游戏44 扩展句子长度（动作－物品）

训练目标 提高患儿的表达性语言能力。

训练过程 向患者呈现一张图片，绘有他熟知的某个人正在进行某个动作，并询问“发生什么了？”；或者，向患者呈现的图片上，绘着一个陌生人正在进行某个动作，并询问他“发生什么了？”。患儿能够正确回答问题，答案中包含人物、动作和对象。

训练内容 熟悉的人／男孩／女孩／男人／女人正在踢球／正在吃【某物】/正在喝【某物】/正在骑自行车／正在吹泡泡／正在刷牙／正在梳头发／正在洗手／正在读书／正在剪纸／正在扔球／正在看电视／正在玩拼图／正在玩游戏／正在接球／正在烹饪【某物】/正在倒【某物】/正在举着【某物】/正在喂食婴儿，以及正在举手。

游戏步骤

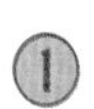
①
发生什么了？

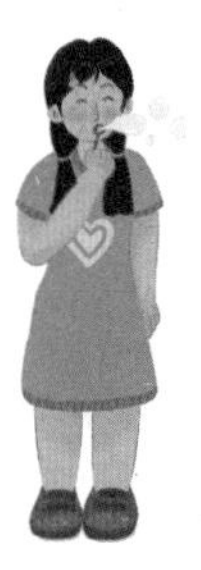

②
发生什么了？

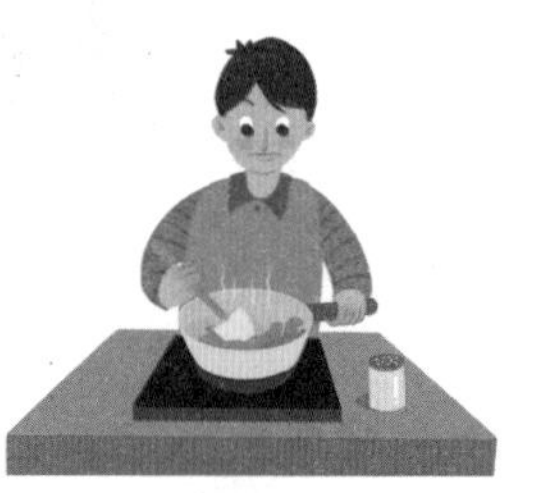

③
发生什么了？

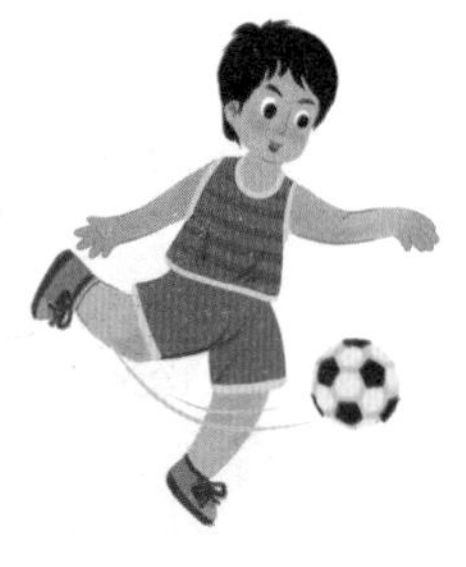

④
发生什么了？

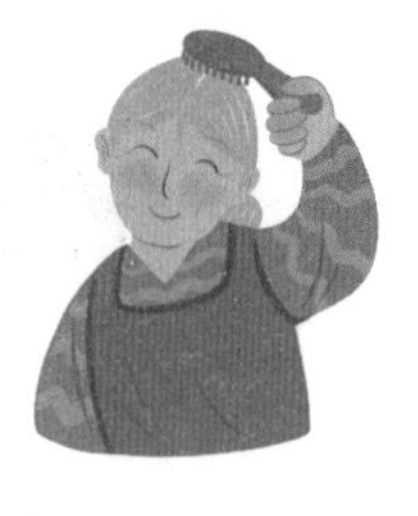

训练时长	
辅助情况	

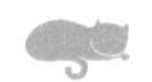

游戏45 扩展句子长度（对象－物品）

训练目标 提高患儿的表达性语言能力。

训练过程 呈现一样物品，该物品为患者某个熟悉的人所有，并询问“这是谁的 ×× （物品）?”，患儿能够正确回答问题，答案中包含人物和物品。

训练内容 妈妈的 / 爸爸的 / 兄弟姐妹的 / 老师的帽子 / 手提袋 / 午餐盒 / 玩具 / 书籍 / 外套 / 书包 / 杯子 / 车。

游戏步骤

① 这是谁的什么?

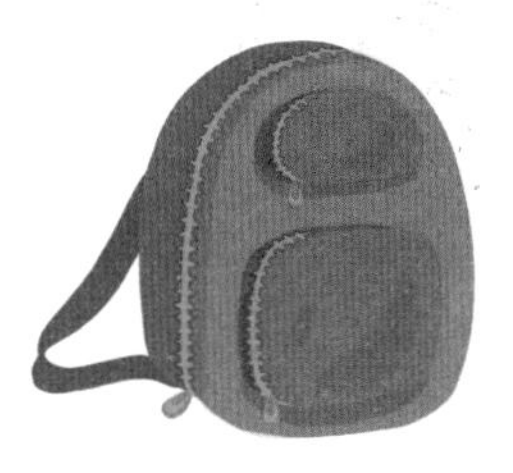

② 这是谁的什么?

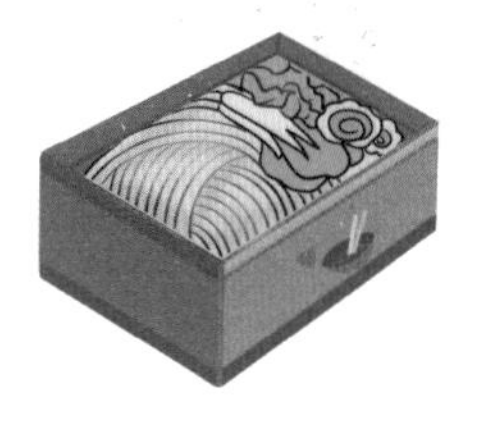

③ 这是谁的什么?

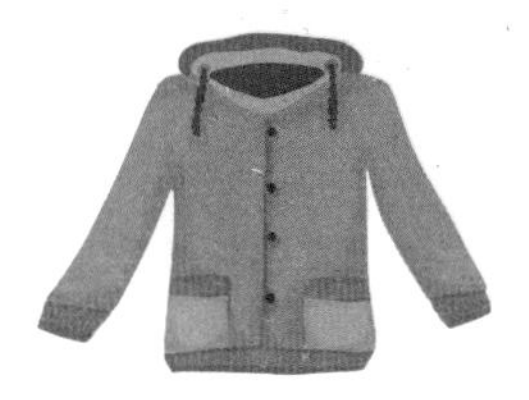

④ 这是谁的什么?

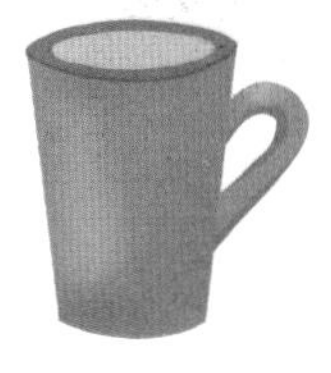

专家建议	
训练时长	
辅助情况	

游戏46 表达性别词汇

训练目标 提高患儿的表达性语言能力。

训练过程 向患者呈现一张图片或玩偶，并询问“他 / 她是男人（男孩）还是女人（女孩）?”，患儿将正确回答。

训练内容 男孩、女孩、男人、女人。

游戏步骤

他是男孩还是女孩?

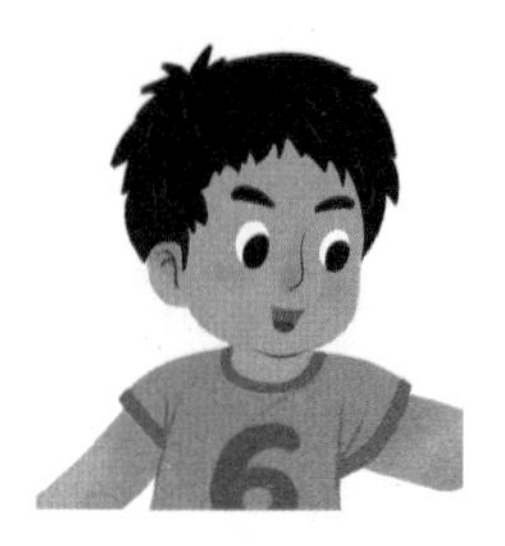

② 他是男孩还是女孩?

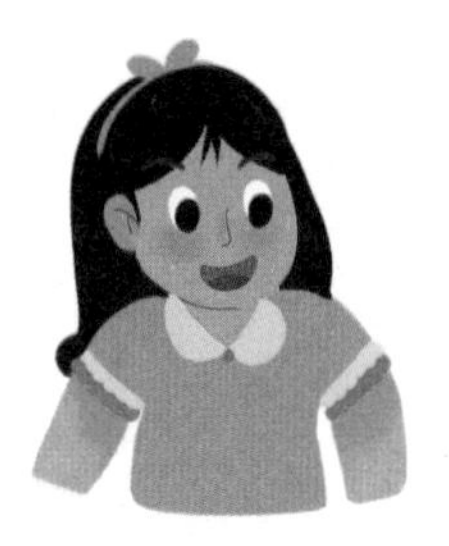

③ 他是男人还是女人?

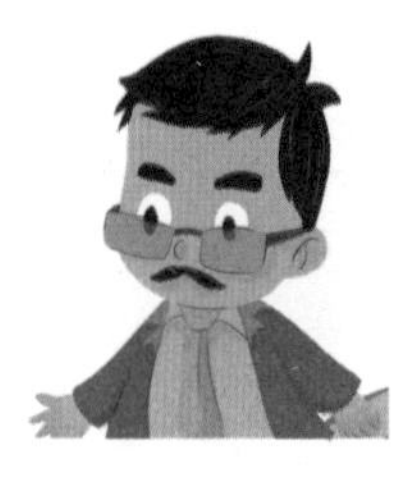

④ 他是男人还是女人?

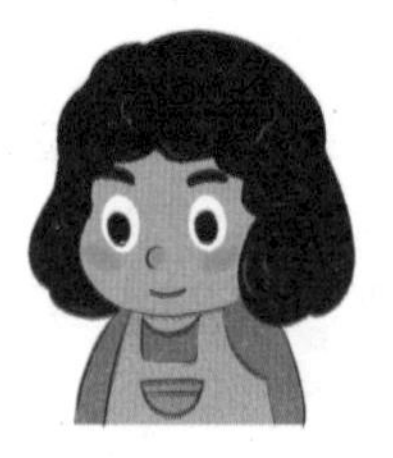

训练时长	
辅助情况	

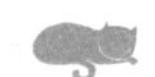

游戏47 礼貌用语

训练目标 提高患儿的表达性语言能力。

训练过程 设计一个情景（角色扮演），引导患儿礼貌应对，患儿将在整个环节中礼貌地应对。

训练内容 “谢谢您”（接受某物时）、“对不起”（打断别人时）、“请”（要求某物时）、“借过”（请求别人移动时）、“不客气”（在别人说“谢谢你”之后）、“抱歉”（在放屁或是打嗝之后）、“不用了，谢谢”（拒绝某物时）、“很高兴认识你”（遇见新朋友时）、在咳嗽或是打喷嚏时捂住嘴巴、拉住门让身后的人通过。

游戏步骤

① 接受爸爸的礼物时说“谢谢您”。

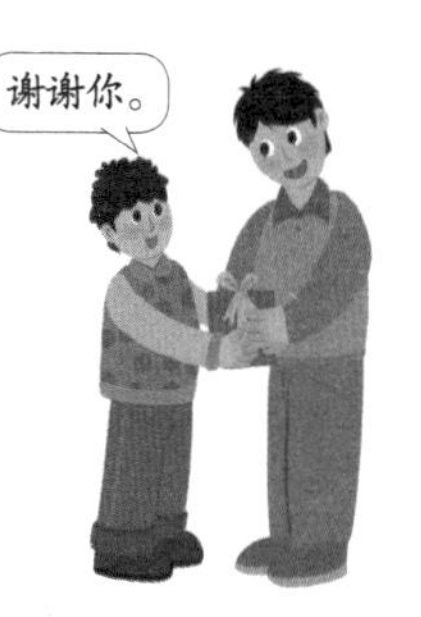

② 把爷爷的茶杯摔坏了要说“对不起”。

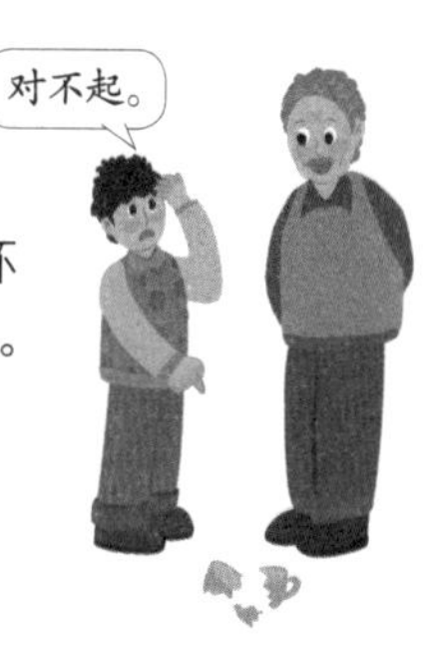

③ 遇到新朋友时说“很高兴认识你”。

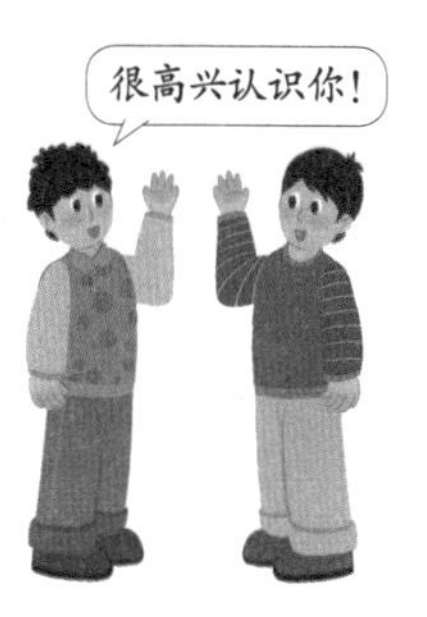

④ 请求别人移动时要说“借过”。

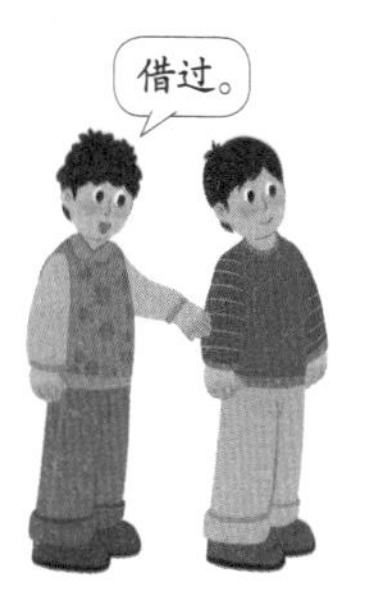

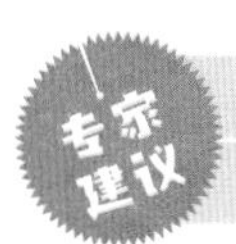

训练时长	
辅助情况	

游戏48 向他人传达指令

训练目标 提高患儿的表达性语言能力。

训练过程 对患儿说“告诉（某人）去做（某事）”，患儿将找到特定的人并传达指令。

训练内容 “去【某个位置】”，“递给我【某物】”（例如，请递给我一个勺子），“到时间开始【某活动】”，“你需要【某物】”，“到达【某个位置】”，“玩【某游戏】”，“拿起你的【某物】”，“我需要【某物】”，“去找【某人】”，“拿起【某物】然后【做某事】”（例如，拿起你的铅笔然后写下你的名字）。

游戏步骤

① 告诉亮亮去足球场。

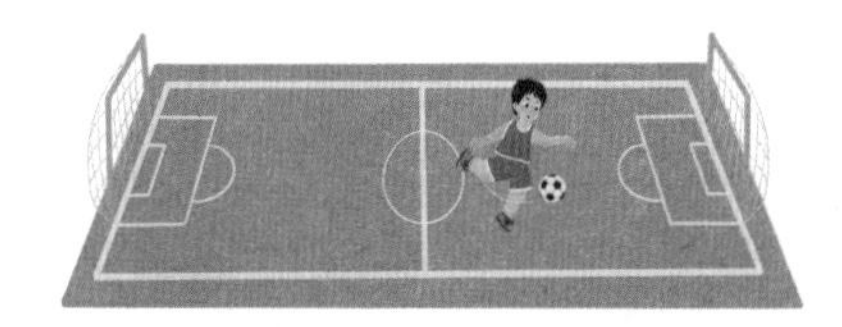

② 告诉奶奶去吃饭。

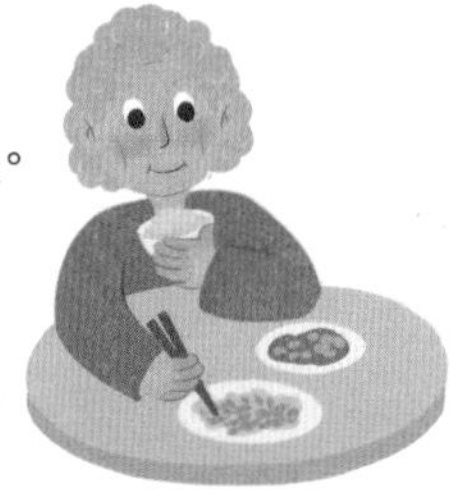

③ 告诉爸爸去超市买肉。

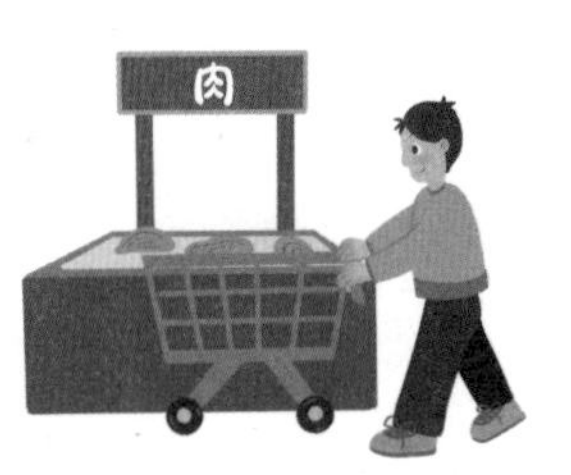

④ 告诉妈妈拿薯片给我。

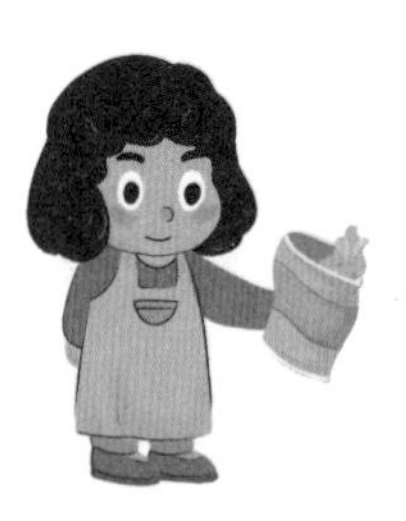

训练时长	
辅助情况	

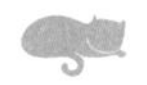

使用问句表达简单的需求

训练目标　提高患儿的表达性语言能力。

训练过程　向患儿呈现一个他喜爱的物品或某项活动，患儿将会提出请求"我能得到 ××（物品）吗？"，或者"我能玩 ××（游戏）吗？"。

训练内容　"我能得到 ××？"（我能得到那个球吗？），"你能递给我 ××？"，"我能玩 ××？"，"你能给我看看 ××？"，"你能给我一些 ××？"（你能给我一些糖果吗？），"我能休息一会儿吗？"，"我能去洗手间吗？"，"我能吃 ××？"，"我们能去 ××？"。

游戏步骤

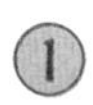

我能得到那个球吗？

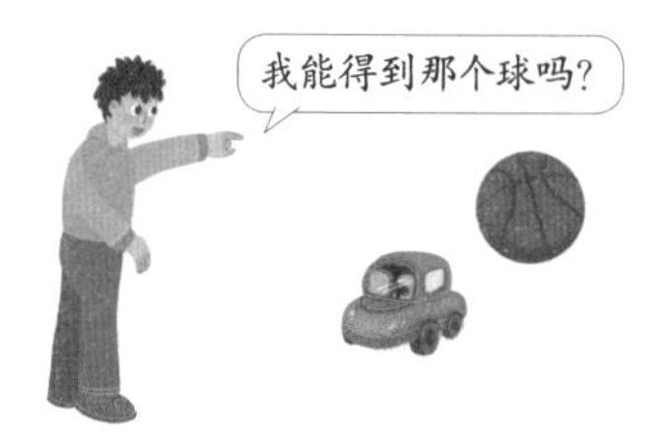

②

你能递给我玩具车吗？

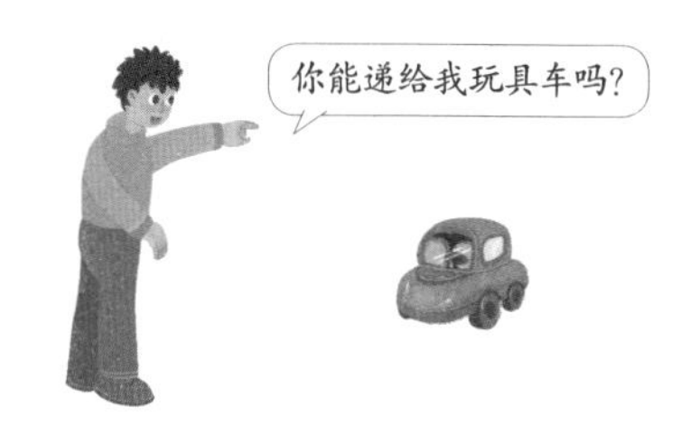

③

我能玩蹦蹦床吗？

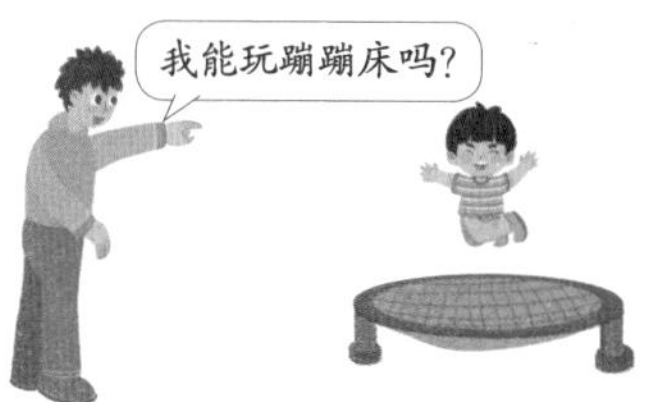

④

你能给我一些糖果吗？

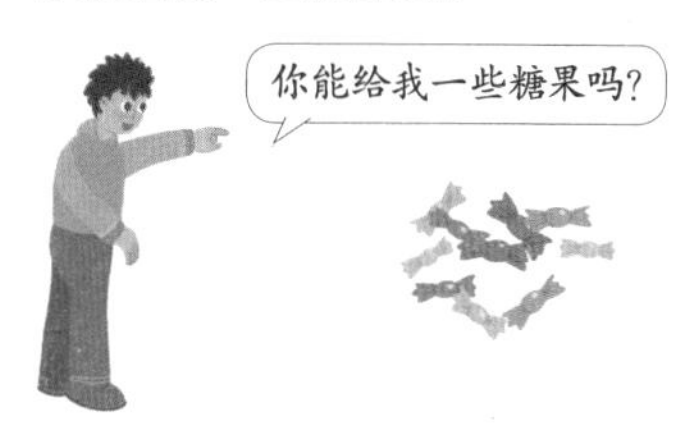

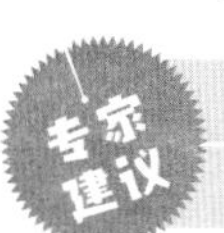

训练时长	
辅助情况	

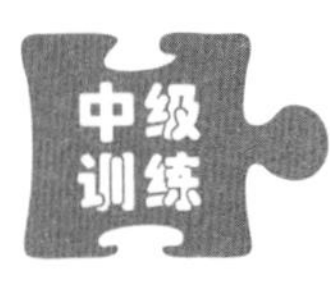

游戏50 使用句子表达简单的需求

训练目标 提高患儿的表达性语言能力。

训练过程 向患儿呈现一个他喜爱的物品或某项活动，患儿将会表达“我想要 × ×”。

训练内容 糖果、饼干、薯条、巧克力、葡萄干、水果与布丁。

游戏步骤

患儿说：“我想要巧克力。”

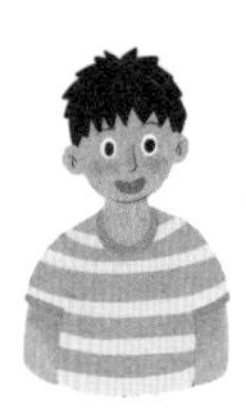

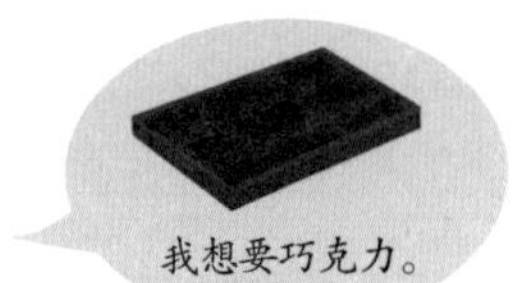

患儿说：“我想要葡萄。”

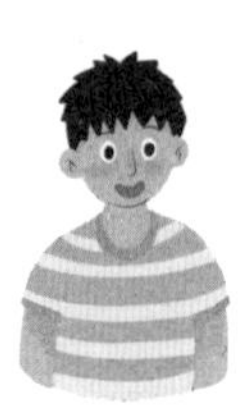

患儿说：“我想要果冻。”

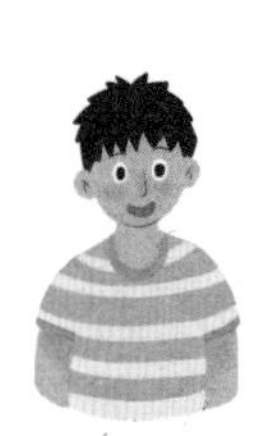

患儿说：“我想要积木。”

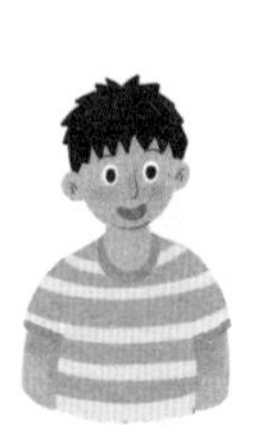

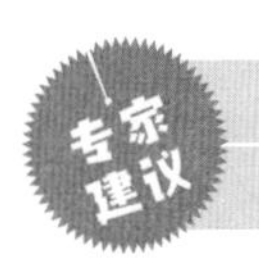

训练时长	
辅助情况	

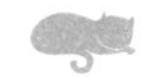

回答关于“如何”的问题

训练目标 提高患儿的表达性语言能力。

训练过程 询问患儿各种各样关于“如何”的问题，患儿能够正确回答问题。

训练内容 你如何建造火车轨道？你如何制作花生酱和果冻三明治？你如何刷牙？你如何堆雪人？你如何捕捉萤火虫？你如何洗手？你如何在单杠上玩耍？你如何建造沙滩城堡？你如何骑单车？你如何玩电脑游戏？

游戏步骤

你如何洗手？

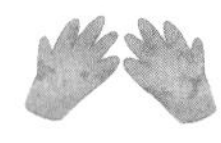

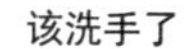

该洗手了

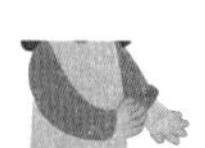

挽起袖子

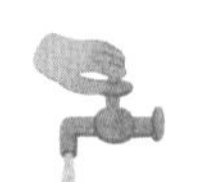

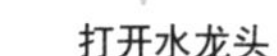

打开水龙头

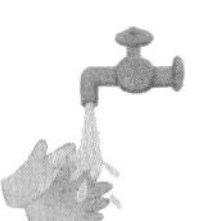

打湿双手

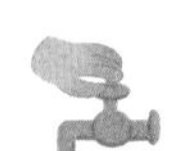

关掉水龙头

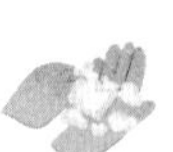

在手上涂些肥皂

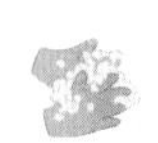

搓搓双手

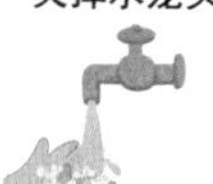

冲洗双手

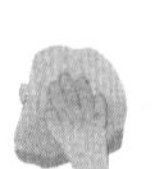

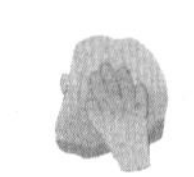

用毛巾把手擦干

你如何刷牙？

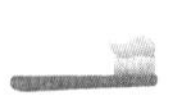

1. 先挤一小条牙膏

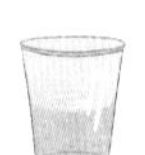

2. 再接半杯水

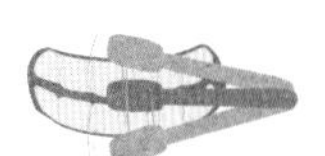

3. 上下刷

4. 里外刷

5. 左右刷

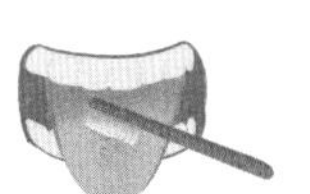

6. 在舌头上摩擦

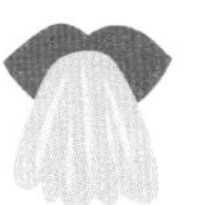

7. 漱口

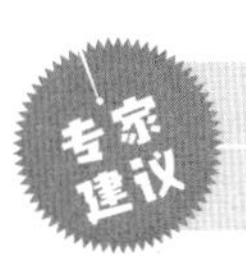

训练时长

辅助情况

游戏52 根据对话回答相关问题

训练目标 提高患儿的表达性语言能力。

训练过程 询问患儿他们 / 她们正在听的一段对话的有关问题，患儿能够正确回答问题。

训练内容 他们 / 她们刚刚在讨论什么？他们 / 她们刚刚在谈论谁？他们 / 她们何时说了 × ×？是谁说了 × ×？他们 / 她们要去哪里？听他们 / 她们说了什么？当他们 / 她们说 × ×，你觉得他们 / 她们是什么意思？当他 / 她说 × × 时，你觉得他 / 她感受到了什么？他们 / 她们刚才说发生了什么？他们 / 她们说 × × 会发生什么事？

游戏步骤

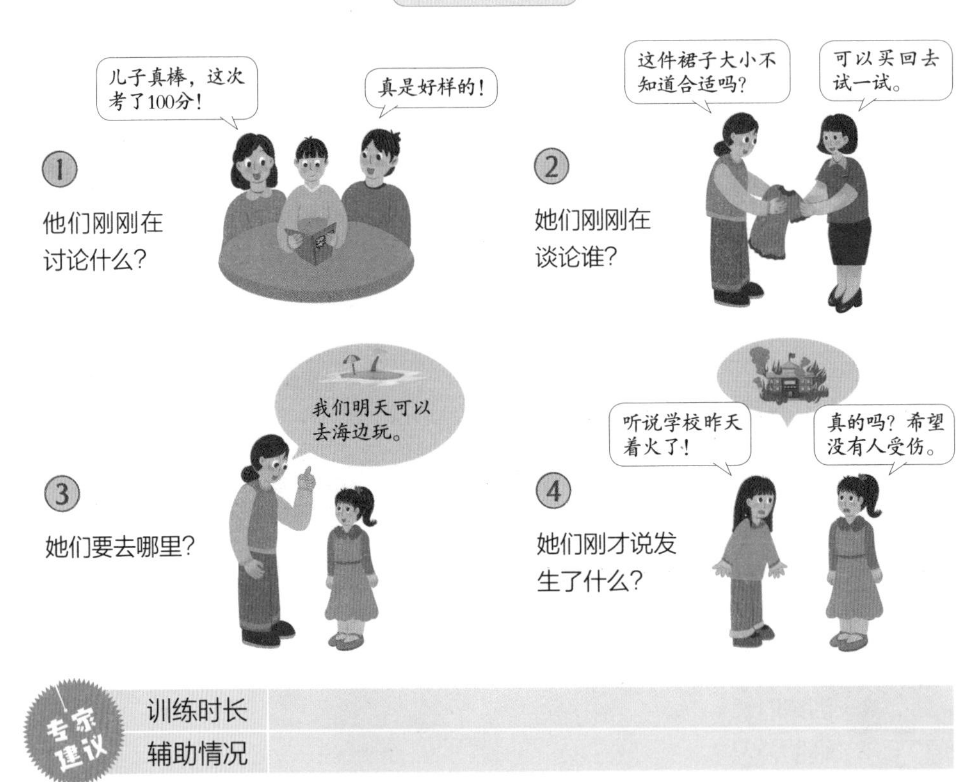

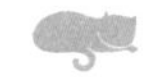

回答关于“为什么”的问题

训练目标　提高患儿的表达性语言能力。

训练过程　询问患儿各种各样有关“为什么”的问题，患儿能够正确回答问题。

训练内容　我们为什么吃饭？我们为什么喝水？我们为什么睡觉？我们为什么去看医生？我们为什么洗澡？我们为什么做操？人们为什么去学校？天为什么下雨？我们为什么刷牙？

游戏步骤

我们为什么吃饭？

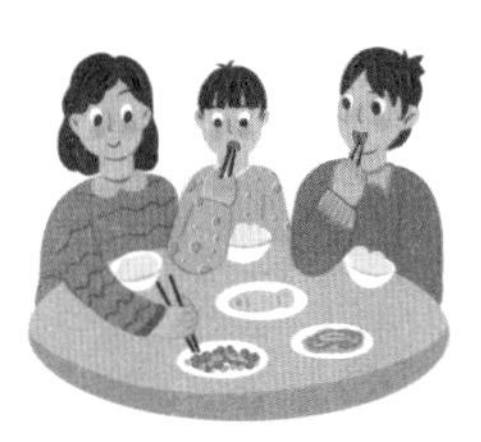

我们为什么喝水？

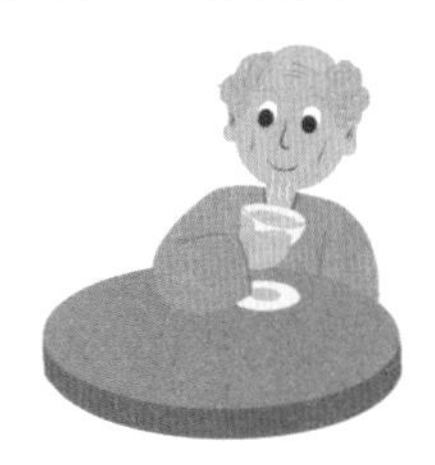

③

我们为什么睡觉？

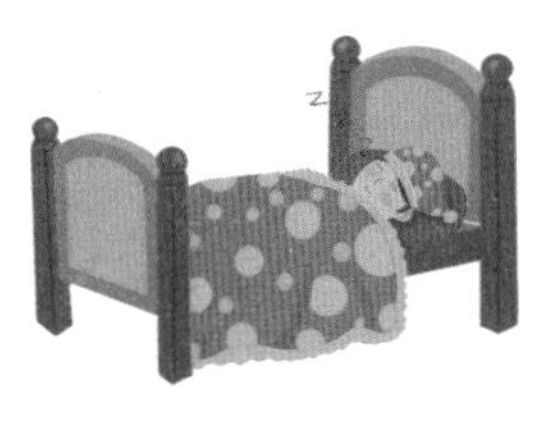

④

我们为什么去看医生？

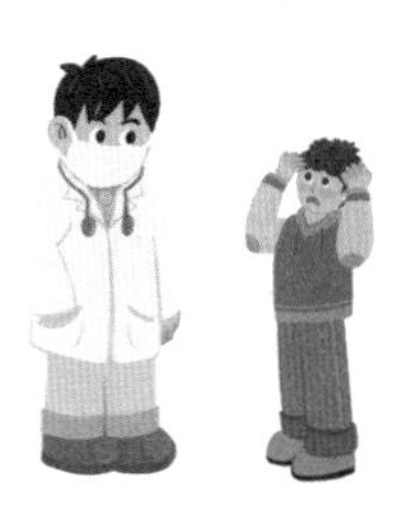

训练时长	
辅助情况	

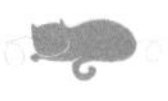

游戏54 赞美与回应

训练目标 提高患儿的表达性语言能力。

训练过程 第一阶段对患儿在一项活动中的表现给出称赞，可以称赞他们/她们的技能或他们/她们的个人物品，患儿能够针对某活动、技能或个人所有物进行交互式赞美；第二阶段完成一项活动，做一个动作或者展示一件个人所有物，患儿能够针对某活动、动作或个人所有物发起一次赞美。

训练内容 “我喜欢你的 ××”（谢谢你），“谢谢你了不起的 ××”（不客气），“你用 ×× 做了如此伟大的工作，你赚得了 ××”（太酷了），“×× 干得太漂亮了”（谢谢），“你有 ××？那是我最喜欢的！”（我也是！），“你有一个超酷的 ××”（是的，没错），“你在那方面很擅长”（谢谢），“有如此了不起的 ××，你真是太幸运了”（是的，没错），“因为你 ××，你得到了 ××”（太棒了），“你真幽默”（你也是）。

游戏步骤

① 我喜欢你的新裙子。

② 你有一个超酷的滑板。

③ 你真幽默。

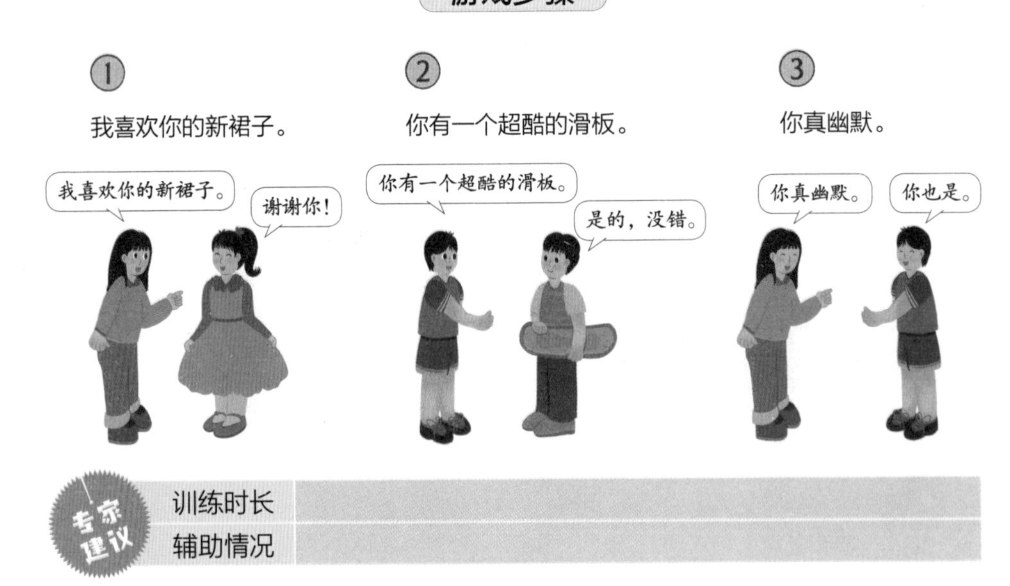

专家建议	
训练时长	
辅助情况	

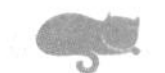

游戏 55　描述名词

训练目标　提高患儿的表达性语言能力。

训练过程　问患儿“××（名词）是什么样子的？”或者“描述××（名词）”，患儿能够给出至少 2 个属性来描述指定名次。

训练内容　猫、狗、奶牛、拼图、球、风景、生日派对、晚餐、儿童认识的人、游乐场。

游戏步骤

①

生日派对是什么样子的？

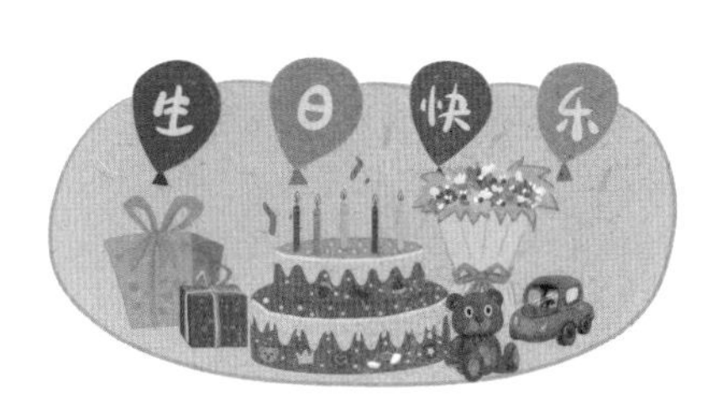

②

游乐场是什么样子的？

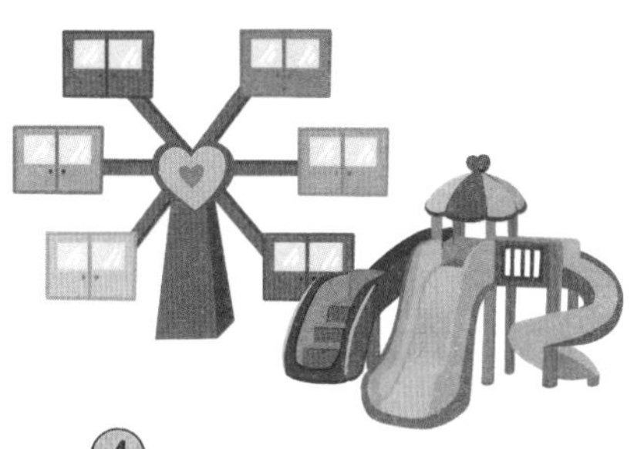

③

描述这幅拼图。

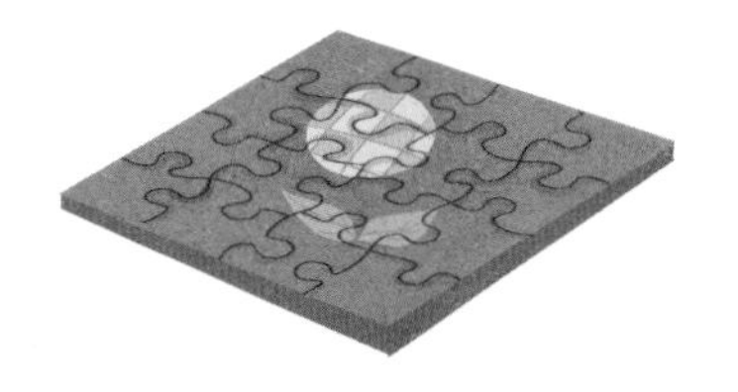

④

描述这头猪。

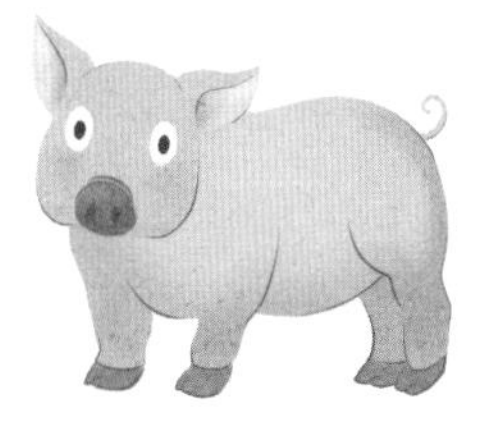

训练时长	
辅助情况	

游戏56 表达复杂的情绪

训练目标 提高患儿的表达性语言能力。

训练过程 呈现给患儿一张绘有特定情景下的某种情绪的图片，询问“他/她有什么样的感受？”或“他/她感觉怎样？”，患儿能够正确描述人物的情绪。

训练内容 焦虑、沮丧、尴尬、紧张、兴奋、无聊、担心、疑惑、骄傲、嫉妒。

游戏步骤

① 他有什么样的感受？

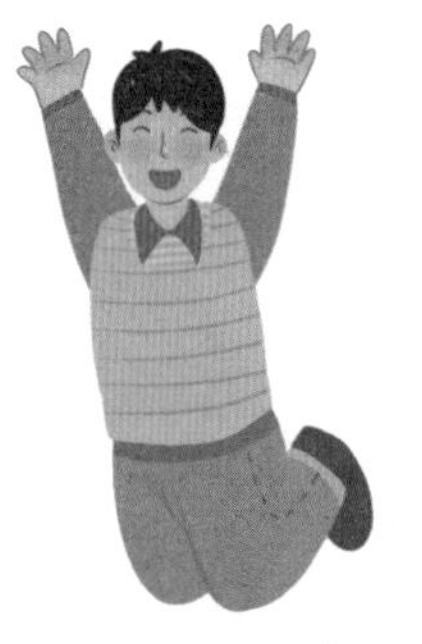

② 她有什么样的感受？

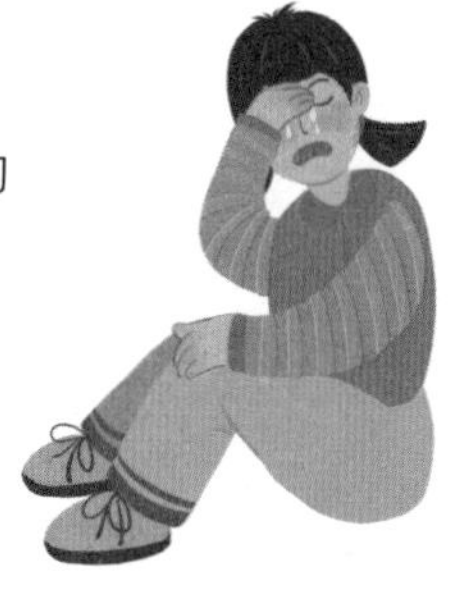

③ 他感觉怎样？

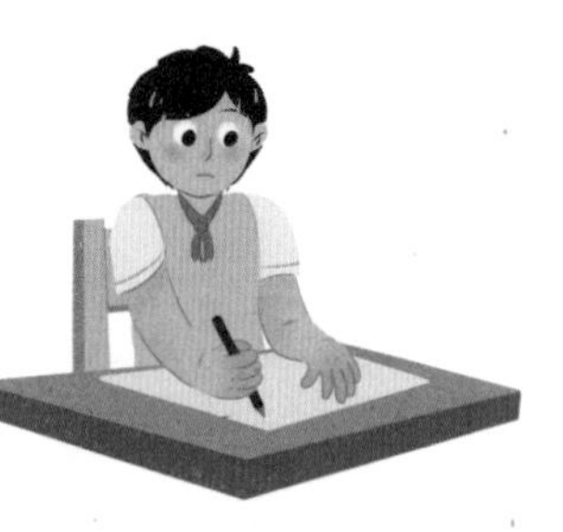

④ 她感觉怎样？

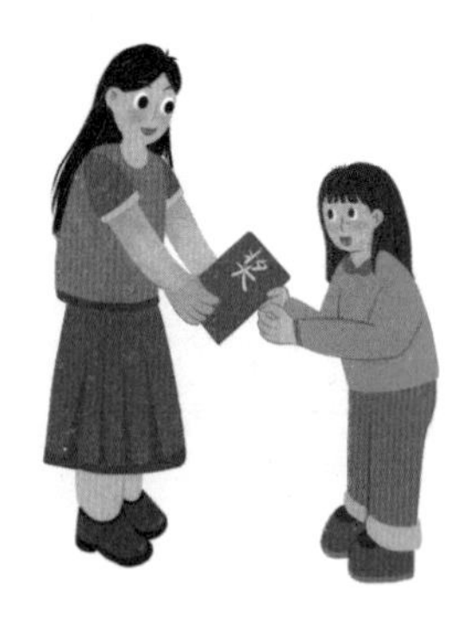

训练时长	
辅助情况	

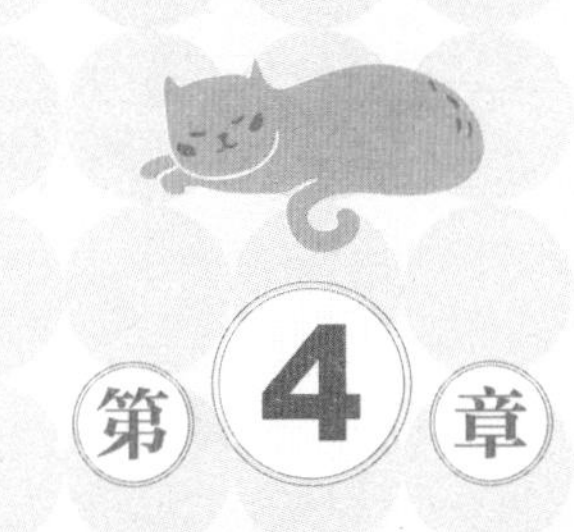

第4章

生活性语言和社会技能训练

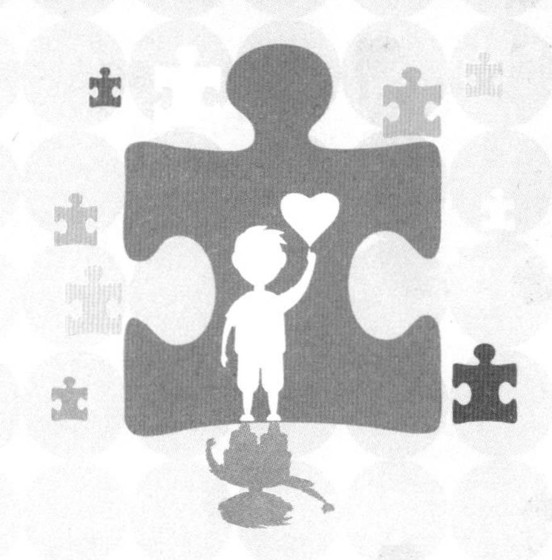

游戏57 与成年人对话

训练目标 提高患儿的生活性语言和社会技能。

训练过程 指导患儿向成年人提问各种问题，患儿将向成年人提问问题。

训练内容 “你叫什么名字？”“你做什么工作？”“你在哪居住？”“你有孩子吗？”“你有宠物吗？”“你的兴趣是什么？”“你最喜欢的运动是什么？”“你最喜欢的餐厅是哪个？”“你喜欢去哪购物？”

游戏步骤

① 患儿问成年人：“你做什么工作？”

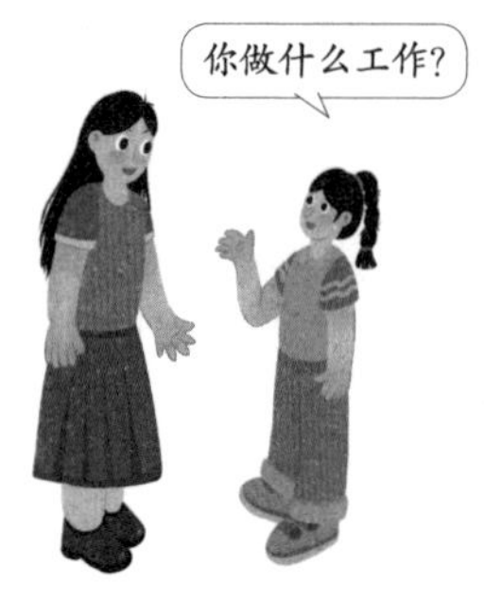

② 患儿问成年人：“你有孩子吗？”

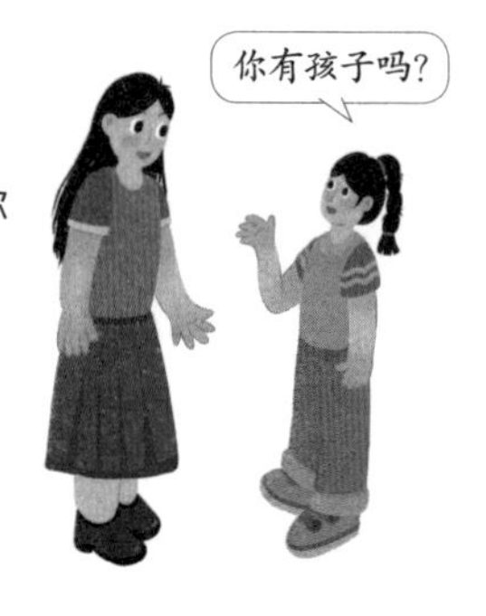

③ 患儿问成年人：“你的兴趣是什么？”

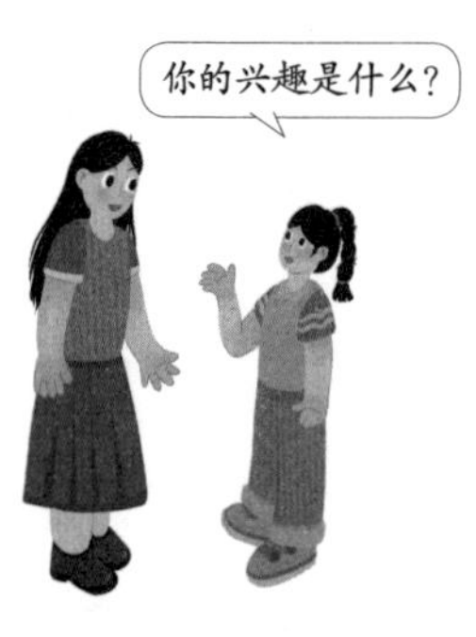

④ 患儿问成年人：“你最喜欢的运动是什么？”

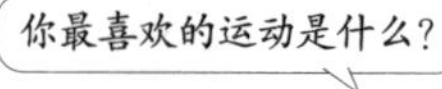

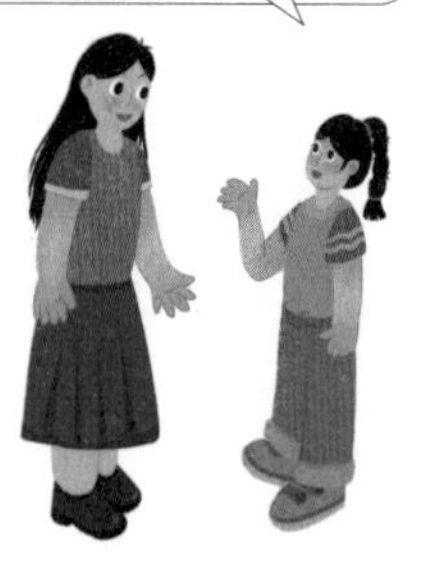

训练时长	
辅助情况	

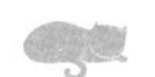

游戏 58 与同学对话

训练目标 提高患儿的生活性语言和社会技能。

训练过程 指导患儿在学校向其他人提问各种问题，患儿将向其他人提问问题。

训练内容 “你多大了？”“你最喜欢的活动是什么？”“你在哪居住？”“你从哪去学校？”“你有宠物吗？”“你最喜欢的颜色是什么？”“你要和谁一起玩？”“你午餐吃什么？”“你最喜欢的食物是什么？”“你住在哪儿？”“你想和我一起玩吗？”

游戏步骤

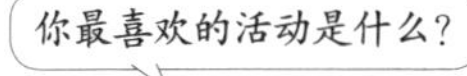

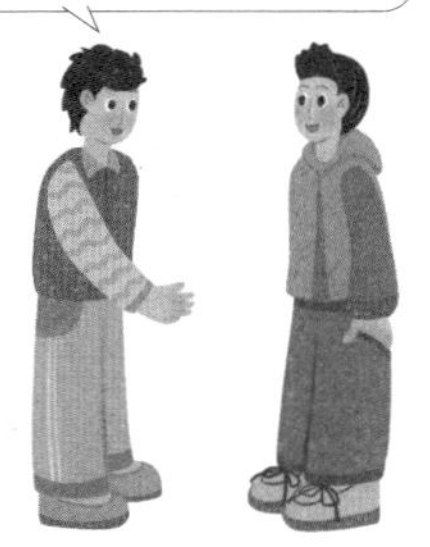

① 患儿问同学：“你最喜欢的活动是什么？”

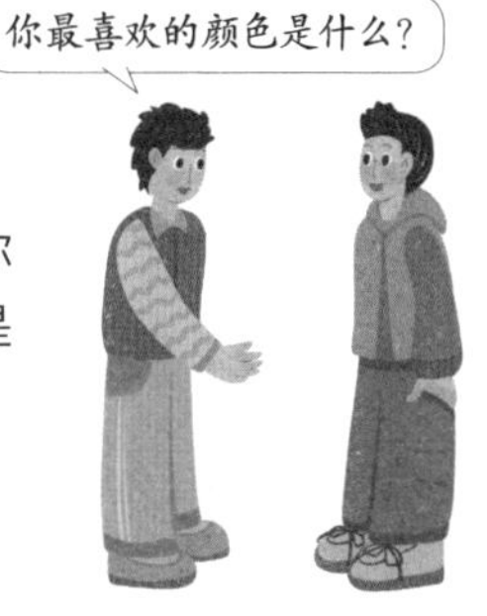

② 患儿问同学：“你最喜欢的颜色是什么？”

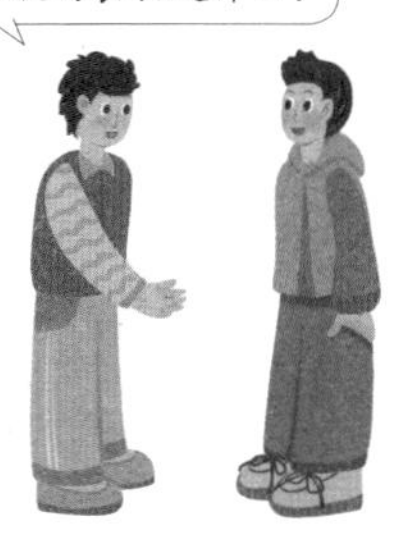

③ 患儿问同学：“你最喜欢的食物是什么？”

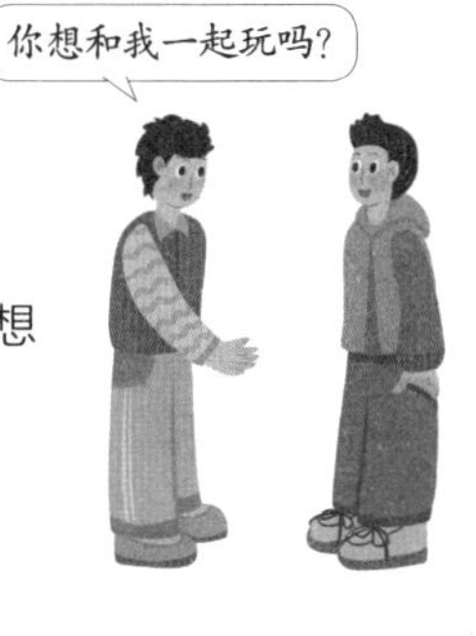

④ 患儿问同学：“你想和我一起玩吗？”

训练时长	
辅助情况	

游戏59 识别社交语言

训练目标 提高患儿的生活性语言和社会技能。

训练过程 向患儿展示一张社会场景图片问："图片里的人物在想什么？感受如何？"。患儿能够正确说出答案。

训练内容 社会场景的内容包括教室、一组青年人、难过的父母、发邮件、听故事、听争论、开心、崩溃的场景、医生办公室、商务会议、考试。

游戏步骤

①

图片里的人物在想什么？
感受如何？

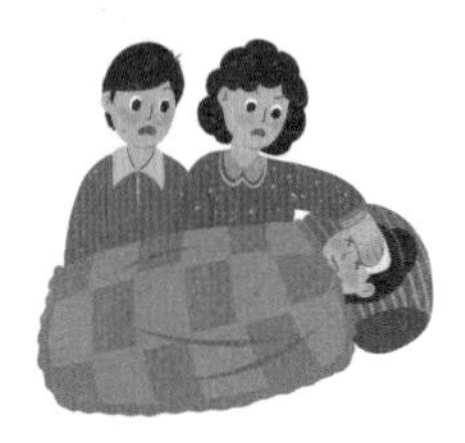

②

图片里的人物在想什么？
感受如何？

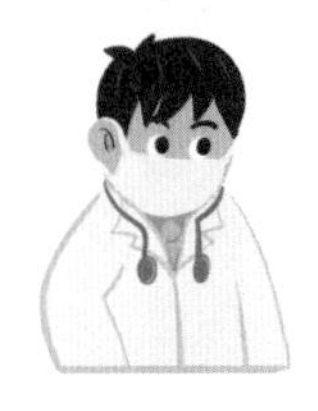

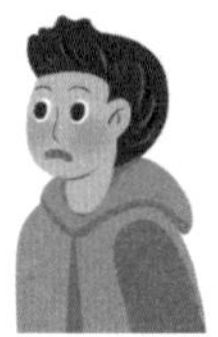

③

图片里的人物在想什么？
感受如何？

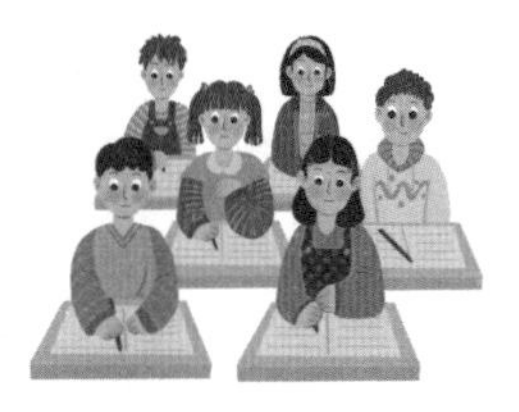

④

图片里的人物在想什么？
感受如何？

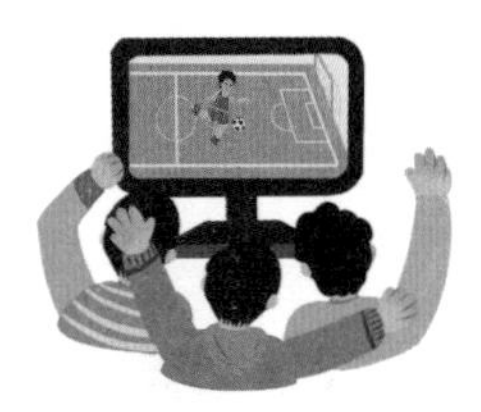

训练时长	
辅助情况	

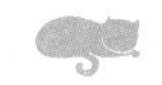

游戏60　打断对话等待新的对话

训练目标　提高患儿的生活性语言和社会技能。

训练过程　创造两个成年人对话的场景，让患儿去打断他们/她们（例如，父母在聊天，对受训者说“去问妈妈 ××”），患儿能够恰当地打断对话并等待新的对话。

训练内容　“打扰下”，拍打肩膀，“你有时间时”，“不好意思打断一下”，“我可以说些什么吗？”然后耐心等待，直到对话中断。

游戏步骤

①

爸爸和妈妈正在说话，患儿走过来说：“打扰下，妈妈，我的玩具车放在哪里？”

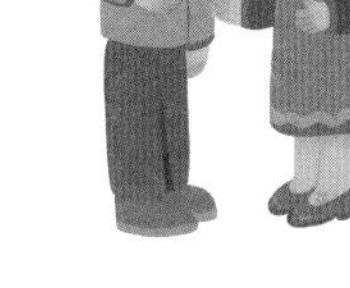

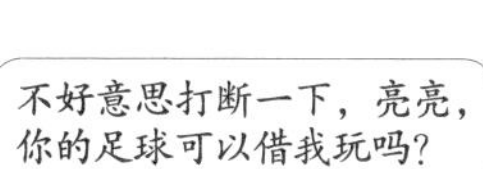

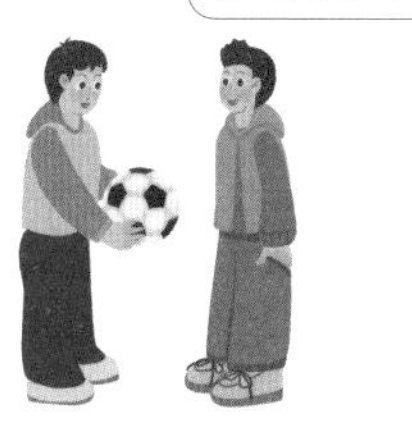

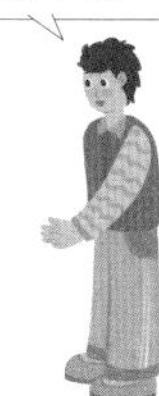

②

亮亮和军军正在说话，患儿走过来说：“不好意思打断一下，亮亮，你的足球可以借我玩吗？”

③

妈妈正在忙碌着为大家做饭，患儿走过来说：“妈妈，你方便时能帮我找下手表吗？”

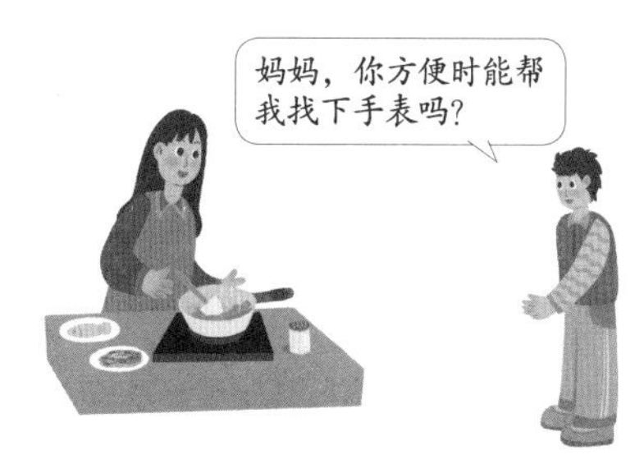

训练时长	
辅助情况	

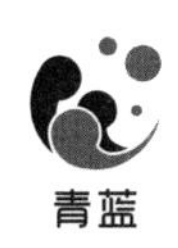
青蓝

从理论到实践，完全图解孤独症儿童综合训练

ABA智慧启航解锁孤独症儿童潜能

孤独症儿童训练指南

学习技能篇

贾美香 ◎ 主编

天津出版传媒集团
天津科学技术出版社

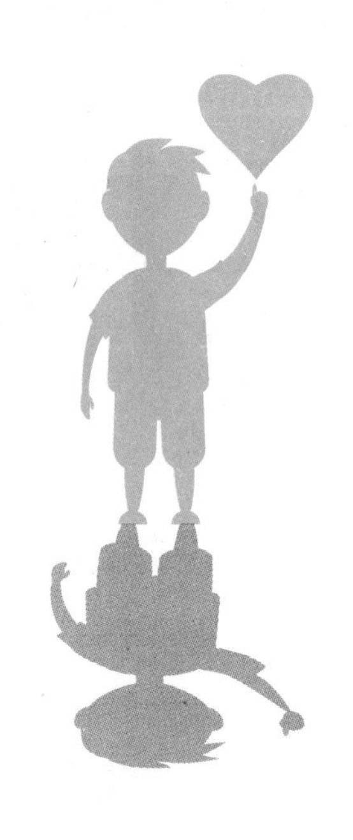

本书编委会

主　编

贾美香

编　委

白雅君　彭旦媛　贾　萌

程　霞　杨凤美　赵亚楠

戴梦颖　王仕琼　杨玉玲

丑易倩　殷玉芳

前言

PREFACE

本套训练指南的内容主要基于应用行为分析（简称 ABA）的理论与实践。我们一方面借鉴国内外的研究成果，另一方面也将进阶训练代入行为分析中，据此编写了这套指导“如何做”的工作手册，通过特定的任务分析去指导孤独症患者训练。项目中的每项能力都是通过任务分析教学来实现的，每项任务分析都是将复杂任务分解成简单步骤的过程。

本套图书共分为 6 个分册，分别为《理论指导篇》《模仿、视觉空间、行为与情绪篇》《语言理解与表达篇》《学习技能篇》《社交及游戏篇》《适应能力篇》。参与本书编写工作的人员都是多年从事孤独症研究和教学工作的相关专业人士，他们将自己多年来的心得与经验总结出来，精心完成了本套图书的编写工作，希望能为孤独症儿童的家长及相关人员带来一定的帮助。

本套图书主要具有以下编写特色：

（1）针对性、实用性强，手把手传授训练实操内容；

（2）围绕日常生活中各种常见的场景进行训练，融合了语言、学习、适应能力、社交等诸多方面内容，让儿童的能力得到全面提升；

（3）配有四色插图，增加阅读趣味性。

本分册主要包括学习技能训练简介、学习技能基础训练、学习技能初级训练、学习技能中级训练、学习技能高级训练几篇内容，通过设置项目训练来实现提升儿童能力的目的，项目中的每项能力都是通过任务分析教学来实现的，每项任务分析都是将复杂任务分解成简单步骤的过程。

希望本套图书能为孤独症家庭及相关训练机构带来一定的帮助，也衷心祝愿所有孤独症儿童能早日像普通人一样幸福、快乐地生活！

目录

CONTENTS

第1章 学习技能训练简介

第2章 学习技能基础训练

第3章 学习技能初级训练

第4章 学习技能中级训练

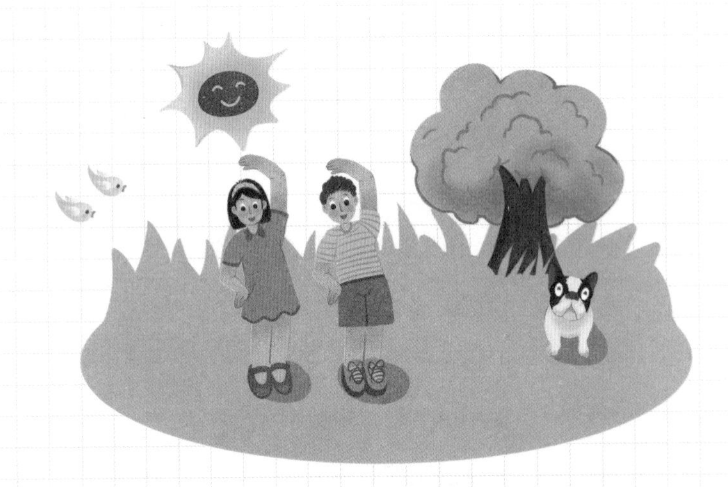

第1章

学习技能训练简介

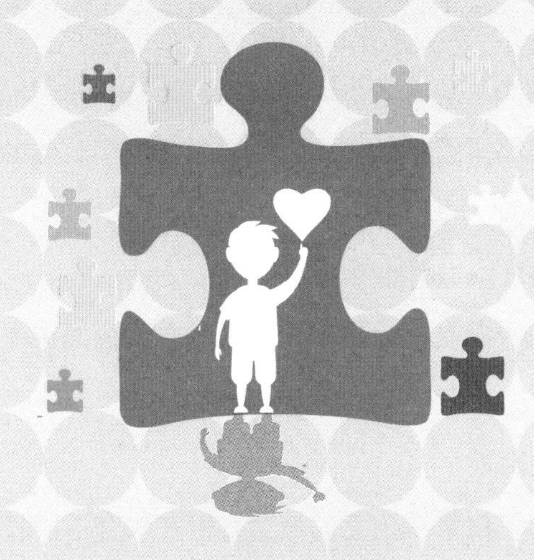

第一节 孤独症患儿的学习技能发展

一、孤独症患儿的学习特征

孤独症患儿的学习特征主要包括以下几个方面：

（1）思维方式

孤独症患儿往往不能将不同的事物联系起来形成有意义的概念，他们的思维世界充满了独立的小环节，缺乏对事物之间关系和原因的理解。他们倾向于过分关注细节，而忽略了整体的概念。他们只会使用具体的思考方式，难以理解抽象的概念。

（2）容易分心和难以集中注意力

孤独症患儿对感官刺激更加敏感，容易分心。他们可能因为视觉、听觉或内部刺激而难以集中注意力，导致学习困难。

（3）综合和泛化困难

孤独症患儿虽然可以掌握独立的概念，但在综合不同概念和将已掌握的知识应用到不同情境中时会遇到困难。特别是当这些概念看似相互矛盾时，他们往往无法进行综合和泛化的思考。

（4）组织和顺序性困难

孤独症患儿往往难以有条理地完成任务，很难同时分析多个信息并采取有序的行动。

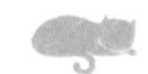

（5）感觉表现

孤独症患儿对感觉刺激可能表现出过敏或迟钝的反应。一些患儿对视觉、听觉、触觉等感觉刺激过度敏感，而另一些则可能对感觉刺激反应迟钝。

（6）行为表现

对于孤独症患儿想做的事情，他们会很坚决快速地去完成。他们也会持久地做出某种举动，或自行建立一些无意的程序，例如，上课之前必须到办公室摸一圈，问候某一老师之后，才回到教室，从中享受到自我刺激的感觉。此外，他们有强烈的焦虑感，很容易发脾气，有生理因素，也可能他们自觉不能控制环境，不明白环境的要求。

这些学习特征对孤独症患儿的学习和发展产生了影响。因此，他们需要特定的支持和教学方法来帮助他们克服这些困难，促进他们的认知和学习能力的发展。

二、如何提升孤独症患儿的学习动力

提升孤独症患儿的学习动力可以通过以下方法来实现：

（1）发展及善用强化物

持续发展并使用适当的强化物，如玩具、游戏、代币、关注、认同和成功感等。根据孩子的行为表现及时给予强化物，并不断评估其效果，经常转换和自然化强化物。

（2）了解孩子

制定合适的期望前，必须深入了解孩子的能力水平，知道他们可以做什么和不能做什么。设定目标时，将其设置得比孩子能够做到的稍高一点，并建立扎实的“学习怎样学习”行为，如冷静、服从、安坐、留心、坚持、愿意交还强化物、接受提示和评语，以及透过观察学习等。

（3）自然学习环境

让孩子在不同的自然环境中学习，例如机构、住所、学校等，并根据孩子的程度安排单对单、小组或大组的学习场景。让孩子与不同的人互动，让他们在不同情况中体验自然的正面成果。

（4）自主学习

尊重孩子的学习意愿，适当让他们选择学习内容、学习地点、使用什么强化物以及与谁学习等。这样可以满足孩子的控制欲，让他们觉得学习是有意义的。

（5）创设有趣的教学场景

选择一些简单有趣的指令或任务，让孩子能够正确地完成，并适时提供协助和强化物，让孩子体验到正面的学习体验。逐渐减少辅助并提升任务的难度。

（6）提供足够的学习时间

充分整理和准备教材，避免造成过多的空闲时间。根据孩子的情况调节学习时间的长短。

（7）创造有趣的教学活动

通过专题教学或活动教学等方式，让学习变得更有趣和具有意义。例如，通过模拟超市购物来教孩子学习不同的词语。

通过以上方法，可以提升孤独症患儿的学习动力，让他们更愿意参与学习，提高学习效果。

三、如何促进孤独症患儿的学习技能发展

要促进孤独症患儿的学习技能发展，可以采取以下措施：

（1）个性化教学计划

根据孤独症患儿的学习特点和需求，制定个性化的教学计划。这包括设定具体和可测量的学习目标，分解任务，根据孩子的能力水平和发展阶段，适度调整教学内容和难度。

（2）使用多样化的教学方法

孤独症患儿的学习能力发展可以通过多样化的教学方法来促进。例如，使

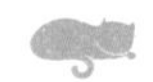

用视觉辅助工具和符号来帮助他们理解和组织信息，利用游戏和互动的方式激发他们的兴趣和参与度，提供实践和体验机会来巩固学习成果。

（3）强调结构化和预测性

孤独症患儿通常受益于结构化和预测性的学习环境。提供清晰的规则和指导，明确的学习步骤和目标，以帮助他们更好地理解和适应学习过程。

（4）强调社交互动和合作

尽管孤独症患儿可能面临社交和沟通困难，但鼓励他们参与社交互动和合作是重要的。提供机会让他们与他人合作，通过合作学习和社交交流来促进他们的学习能力发展。

（5）提供个体化支持和辅助工具

根据孤独症患儿的需要，提供个体化的支持和辅助工具。这可以包括使用沟通工具、视觉辅助工具、记忆辅助工具等，以帮助他们更好地参与学习和表达自己。

（6）鼓励自主学习和问题解决能力

培养孤独症患儿的自主学习能力和问题解决能力。

第二节 孤独症患儿学习技能的训练方法

一、如何训练孤独症患儿的学习技能

以下是利用应用行为分析（简称 ABA）理论来训练孤独症患儿学习技能的具体方法：

（1）目标设定

根据孤独症患儿的个体特点和学习需求，制定具体、可测量的学习目标。目标应该明确，有助于孩子的发展，例如提高社交互动能力、语言表达能力或自理能力等。

（2）分解任务

将复杂的学习任务分解为简单的步骤，并逐步引导孩子完成每个步骤。逐渐增加任务的难度，以帮助孩子逐步掌握新的知识和技能。

（3）正向强化

利用正向强化来增加孩子学习的积极性和动机。正向强化是指给予孩子积极的反馈和奖励，以增加他们的学习兴趣和参与度。这可以是一个赞扬、一个小礼物或一个特殊的活动，以激发孩子的学习动力。

（4）反馈和修正

及时给予孩子反馈，并帮助他们纠正错误。反馈可以是口头的，例如指出错误并给予正确的答案。它也可以是非口头的，例如使用手势、符号或其他视

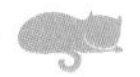

觉辅助工具来指导和纠正。

（5）数据收集和分析

ABA 理论强调数据的收集和分析，以评估孩子的学习进展。通过收集和分析数据，可以了解孩子在特定任务上的表现，了解他们的强项和需要改进的领域。这有助于制定更具针对性的教学计划和调整教学策略。

（6）系统性教学

ABA 理论强调系统性的教学方法，包括使用提示、模仿、逐步指导和巩固训练等策略。

二、学习技能的阶段划分

在 ABA 理论中，将学习技能划分为基础、初级、中级和高级四个阶段是为了更好地组织和规划孤独症患儿的学习过程。这种划分有助于逐步引导孩子从简单的技能和概念开始，逐渐发展和掌握更复杂的技能。

（1）基础阶段

在基础阶段，主要侧重于教授和巩固孤独症患儿的基本学习技能和自助技能。这包括涂颜色、寻找藏起来的物品、按照时间表执行任务等。这些技能为后续学习奠定了基础。

（2）初级阶段

在初级阶段，重点是教授和巩固更具体和明确的学习技能。这包括连点成线、剪纸、表达三维立体形状等。这些技能通常需要更多的练习和指导，以帮助孩子逐步掌握和应用。

（3）中级阶段

在中级阶段，孤独症患儿开始学习和应用更复杂的学习技能和概念。这包括类比、回答常识性问题、画画等。在这个阶段，孩子需要更多的练习和挑战，以提高他们的认知和学习能力。

（4）高级阶段

在高级阶段，孤独症患儿已经掌握了基本的学习技能，并能够更加独立地应用和推广这些技能。这个阶段的重点是进一步发展孩子的学习能力和适应性，以应对更复杂和抽象的学习任务。这包括表达中国各省级行政区的名称、表达中国各省级行政区行政中心的名称、使用网络地图等。

通过将学习技能划分为不同的阶段，ABA 理论提供了一个有序和渐进的学习路径，以帮助孤独症患儿逐步发展和提高学习能力。这种有序性和渐进性的教学方法可以更好地满足孩子的个体需求，并促进他们的学习成就。

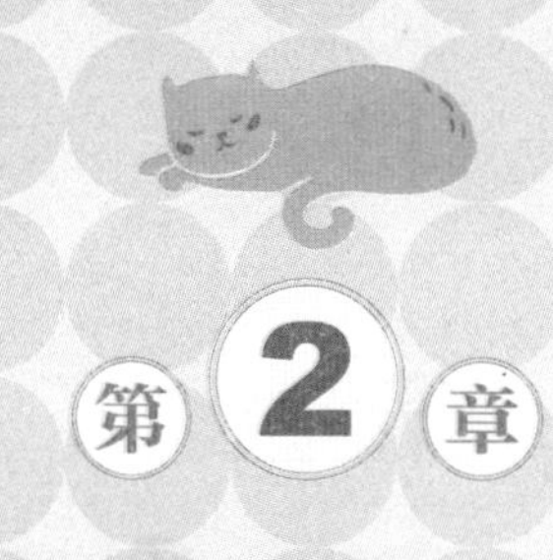

第2章

学习技能基础训练

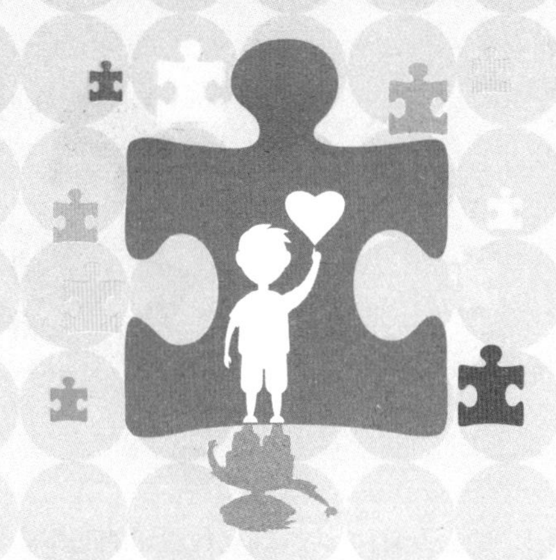

训练目标 患儿可以掌握涂色技能。

训练过程 向患儿出示简单图形纸，并说“把它涂上颜色”，患儿可以对一个简单图形 75% 的界面进行涂色（涂出线也可）。

训练内容 红色、蓝色、黄色、绿色、黑色、紫色、橙色、白色、褐色和粉色等。

游戏步骤

①

儿童可在纸上涂鸦 5 秒。

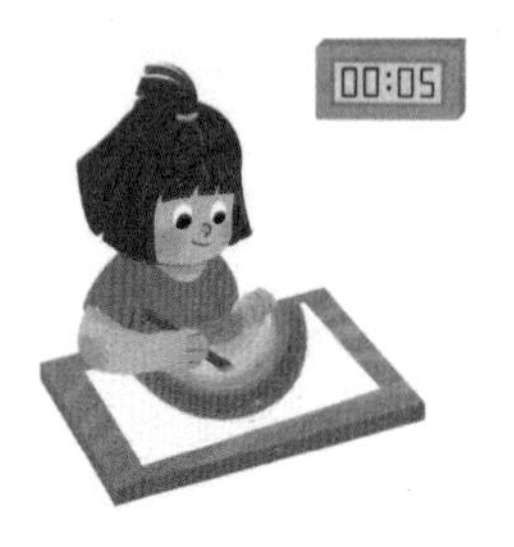

②

儿童可在纸上涂鸦 10 秒。

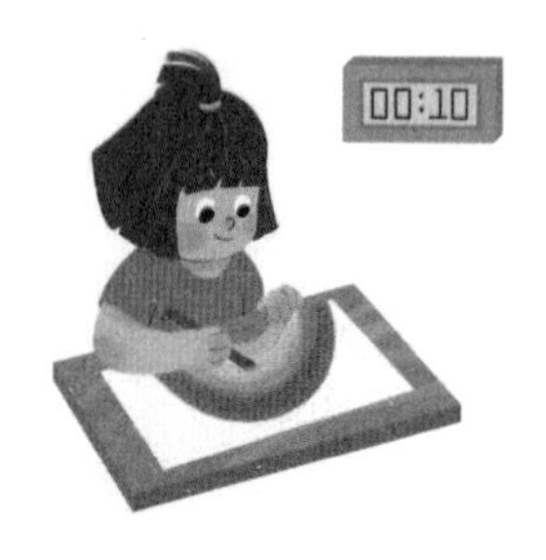

③

5 厘米的简单图形可至少涂色 75%。

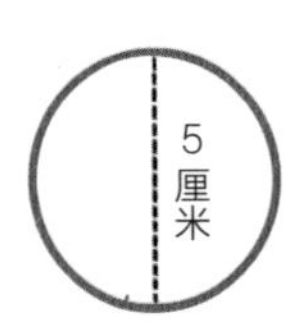

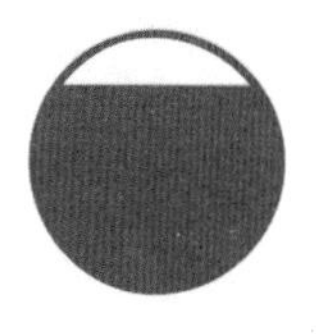

④

8 厘米的简单图形可至少涂色 75%。

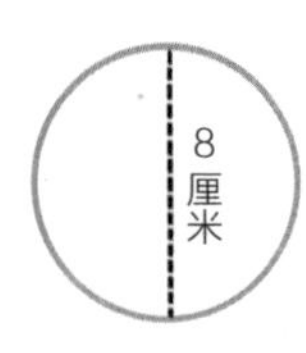

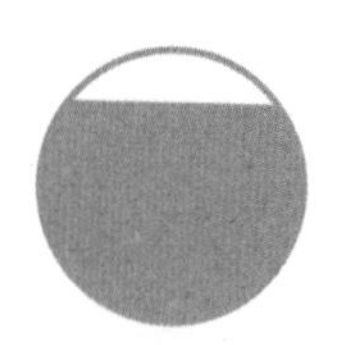

训练时长	
辅助情况	

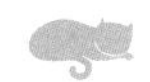

游戏2 寻找藏起来的物品

训练目标：患儿可以按照顺序进行活动。

训练过程：向患儿展示一个强化物，接着将它藏在遮挡物后（有一定的透光性）后面。说“找出××”，患儿可以将目光定位在视线外的物品上。

训练内容：参考下面例子。

游戏步骤

① 教师用一个遮挡物藏物品，儿童看着教师藏物品，然后可以找到。

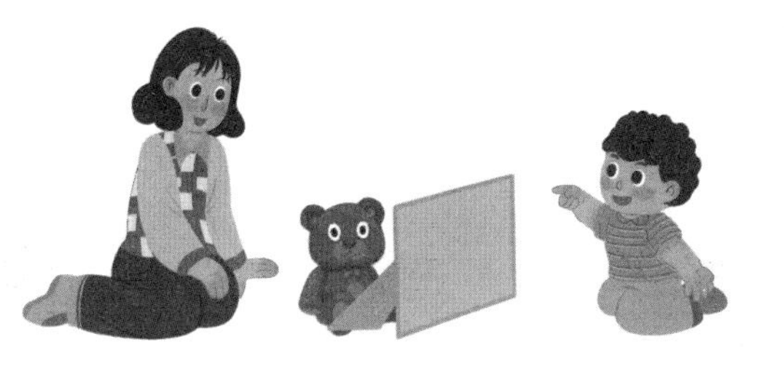

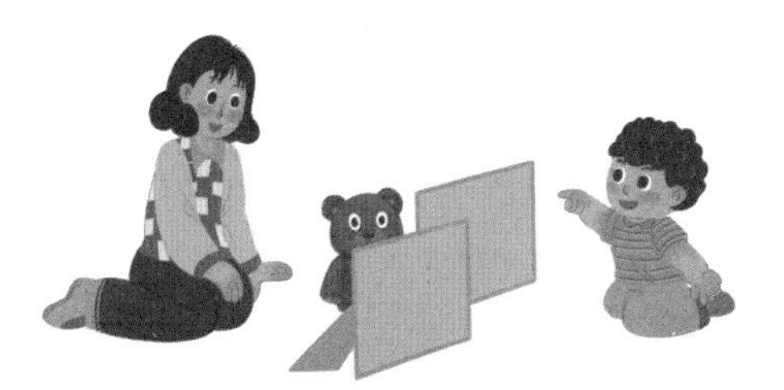

② 教师用两个遮挡物藏物品，儿童看着教师藏物品，然后可以找到。

③ 儿童不看教师藏物品，然后可以找到。

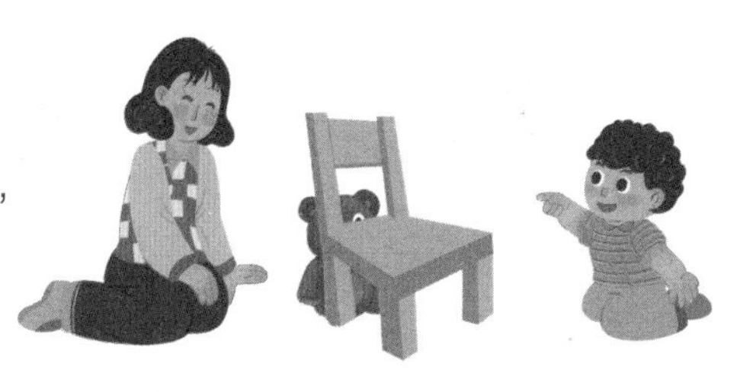

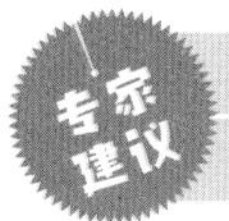

专家建议

训练时长	
辅助情况	

游戏 3 按照时间表执行任务

训练目标 患儿可以按照顺序进行活动。

训练过程 向患儿呈现表示活动顺序的图片或者图表，说：“请先做 × ×，再做 × ×”，患儿按图片或图表顺序进行活动。建议进行活动前，先了解患儿喜欢的活动与不喜欢的活动。

训练内容 参考下面例子。

游戏步骤

请先写名字（5 分钟），再玩吹泡泡（10 分钟）。

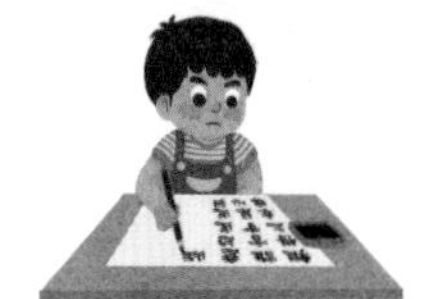

不喜欢的活动

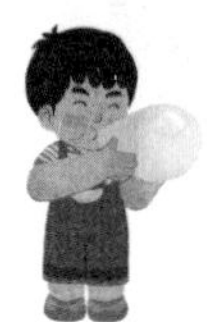

喜欢的活动

②

请先刷鞋（10 分钟），再玩积木（10 分钟）。

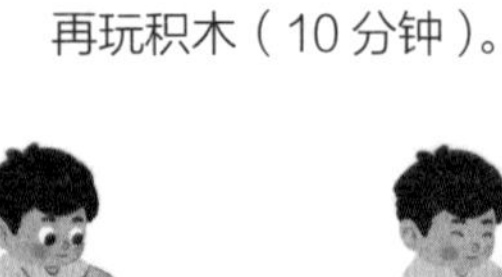

不喜欢的活动

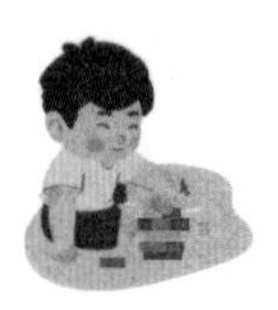

喜欢的活动

请先收拾衣物（6 分钟），再玩拼图（12 分钟）。

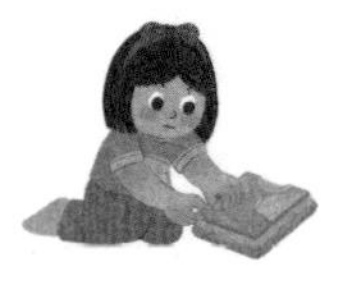

不喜欢的活动

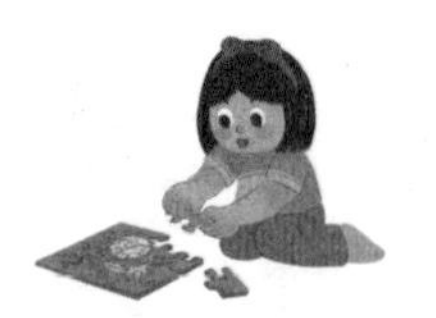

喜欢的活动

请先吃饭（8 分钟），再看电视（24 分钟）。

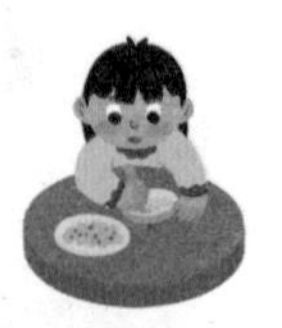

不喜欢的活动

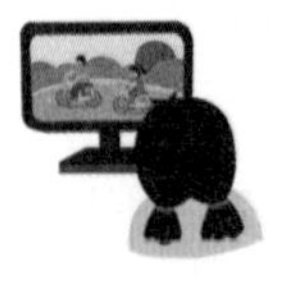

喜欢的活动

训练时长	
辅助情况	

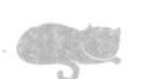

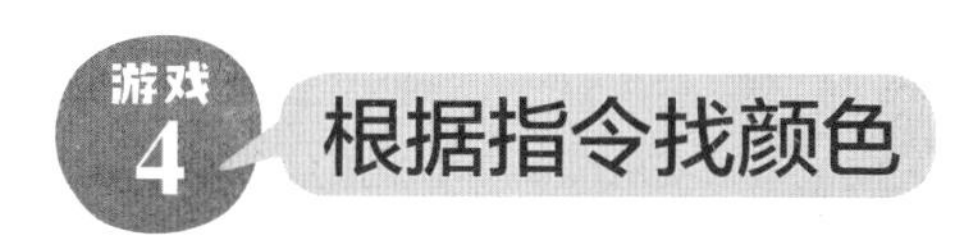

游戏 4 根据指令找颜色

训练目标 提高患儿的颜色识别能力。

训练过程 向患儿展示几张卡片或几个不同颜色的物体，并说“摸一摸 ×× 色”“给我 ×× 色”“找出 ×× 色”“指一指 ×× 色”，患儿可以触摸、给予、找到或者指向特定颜色卡片或物体。

训练内容 红色、蓝色、黄色、绿色、黑色、紫色、橙色、白色、褐色和粉色等。

游戏步骤

摸一摸红色图形。
（2 个干扰项）

给我黄色的香蕉。
（3 个干扰项）

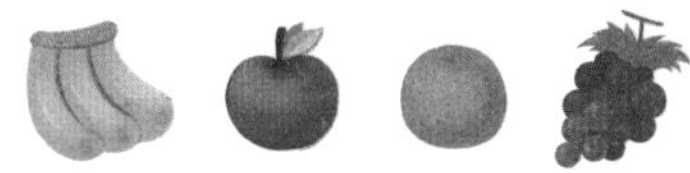
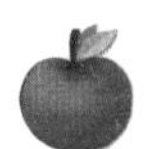

找出粉色的气球。
（5 个干扰项）

指一指绿色的丝带。
（2 个干扰项）

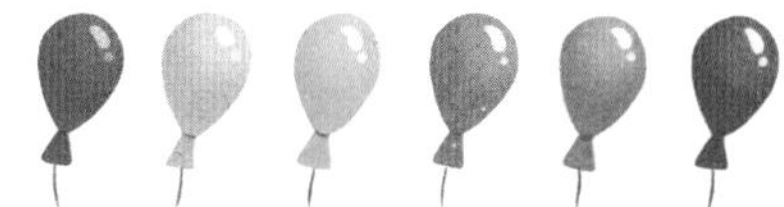
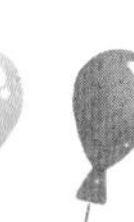
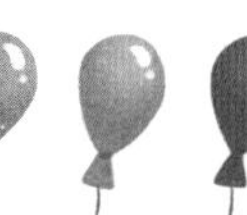
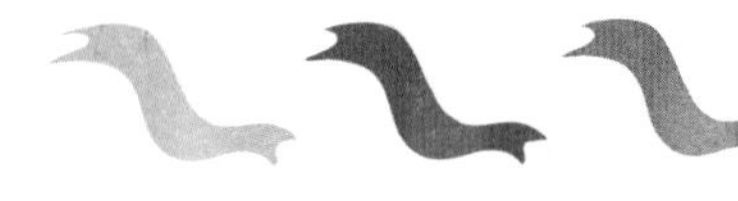

训练时长	
辅助情况	

游戏 5 根据指令找字母

训练目标 提高患儿的字母识别能力。

训练过程 向患儿展示几个字母或代表字母的物体，并说“摸一摸××”“给我××”“找出××”“指一指××”，患儿可以触摸、给予、找到或者指向特定字母的卡片或物体。

训练内容 26个字母。

游戏步骤

① 摸一摸字母是A的饼干。
（3个干扰项）

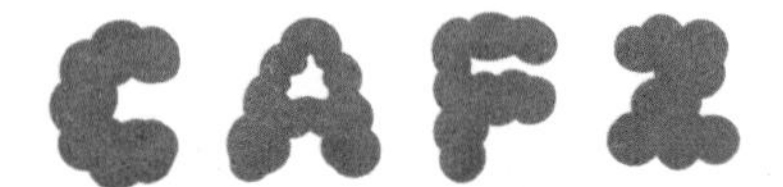

② 给我字母是K的积木。
（4个干扰项）

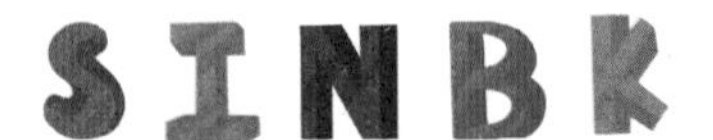

③ 找一找字母是W的卡片。
（2个干扰项）

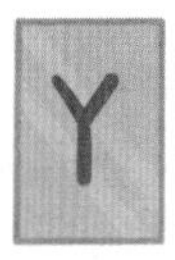

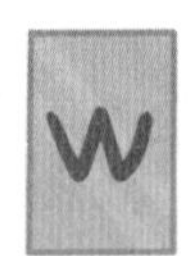

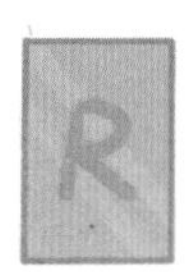

④ 指一指字母是Q的贴纸。
（3个干扰项）

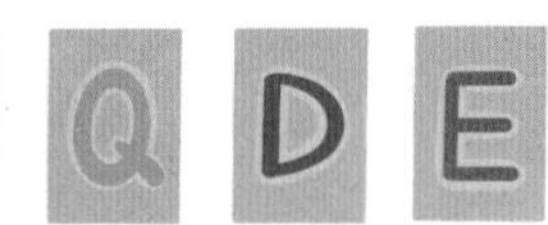

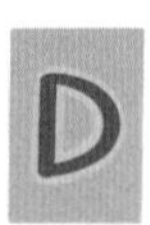
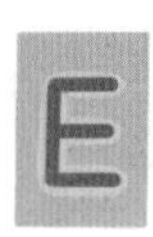

训练时长	
辅助情况	

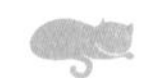

根据指令找数字（1 ~ 10）

训练目标　提高患儿的数字识别能力。

训练过程　向患儿展示几个数字或代表数字的物体，并说“摸一摸 ××”“给我 ××”“找出 ××”“指一指 ××”，患儿可以触摸、给予、找到或者指向特定数字的卡片或物体。

训练内容　数字 1 ~ 10。

游戏步骤

①

摸一摸数字是 3 的饼干。
（2 个干扰项）

②

给我数字是 5 的积木。
（3 个干扰项）

③

找一找数字是 6 的卡片。
（4 个干扰项）

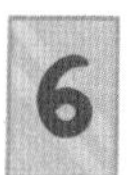

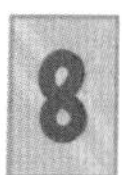

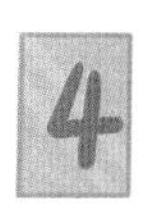

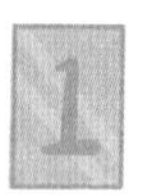

④

指一指数字是 9 的气球。
（3 个干扰项）

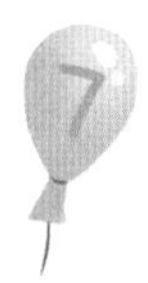

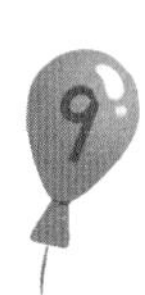

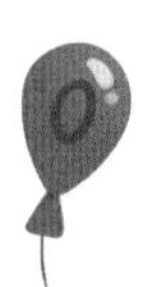

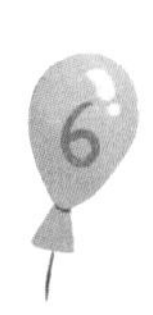

训练时长	
辅助情况	

游戏 7 根据指令找形状

训练目标 提高患儿的形状识别能力。

训练过程 向患儿展示几张卡片或代表不同形状的物体，并说“摸一摸××”“给我××”“找出××”“指一指××”，患儿可以触摸、给予、找到或者指向特定形状的卡片或物体。

训练内容 圆形、正方形、三角形、星形、菱形、心形、矩形和椭圆形。

游戏步骤

① 摸一摸三角形的图案。（2个干扰项）

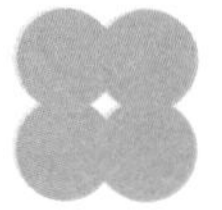

② 给我正方形的积木。（2个干扰项）

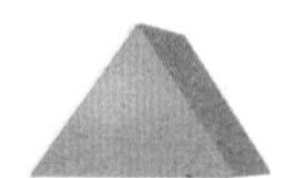

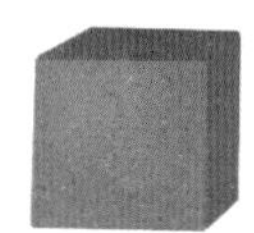

③ 找一找星形的玩具。（3个干扰项）

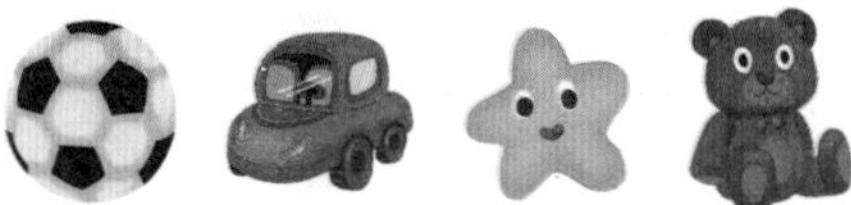
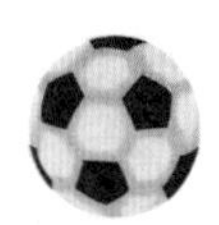
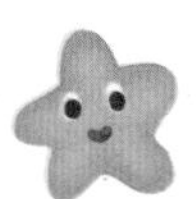
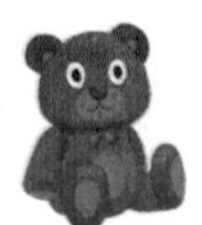

④ 指一指心形的气球。（2个干扰项）

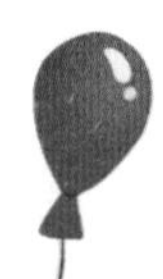
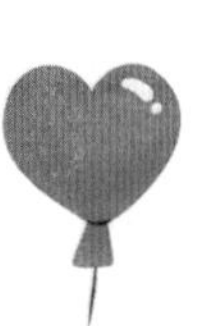
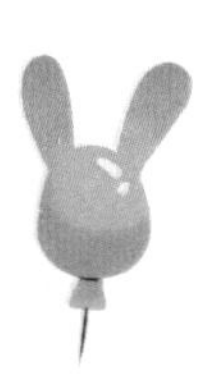

训练时长	
辅助情况	

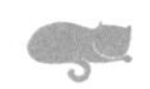

命名物品或图片的颜色

训练目标　提高患儿命名颜色的能力。

训练过程　向患儿展示一张颜色卡片或者单一颜色的物体，然后问“这是什么颜色？”，患儿能够正确命名颜色。

训练内容　红色、蓝色、黄色、绿色、黑色、紫色、橘色、白色、棕色和粉色等。

游戏步骤

① 这是什么颜色？

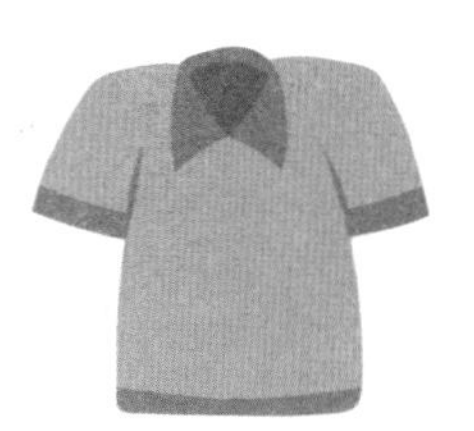

② 这是什么颜色？

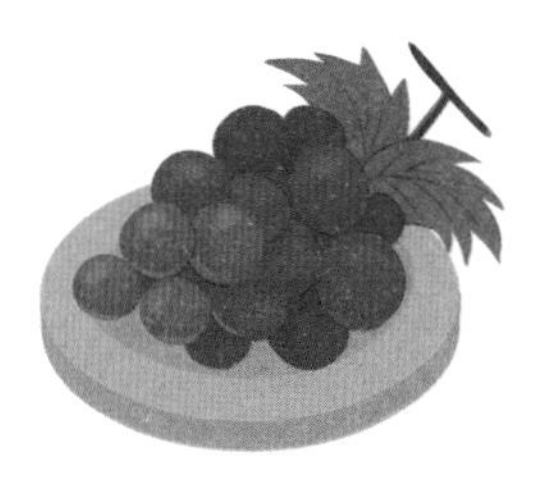

③ 这是什么颜色？

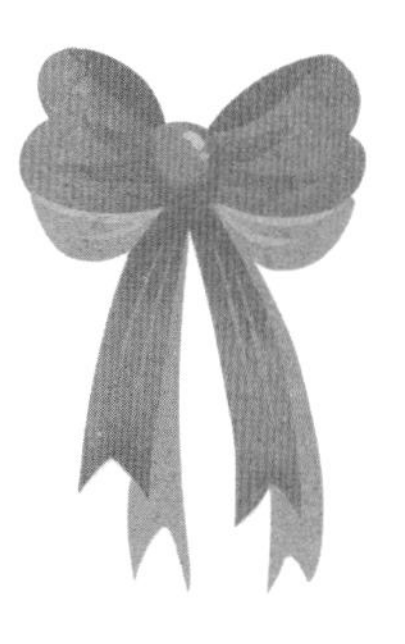

④ 这是什么颜色？

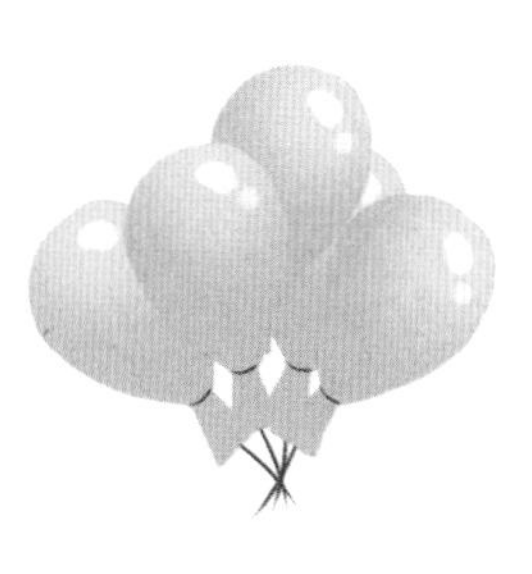

训练时长	
辅助情况	

游戏 9 命名字母

训练目标 提高患儿命名字母的能力。

训练过程 向患儿展示一张字母卡片，然后问“这是什么字母？”，患儿能够正确命名字母。

训练内容 26 个字母。

游戏步骤

① 这是什么字母?

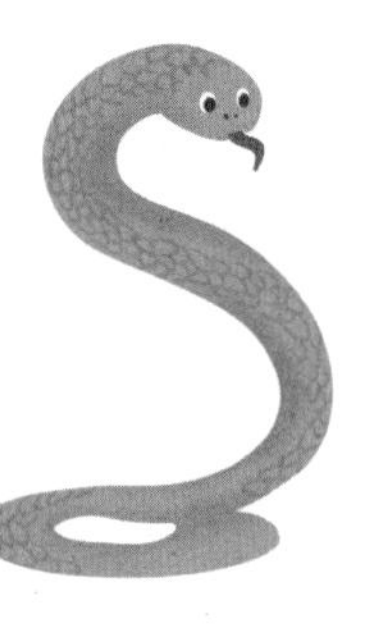

② 这是什么字母?

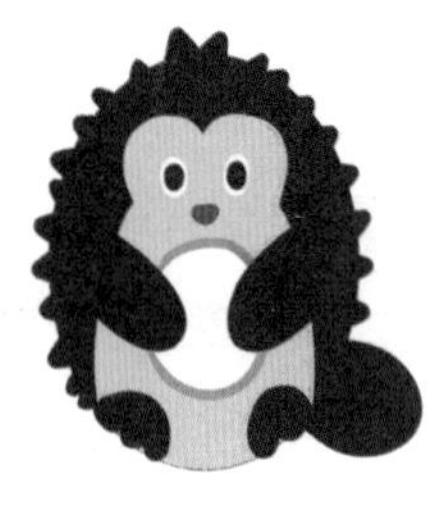

③ 这是什么字母?

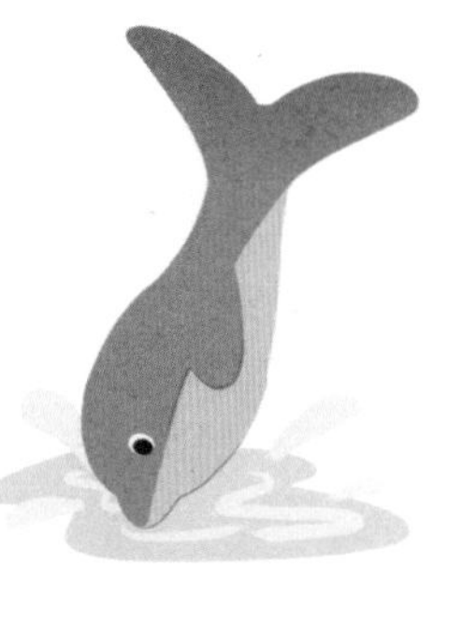

④ 这是什么字母?

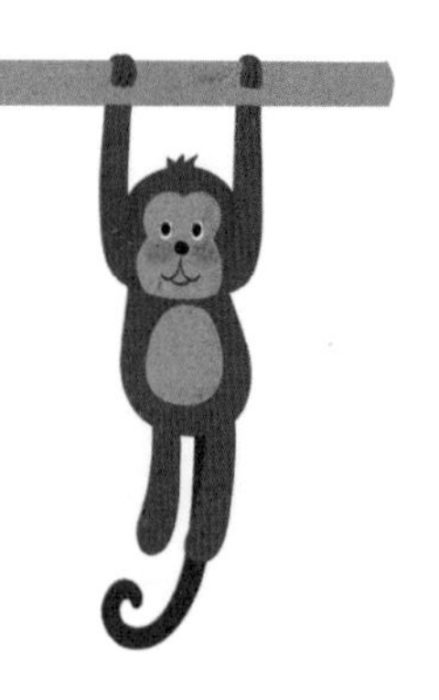

训练时长	
辅助情况	

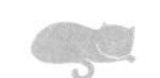

游戏 10 命名数字

训练目标 提高患儿命名数字的能力。

训练过程 向患儿展示一张数字卡片，然后问“这是什么数字？”，患儿能够正确命名数字。

训练内容 数字 1～10。

游戏步骤

① 这是什么数字？

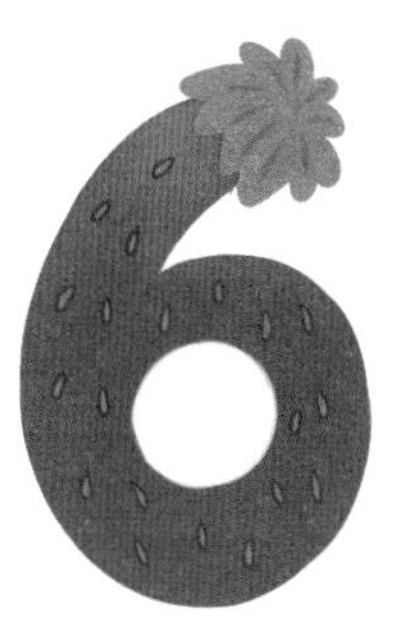

② 这是什么数字？

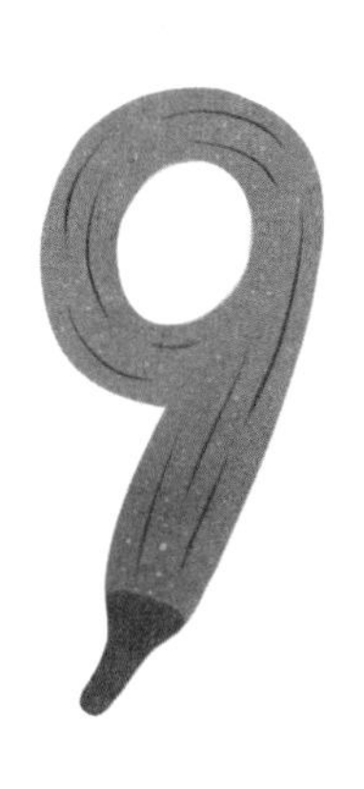

③ 这是什么数字？

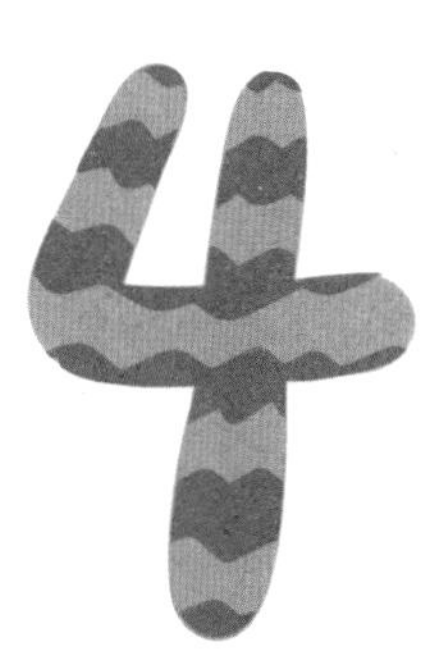

④ 这是什么数字？

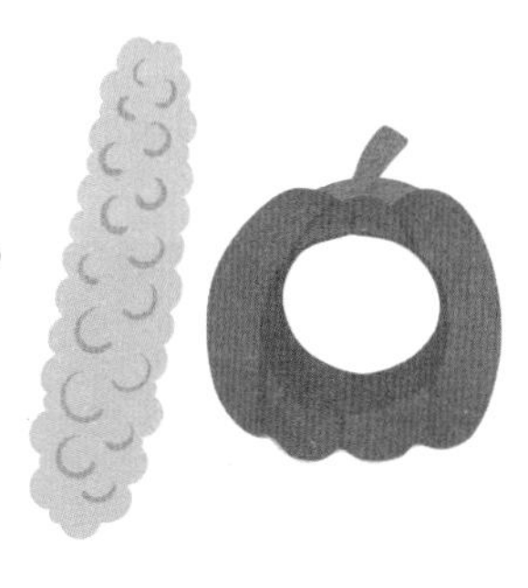

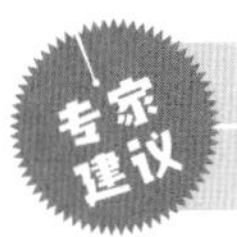

训练时长	
辅助情况	

游戏11 命名形状

训练目标 提高患儿命名形状的能力。

训练过程 向患儿展示一章形状卡片，然后问“这是什么形状？”，患儿能够正确命名形状。

训练内容 圆形、正方形、三角形、星形、菱形、心形、矩形和椭圆形。

游戏步骤

①

这是什么形状?

②

这是什么形状?

③

这是什么形状?

这是什么形状?

训练时长	
辅助情况	

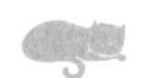

游戏12 从1数到10

训练目标 提高患儿的数数能力。

训练过程 对患儿说“数数”或者“数到××”，患儿能够至少数到10，并且可以数到指定的数字。

训练内容 数字1~10。

游戏步骤

①
数到3。
1，2，3。
②
数到5。
1，2，3，4，5。
③
数到7。
1，2，3，4，5，6，7。
④
数到10。
1，2，3，4，5，6，7，8，9，10。

专家建议

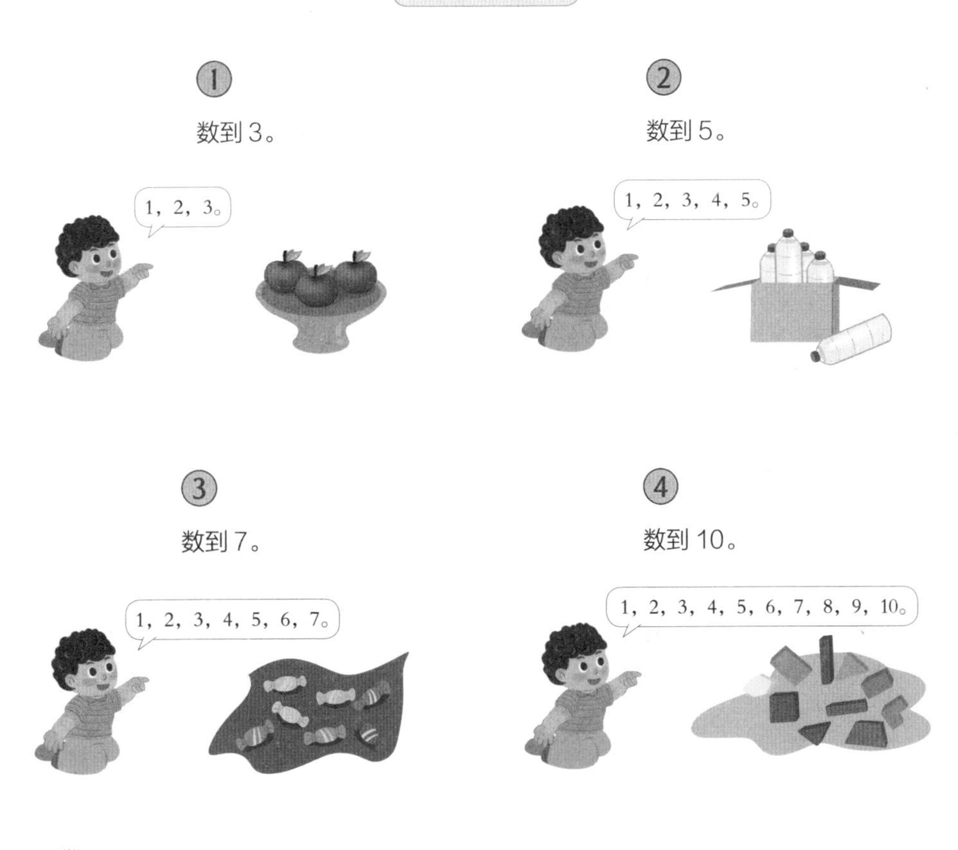

训练时长	
辅助情况	

游戏13 简单书写技能

训练目标 提高患儿的书写能力。

训练过程 把纸和书写工具摆放在测试者面前，一边演示书写动作，一边说“这样做”，患儿能够模仿书写的基础动作。

训练内容 乱涂，垂线，横线，圆，加号，曲线，右斜线（\），左斜线（/），直角。

游戏步骤

画曲线，这样做。

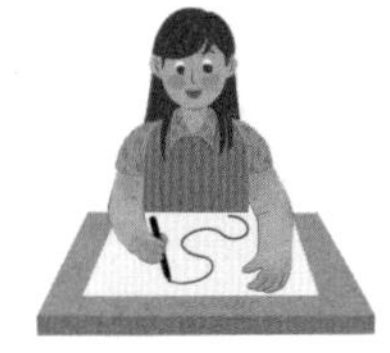

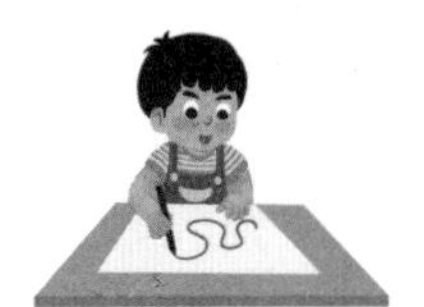

画圆，这样做。

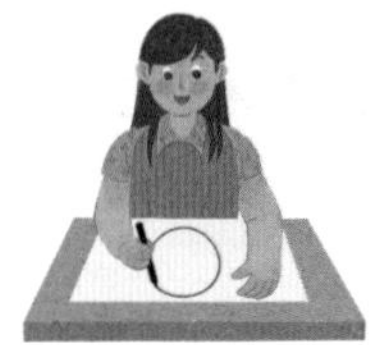

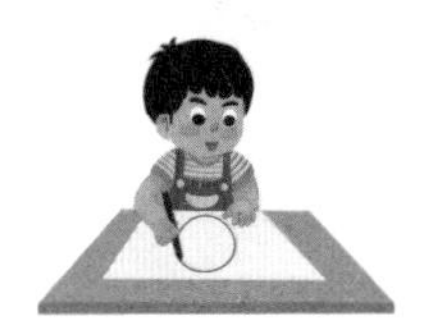

③

画斜线（/），这样做。

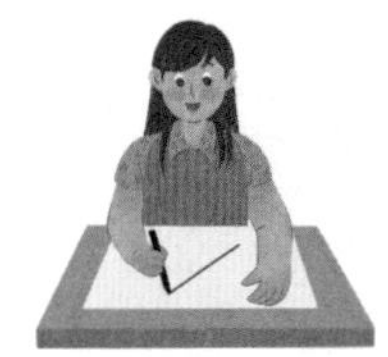

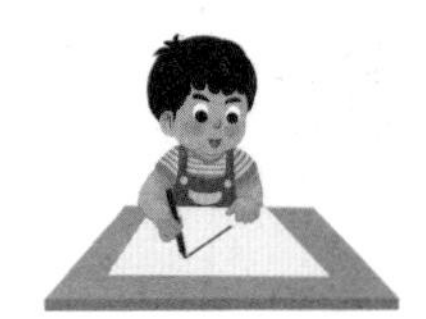

画直角，这样做。

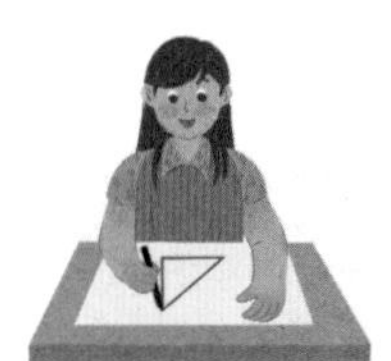

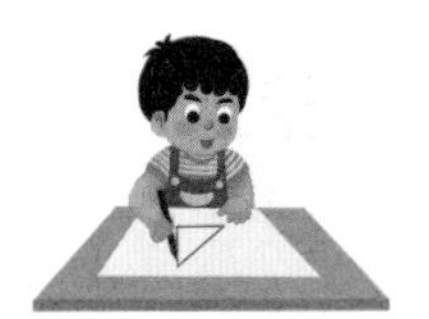

训练时长	
辅助情况	

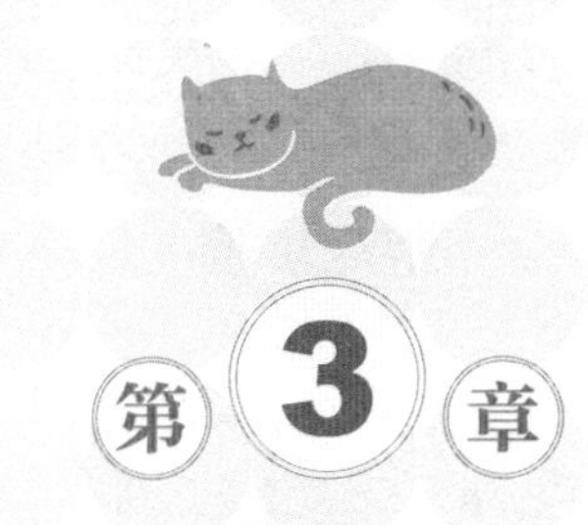

第3章 学习技能初级训练

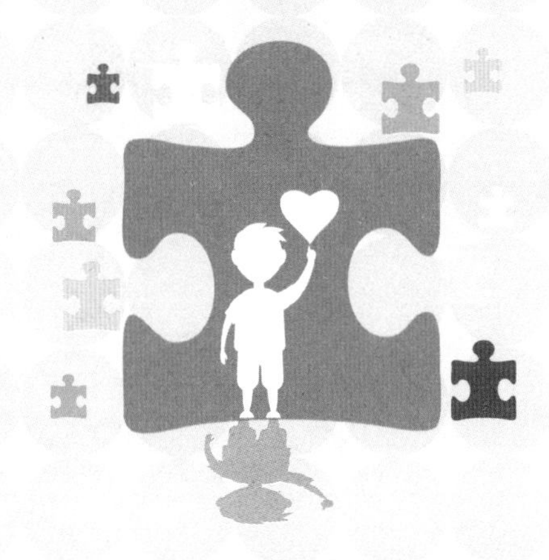

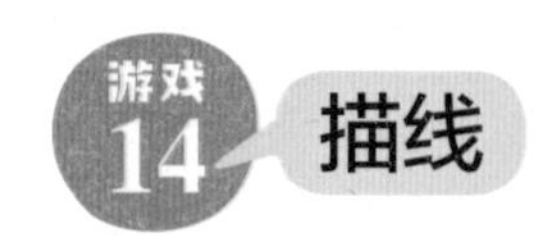

训练目标　提高患儿的描线能力。

训练过程　对患儿说“描线”，患儿能够正确描线。

训练内容　图形、字母、数字、斜线、标记、图片。

游戏步骤

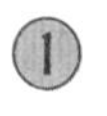

描图形。

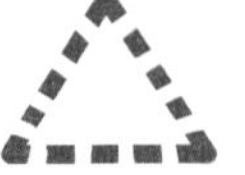

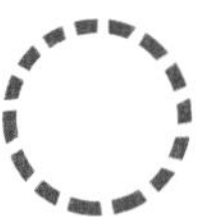

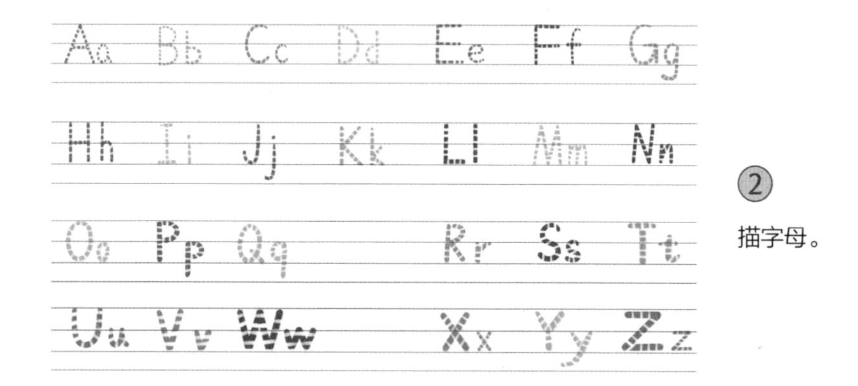

②

描字母。

③

描数字。

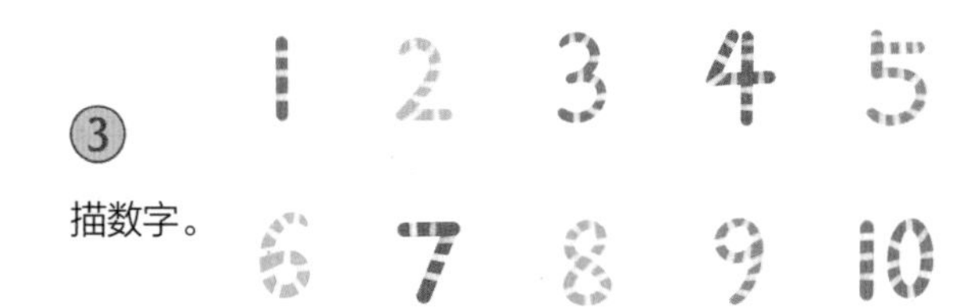

训练时长	
辅助情况	

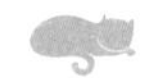

游戏 15 连点成线

训练目标 提高患儿的动手能力。

训练过程 给患儿一张连点成线的作业纸，然后说“连点成线”，患儿能够将所有的点按顺序连接起来。

训练内容 参考下面例子。

游戏步骤

连点成线。

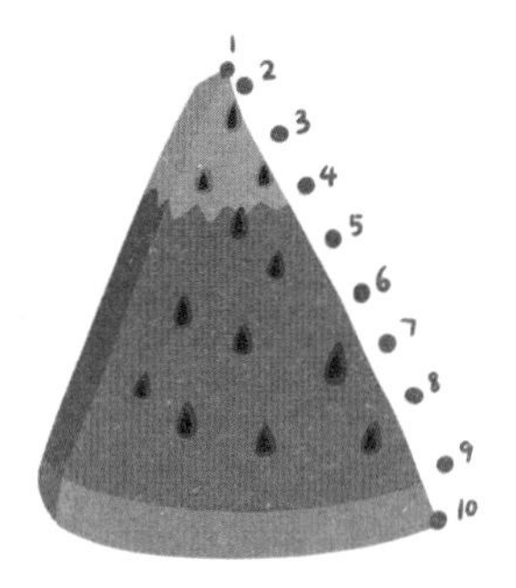

连点成线。

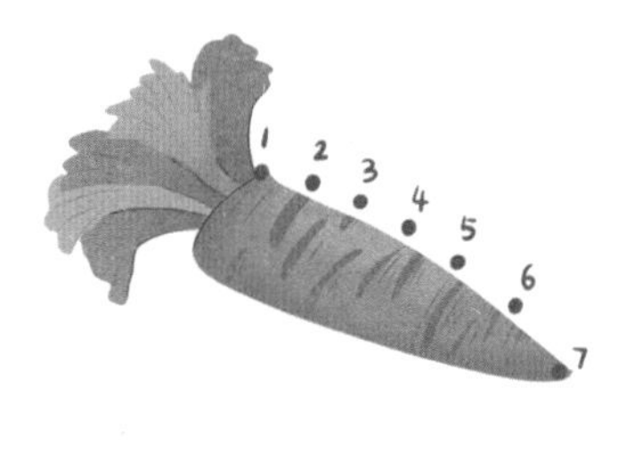

连点成线。

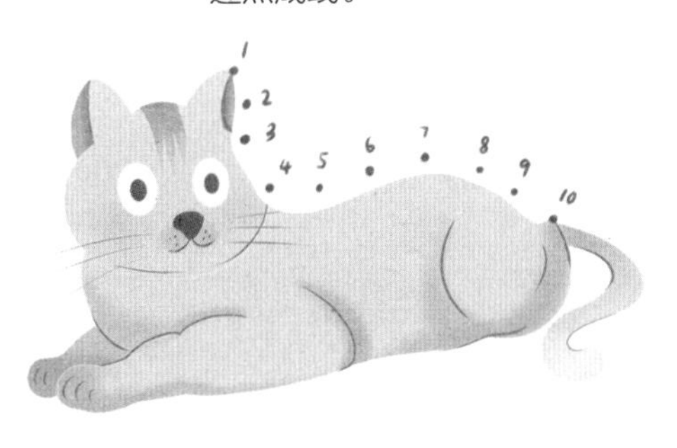

连点成线。

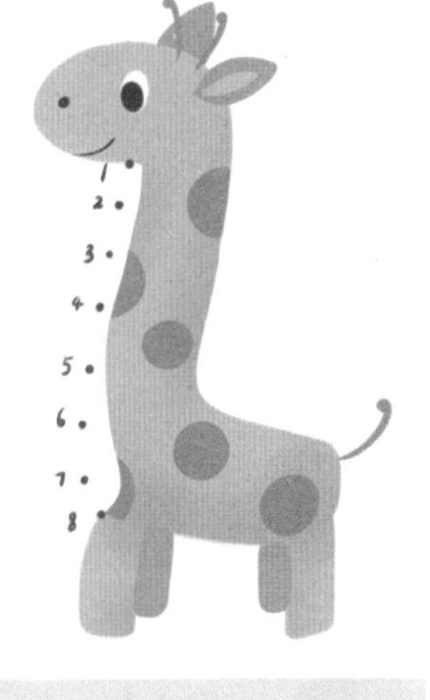

训练时长	
辅助情况	

游戏16 剪纸

训练目标 提高患儿的动手能力。

训练过程 给患儿一把剪刀和一些彩纸，并提供一个需要剪的形状，然后说“剪 × ×”，患儿能够正确地剪出所要求的形状。

训练内容 直线、曲线、斜线、90 度直角、“V”形、正方形、圆形、三角形、菱形，以及心形。

游戏步骤

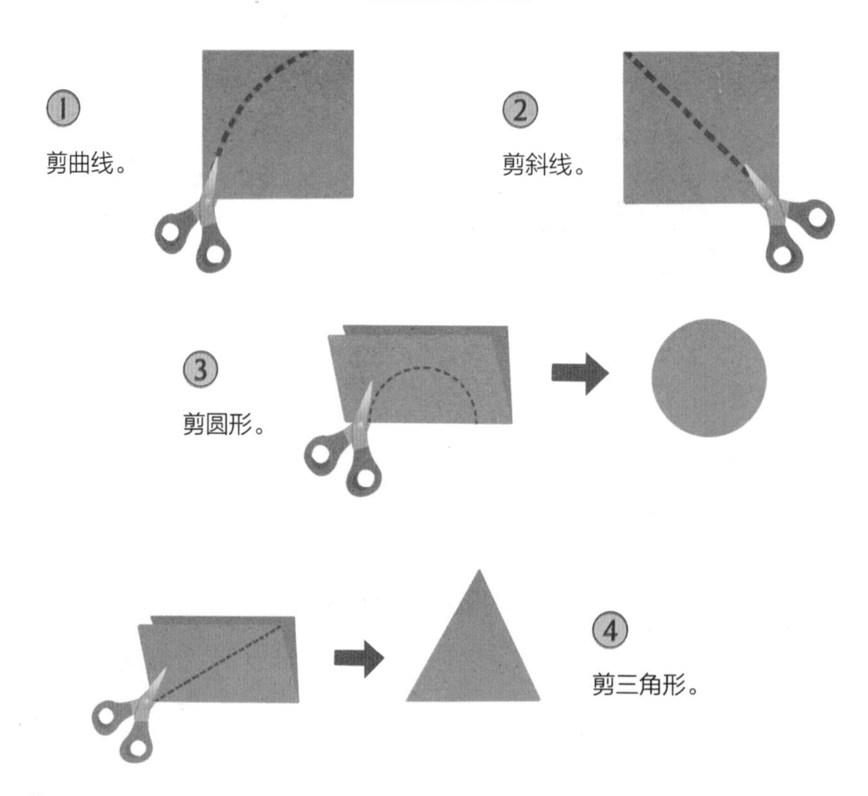

训练时长	
辅助情况	

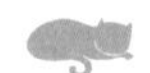

游戏 17 表达三维立体形状

训练目标 提高患儿的表达能力。

训练过程 向患儿呈现一张绘有三维立体形状的图片或实物，并问“这是什么形状？”，患儿能够命名图片所绘或实物的形状。

训练内容 圆锥体、立方体、金字塔、球体，以及圆柱体。

游戏步骤

这是什么形状？

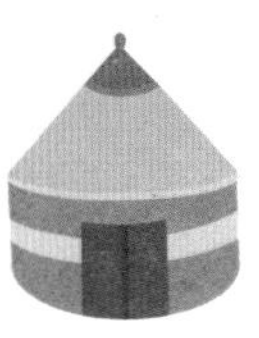

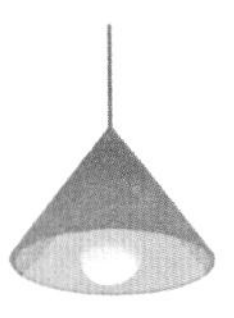

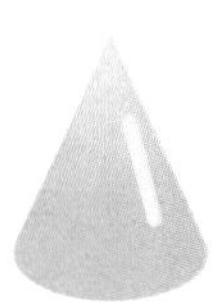

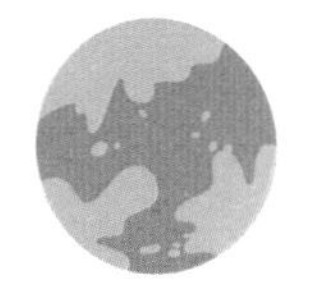

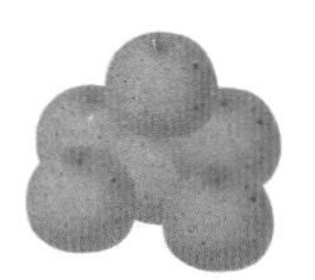

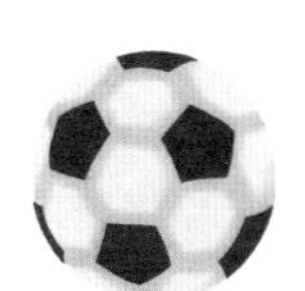

②

这是什么形状？

这是什么形状？

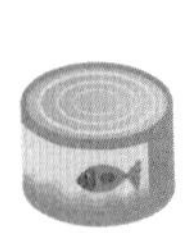

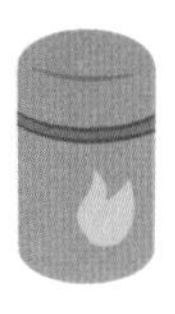

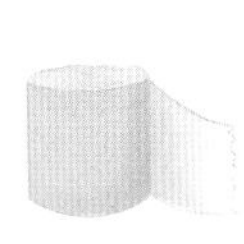

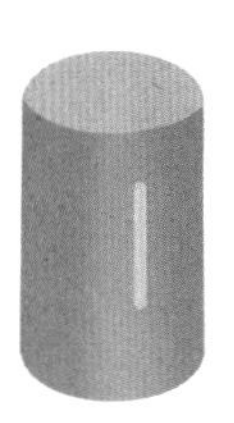

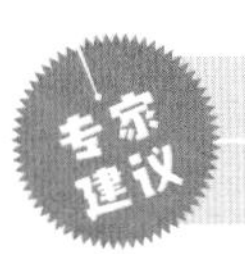

训练时长	
辅助情况	

游戏18 涂色

训练目标 提高患儿的动手能力。

训练过程 提供给患儿一个简单的形状或图片去绘画，并下达指令“涂色”。患儿将针对图片或形状完成75%的涂色工作（涂色超过区域线是被允许的）。

训练内容 三角形、圆形、正方形、长方形、船、火车、苹果、鸟、彩虹，以及圆锥形冰激凌。

游戏步骤

涂色。

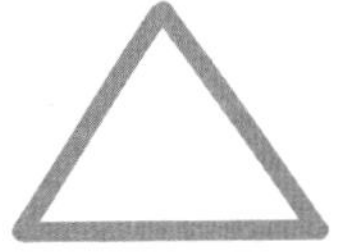

涂色。

③

涂色。

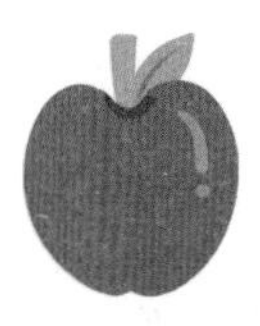

涂色。

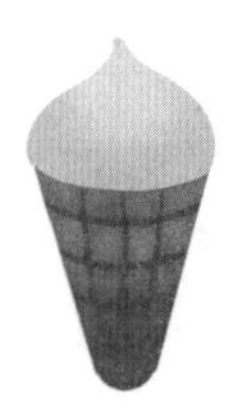

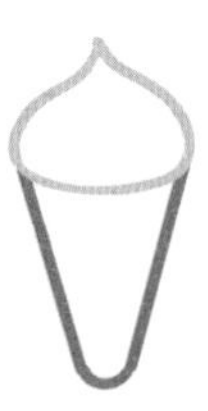

训练时长	
辅助情况	

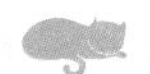

游戏 19 理解三维形状的物体

训练目标 提高患儿的理解与表达能力。

训练过程 向患儿呈现 1 件、2 件或 3 件物品或图片，并下达指令“碰一碰 ××”，或“把 ×× 递给我”（例如，“碰一碰圆锥体”），患儿将碰一碰或递出特定的物品或图片。

训练内容 圆锥体、正方体、角锥体（金字塔状）、球体、圆筒状。

游戏步骤

① 碰一碰圆锥体。（2 个干扰项）

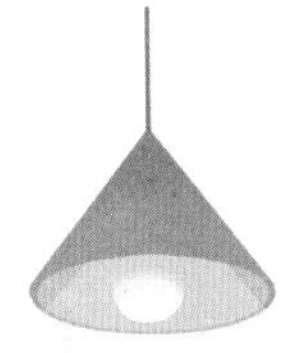

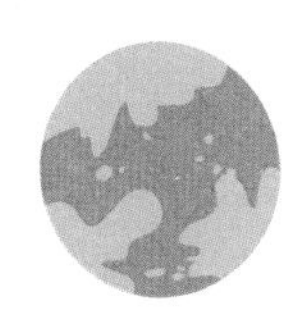

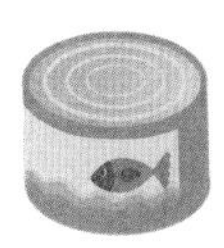

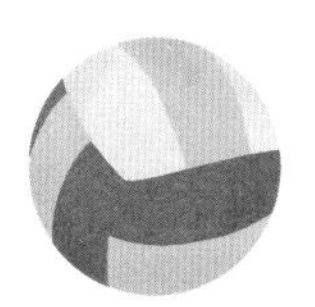

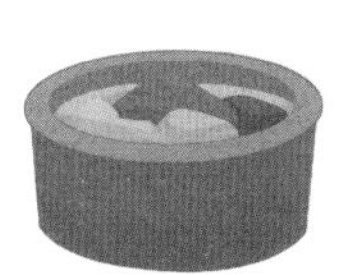

② 碰一碰球体。（2 个干扰项）

③ 把正方体递给我。

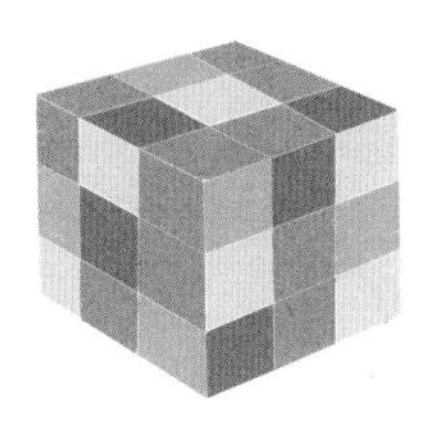

④ 把圆筒状递给我。

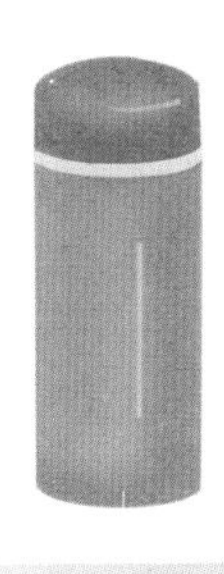

训练时长	
辅助情况	

游戏20 识别拼音发音

训练目标 提高患儿的理解与表达能力。

训练过程 向患儿呈现1～3个拼音，并说“指一指××”或“把××递给我”，患儿能够指一指或递出特定物品或者图片。

训练内容 63个拼音（声母有23个，韵母有24个，整体认读音节有16个）。

游戏步骤

① 指一指拼音“o”。

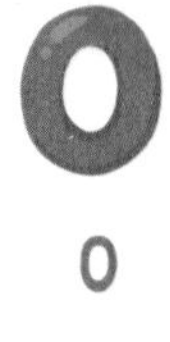

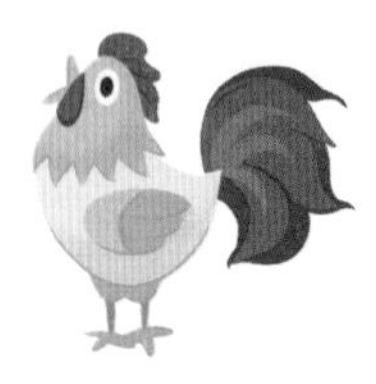

② 指一指拼音“c”。（1个干扰项）

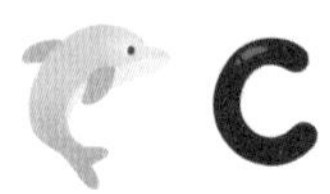

③ 把拼音“r”给我。

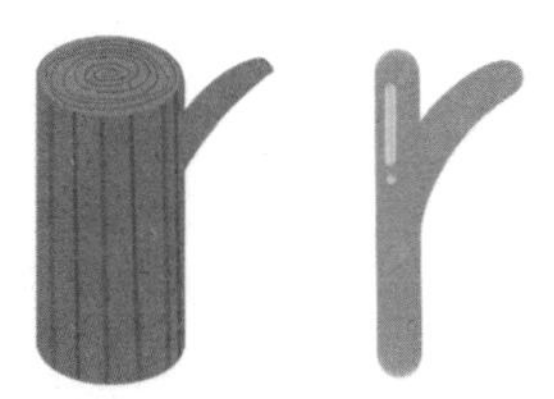

④ 把拼音“ai”给我。（2个干扰项）

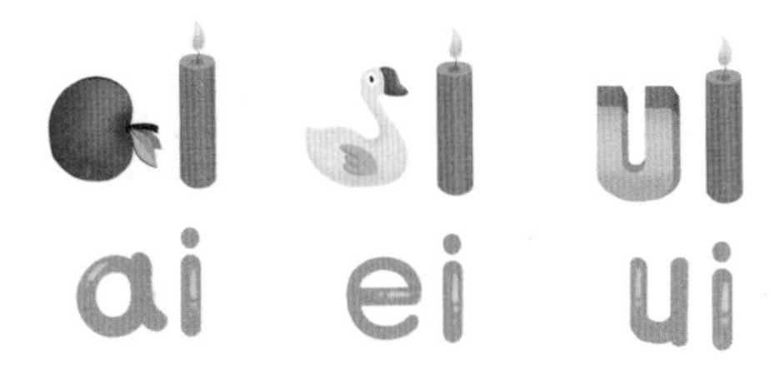

训练时长	
辅助情况	

游戏
21

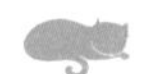

识别英文字母的发音

训练目标　提高患儿的表达能力。

训练过程　向患儿呈现一张绘有字母的图片或实物，并问“这个字母发什么音？”，患儿能够正确回答。

训练内容　26 个字母。

游戏步骤

Bb
B is for balloon.
B is for bear.
B is for bananas.
B is for butterfly.
B is for baby.

这个字母发什么音?

Cc

C is for cat.
C is for car.
C is for cookie.
C is for cake.
C is for corn.

这个字母发什么音?

Gg

G is for glasses.
G is for girl.
G is for gloves.
G is for gate.
G is for grapes.

这个字母发什么音?

专家建议

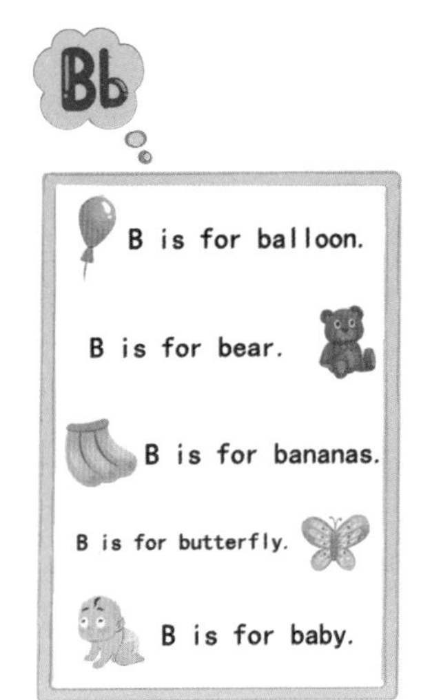

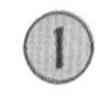

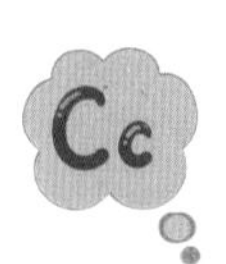

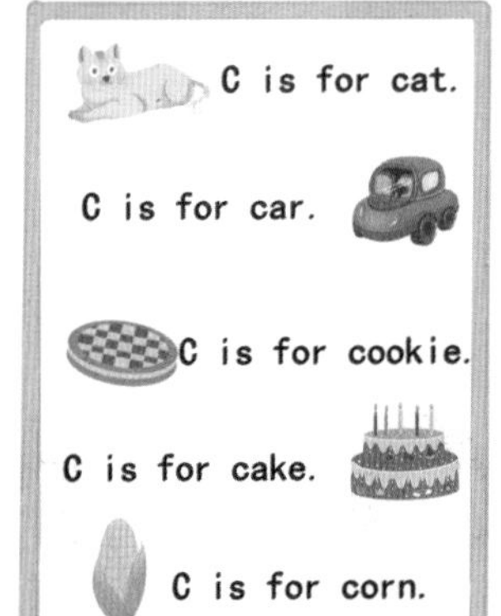

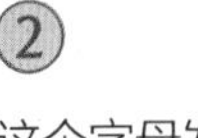

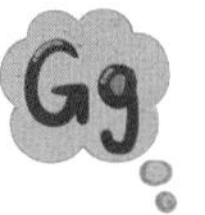

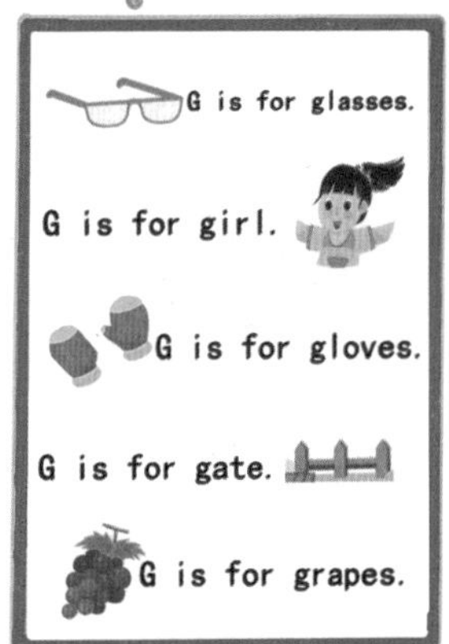

训练时长	
辅助情况	

游戏22 表达反义词

训练目标 提高患儿的表达能力。

训练过程 向患儿展示 2 个对立的物品或图片，并说：“这一个是 × ×，而这一个是 × ×”（例如，这一个是高的，而这一个是矮的），患儿将使用反义词来命名对立的物品或图片（例如，“冷的”和“热的”）。

训练内容 大 / 小，明亮 / 黯淡，白天 / 黑夜，开 / 关，打开 / 关上，高 / 矮，厚 / 薄，深 / 浅，快乐 / 悲伤，姐妹 / 兄弟。

游戏步骤

① 这一个是大，而这一个是小。

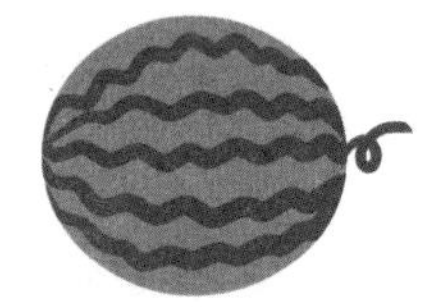

② 这一个是打开，而这一个是关上。

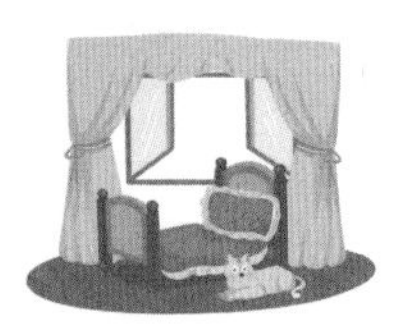

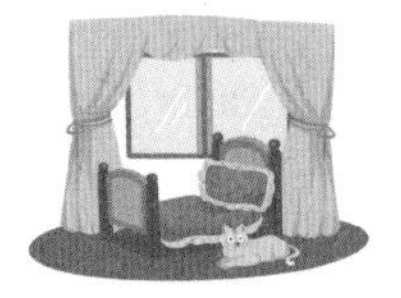

③ 这一个是快乐，而这一个是悲伤。

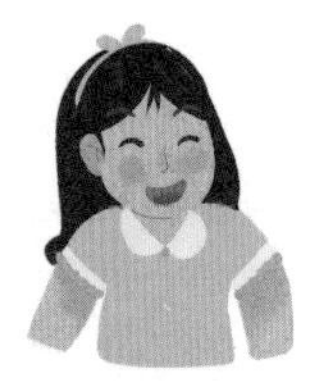

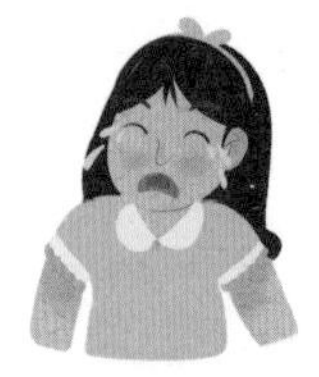

④ 这一个是姐妹，而这一个是兄弟。

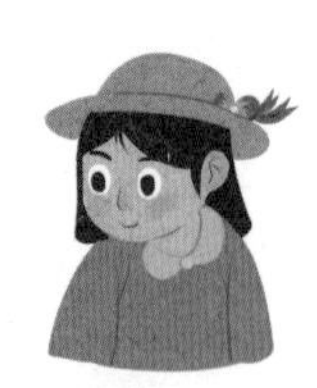

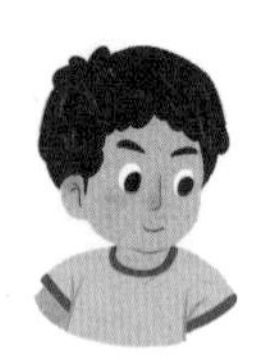

训练时长	
辅助情况	

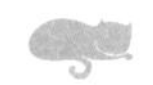

理解整体与部分的关系

训练目标　提高患儿的理解与表达能力。

训练过程　向患儿展示一张图片，上面绘有某物的一半或整体，以及一个干扰的部分（例如，物体的四分之一），并下达指令“碰一碰 ××”“给我 ××”或“指出 ××”。患儿将会触摸、递给或指出特定的部分。

训练内容　派、人物、比萨、蛋糕、蝴蝶、马、脸、正方形、三角形和圆形等。

游戏步骤

给我半个蛋糕。（1 个干扰项）

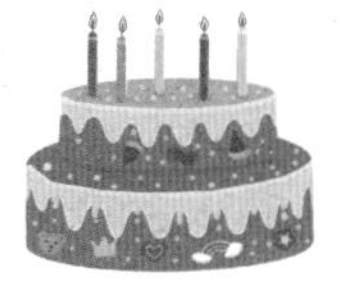

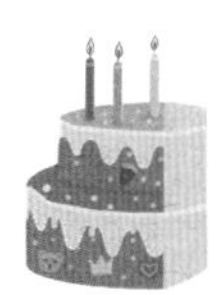

给我四分之一西瓜。（2 个干扰项）

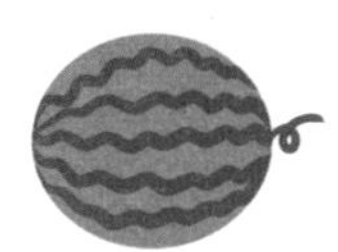

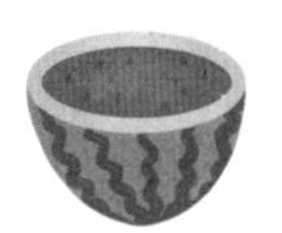

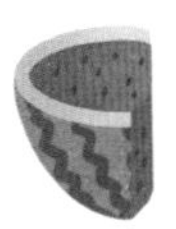

指出一个完整的蝴蝶。

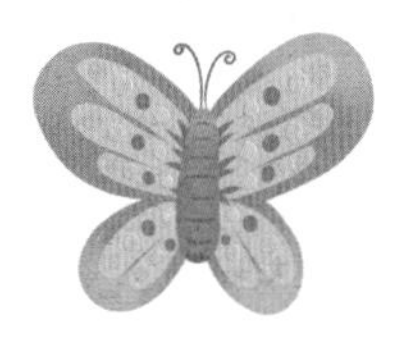

指出半个圆形。（2 个干扰项）

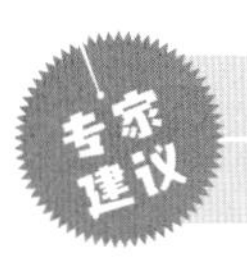

训练时长	
辅助情况	

游戏24 数量概念

训练目标 提高患儿的理解与表达能力。

训练过程 第一阶段向患儿呈现两件物品或图片，并下达指令“碰一碰【用简单的几个词汇描绘该物品或图片，包含数量概念】”（例如，“碰一碰有最多蛋糕的小伙伴”），患儿将触碰包含老师描述的数量概念的物品或图片。第二阶段向患儿呈现两件物品或图片，并下达指令“【运用数量概念描述其中的一件物品或图片，随后引导出下一个物品或图片】”（例如，这个男孩有一些玩具，另一个男孩有……），患儿将命名特定图片或物品的数量概念。

训练内容 一个，所有，另外一个，更多，更少，没有，很少的，一些，同样多，双倍，三倍，第一，最后。

游戏步骤

① 碰一碰有最多蛋糕的小伙伴。

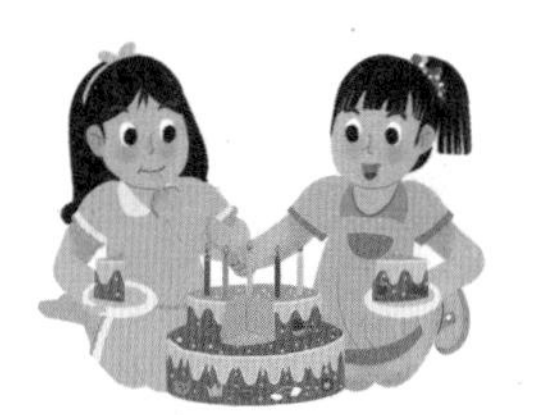

② 碰一碰有最少苹果的小伙伴。

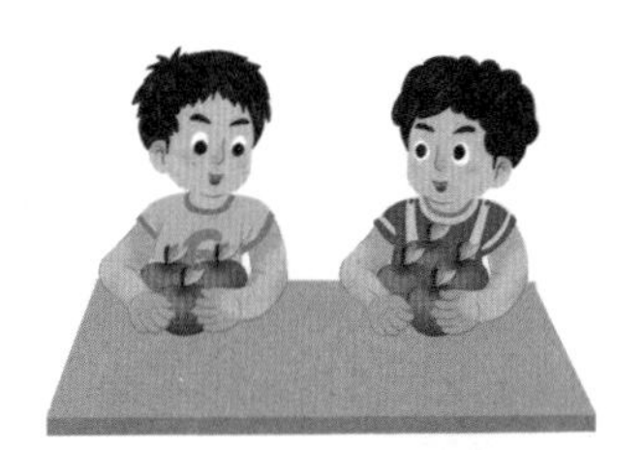

③ 碰一碰有同样多铅笔的小伙伴。

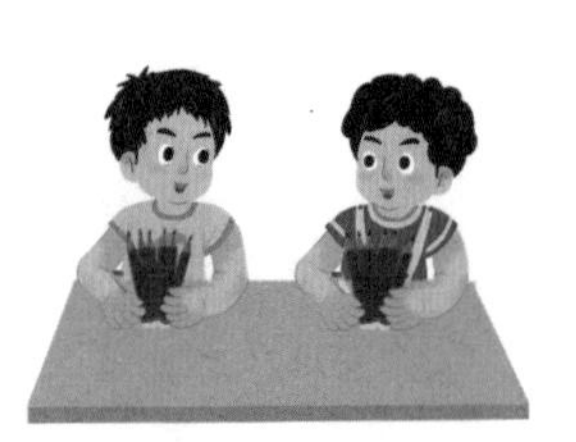

④ 这个男孩有汽车玩具，另一个男孩有滑板车玩具。

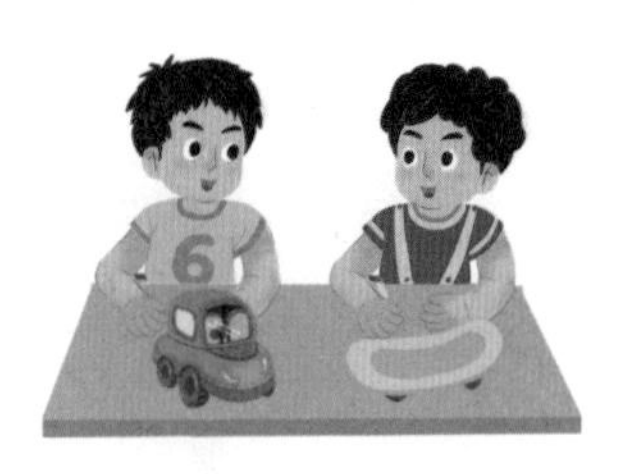

训练时长	
辅助情况	

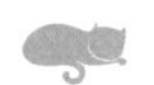

将词汇与图片匹配起来

训练目标　提高患儿的理解与表达能力。

训练过程　向患儿呈现一张图片，并提供 1 个、2 个或 3 个词汇（其中 1 个词汇与图片相关），并下达指令“配对”（例如，给出一张绘有猫的图片，并给出“猫”这个词汇，以及其他 2 个干扰词“狗”“妈妈”）。

训练内容　使用的词汇应能激起患儿的兴趣以提高他的学习动机，随后将学习目标移至与其兴趣相类似的词汇。在提高其阅读能力的教学中，多选择那些功能性强的词汇（包含安全用语、日常生活用语、休闲用品，等等。）

游戏步骤

将词汇“猫”与相应图片进行配对。（2 个干扰项）

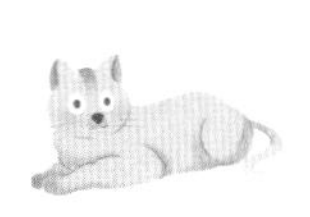

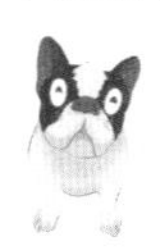

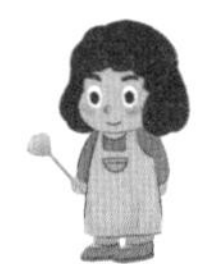

将词汇“冰箱”与相应图片进行配对。（1 个干扰项）

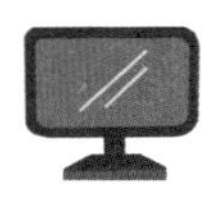

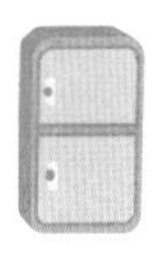

将词汇“枕头”与相应图片进行配对。（2 个干扰项）

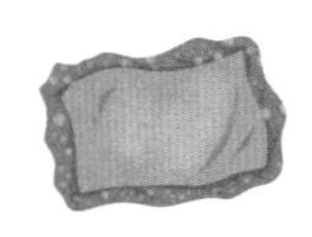

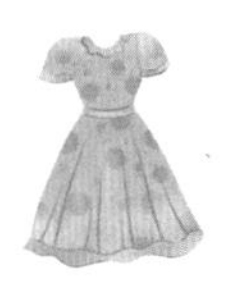

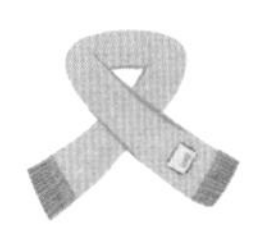

将词汇“牙刷”与相应图片进行配对。（1 个干扰项）

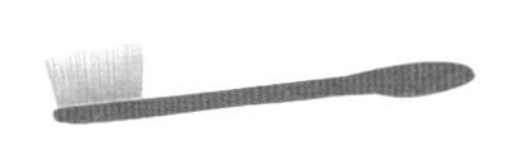

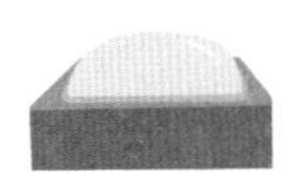

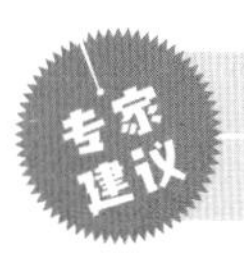

训练时长	
辅助情况	

游戏 26 将拼音发音与图片匹配起来

训练目标 提高患儿的理解与表达能力。

训练过程 向患儿呈现一张图片，并提供 1 个、2 个或 3 个拼音（其中 1 个拼音与图片相关），并下达指令“配对”。

训练内容 63 个拼音（声母有 23 个，韵母有 24 个，整体认读音节有 16 个）。

游戏步骤

① 将拼音“yi”与相应图片进行配对。（1 个干扰项）

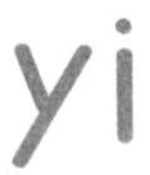

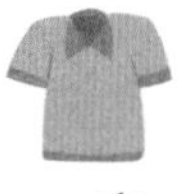

yī衣

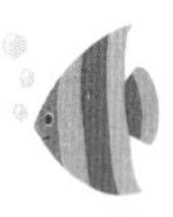

yú鱼

ao

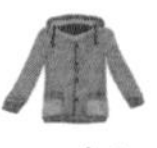

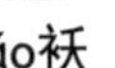

ǎo袄

ǒu藕

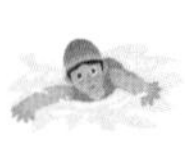

yóu游

② 将拼音“ao”与相应图片进行配对。（2 个干扰项）

③ 将拼音“wen”与相应图片进行配对。（1 个干扰项）

wen

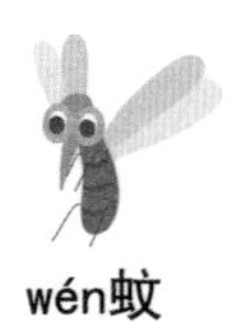

wén蚊

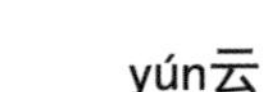

yún云

yang

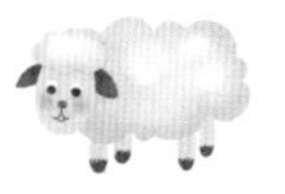

yáng羊

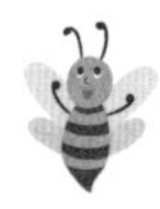

fēng蜂

④ 将拼音“yang”与相应图片进行配对。（1 个干扰项）

训练时长	
辅助情况	

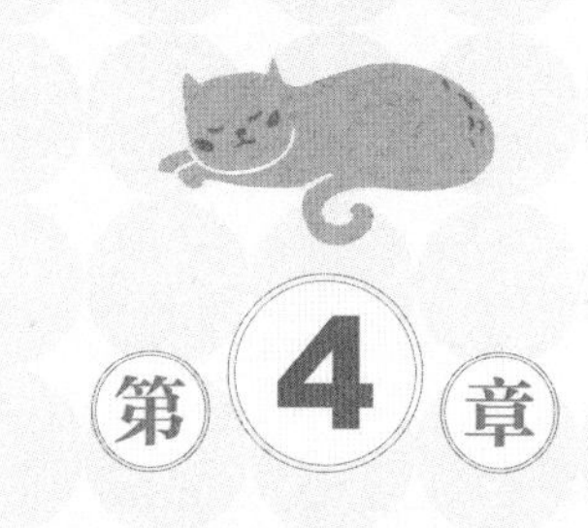

第 4 章

学习技能中级训练

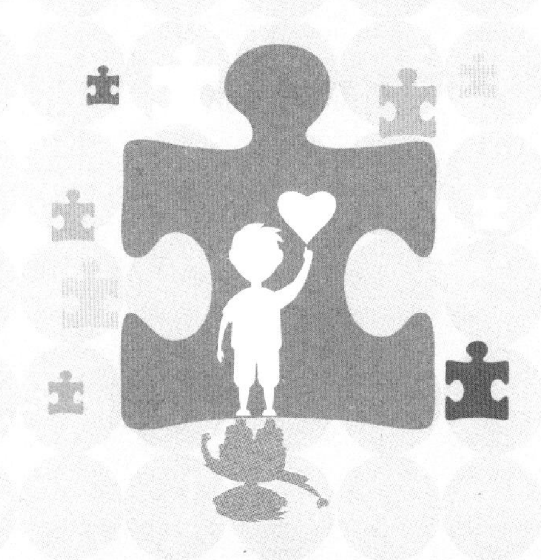

游戏 27 类比

训练目标 提高患儿的逻辑思维能力。

训练过程 第一阶段，在纸上呈现一个选项填空，有 1、2 或 3 个选项，指导患儿填空（如大象是大的，老鼠是____），患儿能够正确填写。第二阶段，口头陈述一个类比，留下第二个物体不说（如苹果是红色的，香蕉是____），患儿能够正确叙述或者填写。

训练内容 长颈鹿是高的，龟是____；大象是大的，老鼠是____；手套戴在手上，袜子穿在____；太阳是热的，冰是____；苹果是红色的，香蕉是____；母亲就是妈妈，父亲就是____；汽车的速度是快的，自行车的速度是____；鲨鱼是水里的，牛是____；猴子是动物园的，马是____；池塘是用来游泳的，自行车是用来____。

游戏步骤

① 大象是大的，老鼠是____。

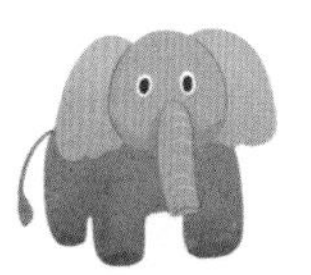
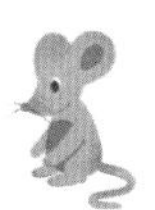

② 太阳是热的，冰是____。

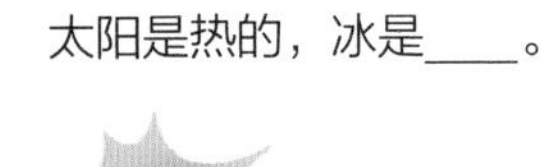

③ 苹果是红色的，香蕉是____。

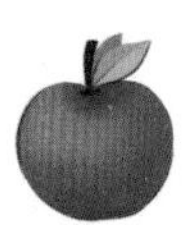
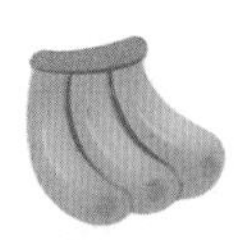

④ 汽车的速度是快的，自行车的速度是____。

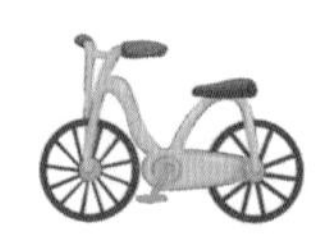

训练时长	
辅助情况	

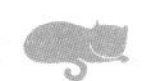

游戏 28 回答常识性问题

训练目标　提高患儿的理解与表达能力。

训练过程　问患儿各种话题的常识性问题（比如，元旦在哪个月？什么季节会下雪？），患儿能够正确回答。

训练内容　节日：劳动节是几月？国庆节是几月？什么节日在 2 月？11 月有什么节日？四季指哪四个季节？下雪的季节是哪个季节？什么季节树叶变颜色？告诉我你在夏天做的一个活动。日历：一年有多少个月？一个星期有多少天？说一说一周几天，周末是哪几天？环境：你晚上在天空中看到什么？雨是从哪里来的？等等。

游戏步骤

① 国庆节是几月？

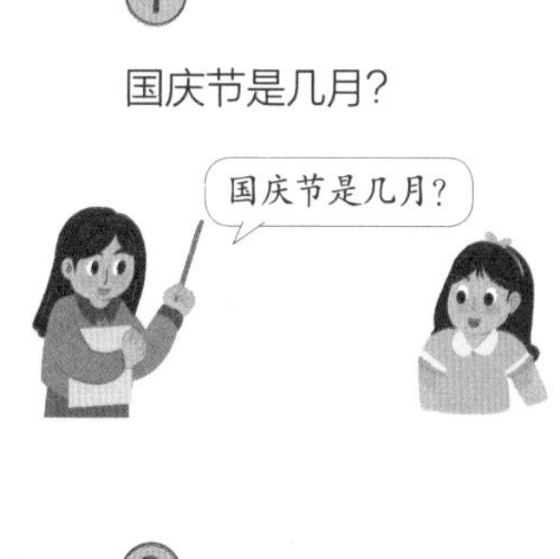

② 什么季节树叶变颜色？

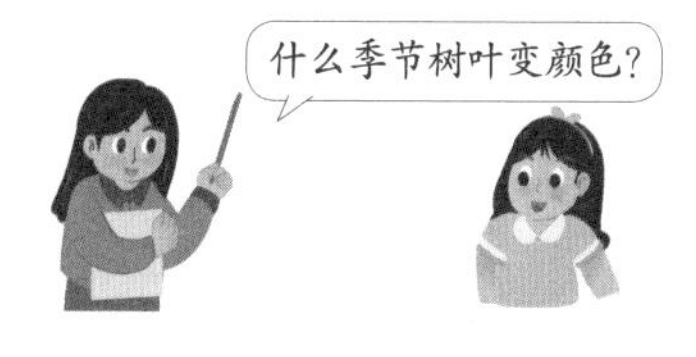

③ 一个星期有多少天？

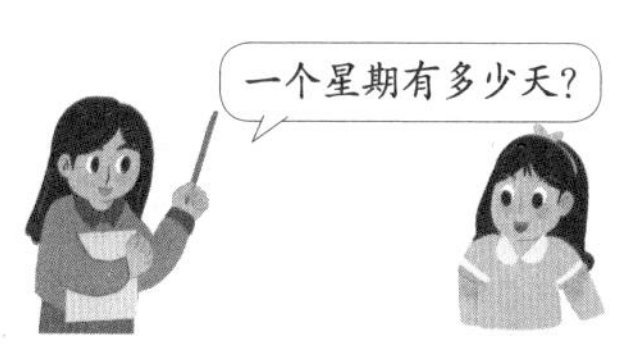

④ 你晚上在天空中看到什么？

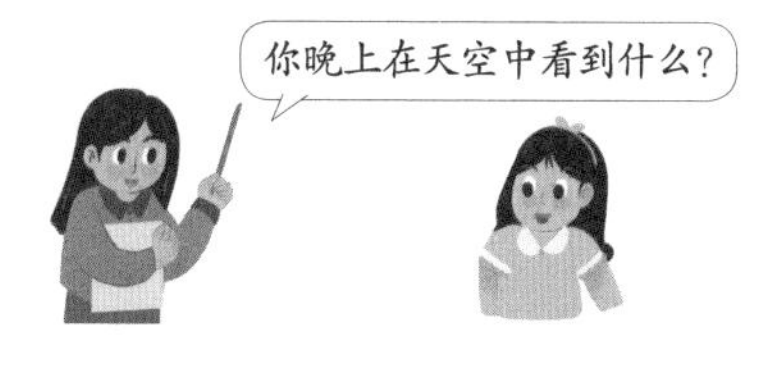

训练时长	
辅助情况	

游戏29 画画

训练目标 提高患儿的学习能力。

训练过程 向患儿呈现一张图片，并给他画具，说“画这个”，患儿将按图片画画。

训练内容 快乐的脸、国旗、彩虹、猪、火车、人、狗、雪人、房子、车、树等。

游戏步骤

画这个。

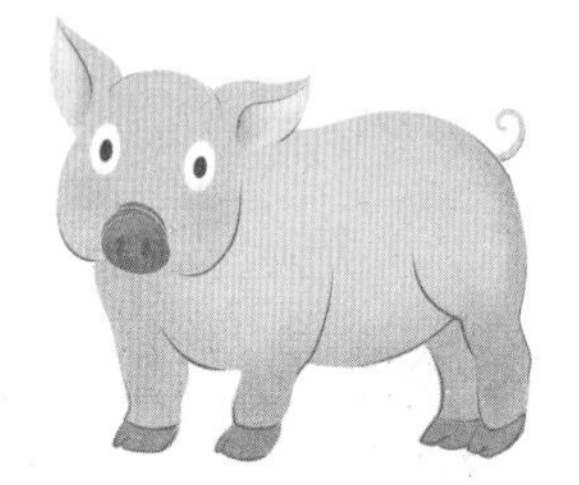

画这个。

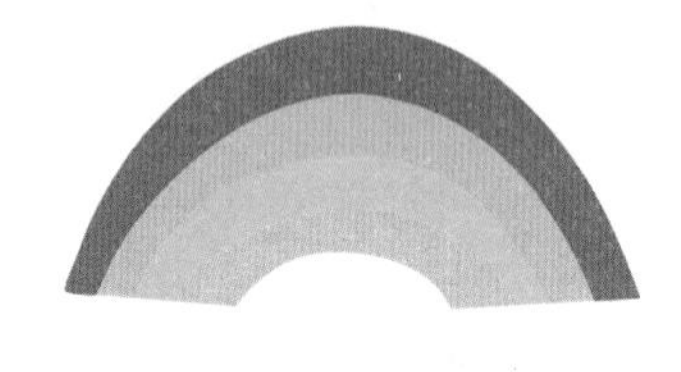

③

画这个。

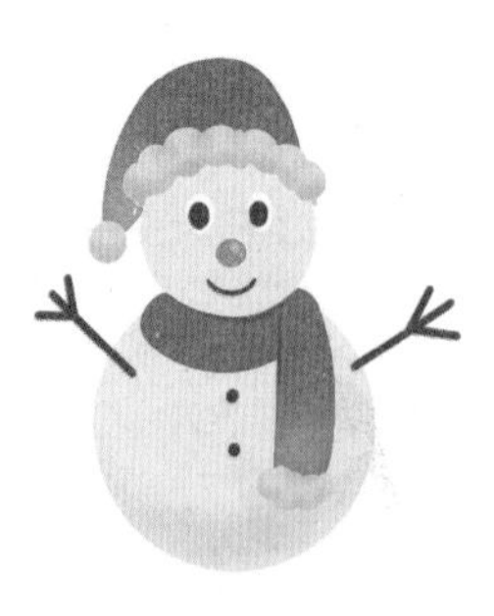

④

画这个。

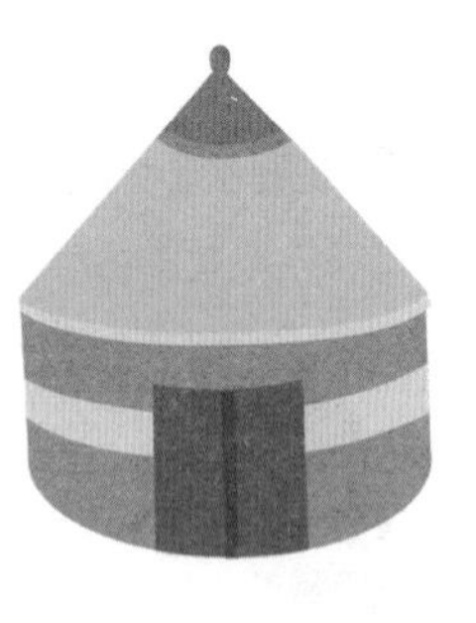

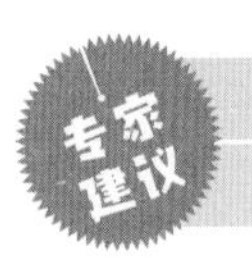

训练时长	
辅助情况	

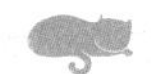

游戏30 多步骤艺术活动

训练目标 提高患儿的学习能力和艺术修养。

训练过程 向患儿呈现一个成品，然后提供相关制作材料，说“做这个”，患儿能够独立完成作品。

训练内容 参考下面例子。

游戏步骤

4个步骤完成作品（折尖尖帽）。

1. 对角折

2. 沿虚线朝箭头方向折

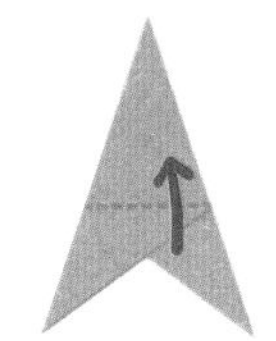

3. 两角向上折

4. 完成

②

4个步骤完成作品（折小狗头）。

1. 沿虚线对折

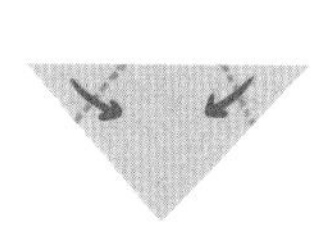

2. 沿虚线向内折

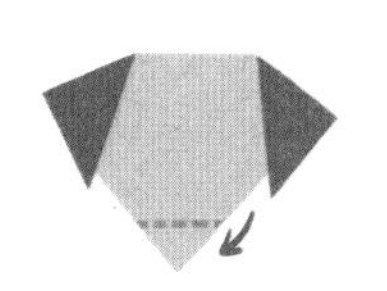

3. 沿虚线向对外折

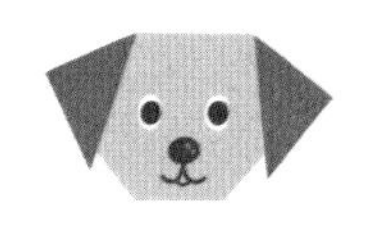

4. 画出眼睛和嘴巴

专家建议

训练时长	
辅助情况	

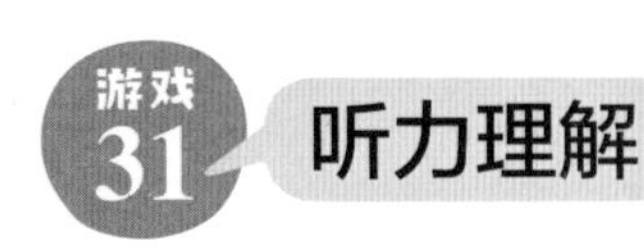

训练目标 提高患儿的理解与表达能力。

训练过程 给患儿大声读一个句子（句子包含 5 个或 5 个以上词汇），然后问关于这个句子的各种问题，患儿能够正确回答问题。

训练内容 参考下面例子。

游戏步骤

小刚和小强去海边堆沙堡。
问题：小刚和小强做了什么呢？谁去堆沙堡？小刚和小强去哪里堆沙堡？

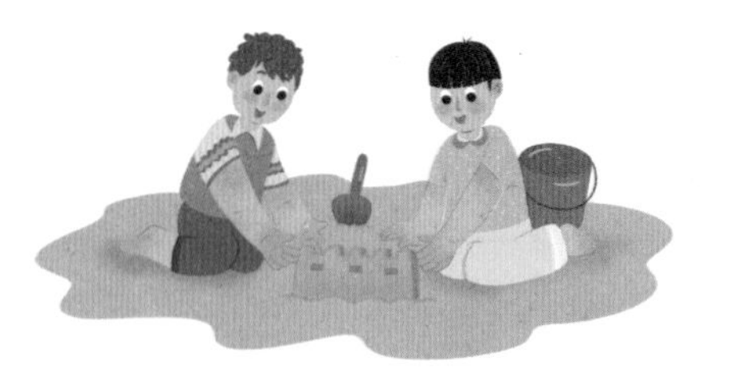

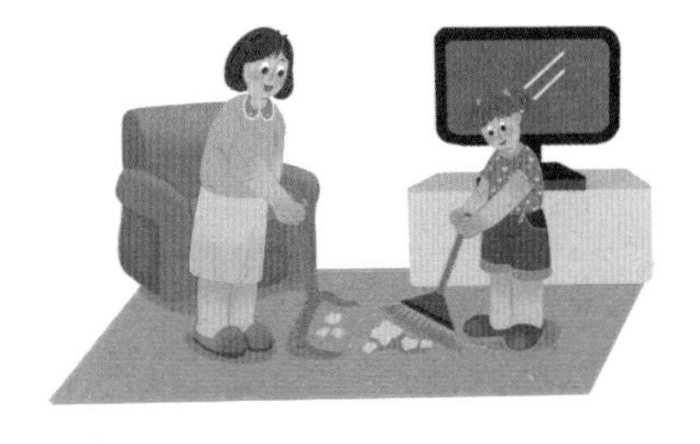

②

萌萌和妈妈在家里打扫卫生。
问题：萌萌在干什么呢？谁在打扫卫生？萌萌和妈妈在哪里打扫卫生？

爸爸把玩具放在衣柜抽屉里。
问题：谁把玩具收起来？爸爸把玩具放在哪里？抽屉坐落在哪里？

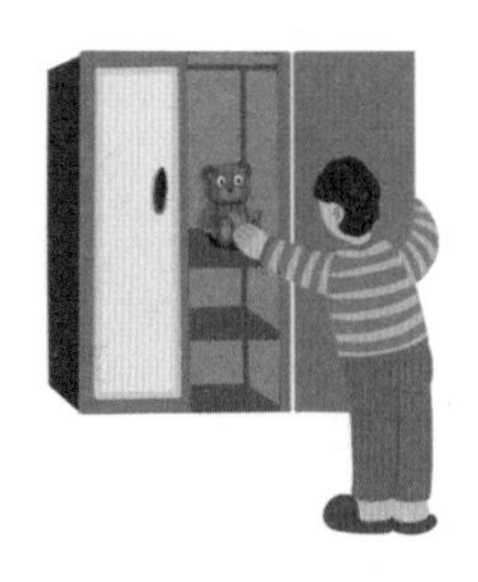

训练时长	
辅助情况	

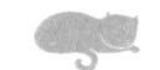

训练目标　提高患儿的理解与表达能力。

训练过程　向患儿呈现一个日历，并说“我们一起看日历，并回答有关问题”，患儿能够说出正确的星期、月、日和年。

训练内容　参考下面例子。

游戏步骤

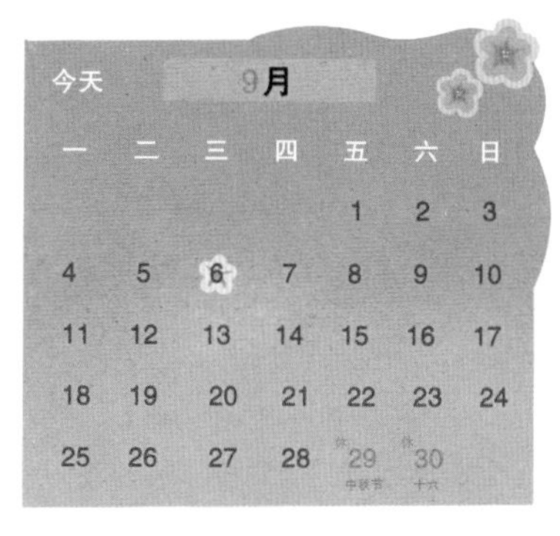

日历显示今天是星期几?

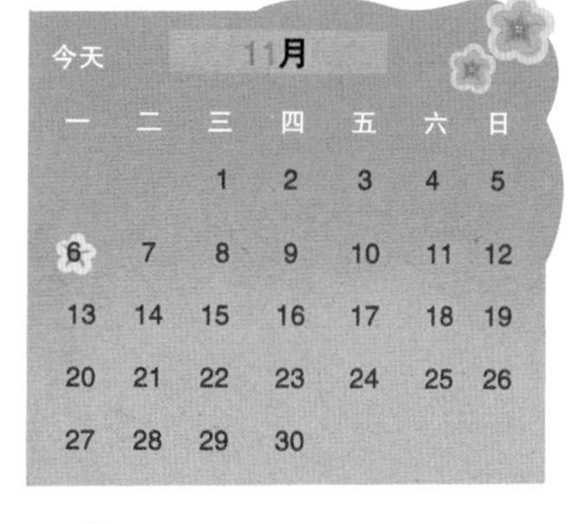

②

日历显示今天是几月几日?

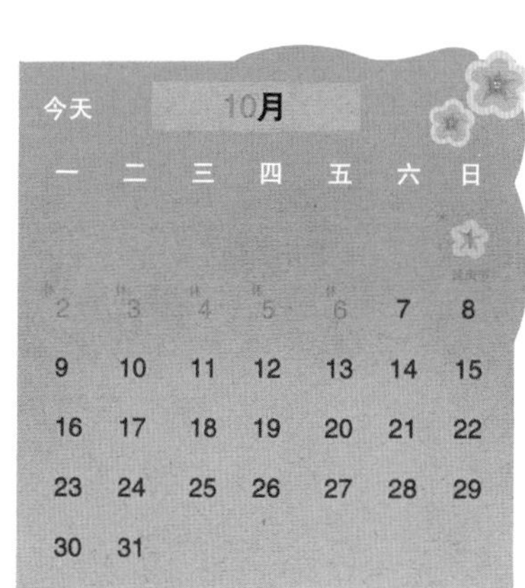

日历显示今天是什么节日?

训练时长	
辅助情况	

游戏33 估计

训练目标 提高患儿的估算能力。

训练过程 向患儿展示一个装有一些小物品（比如装有10颗珠子）的小容器，并告诉患儿有多少珠子在小容器中。然后向患儿展示一个更大的容器，里面放有更多数量的物品，对患儿说："猜一猜较大的容器里面有多少个××？"患儿能够正确回答。

训练内容 珠子在罐子里，硬币在一个储蓄罐里，饼干在盘子里，玻璃球在一个花瓶里，积木在一个盒子里，纸夹在一个包里，糖果在一个罐子里，棉花球在一个罐子里，巧克力豆在一个袋子里。

游戏步骤

①

小罐子里有8颗珠子，猜一猜大罐子里有多少颗珠子？

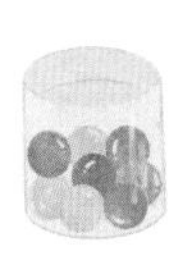

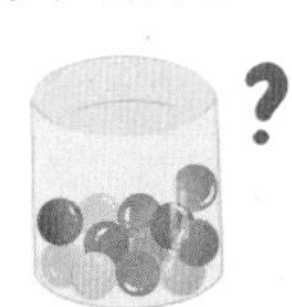

②

小储蓄罐里有10枚硬币，猜一猜大储蓄罐里有多少枚硬币？

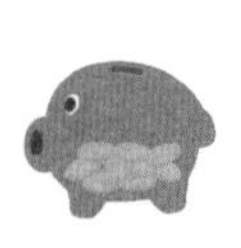

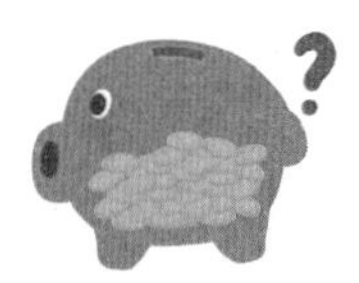

③

小盒子里有10块积木，猜一猜大盒子里有多少块积木？

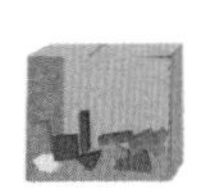

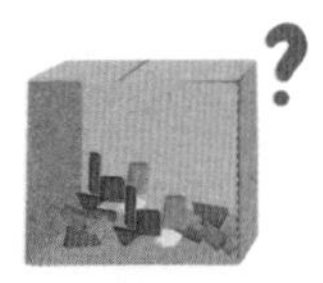

④

小袋子里有10颗巧克力豆，猜一猜大袋子里有多少颗巧克力豆？

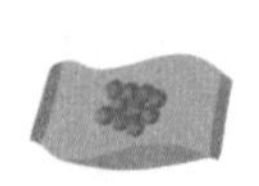

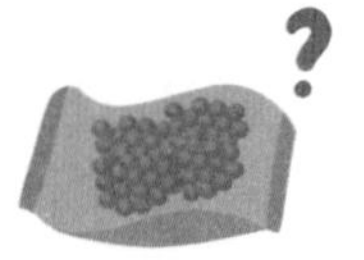

训练时长	
辅助情况	

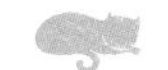

训练目标 提高患儿的推理能力。

训练过程 向患儿讲述或写一个社会场景，然后让患儿进行推理。患儿能够根据听到的或看到的场景推断出接下来会发生什么。

训练内容 参考下面例子。

游戏步骤

乌龟和兔子在赛跑，你认为谁会先到达终点?

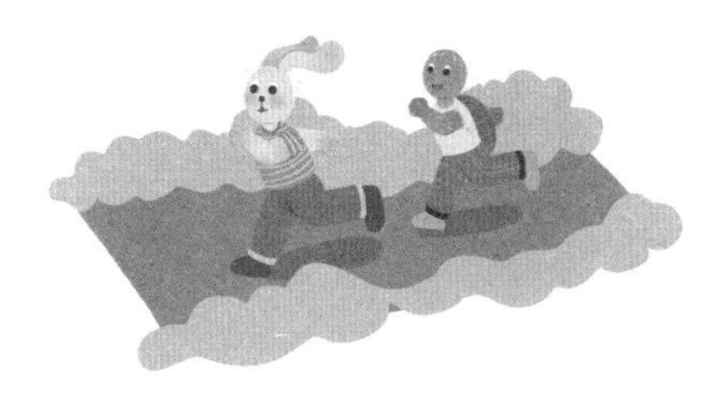

亮亮喜欢玩具车，甜甜喜欢汉堡。你认为谁会去玩具店?

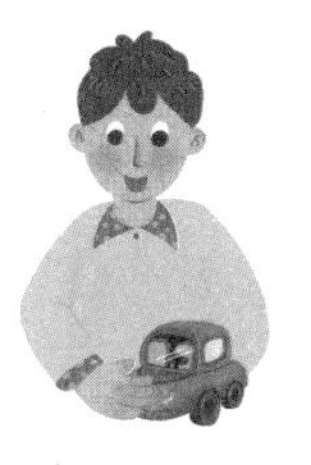

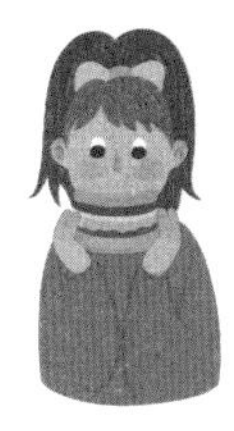

露露想在商店里买水，但她把钱忘在家里。你认为接下来会发生什么?

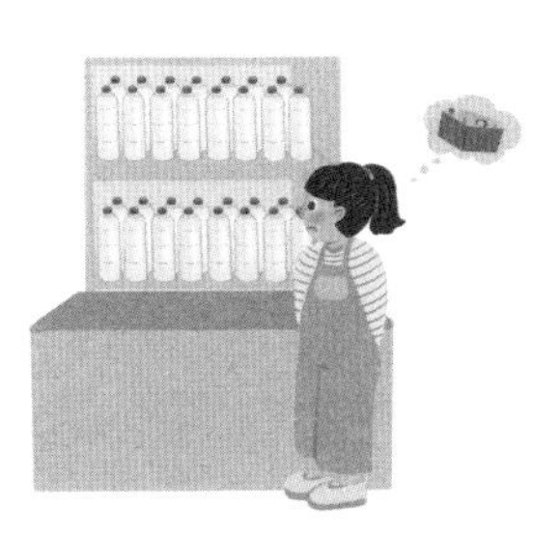

④

明明在学校打开盒子，盒子里是他妈妈早上为其准备的食物。他接下来会做什么?

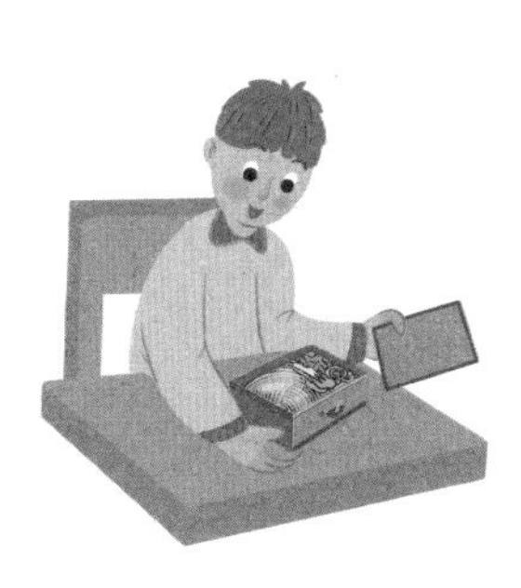

训练时长	
辅助情况	

游戏35 从1数到50

训练目标 提高患儿的识数能力。

训练过程 对患儿说“数到××”，患儿能够数到指定数字（50以下）。

训练内容 数字1~50。

游戏步骤

① 数到12。

② 数到20。

③ 数到18。

④ 数到25。

训练时长	
辅助情况	

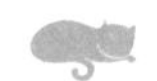

游戏36 数物品

训练目标 提高患儿的数数能力。

训练过程 展示给患儿一些物品，说“数数吧”，患儿能够数出有几个物品。

训练内容 用于数数的物品：硬币、吸管、回形针、螺栓、珠子、玩具、勺子、积木、书籍等。

游戏步骤

①

数一数图中有几枚硬币？

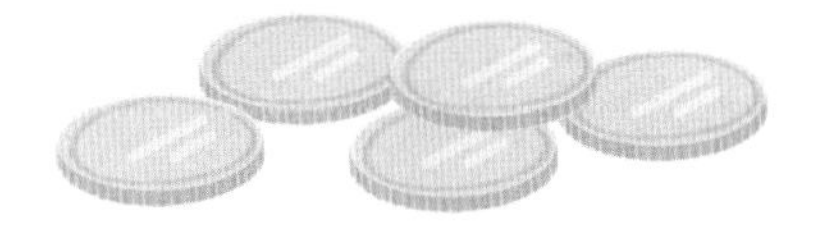

②

数一数图中有几根吸管？

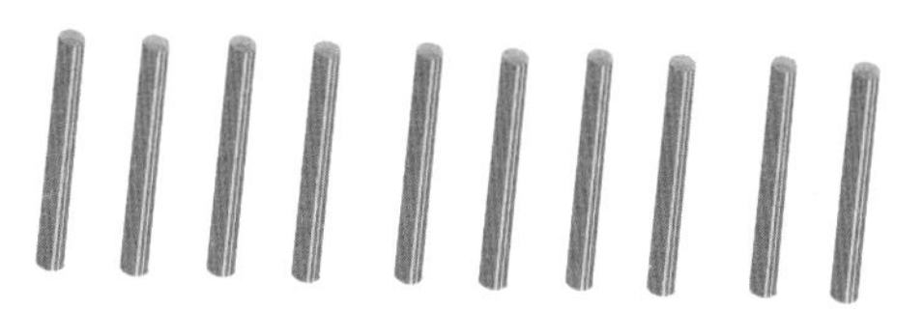

③

数一数图中有几把勺子？

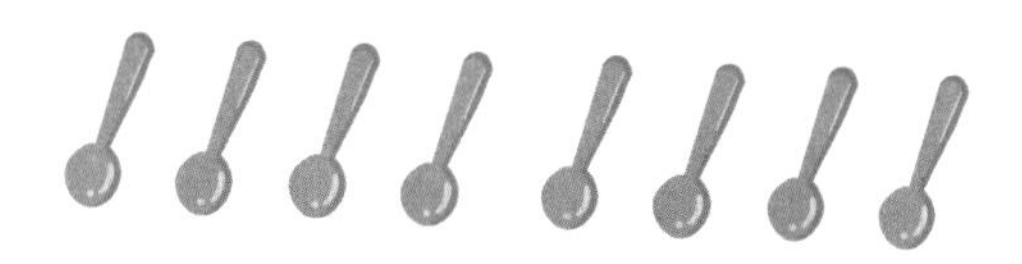

④

数一数图中有几块积木？

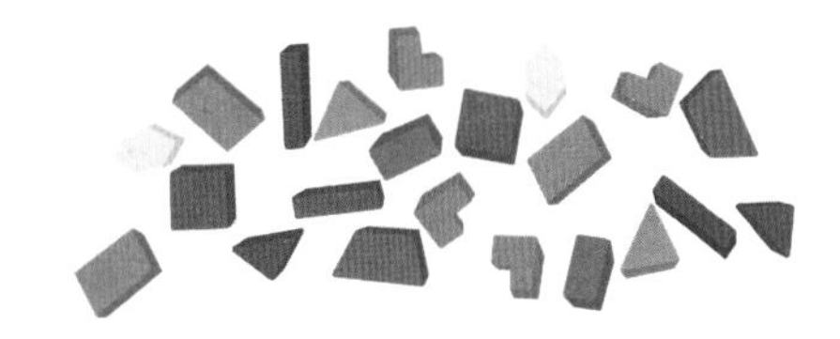

专家建议

训练时长	
辅助情况	

从大量物品里面数出特定物品

训练目标 提高患儿的数数能力。

训练过程 给患儿一堆物品（5 ~ 30 个），然后说“数出 × × 给我”，患儿能够数出正确的物品。

训练内容 目标是数字 5 ~ 30。用于数数的物品：硬币、吸管、回形针、螺栓、珠子、玩具、勺子、积木、积木块、书籍等。

游戏步骤

数出 3 本书给我。

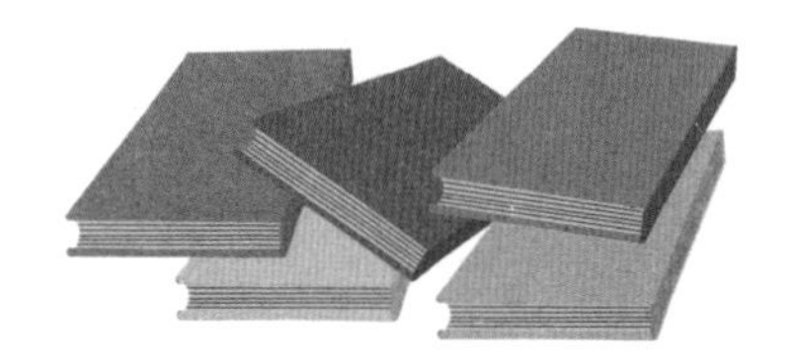

数出 5 枚硬币给我。

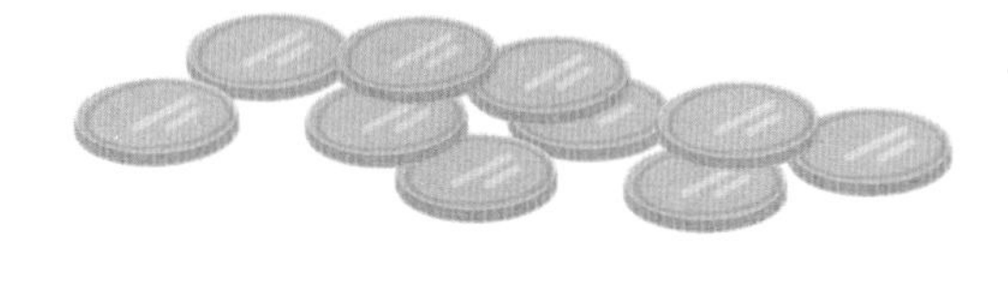

③

数出 6 个回形针给我。

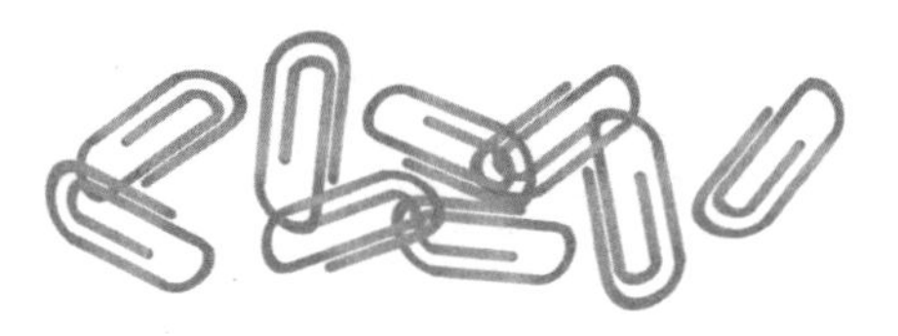

数出 8 颗珠子给我。

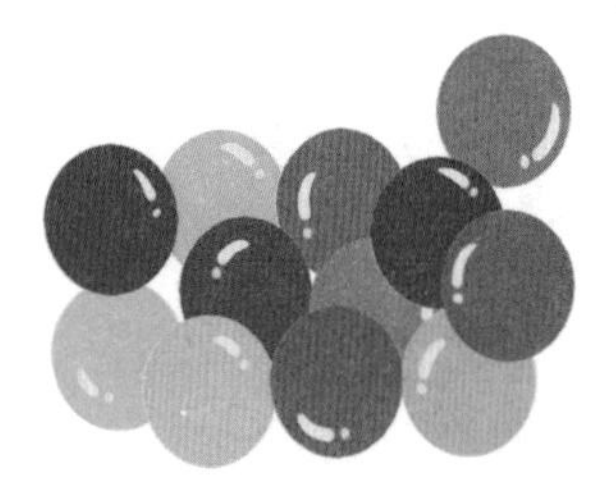

训练时长	
辅助情况	

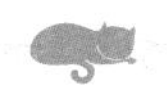

游戏 38 相同和不同

训练目标　提高患儿的理解与表达能力。

训练过程　向患儿呈现两张卡片，说："这两张卡片是相同还是不同呢？"（如：呈现一只猫和一只狗的图片）并说："为什么这些是相同的？"患儿能够说出两张图片是否相同。

训练内容　类别（动物、衣服、食品、车辆、家具、饮料、树木、学校用品、玩具、卡通），颜色相同或不同的物体，特征（尾巴、条纹、轮子、面部表情、羽毛等）或功能（可以飞的、可以吃的、可以玩的、可以坐的、可以穿的）。

游戏步骤

这两张卡片是相同还是不同呢？（相同，它们都是动物）

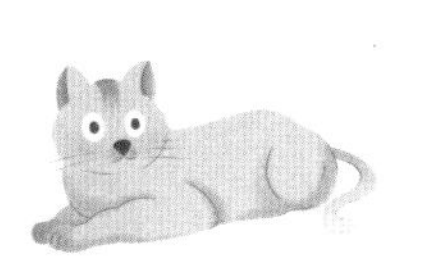

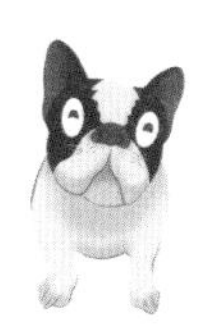

这两张卡片是相同还是不同呢？（不相同，它们不是同类物品）

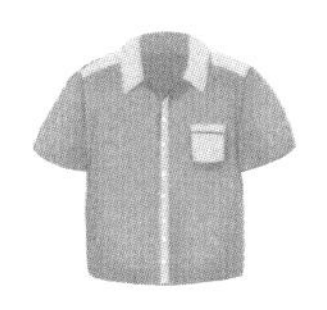

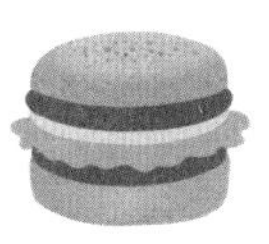

为什么这些是相同的？（都是可以玩的）

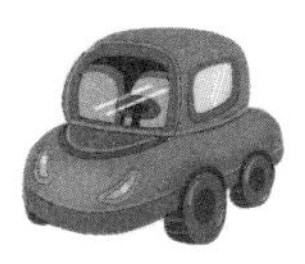

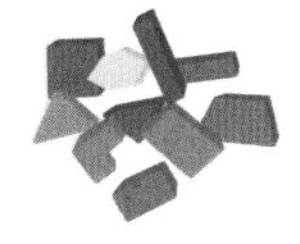

为什么这些是相同的？（都长着羽毛）

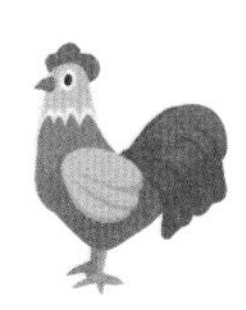

训练时长	
辅助情况	

游戏39 对照图片匹配短语和句子

训练目标 提高患儿的理解与表达能力。

训练过程 向患儿展示1张图片和2～3个短语或句子，然后说“配对”，患儿能够正确匹配图片与相应的短语或句子。

训练内容 有着目标短语或句子描述的各种图片和干扰选项的短语或句子。例如：一幅火车的图片；目标短语可以是“正在行驶的火车”，而干扰选项的短语可能是“停止的列车”。

游戏步骤

① 将图片与相应短语进行配对。

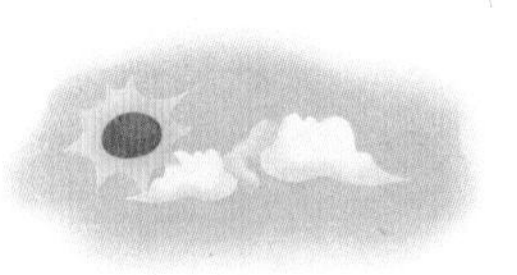

短语：A. 下雨 B. 晴天

② 将图片与相应短语进行配对。

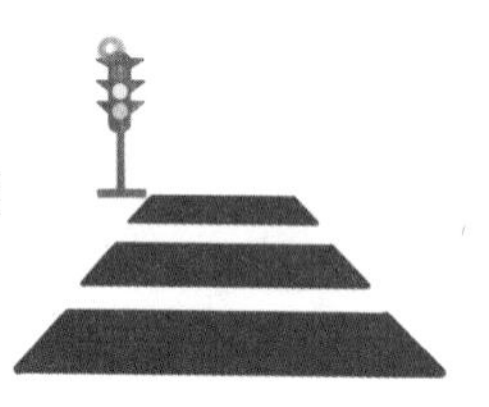

短语：A. 红灯亮 B. 绿灯亮

③ 将图片与相应句子进行配对。

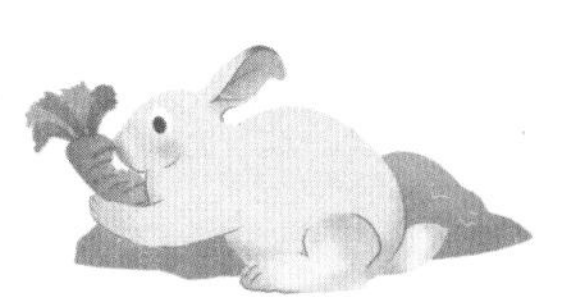

句子：A. 小兔子在和乌龟赛跑 B. 小兔子在吃胡萝卜 C. 小猪在吃土豆

④ 将图片与相应句子进行配对。

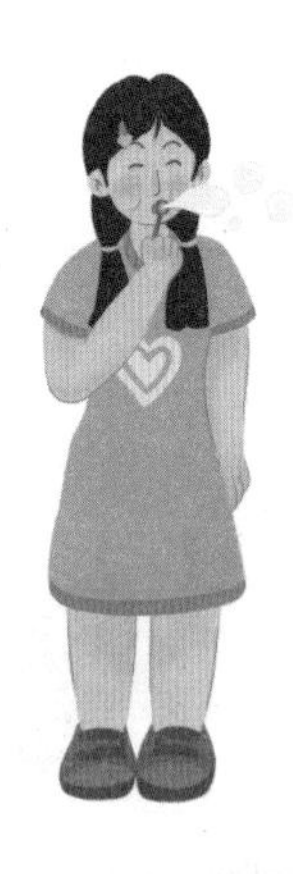

句子：A. 妈妈在吃饭 B. 小女孩在玩跳绳 C. 小女孩在玩吹泡泡

训练时长	
辅助情况	

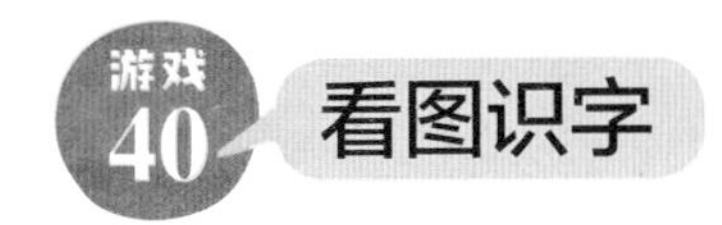

训练目标　提高患儿的理解与表达能力。

训练过程　向患儿呈现带字的卡片，然后说“读 ××”，患儿正确读出卡片上的字。

训练内容　参考下面例子。

游戏步骤

① 读“学”。

xué
学

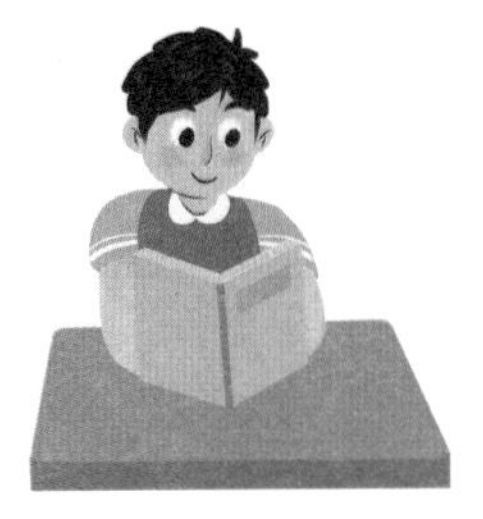

chī
吃

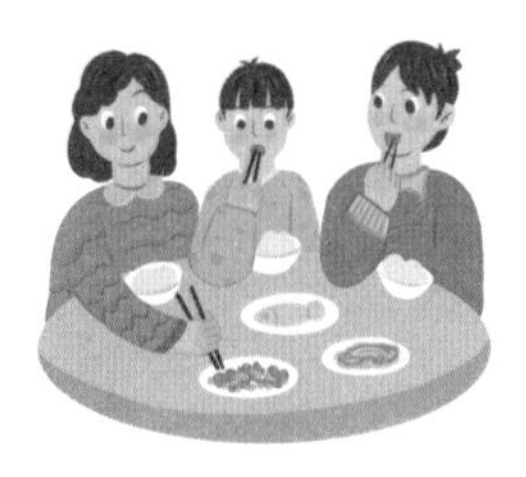

② 读“吃”。

③ 读“鱼”。

yú
鱼

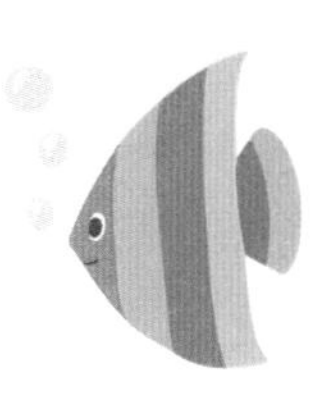

训练时长	
辅助情况	

游戏41 看图识词语

训练目标 提高患儿的理解与表达能力。

训练过程 向患儿呈现带词语的图片，说“读××”，患儿能够正确读出卡片上的词语。

训练内容 参考下面例子。

游戏步骤

读“长颈鹿”。

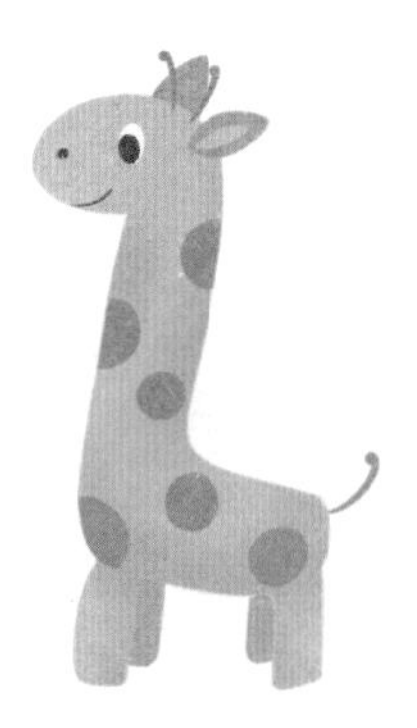

读“花瓶”。

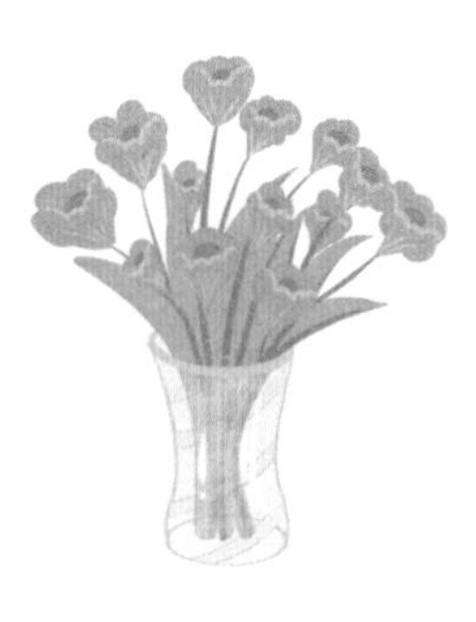

读“运动鞋”。

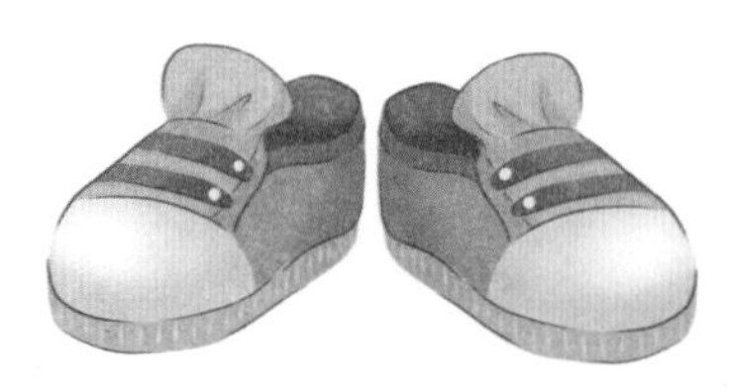

读“短袖”。

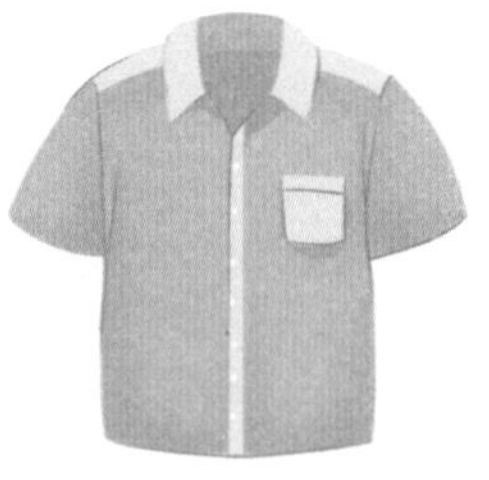

训练时长	
辅助情况	

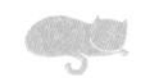

看图识短语

训练目标　提高患儿的理解与表达能力。

训练过程　向患儿呈现带短语的图片，说“读 × ×”，患儿能够正确读出卡片上的短语。

训练内容　参考下面例子。

游戏步骤

读“看电视”。

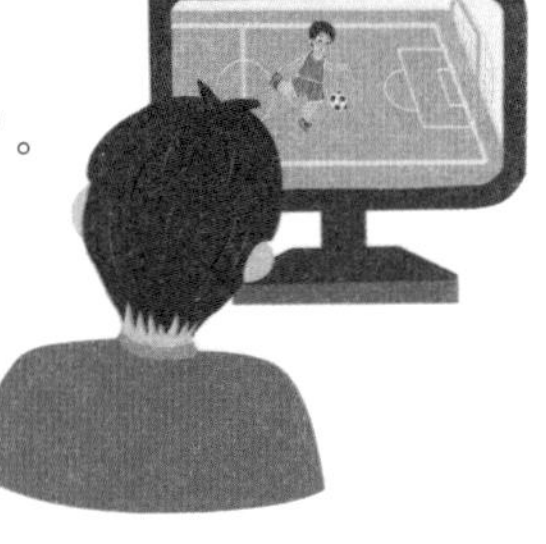

读“骑自行车”。

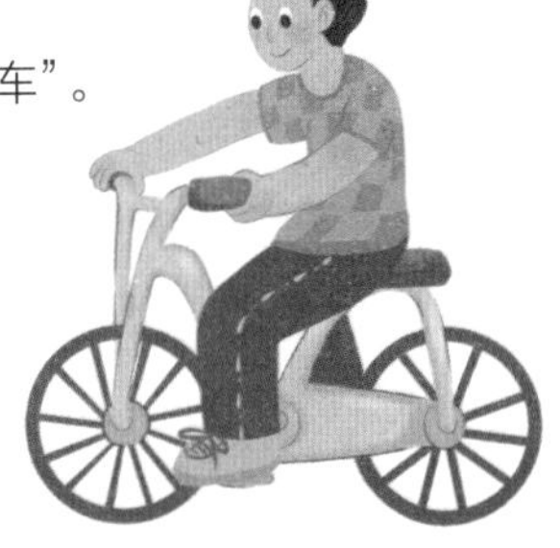

读“系帽绳”。

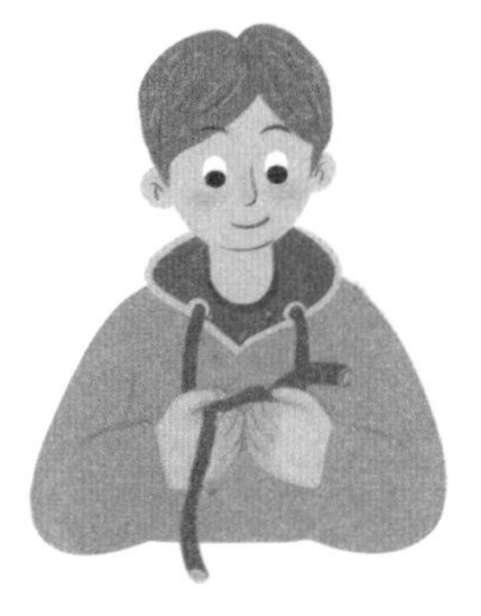

读“吃葡萄”。

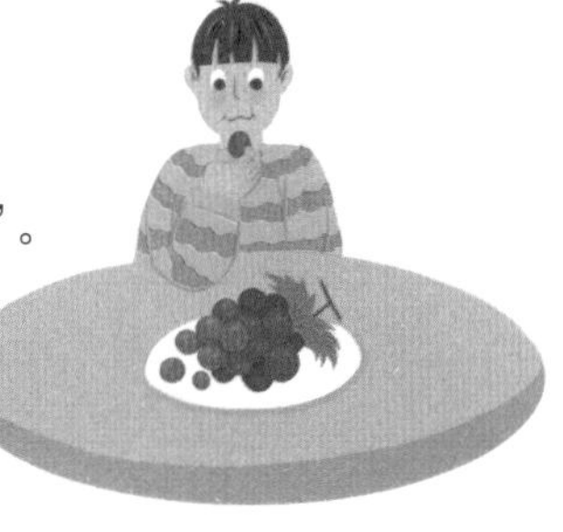

专家建议

训练时长	
辅助情况	

游戏43 看图识句子

训练目标 提高患儿的理解与表达能力。

训练过程 向患儿呈现带句子的图片，说“读 × ×”，患儿能够正确读出卡片上的句子。

训练内容 参考下面例子。

游戏步骤

① 读“妈妈在花园里浇花。”

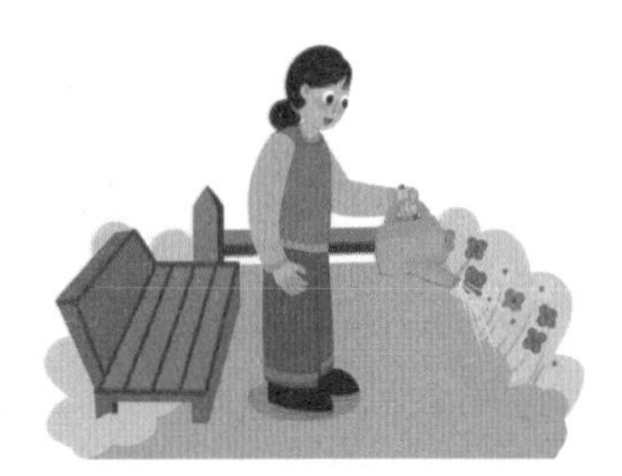

② 读“爸爸在客厅里看新闻。”

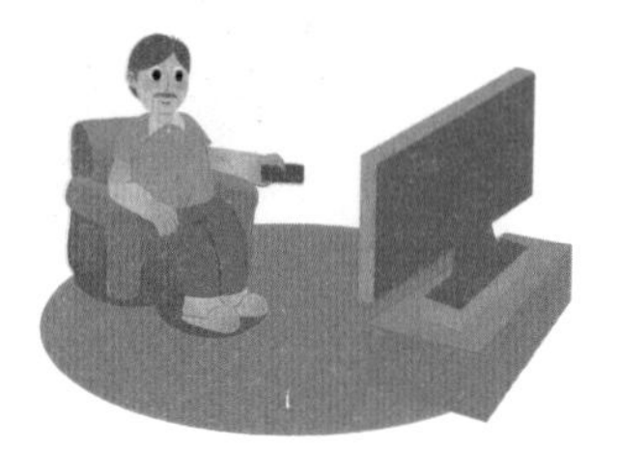

③ 读“乐乐在操场上踢足球。”

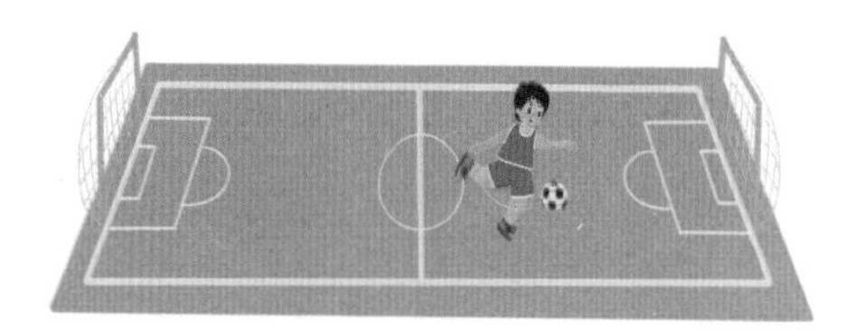

④ 读“小丽在黑板上画画。”

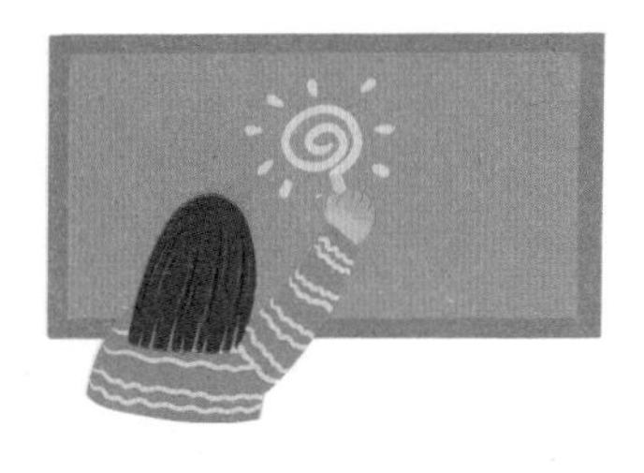

专家建议	
训练时长	
辅助情况	

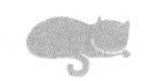

时间关系：之前和之后

训练目标 提高患儿的理解与表达能力。

训练过程 问患儿关于“之前”（例如，5 之前是几？）和“之后”的问题，患儿能够正确回答。

训练内容 5 之前是几？星期三之前是星期几？六月之前是几月？M 之前是什么字母？2023 之前是哪一年？春天过后是什么季节？春节后是什么节日？等。

游戏步骤

①

5 之前是几？

1　2　3　4　⑤

6　7　8　9　10

②

5 月 21 日之前是哪一天？

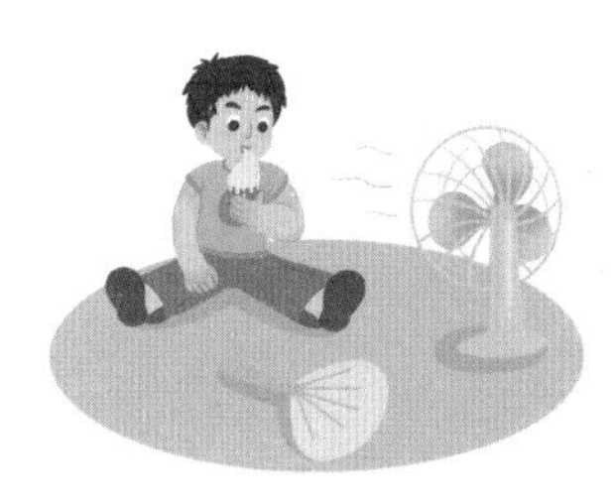

③

春天过后是什么季节？

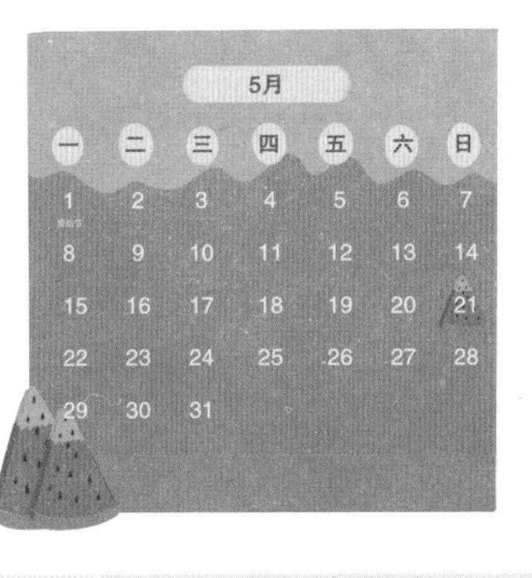

④

春节后是什么节日？

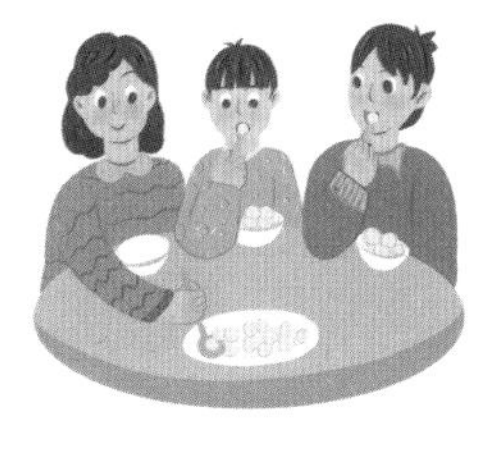

训练时长	
辅助情况	

游戏45 猜词语

训练目标 提高患儿的理解与表达能力。

训练过程 向患儿解释某个词汇，并问“我解释的是什么？”，患儿能够正确回答。

训练内容 参考下面例子。

游戏步骤

一种发出“喵喵喵”声音的动物，是什么？

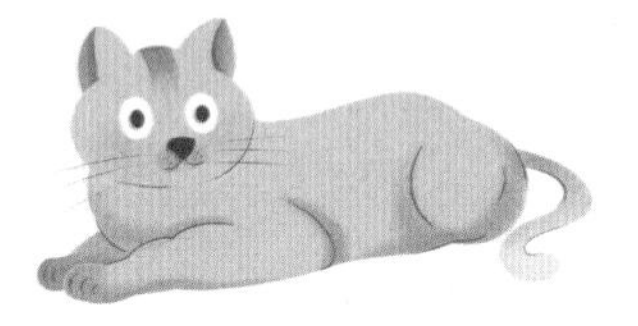

②

一种耳朵大、尾巴短、爱吃胡萝卜的动物，是什么？

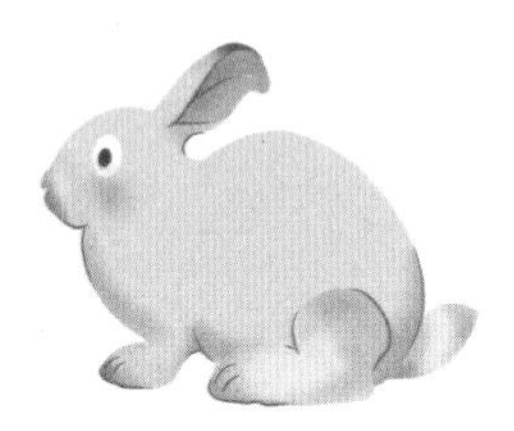

③

一种圆圆的，果皮花花绿绿，果肉红色带有黑籽的水果，是什么？

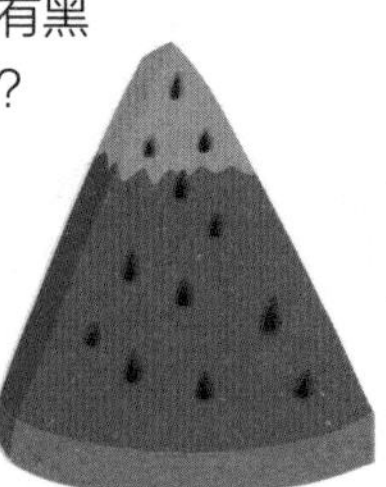

④

一种可以在海上航行的交通工具，是什么？

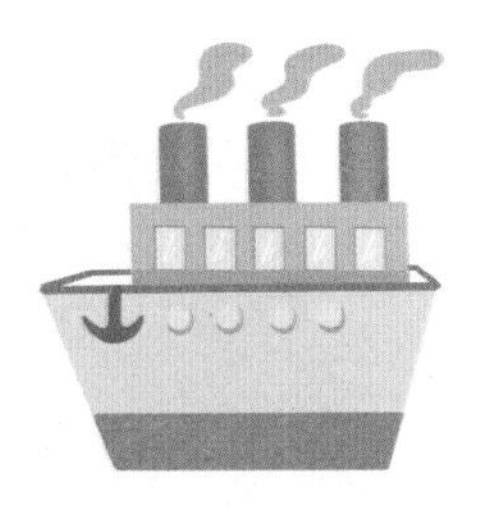

训练时长	
辅助情况	

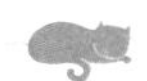

游戏46 汇报天气

训练目标　提高患儿的理解与表达能力。

训练过程　向患儿说“该查看天气了”，患儿能够独立完成天气汇报。

训练内容　参考下面例子。

游戏步骤

①

该查看天气了。

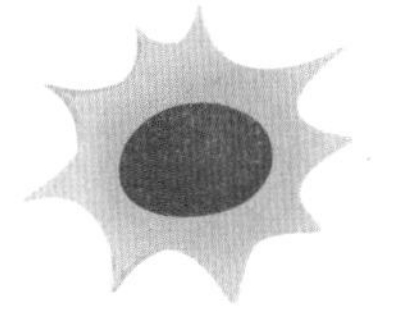

晴天

②

该查看天气了。

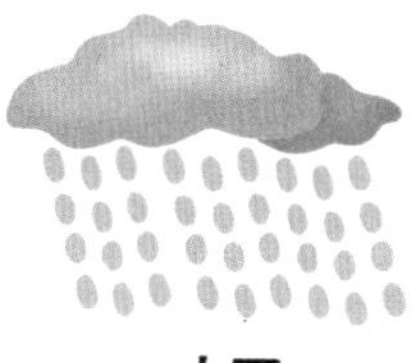

大雨

③

该查看天气了。

雷电

④

该查看天气了。

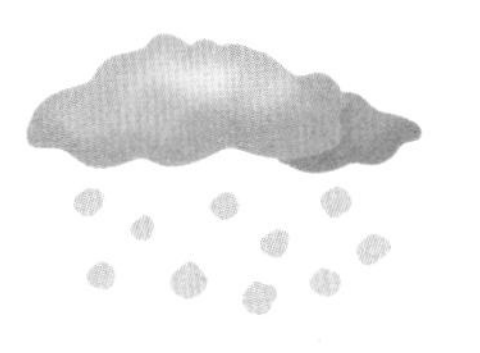

冰雹

⑤

该查看天气了。

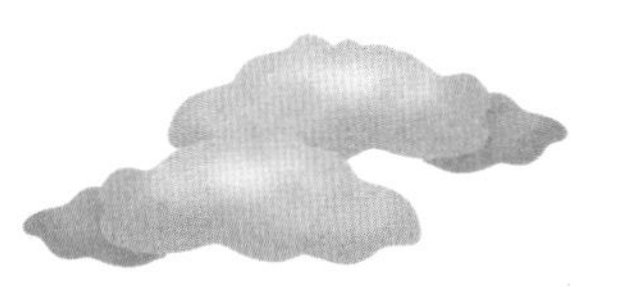

阴天

⑥

该查看天气了。

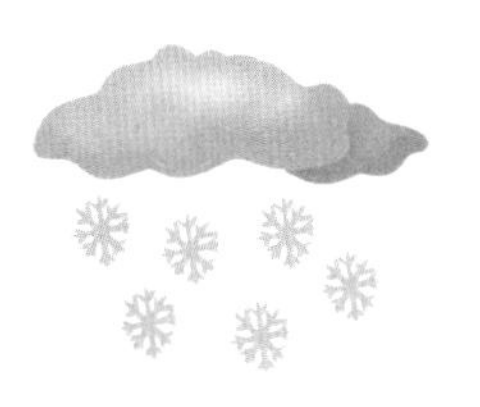

大雪

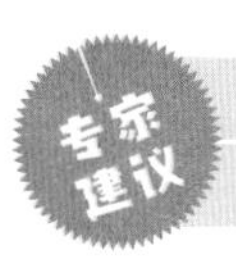

训练时长	
辅助情况	

游戏47 使用拼字教具拼数字

训练目标 提高患儿的学习能力。

训练过程 向患儿呈现拼字教具，说“拼数字”，患儿能够使用教具正确拼出数字。

训练内容 数字 1~50。

游戏步骤

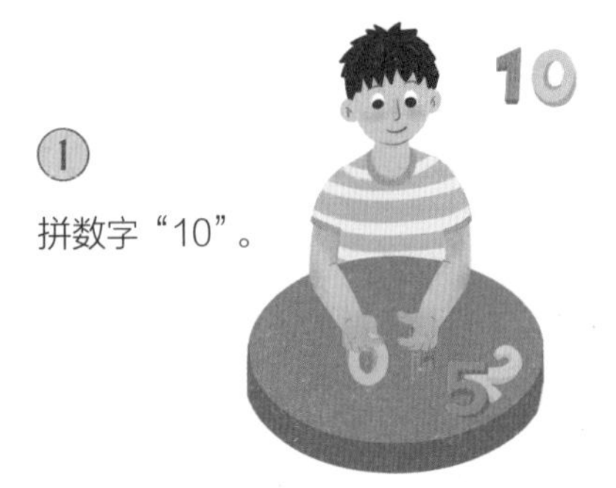

①拼数字“10”。

②拼数字“28”。

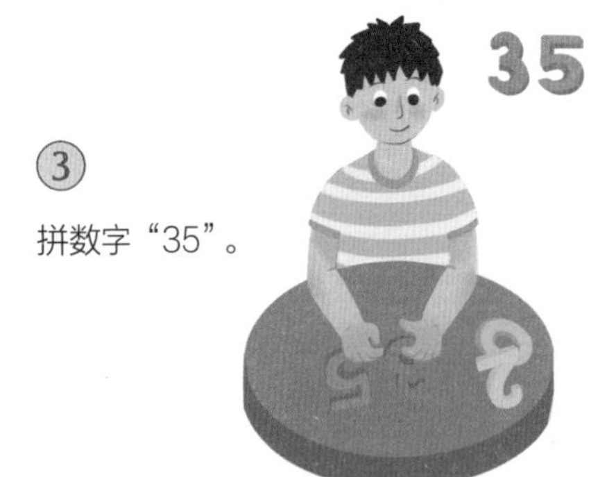

③拼数字“35”。

④拼数字“46”。

专家建议	
训练时长	
辅助情况	

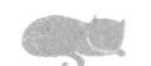

使用拼字教具拼拼音

训练目标 提高患儿的学习能力。

训练过程 向患儿呈现拼字教具，说“拼拼音”，患儿能够使用教具正确拼出拼音。

训练内容 参考下面例子。

游戏步骤

拼拼音“chī”。

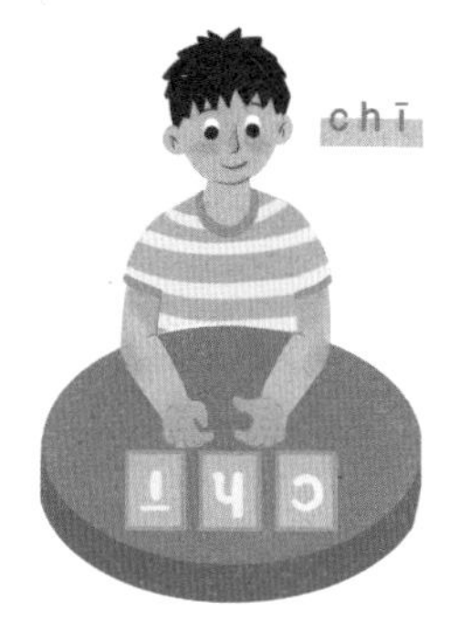

拼拼音“wán jù”。

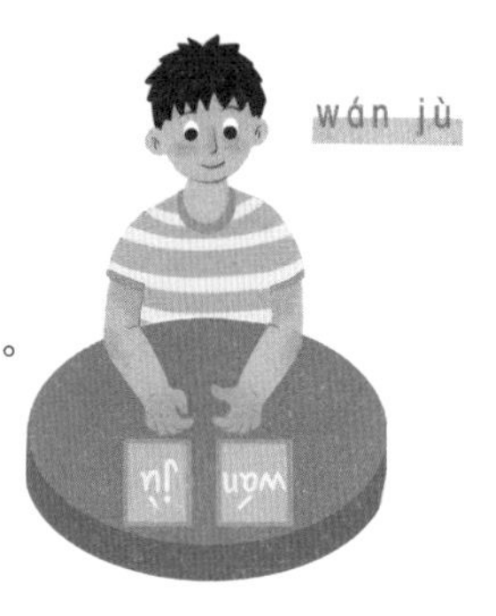

拼拼音“gāo xìng”。

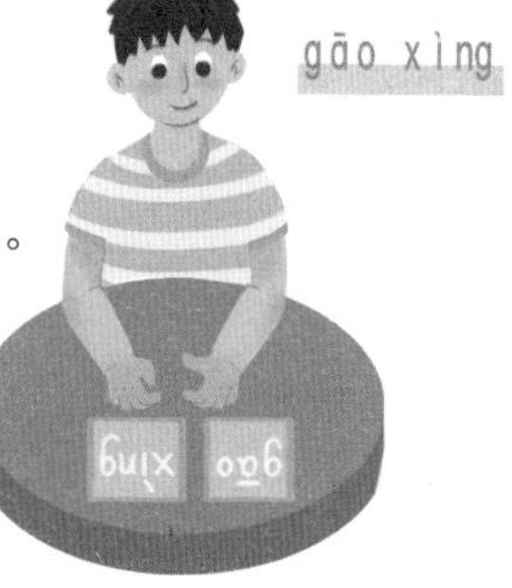

④

拼拼音“pāi shǒu”。

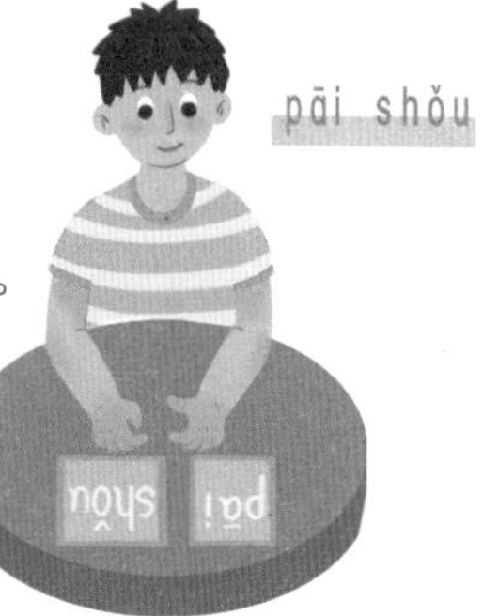

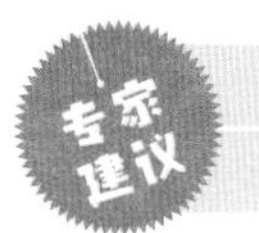

训练时长	
辅助情况	

游戏49 使用拼字教具拼字

训练目标 提高患儿的学习能力。

训练过程 向患儿呈现拼字教具，说“拼字”，患儿能够使用教具正确拼字。

训练内容 名称、地址、安全标志、常见字。

游戏步骤

①

拼“张”字。

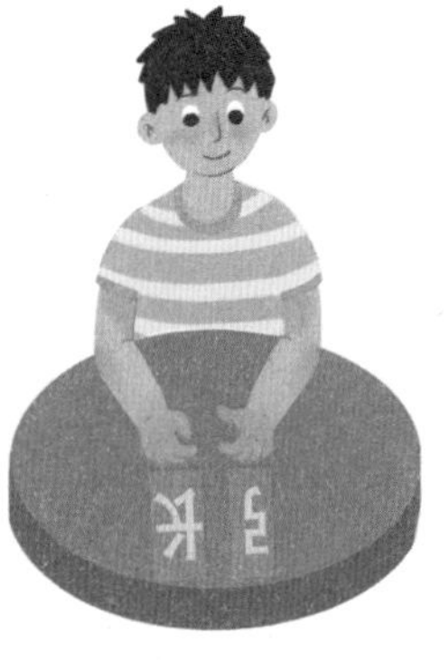

②

拼“路”字。

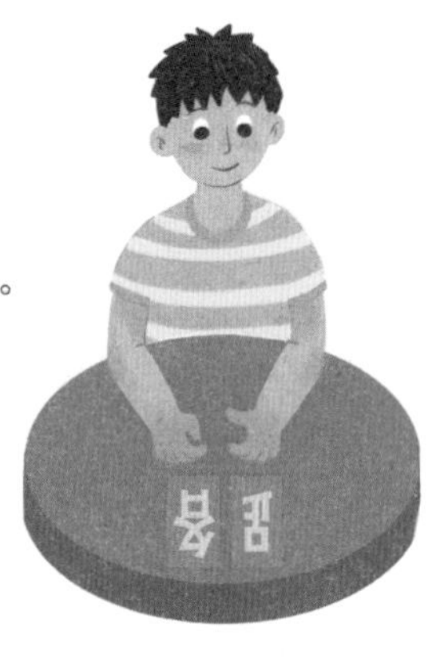

③

拼“爸”字。

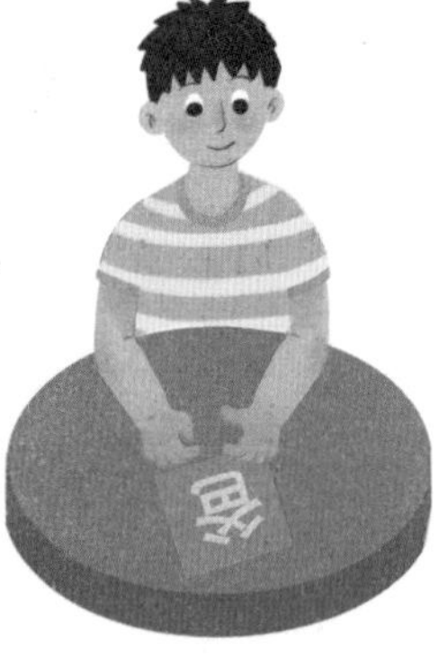

④

拼“国”字。

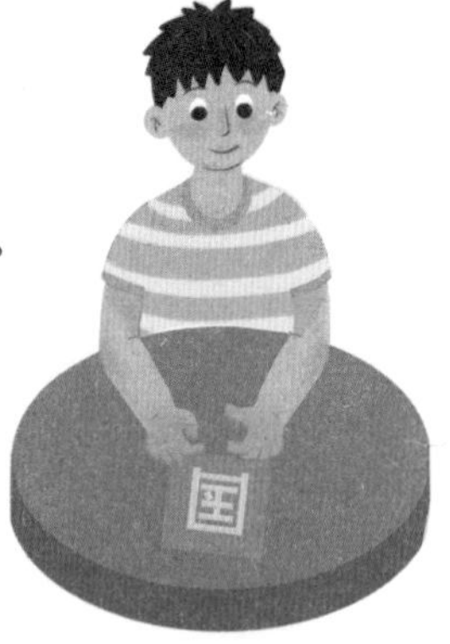

训练时长	
辅助情况	

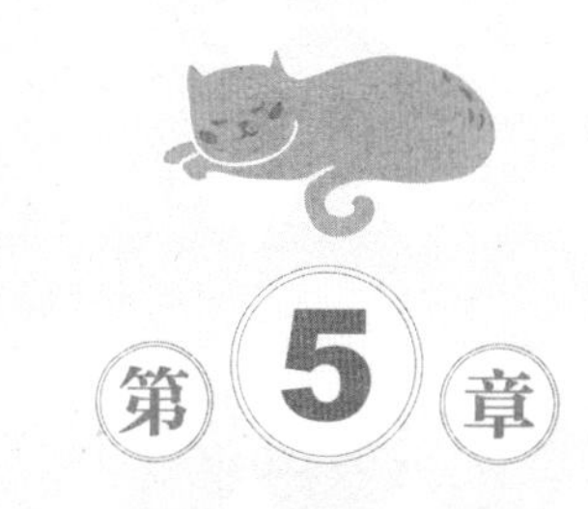

第5章

学习技能高级训练

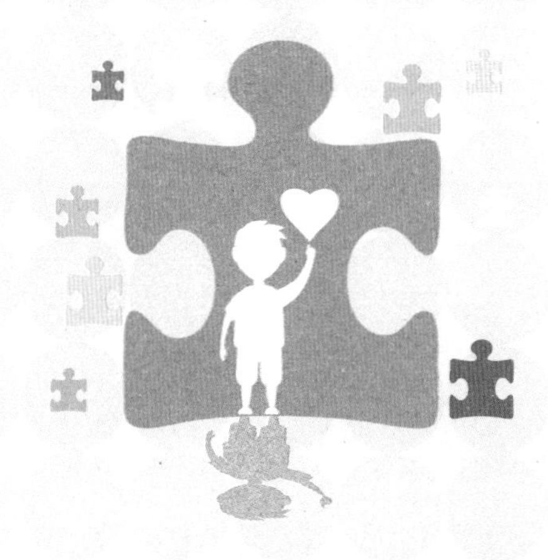

游戏50 数学：解释图表

训练目标 提高患儿的数学理解能力。

训练过程 向患儿展示一个图表，并问有关图表的3个问题（比如，图标中显示的是身高和体重，问患儿“谁的体重是26公斤？”），患儿能够正确回答问题。

训练内容 健康图（如体重、身高、头围），运动图，气象图，条形图，线图，象形文字，饼图，流图，组织结构图。

游戏步骤

① 看图表回答问题。

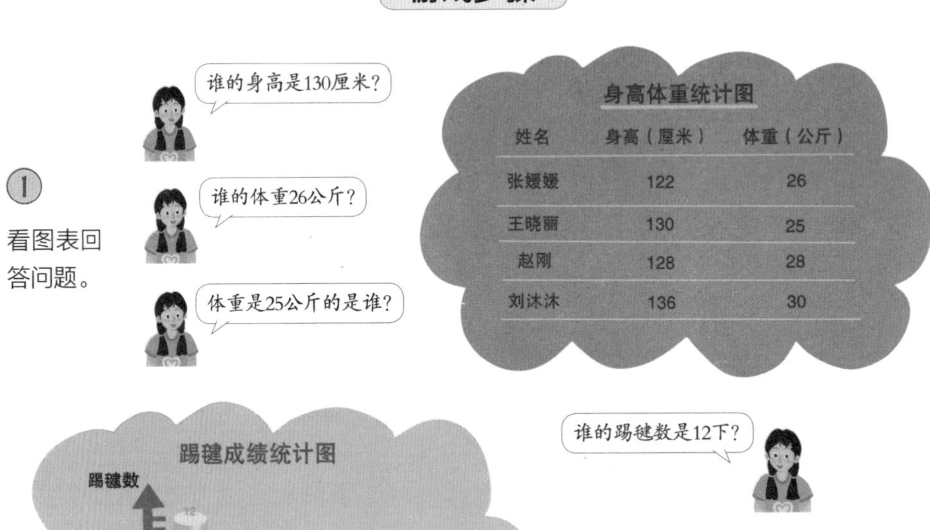

身高体重统计图

姓名	身高（厘米）	体重（公斤）
张媛媛	122	26
王晓丽	130	25
赵刚	128	28
刘沐沐	136	30

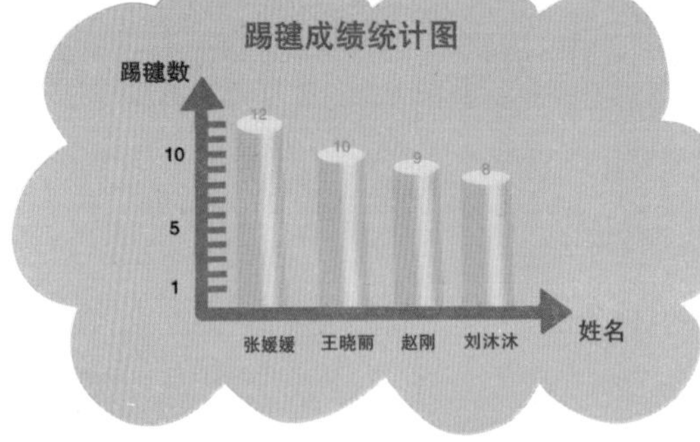

谁的踢毽数是12下？

谁的踢毽数是10下？
踢毽数是9的是谁？

② 看图表回答问题。

专家建议

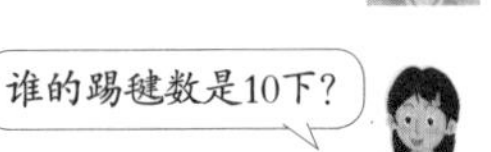

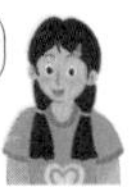

训练时长	
辅助情况	

游戏
51

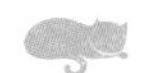

数学：加减法计算

训练目标　提高患儿的数学计算能力。

训练过程　计时 5 分钟，看 5 分钟内患儿可以答对多少道简单的数学题，患儿能够在 5 分钟内尽可能多地回答问题。

训练内容　参考下面例子。

游戏步骤

①

快速答题（计时 5 分钟）。

5+4=（　）
3+6=（　）
4+2=（　）
1+7=（　）
6+4=（　）
7+3=（　）
10−2=（　）
9−3=（　）
8−7=（　）
5−4=（　）
10−9=（　）
7−3=（　）
2+6=（　）
9−7=（　）
3+2=（　）

12+5=（　）
14+1=（　）
10+8=（　）
15−3=（　）
9−8=（　）
11+5=（　）
12+3=（　）
17−12=（　）
1+17=（　）
2+6=（　）
19−5=（　）
7−3=（　）
10+7=（　）
1+12=（　）
11+1=（　）

快速答题（计时 5 分钟）。

专家
建议

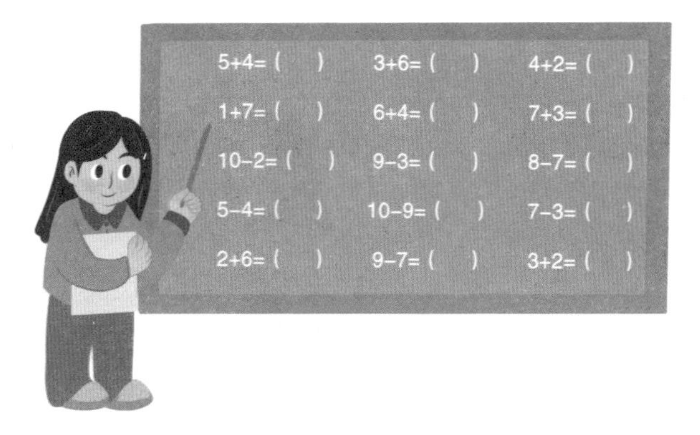

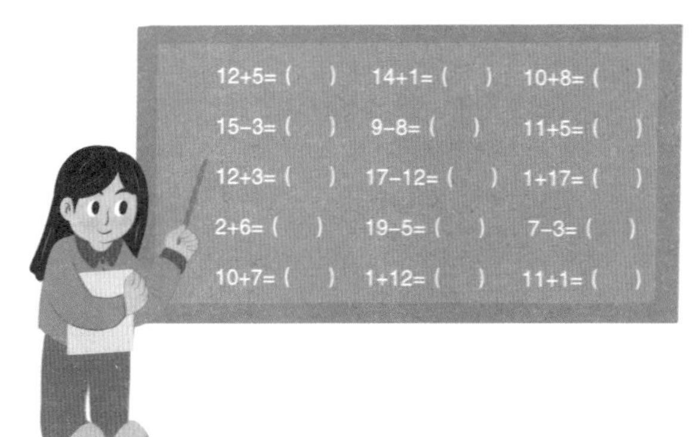

训练时长

辅助情况

游戏52 数学：乘法计算

训练目标 提高患儿的数学计算能力。

训练过程 计时5分钟，看5分钟内患儿可以答对多少道简单的乘法题，患儿能够在5分钟内尽可能多地回答问题。

训练内容 参考下面例子。

游戏步骤

5×7=（ ）
5×8=（ ）
6×8=（ ）
5×9=（ ）
3×7=（ ）
6×6=（ ）
3×9=（ ）
6×3=（ ）
8×7=（ ）
2×9=（ ）
5×5=（ ）
7×7=（ ）
2×4=（ ）
7×4=（ ）
2×5=（ ）

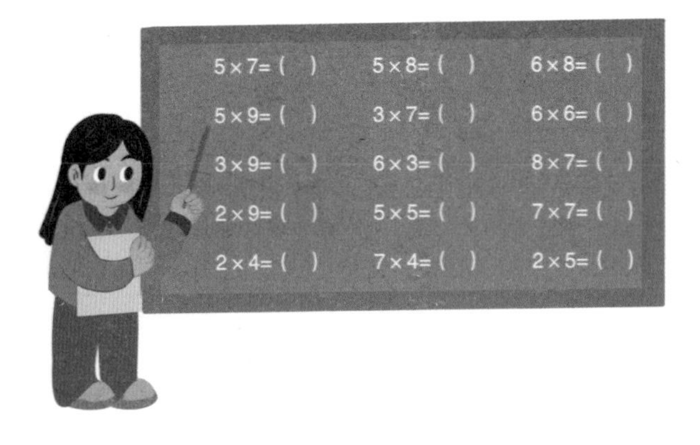

① 快速答题（计时5分钟）。

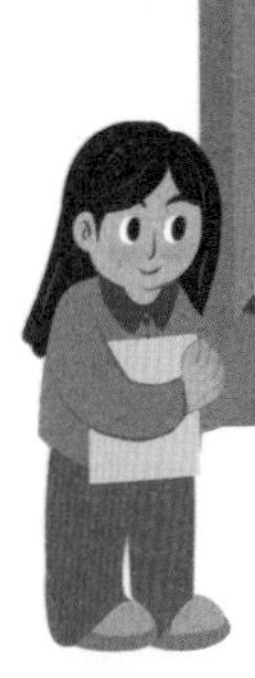

12×2=（ ）	16×2=（ ）	12×3=（ ）
16×4=（ ）	12×5=（ ）	16×5=（ ）
12×7=（ ）	16×7=（ ）	12×8=（ ）
16×9=（ ）	13×1=（ ）	17×1=（ ）
13×3=（ ）	17×3=（ ）	13×4=（ ）

② 快速答题（计时5分钟）。

专家建议

训练时长	
辅助情况	

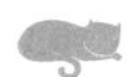

游戏 53　数学：周长、面积和圆周

训练目标　提高患儿的数学计算能力。

训练过程　对患儿说“计算一下 × × 的周长 / 面积”，患儿能够正确计算出结果。

训练内容　参考下面例子。

游戏步骤

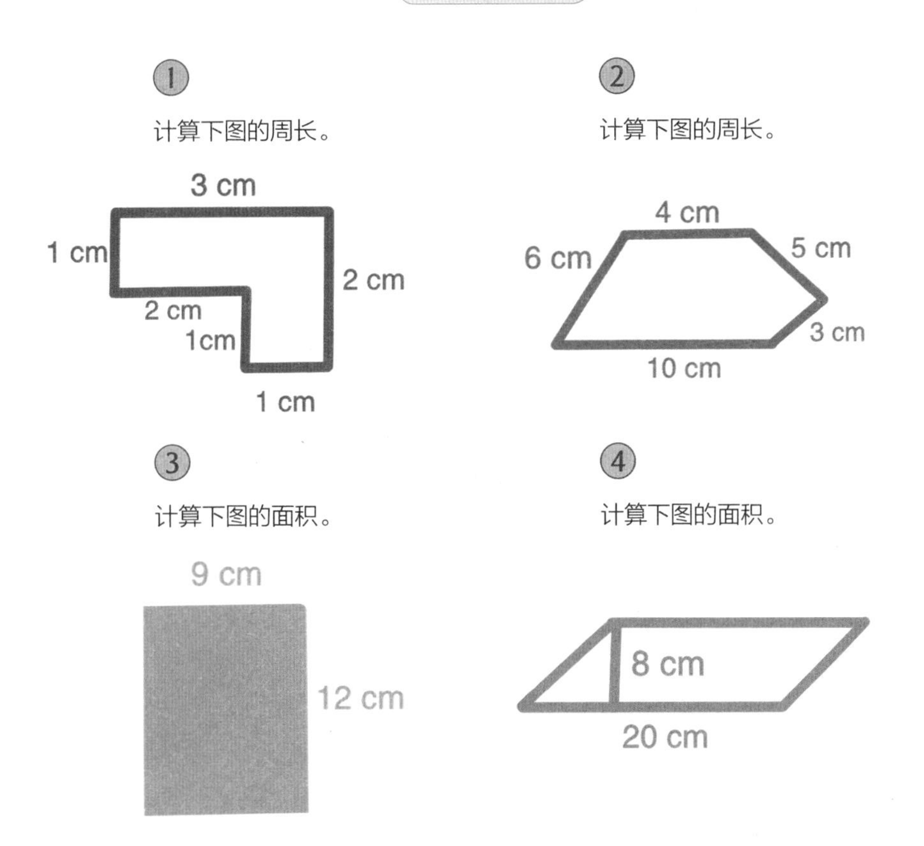

训练时长	
辅助情况	

游戏54 用数学解决实际问题（加减法）

训练目标 提高患儿的数学计算能力。

训练过程 对患儿说“看图写算式”，患儿能够正确计算出结果。

训练内容 参考下面例子。

游戏步骤

①

看图写算式。

35只
18只
26只

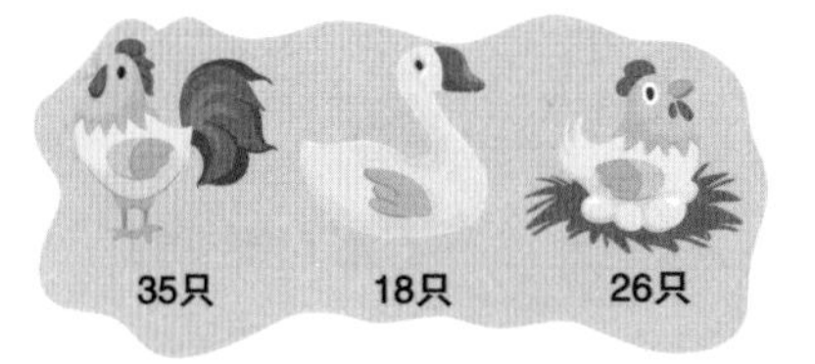

（1）一共养了多少只鸡？

□○□=□（ ）

（2）卖掉多少只鸡后，鸡和鹅同样多？

□○□=□（ ）

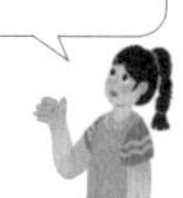

（1）一共摘了多少个？

□○□=□（ ）

（2）运走60个，还剩多少个？

□○□=□（ ）

上午摘了38个，
下午摘了46个。

②

看图写算式。

③

看图写算式。

我们班栽杨树36棵，松树28棵。
其中的31棵是男生栽的。

（1）全班一共栽树多少棵？

□○□=□（ ）

（2）女生栽树多少棵？

□○□=□（ ）

专家
建议

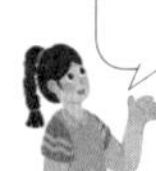

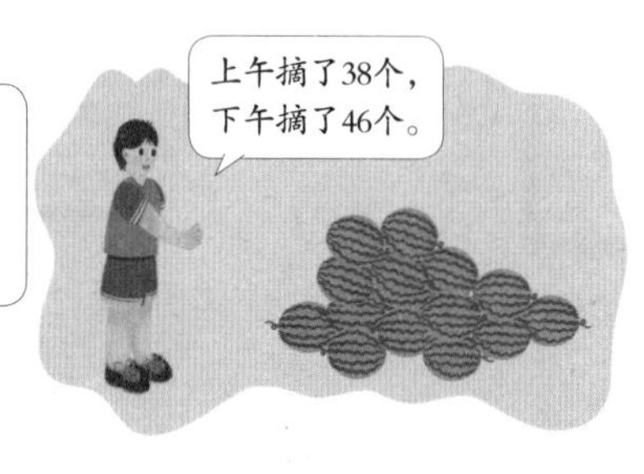

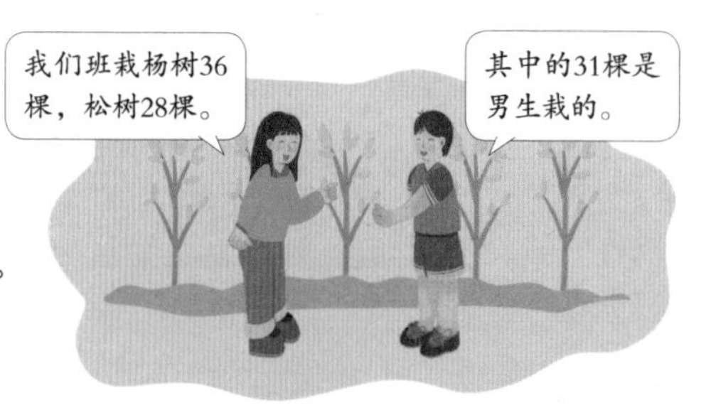

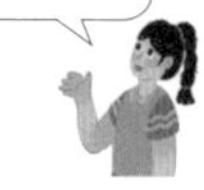

训练时长	
辅助情况	

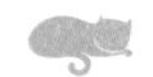

游戏55 用钱买东西

训练目标 提高患儿的财务能力。

训练过程 给患儿一些物品，并告诉患儿这些物品的价格，说“算一算这些物品要多少钱？”，患儿能够正确回答问题。

训练内容 参考下面例子。

游戏步骤

①

买一块橡皮、一个日记本、一盒粉笔，算一算这些物品要多少钱？

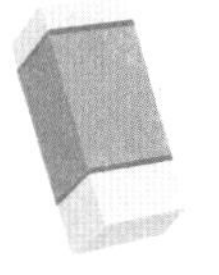

一块橡皮1元

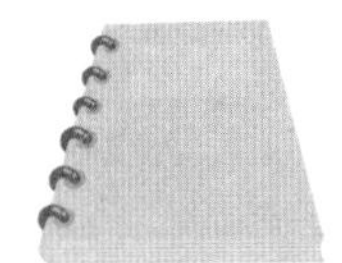

一个日记本5元

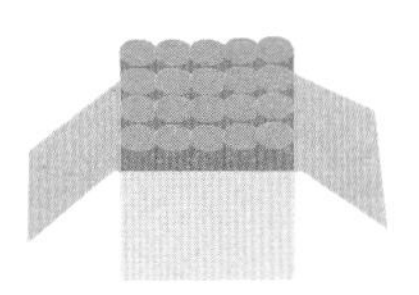

一盒粉笔6元

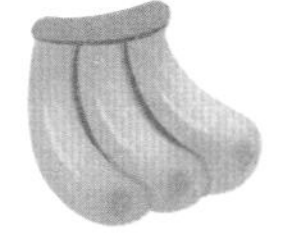

香蕉5元/斤

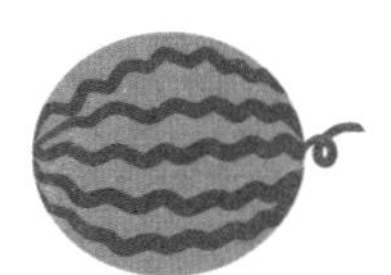

一个西瓜30元

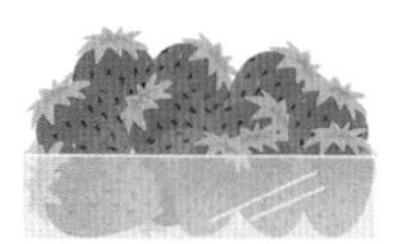

一盒草莓15元

②

买一斤香蕉、一个西瓜、一盒草莓，算一算这些物品要多少钱？

③

买一盒牙膏、一个牙刷、一瓶洗手液和一条毛巾，算一算这些物品要多少钱？

牙膏12元

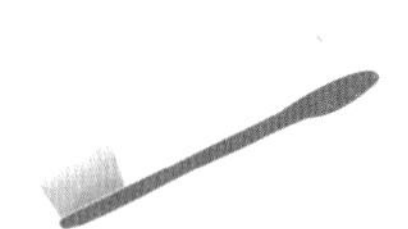

牙刷5元

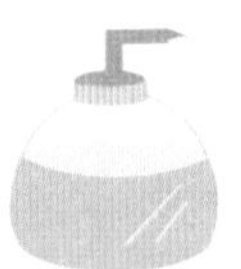

洗手液10元

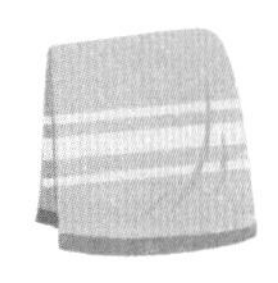

毛巾15元

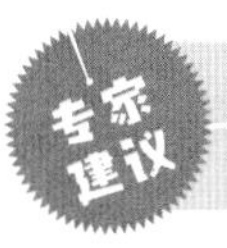

训练时长	
辅助情况	

游戏 56 日常生活中钱的加减法

训练目标 提高患儿的财务能力。

训练过程 给患儿一个关于钱的问题，说“解决这个问题”，患儿能够正确回答问题。

训练内容 参考下面例子。

游戏步骤

① 用 13 元钱正好可以买下面哪两种杂志?

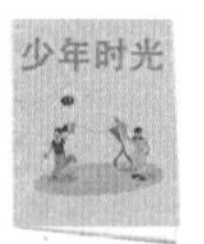

5元

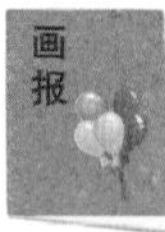

6元

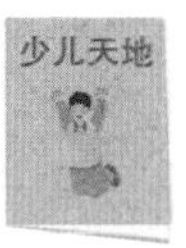

8元

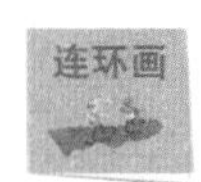

7元

② 用 10 元钱正好可以买下面哪两种物品?

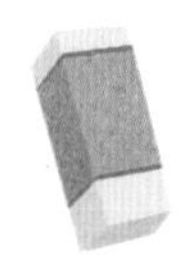
2元

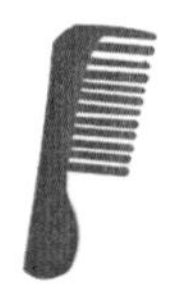
7元

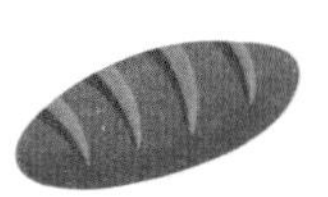
8元

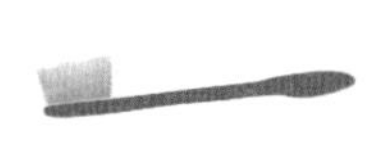
5元

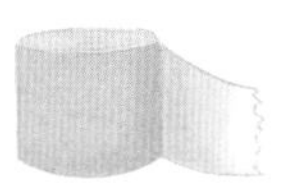
3元

③ 用 15 元钱正好可以买下面哪两种物品?

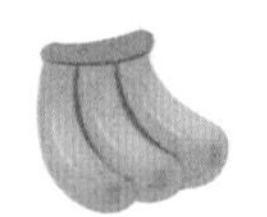
5元

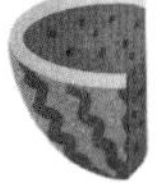
8元

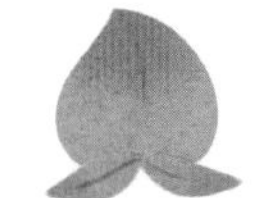
7元

10元

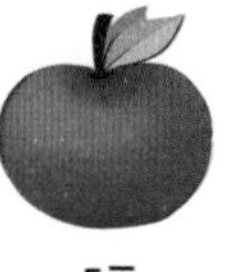
5元

训练时长	
辅助情况	

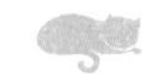

游戏57 阅读理解

训练目标 提高患儿的阅读能力。

训练过程 让患儿读一篇文章，然后问关于“是谁”“干什么”“什么时候”“为什么”“怎么样”等问题，患儿能够正确回答问题。

训练内容 可以采用寓言故事和童话故事。

游戏步骤

例：读文章回答问题。

从前，有一个宋国人，他有一块肥沃的田地。他勤奋地经营着这块田地，收成很可观。田地里有一个树桩，干活累了时，他就在树桩旁边歇息一会儿。

有一天，他正在田地里耕作，不知从哪儿来了一只兔子，急急忙忙地奔逃，结果一头撞死在了树桩上。他跑过去一看，高兴得不得了：“今天的运气真好，白白收获了一只兔子！”他拎着兔子一边往家走，一边得意扬扬地想：“要是我每天都在这里等着收获一只兔子，那以后就可以不用这么劳累了。”

于是，从第二天开始，他放下锄头，每天守在田边的那个树桩旁边，等着兔子跑过来撞死在树桩上。时间就这样一天天过去了，田地里长满了野草，荒芜不堪。宋国人还在树桩旁边等着，然而再也没有兔子撞死过。

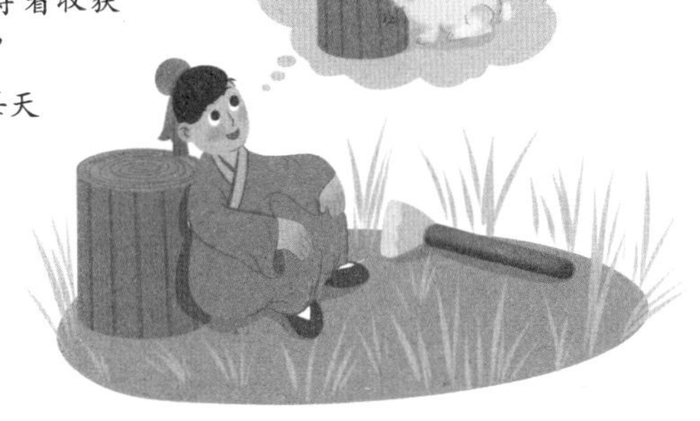

问题1：这个宋国人在田地里干什么？
问题2：兔子为什么一头撞死在了树桩上？
问题3：这个宋国人为什么每天守在田边的那个树桩旁边？
问题4：这个故事告诉我们一个什么道理？

训练时长	
辅助情况	

游戏58 根据图片填写完整句子

训练目标　提高患儿的理解能力与写作能力。

训练过程　给患儿一张图片及写作用具，并说“根据图片填写完整句子”，患儿能够按要求写出正确的句子。

训练内容　参考下面例子。

游戏步骤

① 根据图片填写完整句子。

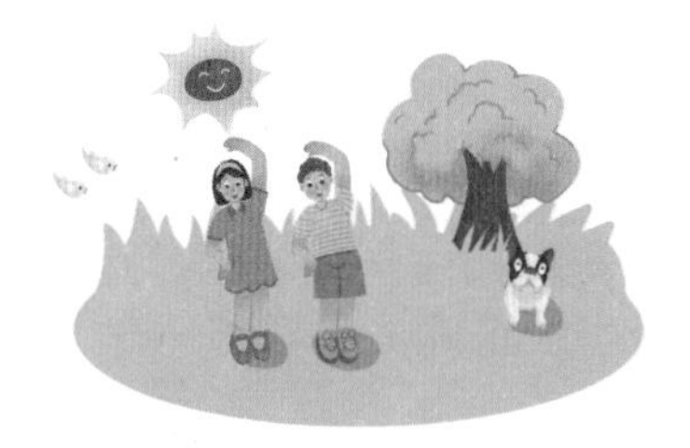

早上，我和小明来到公园里做早操，伸伸手，弯弯腰，多做运动身体好。你看，我们身后有大树，树叶沙沙响，好像在喊加油。

② 根据图片填写完整句子。

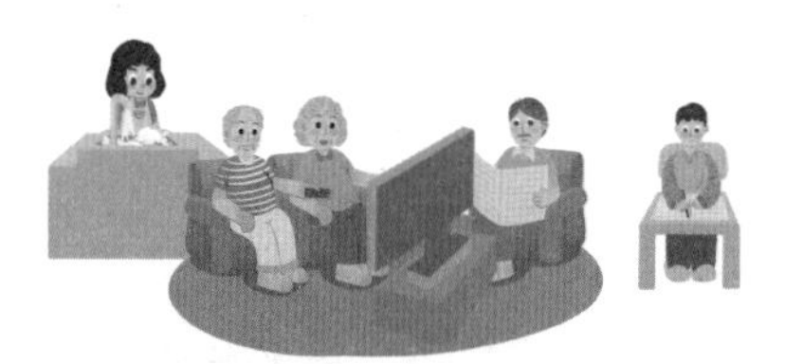

我家有口人，吃过晚饭后，爷爷奶奶喜欢____，妈妈在____，爸爸在____，我在____，我喜欢____。

③ 根据图片填写完整句子。

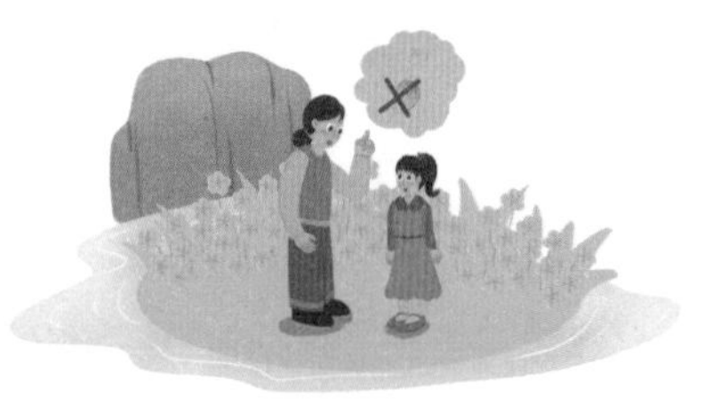

星期日，____和____来到____玩，公园里有____，有____，花儿____，正当我要摘一朵的时候，妈妈对我说：____。

训练时长	
辅助情况	

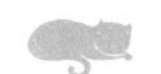

游戏59 根据图片写文章

训练目标　提高患儿的理解能力与写作能力。

训练过程　给患儿一张图片及写作用具，并说“根据图片写文章”，患儿能够按要求写出正确的文章。

训练内容　参考下面例子。

游戏步骤

①

根据图片写文章。

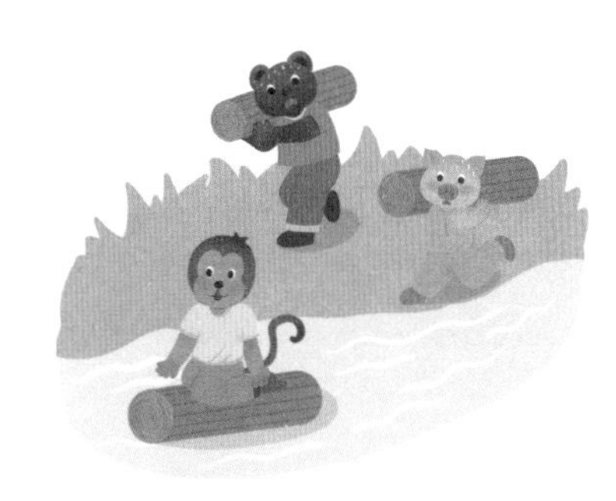

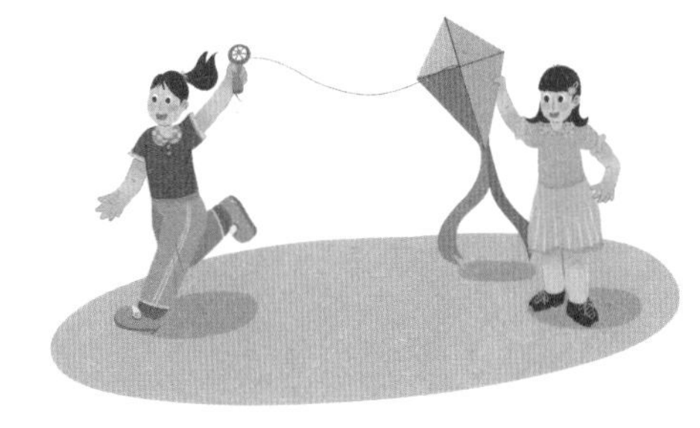

②

根据图片写文章。

③

根据图片写文章。

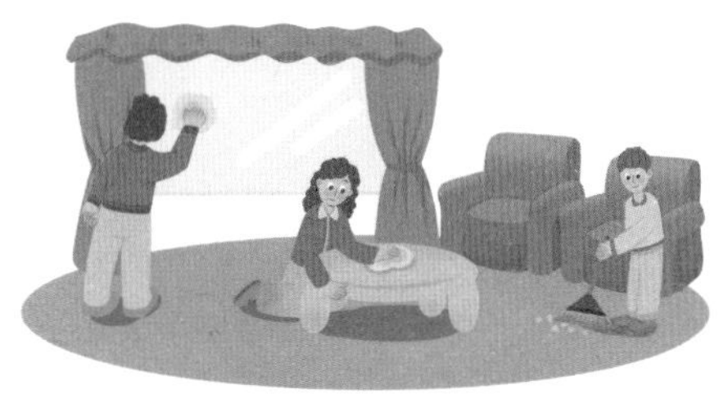

专家建议	
训练时长	
辅助情况	

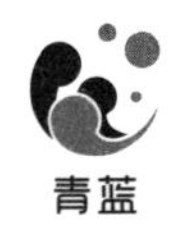
青蓝

从理论到实践，完全图解孤独症儿童综合训练

ABA智慧启航解锁孤独症儿童潜能

孤独症儿童训练指南

⑤

社交及游戏篇

贾美香 ◎ 主编

天津出版传媒集团
天津科学技术出版社

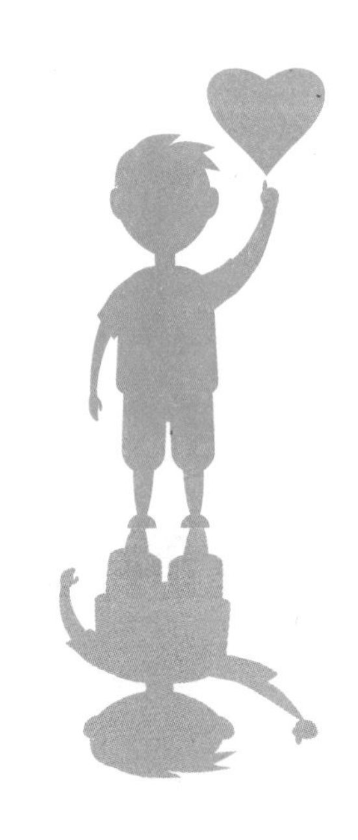

本书编委会

主　编

贾美香

编　委

白雅君　彭旦媛　贾　萌

程　霞　杨凤美　赵亚楠

戴梦颖　王仕琼　杨玉玲

丑易倩　殷玉芳

前 言

PREFACE

本套训练指南的内容主要基于应用行为分析（简称 ABA）的理论与实践。我们一方面借鉴国内外的研究成果，另一方面也将进阶训练代入行为分析中，据此编写了这套指导“如何做”的工作手册，通过特定的任务分析去指导孤独症患者训练。项目中的每项能力都是通过任务分析教学来实现的，每项任务分析都是将复杂任务分解成简单步骤的过程。

本套图书共分为 6 个分册，分别为《理论指导篇》《模仿、视觉空间、行为与情绪篇》《语言理解与表达篇》《学习技能篇》《社交及游戏篇》《适应能力篇》。参与本书编写工作的人员都是多年从事孤独症研究和教学工作的相关专业人士，他们将自己多年来的心得与经验总结出来，精心完成了本套图书的编写工作，希望能为孤独症儿童的家长及相关人员带来一定的帮助。

本套图书主要具有以下编写特色：

（1）针对性、实用性强，手把手传授训练实操内容；

（2）围绕日常生活中各种常见的场景进行训练，融合了语言、学习、适应能力、社交等诸多方面内容，让儿童的能力得到全面提升；

（3）配有四色插图，增加阅读趣味性。

本分册主要包括社交游戏训练简介、社交游戏基础训练、社交游戏初级训练、社交游戏中级训练几篇内容，通过设置项目训练来实现提升儿童能力的目的，项目中的每项能力都是通过任务分析教学来实现的，每项任务分析都是将复杂任务分解成简单步骤的过程。

希望本套图书能为孤独症家庭及相关训练机构带来一定的帮助，也衷心祝愿所有孤独症儿童能早日像普通人一样幸福、快乐地生活！

目　录

CONTENTS

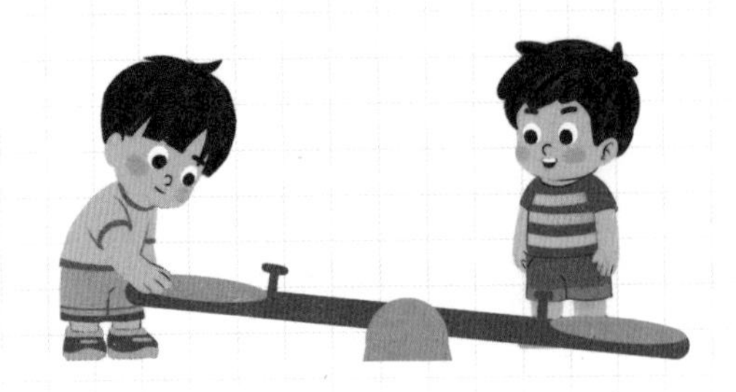

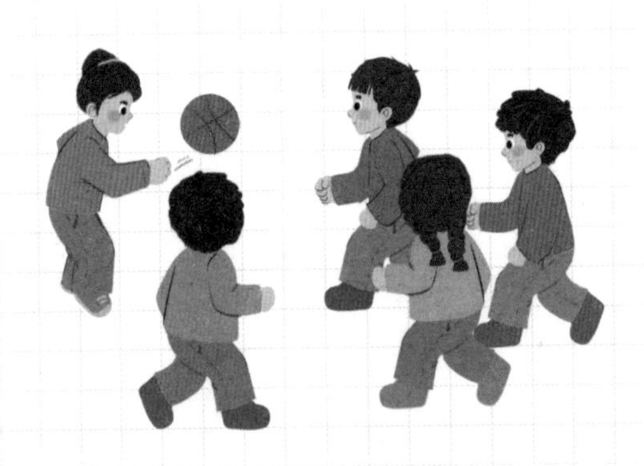

第1章

社交游戏训练简介

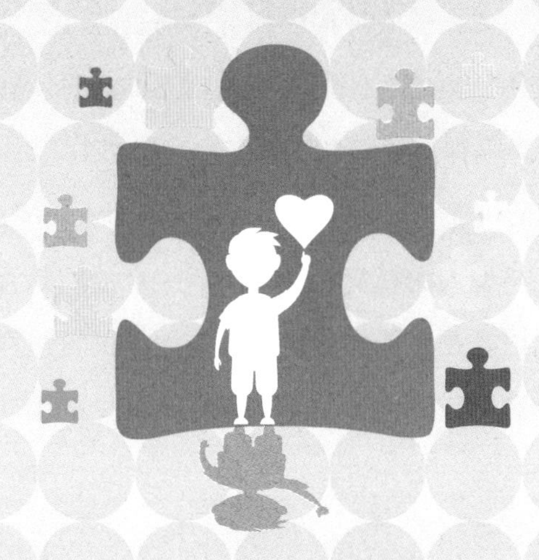

第一节 孤独症患儿的社交能力发展

一、如何解读孤独症患儿的社交能力

解读孤独症患儿的社交能力需要综合考虑以下几个方面：

（1）眼神接触和身体语言

观察孤独症患儿与他人的眼神接触和身体语言。注意他们是否能够与他人进行眼神交流，并使用适当的身体语言表达自己的意思。有些孤独症患儿可能在这方面有困难，缺乏眼神接触和身体语言的表达能力。

（2）社交互动和回应能力

观察孤独症患儿与他人的社交互动情况。注意他们是否能够主动与他人交流和参与社交活动，以及是否能够适时地回应他人的言语和行为。有些孤独症患儿可能在社交互动和回应方面有困难，表现出较少的主动性和较差的社交回应能力。

（3）共享兴趣和情感

观察孤独症患儿与他人共享兴趣和情感的能力。注意他们是否能够与他人分享自己的兴趣和情感，并能够理解和回应他人的兴趣和情感。有些孤独症患儿可能在共享兴趣和情感方面有困难，表现出较少的兴趣分享和较差的情感交流能力。

（4）社交规则和礼仪

观察孤独症患儿在社交场合中的行为和表现。注意他们是否能够理解和遵

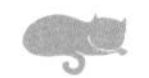

守社交规则和礼仪，如与他人交流时的适当用语、个人空间的尊重等。有些孤独症患儿可能在社交规则和礼仪方面有困难，需要额外的教导和指导。

这些观察需要综合考虑孤独症患儿的个体差异和发展水平。重要的是，专业人员、教育者和家长要进行沟通和合作，共同评估和解读孤独症患儿的社交能力，并制定个性化的支持和教育计划，以促进他们的社交能力发展。

二、孤独症患儿的社交能力发展取决于哪些方面

孤独症患儿的社交能力发展取决于以下几个方面：

（1）个体特点和发展水平

每个孤独症患儿都有自己独特的个体特点和发展水平。他们可能在社交能力方面存在不同的困难和优势。因此，孤独症患儿的社交能力发展与其个体特点和发展水平密切相关。

（2）早期干预和支持

早期干预和支持对孤独症患儿的社交能力发展至关重要。早期的行为干预和教育计划，可以提供有针对性的支持和教学，帮助孩子建立起基本的社交技能，并逐步发展更复杂的社交能力。

（3）社交经验和环境影响

孤独症患儿的社交能力发展也受到他们的社交经验和环境影响。有机会与不同的人群进行互动和交流，参与各种社交活动，可以促进他们的社交能力发展。积极的家庭和学校支持环境也对孩子的社交能力发展起到重要的影响。

（4）教学方法和策略

选择适当的教学方法和策略对孤独症患儿的社交能力发展至关重要。应用行为分析（简称 ABA）和其他教育方法提供了一系列的教学技术和策略，可以帮助孩子学习和发展社交技能。个性化的教学计划和支持策略可以根据孩子的需求和优势进行制定。

（5）自信和情绪管理

孤独症患儿的自信和情绪管理对社交能力的发展也有影响。自信的孩子更有可能积极参与社交互动，并展现出更好的社交能力。同时，良好的情绪管理能力有助于孩子更好地理解和回应他人的情感，以及在社交互动中处理挫折和冲突。

综上所述，孤独症患儿的社交能力发展受到个体特点和发展水平、早期干预和支持、社交经验和环境影响、教学方法和策略，以及自信和情绪管理等多个方面的影响。因此，为了促进孩子的社交能力发展，需综合考虑这些因素，并提供个性化的支持和教育计划。

三、如何通过游戏提升孤独症患儿的社交能力

孤独症患儿可以通过游戏提升社交能力，以下是一些具体的方法：

（1）合作游戏

选择一些需要团队合作的游戏，如拼图、搭建积木、合作解谜游戏等。这些游戏可以促进孩子与他人合作、协调和沟通，从而提升他们的社交能力。

（2）角色扮演游戏

通过角色扮演游戏，孤独症患儿可以模仿和学习与他人进行社交互动的技巧。他们可以扮演不同的角色，与其他人在游戏中进行对话和合作，从而练习社交技能，如言语表达、目光接触和回应他人。

（3）社交棋盘游戏

选择一些需要与他人互动的社交棋盘游戏，如五子棋、围棋、象棋等。这些游戏可以提供结构化的社交情境，让孩子在有趣的环境中学习社交技能，如轮流行动、等待他人的回合、遵守规则和与他人进行互动。

（4）虚拟社交游戏

使用虚拟社交游戏来练习社交技能。这些游戏提供了虚拟的社交情境，让

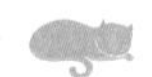

孩子可以在安全的环境中练习与虚拟人物进行对话和互动。一些特别设计的社交游戏还提供实时反馈和指导，帮助孩子改善社交技能。

（5）社交卡片游戏

使用社交卡片游戏来练习社交技巧。准备一些卡片，上面写有不同的社交情境和对应的行为。孩子可以根据卡片上的情境，模拟和练习适当的社交行为。这种游戏可以提供结构化的练习机会，帮助孩子学习和巩固社交技能。

在使用游戏来提升孤独症患儿的社交能力时，重要的是选择适合孩子发展水平和兴趣的游戏，并提供适当的支持和指导。

第二节 孤独症患儿的社交游戏训练方法

一、如何训练孤独症患儿的社交能力

（1）社交技巧教学

将社交技巧分解为可操作的步骤，并逐步引导孩子学习和掌握这些技巧。例如，目光接触、微笑、问候等。通过模仿、角色扮演和直接教学等方法，帮助孩子学会适当的社交行为。

（2）社交游戏

通过社交游戏来培养孩子的社交能力。社交游戏可以是结构化的游戏，如合作游戏、角色扮演游戏等，也可以是日常生活中的情境游戏。通过游戏，引导孩子掌握与他人进行互动、分享兴趣、回应他人等社交行为。

（3）社交情景模拟

创造一些社交情境，让孩子在安全和支持的环境中练习社交技能。例如，模拟与他人交谈、解决问题、分享玩具等情境。教育者或家长可以扮演不同的角色，与孩子进行互动和教学。

（4）观察和模仿

通过观察他人的社交行为，孩子可以学习并模仿适当的社交技巧。教师、家长或同伴可以充当模型，展示正确的社交行为。孩子可以观察他人的身体语言、言语表达和回应技巧，然后模仿这些行为。

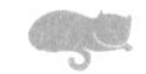

（5）规定提示和提示逐渐撤离

开始时，使用明确的规定提示来帮助孩子正确地展示社交技能。随着孩子的技能提高，逐渐减少和撤离提示，使孩子能够独立地展示社交行为。

（6）社交技巧的应用

将所学的社交技巧应用到日常生活中。鼓励孩子在各种社交情境中使用他们学到的技巧，与他人进行互动和合作。提供实时的反馈和指导，帮助孩子改善和巩固所学的社交技能。

以上方法是ABA理论中常用的训练方法，用于提升孤独症患儿的社交能力。重要的是根据孩子的个体差异和发展水平，制定个性化的支持和教学计划，专业人员、教育者和家长合作，共同促进孩子社交能力的发展。

二、社交游戏训练的阶段划分

ABA理论将社交游戏训练进行阶段划分为基础、初级和中级，是为了逐步引导和培养孤独症患儿的社交游戏能力。这种阶段划分有助于根据孩子的当前能力水平和发展需求，制定相应的教学目标和支持计划。

（1）基础阶段

在基础阶段，重点是教授孤独症患儿基本的社交游戏技能。这包括友善地与伙伴游戏或接触、玩球、用积木搭房子等。在这个阶段，目标是帮助孩子建立起基本的社交游戏技能和社交互动的基础。

（2）初级阶段

在初级阶段，孤独症患儿的社交游戏能力得到进一步发展。这包括丢手绢游戏、按照计划独立游戏、爬梯游戏等。在这个阶段，孩子可以更好地参与各种社交游戏，并能够适时地回应他人的游戏行为。

（3）中级阶段

在中级阶段，孤独症患儿的社交游戏能力进一步提高。这包括纸牌游戏、五子棋游戏、桌面游戏等。在这个阶段，重点是教授孩子更高级的社交游戏技能，孩子能够与他人进行更复杂和多样化的社交互动。

这种阶段划分有助于逐步引导和培养孤独症患儿的社交游戏能力。每个阶段都有具体的教学目标和支持策略，以满足孩子的个体需求和发展水平。通过逐步发展社交游戏能力，孤独症患儿可以更好地参与社交互动，提高与他人的沟通和合作能力。这种划分可以帮助教师和家长在教学中有针对性地设计和实施社交游戏训练。

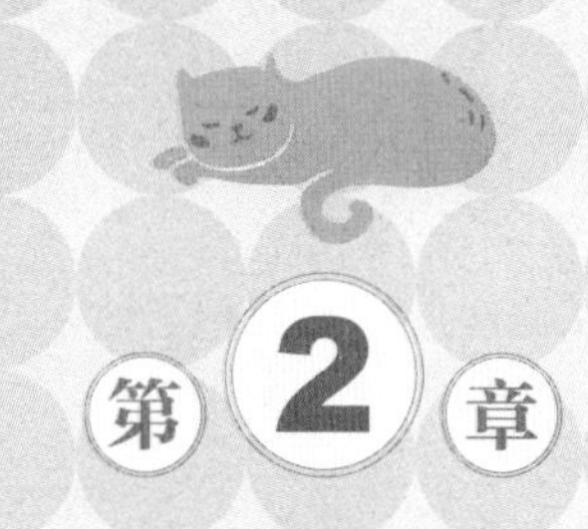

第 2 章

社交游戏基础训练

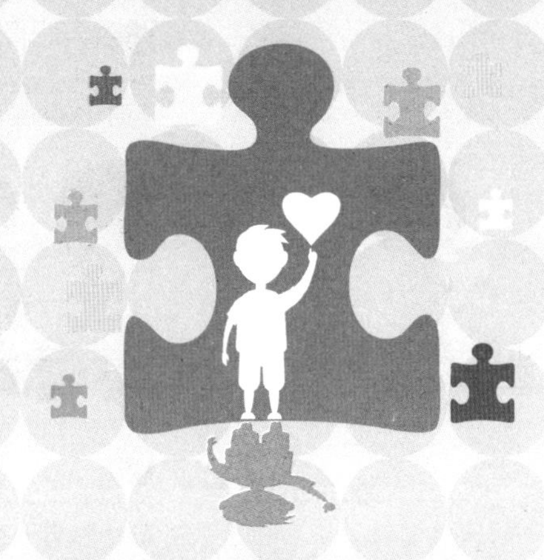

游戏1 友善地与伙伴游戏或接触

训练目标 提高患儿的社交能力。

训练过程 第一阶段，给患儿玩具娃娃，并说“好好和娃娃玩吧”，患儿会适当地抚摸娃娃或和娃娃玩耍，并会泛化到适当地和伙伴触摸或玩耍；第二阶段，对患儿说“和娃娃分享吧”，患儿可以恰当地和娃娃分享玩具或把玩具递给娃娃，并会泛化到与伙伴分享玩具。

训练内容 第一阶段，跟玩具娃娃好好玩，躲猫猫，做鬼脸并对宝宝唱歌；第二阶段，和宝宝分享，抚摸，给安抚奶嘴和毛绒玩具。

游戏步骤

①

与小伙伴相距 1 米。

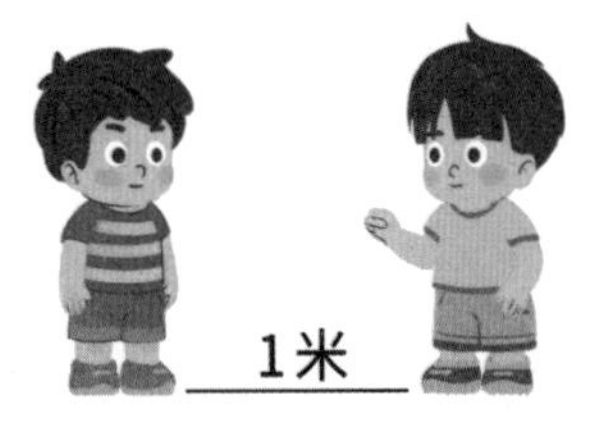

②

与小伙伴坐在一起。

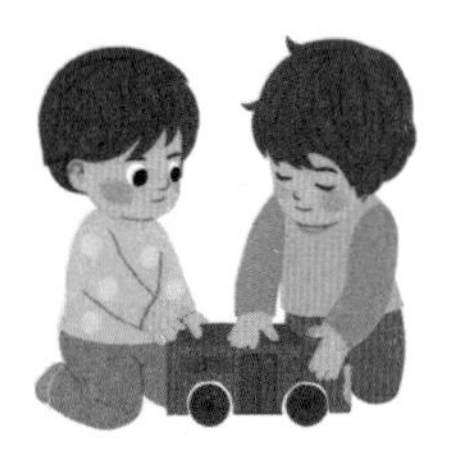

③

与玩具娃娃一起玩 3 分钟。

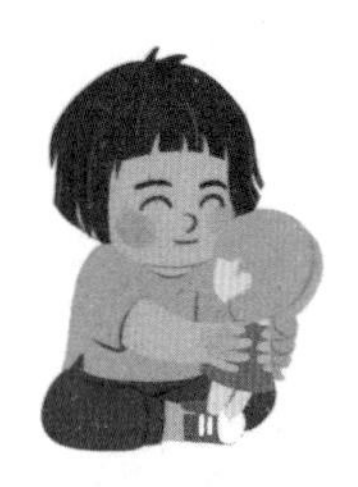

④

与小伙伴一起玩 2 分钟。

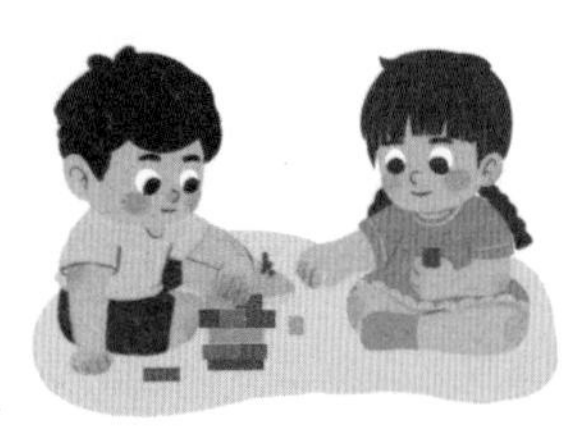

训练时长	
辅助情况	

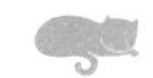

训练目标 提高患儿的社交能力。

训练过程 向患儿呈现一个球，并说“× 球”，如拍球、踢球、扔球等。患儿会拍球，踢球或者扔球，并和同伴或者家长持续互动玩球3分钟。

训练内容 拍球，踢球，投球，扔球、举手过肩投球，与伙伴互动玩球3分钟。

游戏步骤

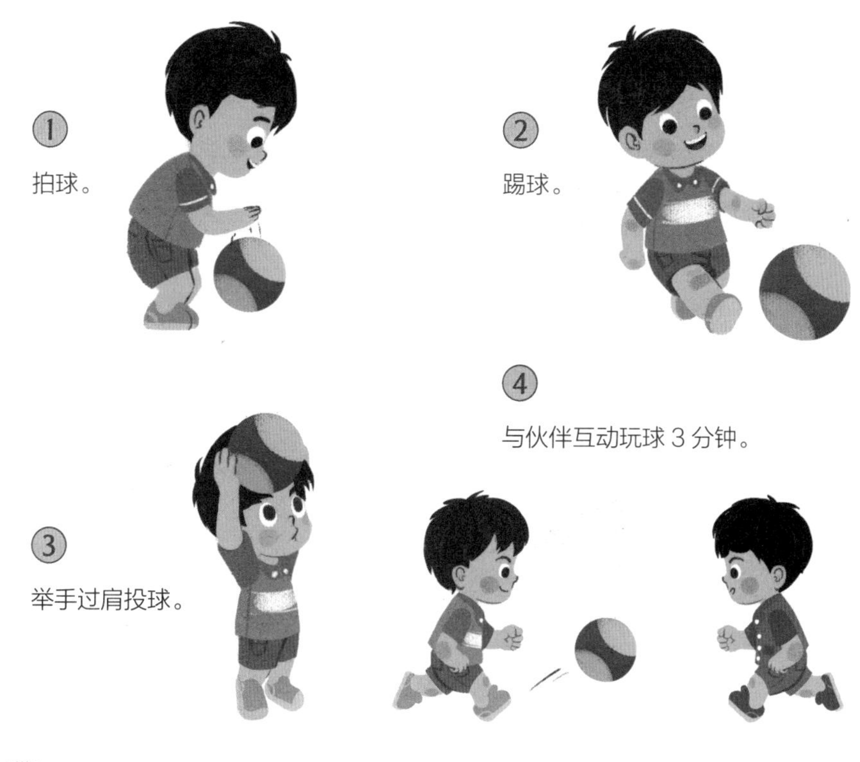

① 拍球。

② 踢球。

③ 举手过肩投球。

④ 与伙伴互动玩球3分钟。

训练时长	
辅助情况	

游戏 3 假装游戏(单一动作)

训练目标 提高患儿的模仿与游戏能力。

训练过程 第一阶段，用物体示范假装动作，并说“做这个”，患儿用物体正确模仿假装动作；第二阶段，用物体示范假装动作，并说“假装【动作】【物体】”(例如“喂娃娃吃东西”)，患儿用物体正确模仿假装动作；第三阶段，不示范动作，直接说“假装【动作】【物体】，患儿正确做出假装游戏动作。

训练内容 喂娃娃吃东西，喂娃娃喝水，把娃娃放在床上，假装吃食物玩具，假装从玩具杯子里喝水，摇晃玩具娃娃，轻拍玩具娃娃，用玩具电话假装打电话，假装放飞一只小鸟，假装把玩具小车推下斜坡。

游戏步骤

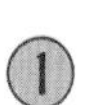
① 喂娃娃吃东西。

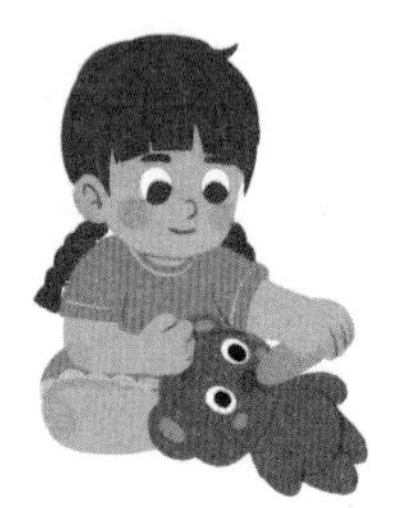

② 喂娃娃喝水。

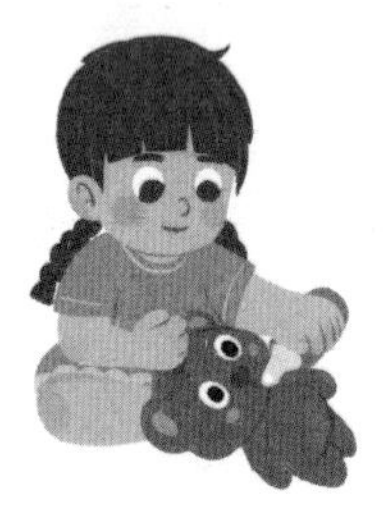

③ 用玩具电话假装打电话。

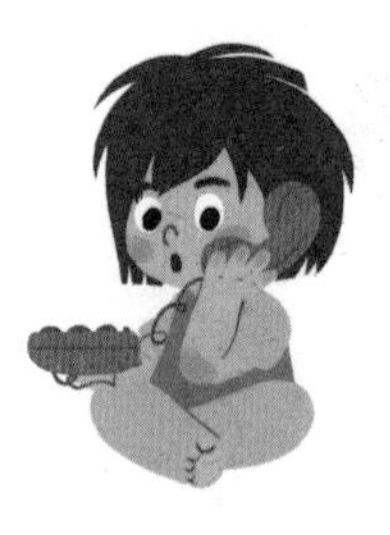

④ 假装把玩具小车推下斜坡。

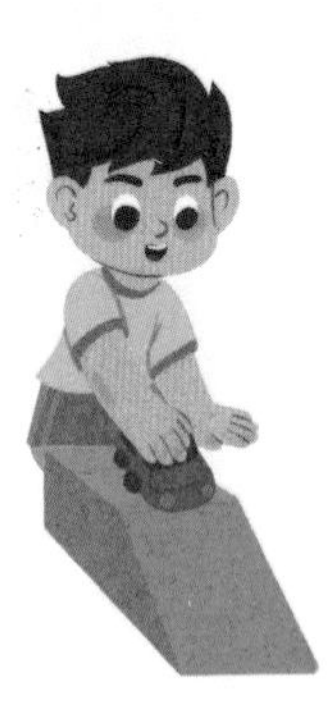

专家建议	
训练时长	
辅助情况	

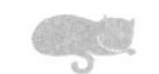

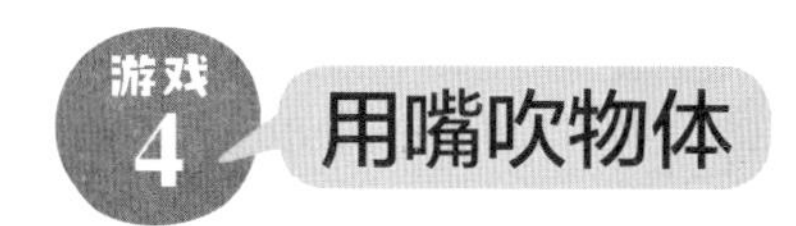

游戏 4 用嘴吹物体

训练目标　提高患儿的模仿与游戏能力。

训练过程　向患儿呈现一个目标物品，并说“吹吧”，患儿会用嘴吹物体，使物体产生一定的变化。

训练内容　用长吸管吹纸屑、棉花球等，用短吸管吹纸屑、棉花球等，吹蒲公英，吹纸屑，吹棉花球，吹泡泡，吹喇叭，吹发声玩具，吹蜡烛。

游戏步骤

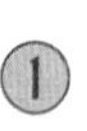
① 吹泡泡。

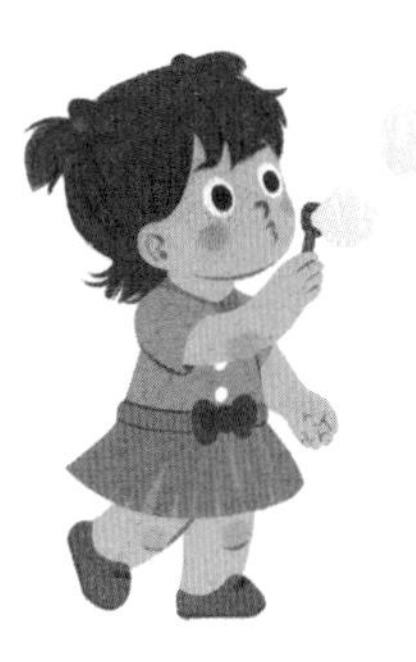

② 吹蜡烛。

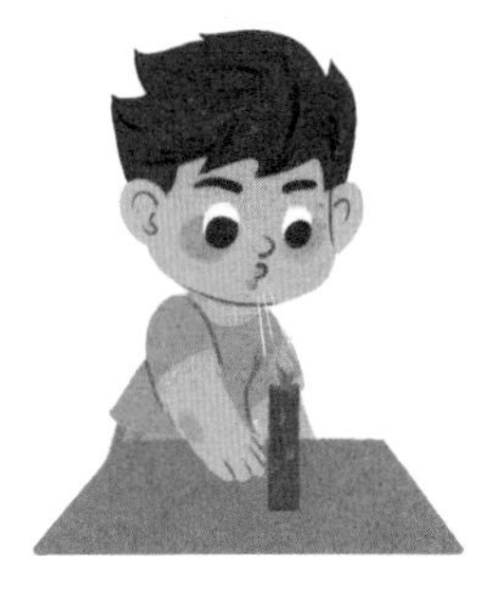

③ 吹蒲公英。

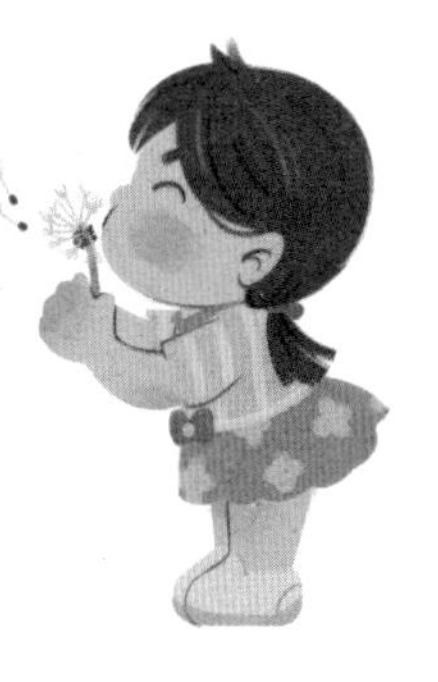

④ 用短吸管吹棉花球。

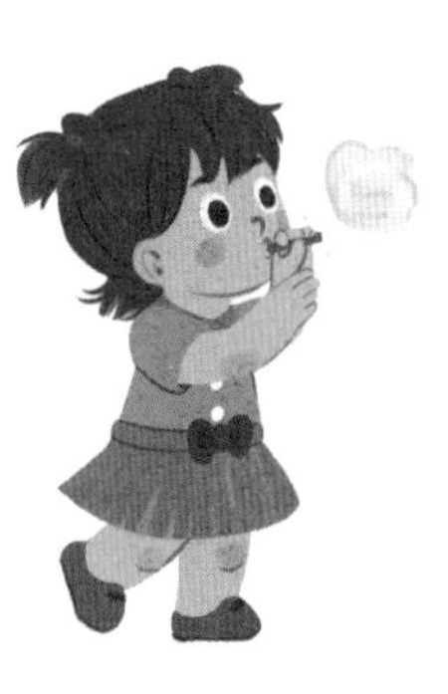

训练时长	
辅助情况	

游戏5 用积木搭房子

训练目标 提高患儿的动手与游戏能力。

训练过程 向患儿呈现一套积木，并说“搭一个房子”，患儿会搭一个房子。

训练内容 用2块积木搭成房子，用3块积木搭成房子，用5块积木搭成房子，用8块积木搭成房子。

游戏步骤

① 用2块积木搭成房子。

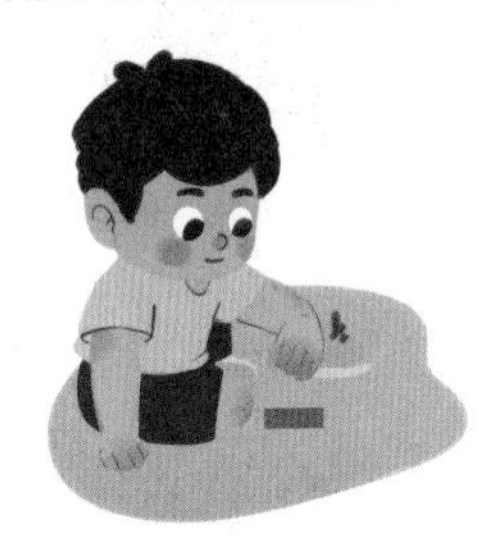

② 用3块积木搭成房子。

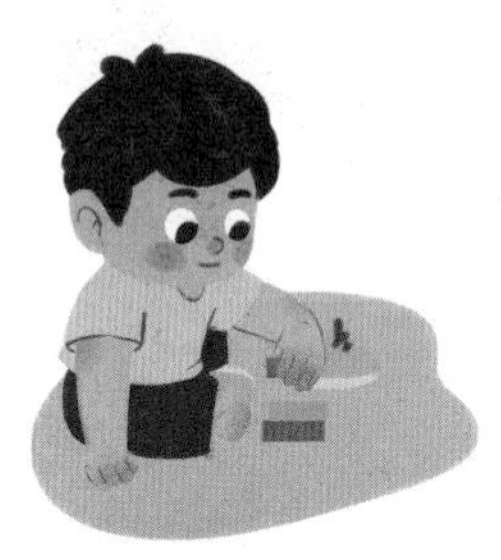

③ 用5块积木搭成房子。

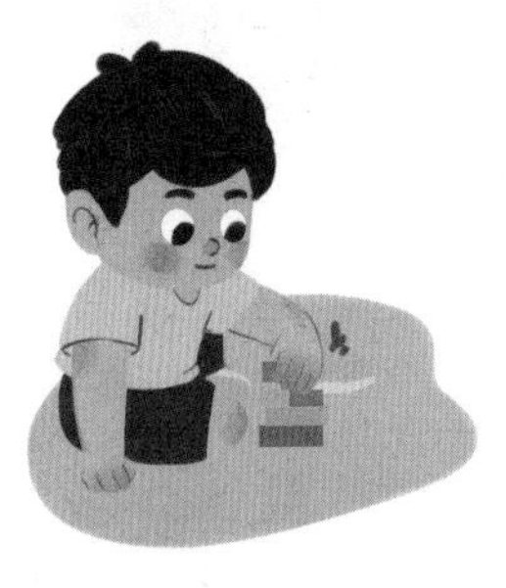

④ 用8块积木搭成房子。

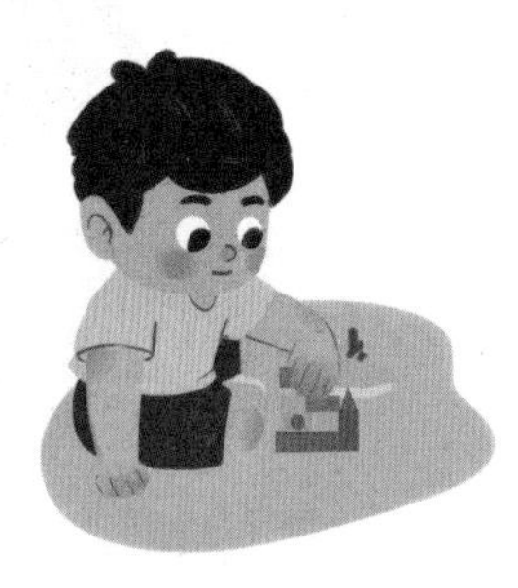

训练时长	
辅助情况	

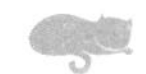

玩封闭式的因果类玩具

训练目标　提高患儿的动手与游戏能力。

训练过程　向患儿呈现一个封闭式有因果关系的玩具，并说“玩吧”，患儿会用封闭式因果类玩具玩游戏。

训练内容　有声拼图，齿轮玩具，弹出玩具，音乐玩具，电动玩具，玩具电话，玩具笔记本电脑，魔方，带按键的玩具。

游戏步骤

玩魔方。

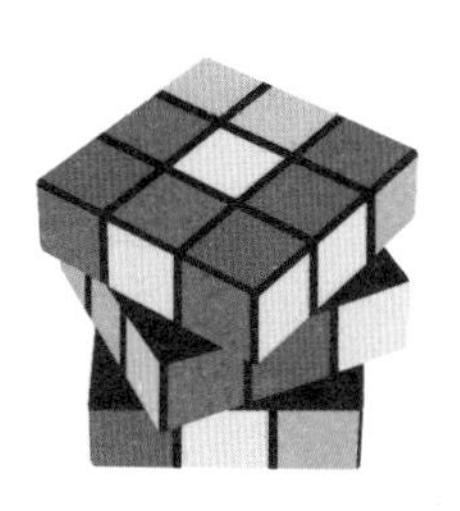

玩玩具笔记本电脑。

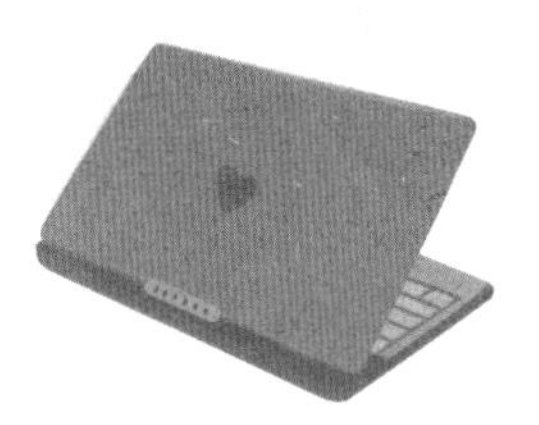

③

玩齿轮玩具。

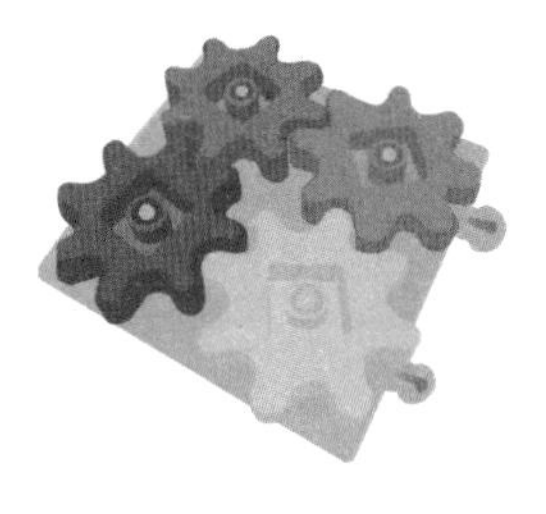

玩弹出玩具。

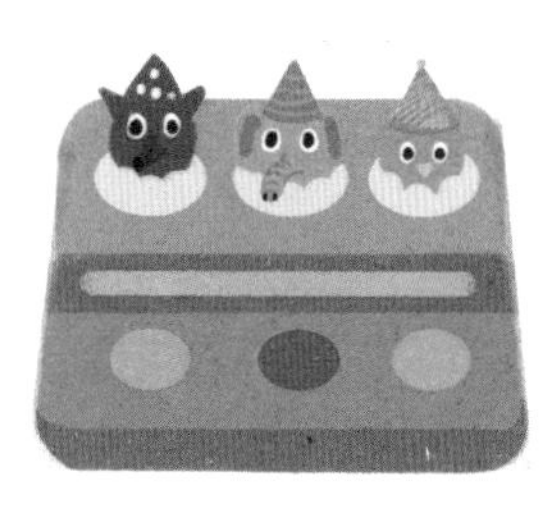

训练时长	
辅助情况	

游戏7 玩封闭式的粗大运动类玩具

训练目标 提高患儿的社交游戏能力。

训练过程 向患儿呈现一个封闭式粗大运动类玩具，并说“玩吧”，患儿会用封闭式粗大运动类玩具玩游戏。

训练内容 钻隧道，滑滑梯，扔沙包，蹦床，荡秋千，保龄球，爬绳梯，玩玩具火箭，投掷水球，走平衡木，走音乐楼梯和攀爬架。

游戏步骤

① 滑滑梯。

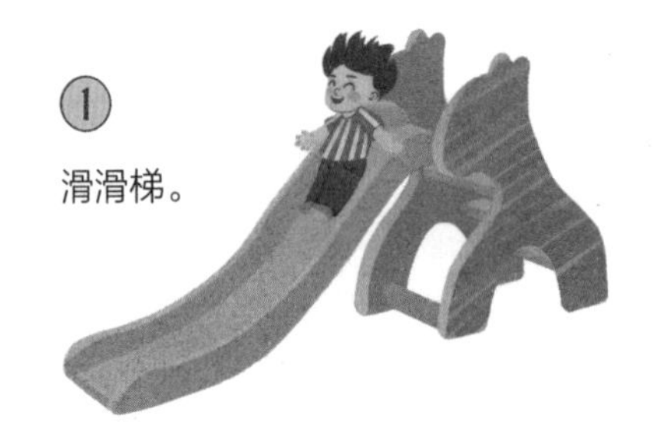

② 走平衡木。

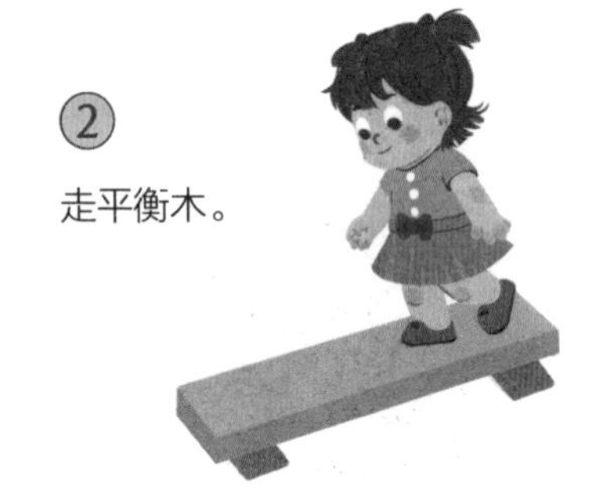

③ 扔沙包。

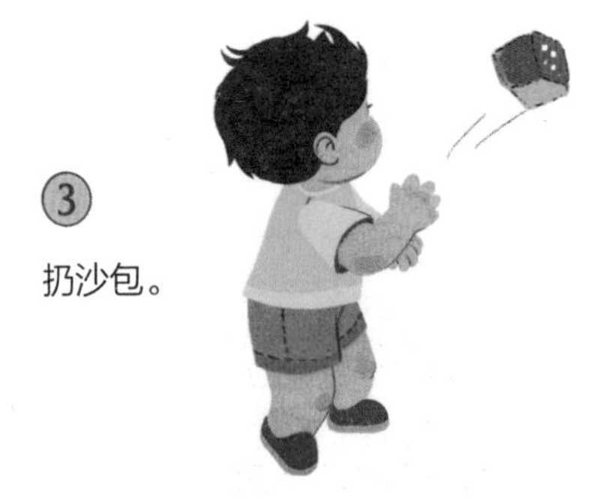

④ 走音乐楼梯。

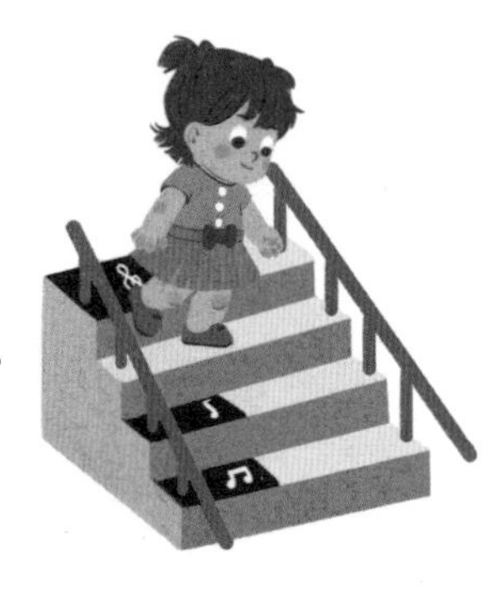

训练时长	
辅助情况	

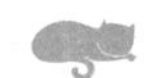

玩封闭式的电子玩具

训练目标 提高患儿的社交游戏能力。

训练过程 向患儿呈现一个封闭式电子玩具，并说“玩吧”，患儿可以完成电子玩具游戏。

训练内容 玩偶盒，齿轮玩具，电子有声拼图，电子琴玩具，电话玩具，电子钓鱼玩具，电子抓娃娃机，电子塑料飞镖和自动计数存钱罐。

游戏步骤

玩电子琴玩具。

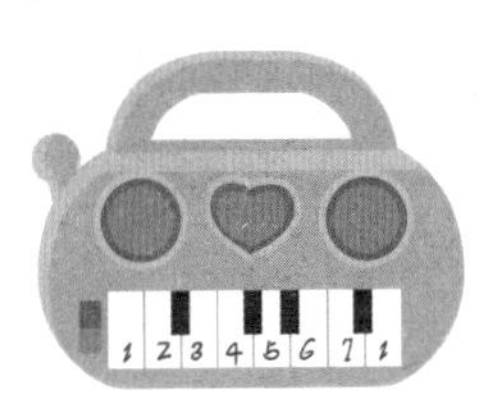

玩电话玩具。

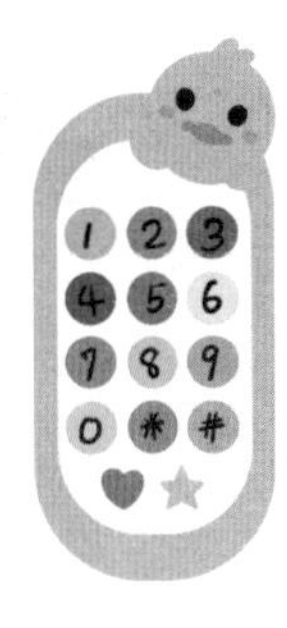

玩电子抓娃娃机。

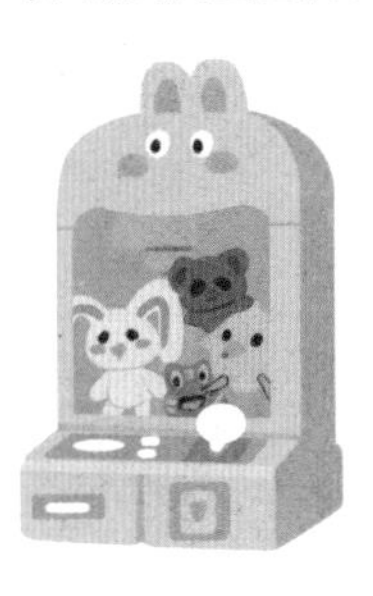

玩电子有声拼图。

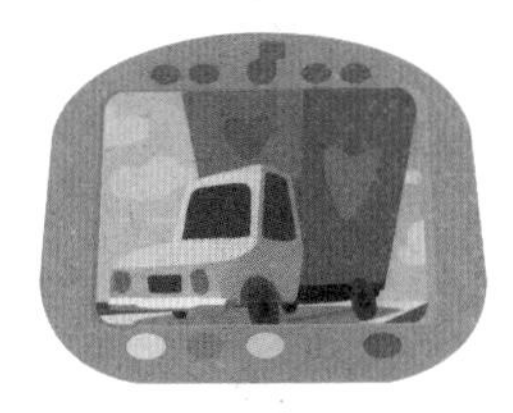

训练时长	
辅助情况	

游戏9 使用功能性物品

训练目标 提高患儿的社交与适应能力。

训练过程 给患儿一个物品（无语言指令），患儿会正确使用该物品。

训练内容 积木和容器，敲鼓，打铃，摇沙锤或其他发声物体，用玩具锤子敲击，把人偶放进汽车并推动汽车，把人偶放进飞机并让飞机飞，喂玩具娃娃或小动物吃东西，拿玩具电话贴近耳朵，用杯子喝水，梳头发，让小车行驶，堆积木。

游戏步骤

① 让小车行驶。

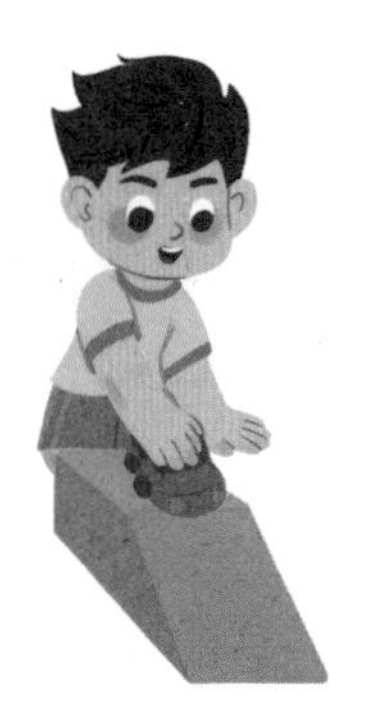

② 用梳子梳头发。

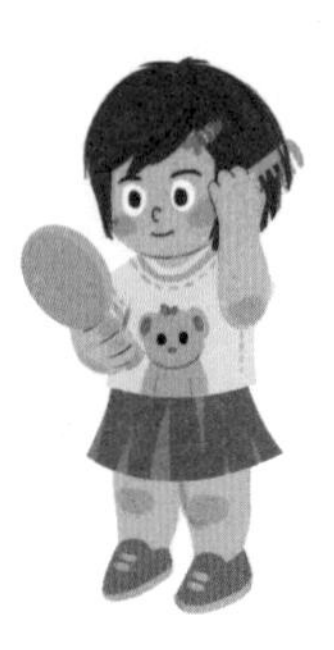

③ 喂兔子吃胡萝卜。

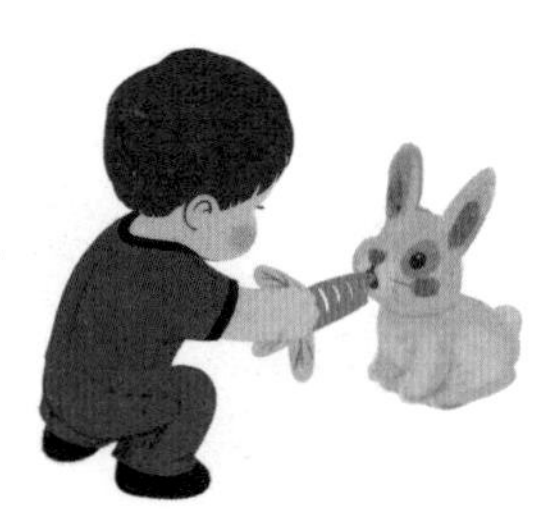

④ 敲玩具鼓。

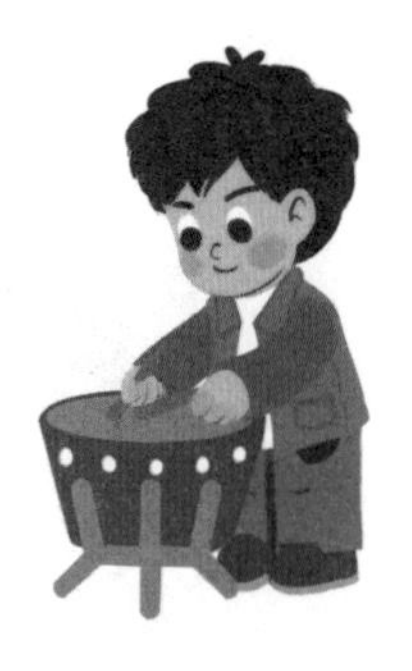

专家建议

训练时长	
辅助情况	

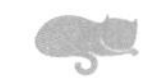

把物品交给指定的人

训练目标　提高患儿的社交能力。

训练过程　当患儿手上有多个物体时，对患儿说“把【某物】给【某人】”，患儿会把物品给指定的人。

训练内容　把一个中性物品给患儿旁边的人，把一个中性物品给离患儿 1 米远的人，把一个患儿不喜欢的物品给旁边的人，把患儿不喜欢的物品给 1 米远的人，把一个患儿喜欢的物品给旁边的人，把患儿喜欢的物品给 1 米远的人。

游戏步骤

把玩具熊给身边的伙伴。

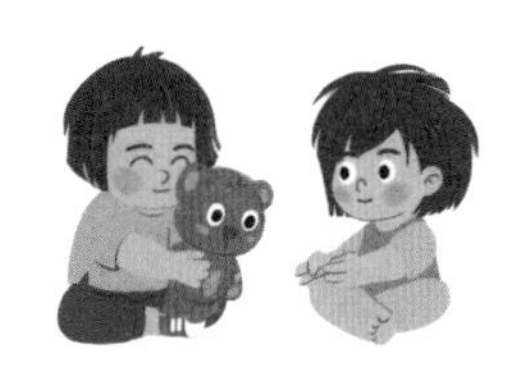

把棒棒糖给 1 米远的弟弟。

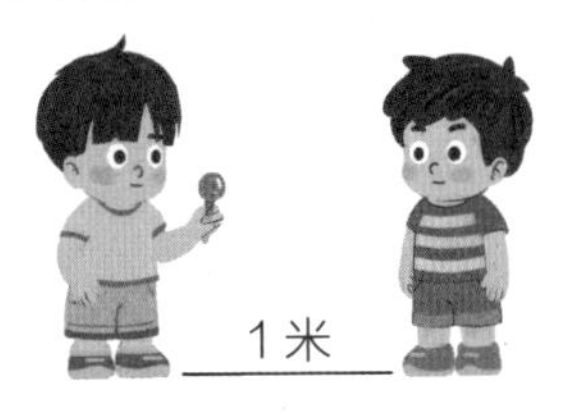

把遮阳帽给身边的妈妈。

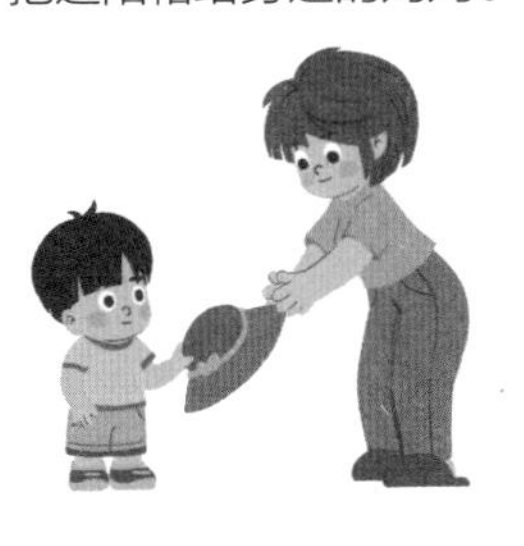

把玫瑰花给 1 米远的妈妈。

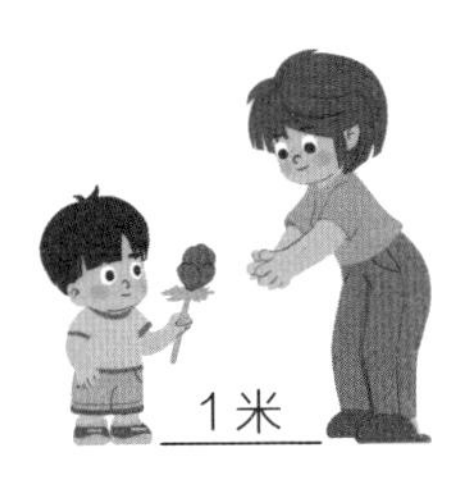

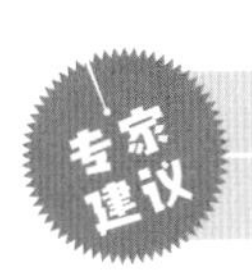

训练时长	
辅助情况	

游戏11 关注游戏

训练目标 提高患儿的视觉与游戏能力。

训练过程 第一阶段，指向某物体，并对患儿说“看”，患儿会顺着家长指的方向看物体；第二阶段，指向某物体，并问患儿“×× 在哪？”，患儿指向某物体的方向；第三阶段，把要强化的物体给患儿，患儿接过物体，观察并返还物体给家长；第四阶段，对患儿说“把 ×× 给 ××”，患儿走向指定的那个人，并把物体交给他；第五阶段，把强化物体给患儿，并说“把 ×× 给 ×× 看”，患儿拿着物体向目标人物展示，目光从物体转移到对方，然后再移回物体。

训练内容 参考下面例子。

游戏步骤

① 指向空中的星星，说“看”。

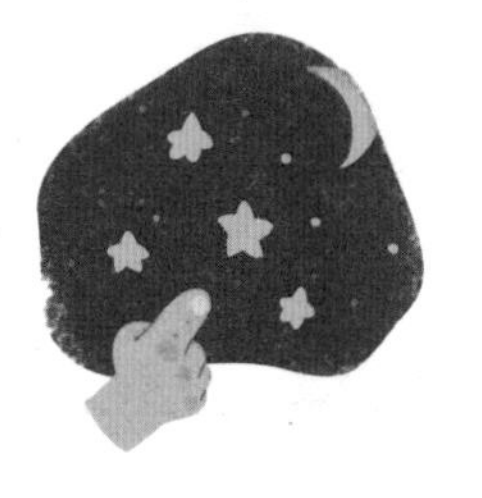

② 指向电视机，并问“电视机在哪里?”。

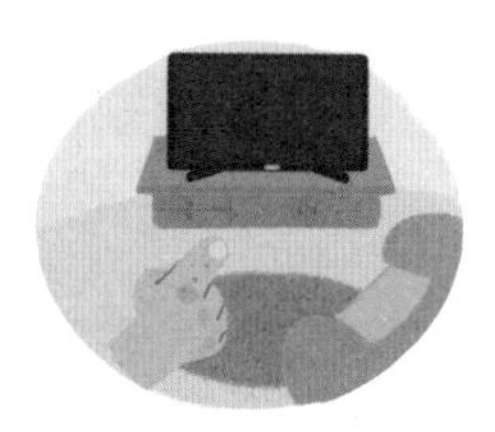

③ 把纸飞机给患儿，患儿接过纸飞机，观察并返还给妈妈。

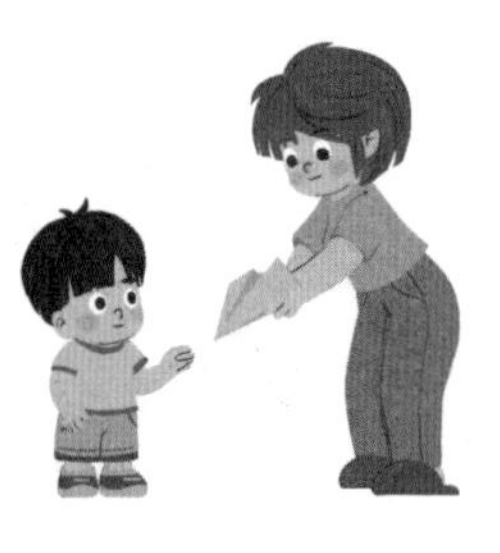

④ 把篮球给教练。

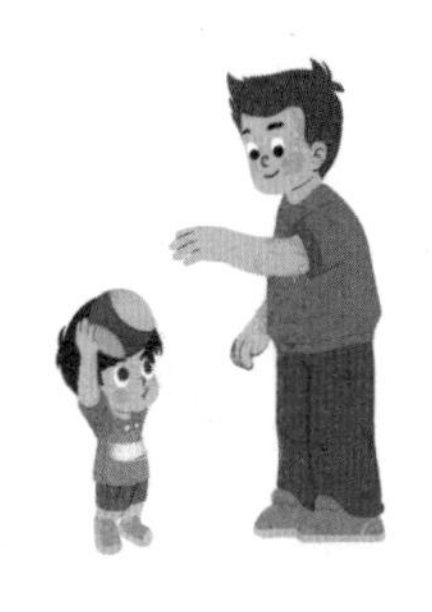

训练时长	
辅助情况	

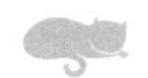

玩开放式的因果类玩具

训练目标 提高患儿的社交游戏能力。

训练过程 向患儿呈现一个开放式的因果类玩具，并说“玩吧”，患儿会玩开放式的因果类玩具（时间不断延长）。

训练内容 音乐桌，小汽车，乐器，绕珠箱，音乐积木，塔形敲击台，荧光棒，摇摇车，滚珠。

游戏步骤

玩音乐桌。

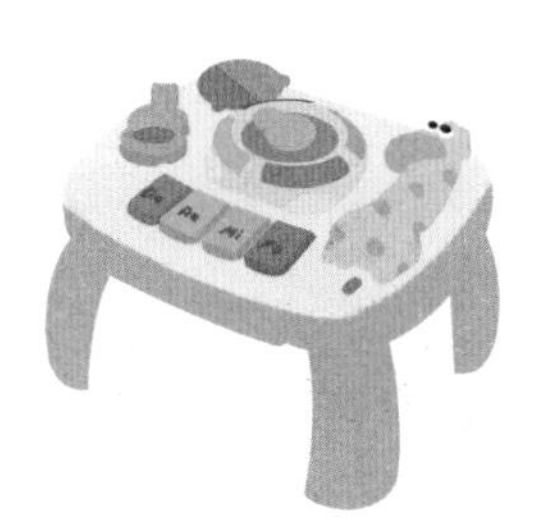

②

玩乐器。

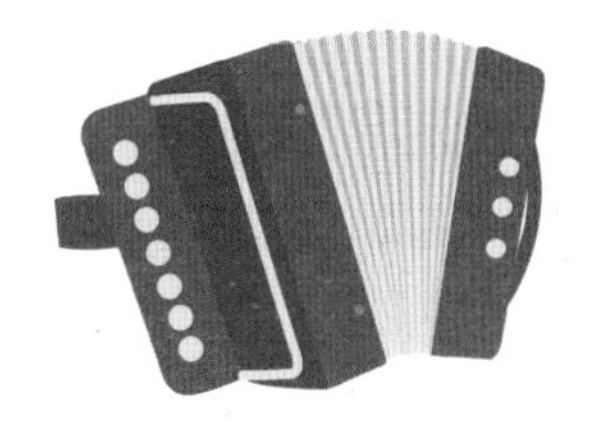

③

玩积木。

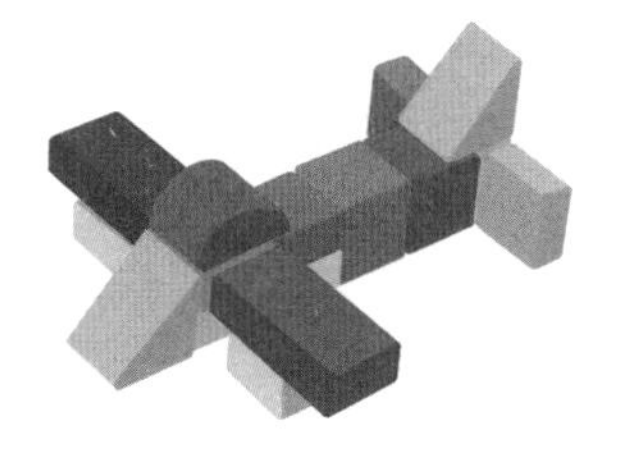

④

玩摇摇车。

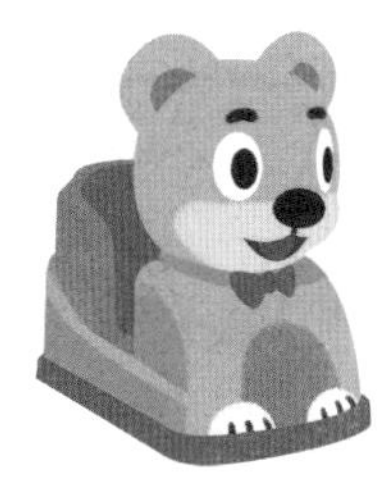

训练时长	
辅助情况	

游戏 13 玩开放式的粗大运动类玩具

训练目标 提高患儿的社交游戏能力。

训练过程 向患儿呈现一个粗大运动类玩具，并说“玩吧”，患儿会玩粗大运动类的玩具（时间不断延长）。

训练内容 呼拉圈，蹦床，三轮车，大转轮，推 / 拉玩具割草机 / 货车，秋千，篮球，足球，踏板车，海洋球池，放风筝，弹力玩具和玩具工作台。

游戏步骤

玩蹦床。

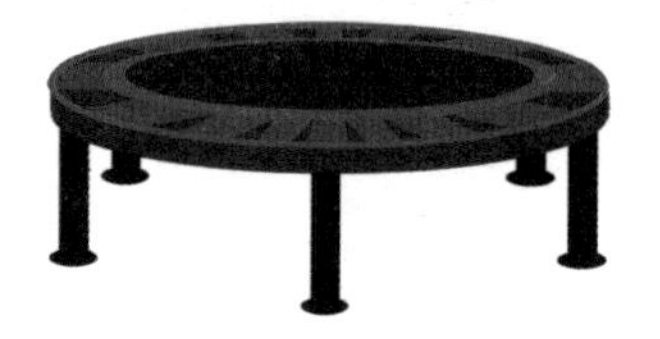

推货车。

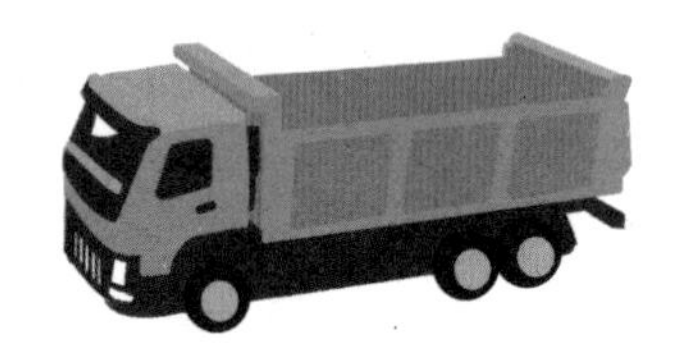

荡秋千。

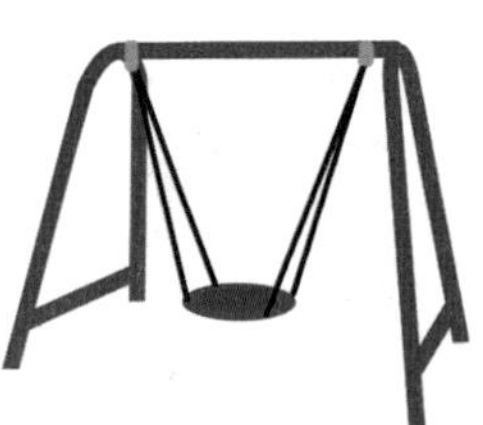

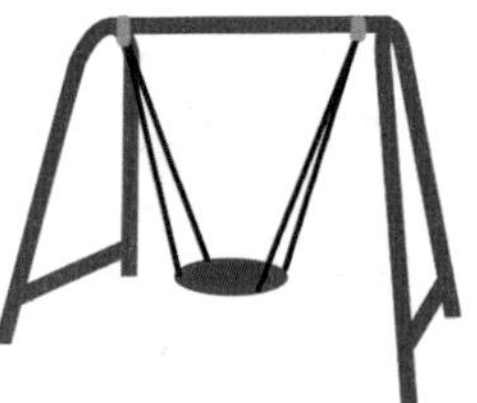

放风筝。

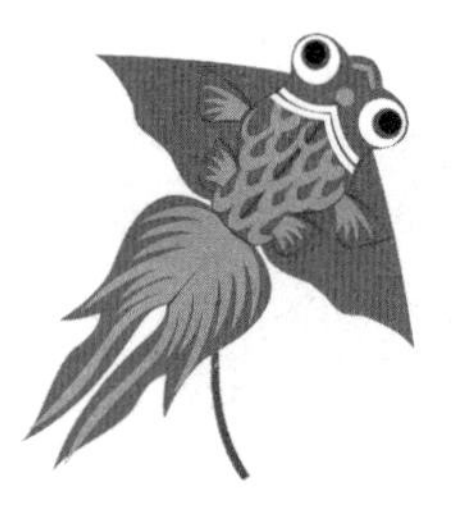

训练时长	
辅助情况	

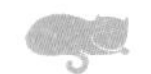

玩开放式的电子玩具

训练目标 提高患儿的社交游戏能力。

训练过程 向患儿呈现一个开放式的电子玩具，并说“玩吧”，患儿会玩开放式电子玩具（时间不断延长）。

训练内容 遥控车 / 飞机 / 船，机器人，说话的玩具，电脑，平板电脑，弹簧玩具，电子学习游戏，摄影，对讲机。

游戏步骤

① 玩遥控汽车。

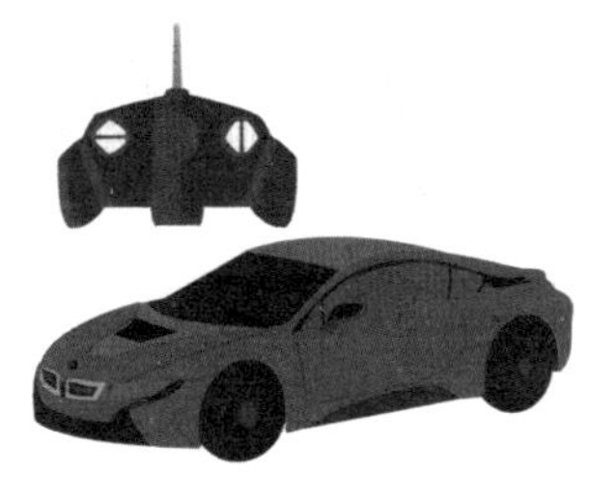

② 玩语音公仔。

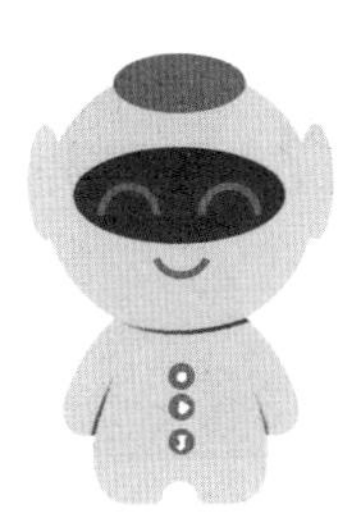

③ 玩机器恐龙。

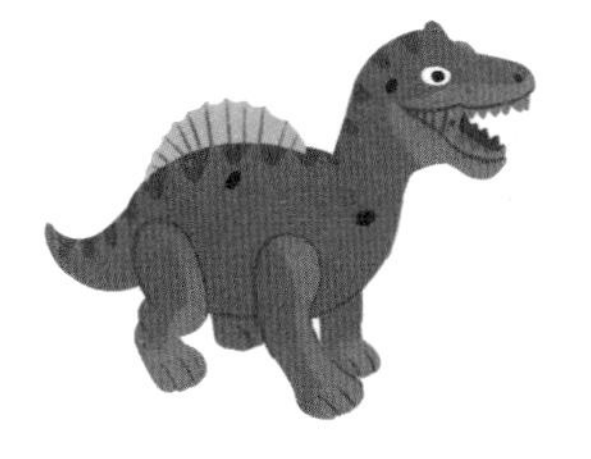

④ 玩平板电脑。

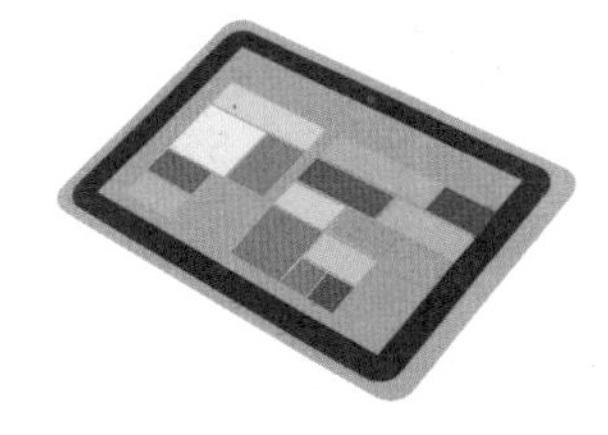

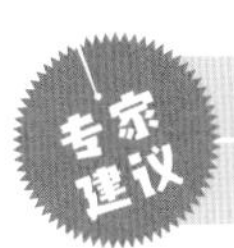

训练时长	
辅助情况	

游戏15 平行游戏

训练目标 提高患儿的社交游戏能力。

训练过程 向患儿呈现和同伴手中相似的玩具，并说“去玩吧”，患儿距同伴不到 1 米，模仿同伴玩玩具 5 分钟左右。

训练内容 小路或坡道上的汽车，轨道上的火车，积木，玩具食物 / 厨房，玩偶和乐器。

游戏步骤

①

和同伴平行玩轨道上的火车。

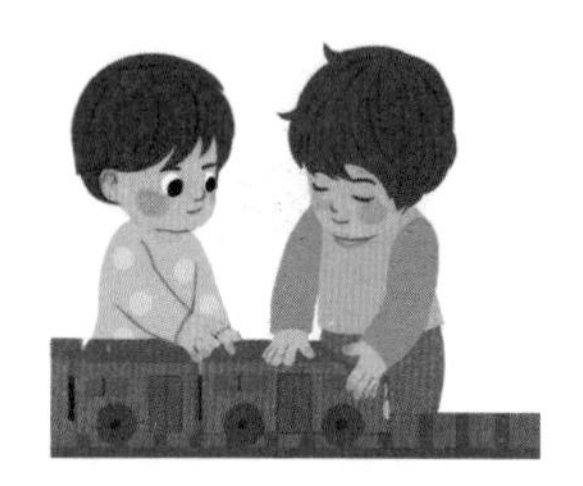

②

和同伴平行玩积木。

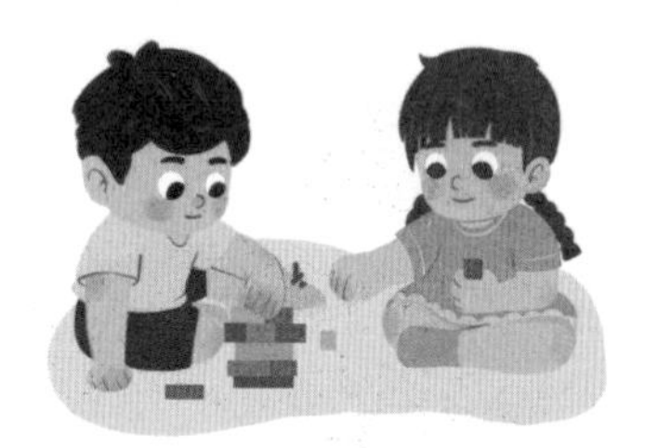

③

模仿同伴玩电子琴 5 分钟。

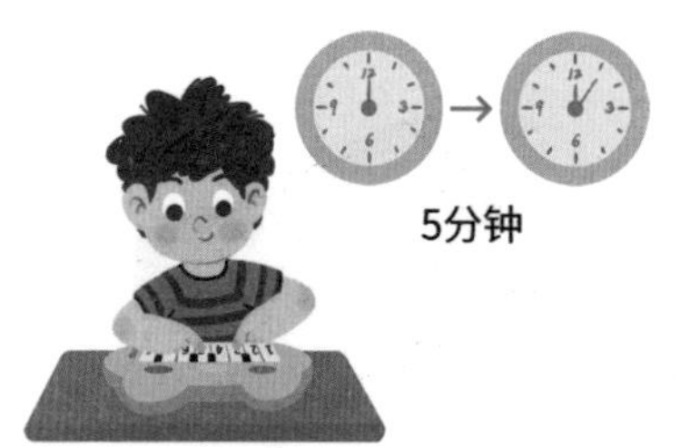

④

模仿同伴玩玩具食物 5 分钟。

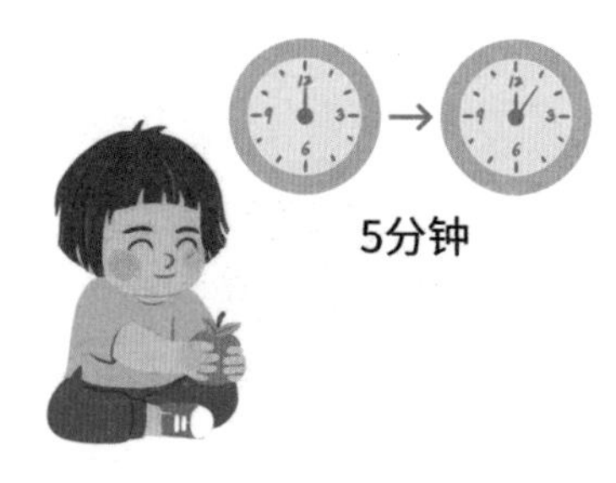

训练时长	
辅助情况	

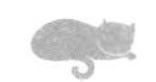

游戏16 听音乐做游戏

训练目标　提高患儿的社交游戏能力。

训练过程　家长边听儿歌边做动作，提示患儿一起听儿歌并做动作，患儿能够与家长一起听儿歌并做动作。

训练内容　《幸福拍手歌》《爱我你就抱抱我》《小兔子乖乖》《会爬的蜗牛》《我是一个粉刷匠》《打电话》《转圈圈》等。

游戏步骤

① 听儿歌《幸福拍手歌》，患儿拍手。

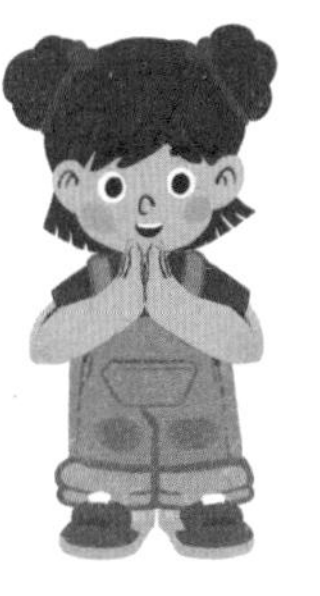

② 听儿歌《幸福拍手歌》，患儿跺脚。

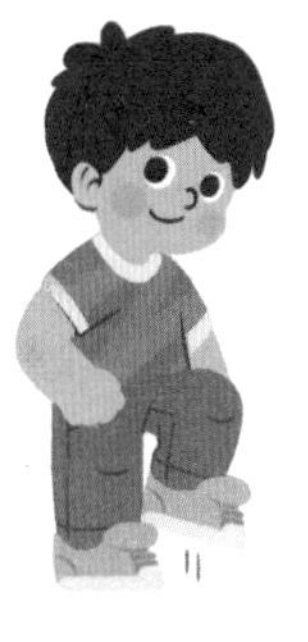

③ 听儿歌《会爬的蜗牛》，患儿爬行。

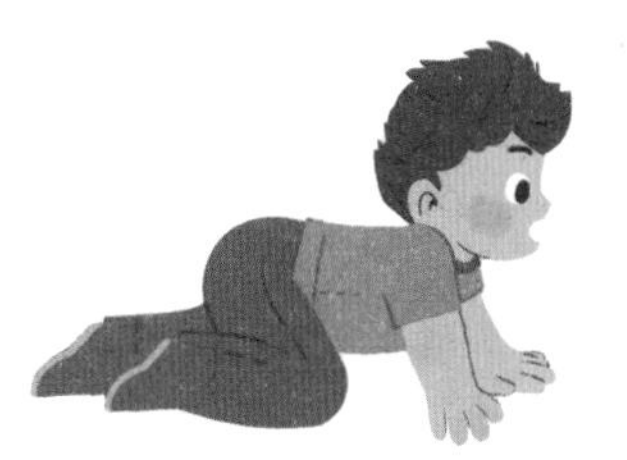

④ 听儿歌《转圈圈》，患儿围着桌子绕圈圈。

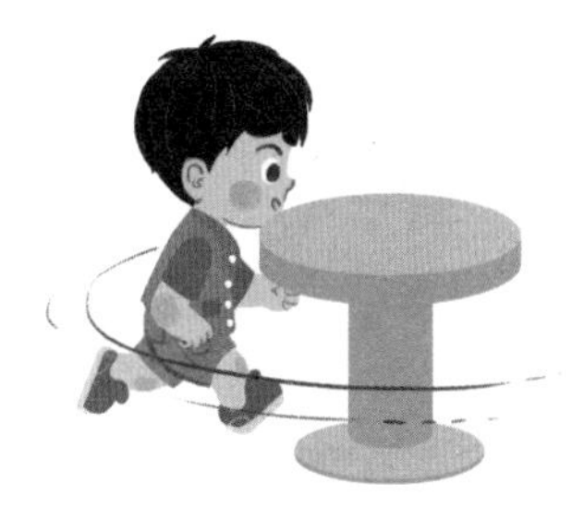

训练时长	
辅助情况	

游戏17 沙盘游戏

训练目标 提高患儿的社交游戏能力。

训练过程 第一阶段，使用一个沙盘玩具示范动作，并说“这样做”，患儿用沙盘玩具模仿动作；第二阶段，在一个沙箱/沙盘附近摆放各种沙盘玩具，患儿玩沙盘游戏并保持一段时间。

训练内容 用铲子挖或倒，在沙中推动卡车，把洒水壶倒空，装满或倒空沙模具，在旋转玩具上空倒沙，使用沙漏。

游戏步骤

① 用铲子挖沙子。

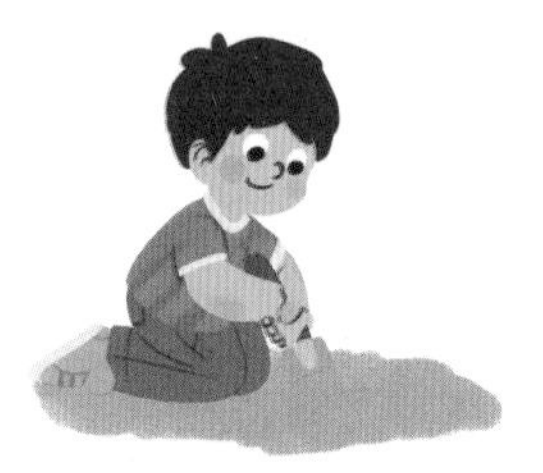

② 把洒水壶倒空。

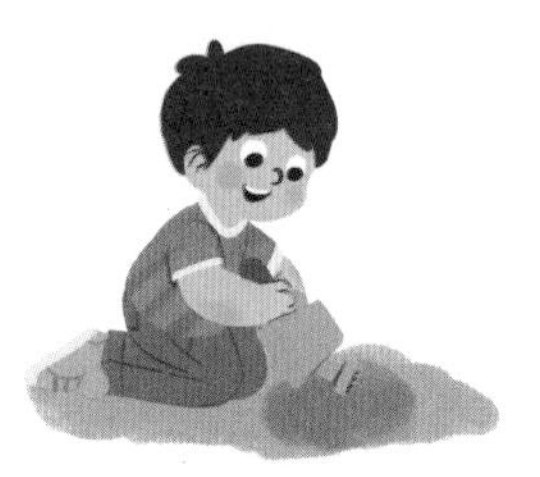

③ 在沙中推动卡车。

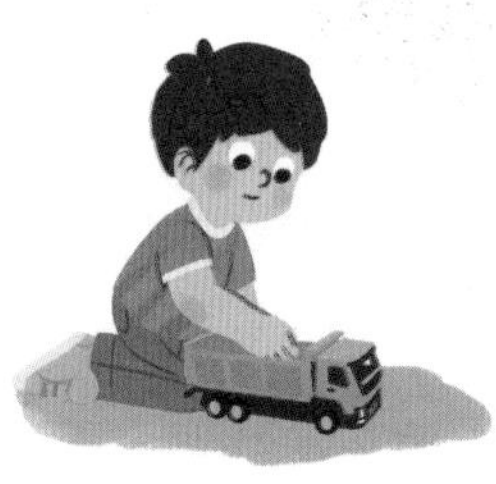

④ 用沙子装满小桶。

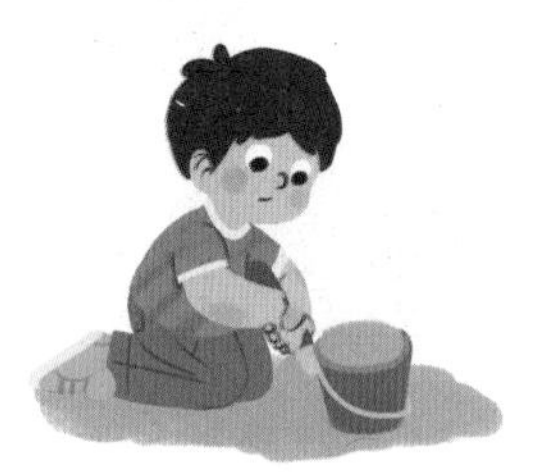

训练时长	
辅助情况	

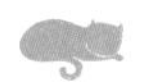

游戏 18 玩橡皮泥

训练目标 提高患儿的动手能力和社交游戏能力。

训练过程 第一阶段，用彩泥呈现一个动作，并说“做这个”，患儿用彩泥模仿动作并做出回应；第二阶段，给患儿彩泥，并说“做一条蛇”“做一块饼干”，患儿可以跟随指令，完成彩泥作品。

训练内容 参考下面例子。

游戏步骤

① 模仿制作条状橡皮泥。

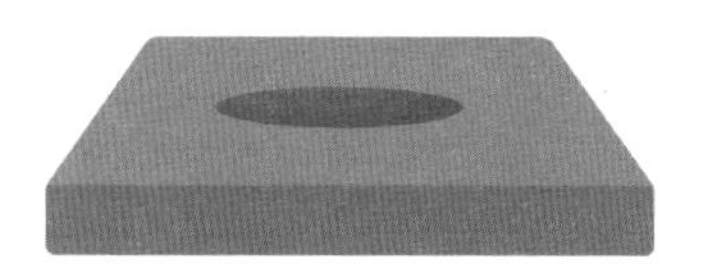

② 模仿使用彩泥刀具。

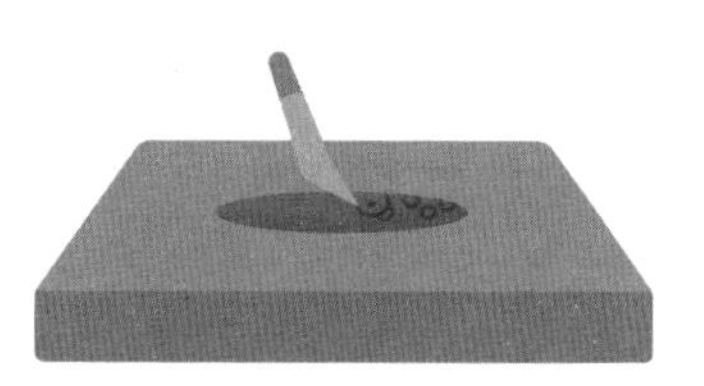

③ 用橡皮泥做一条蛇。

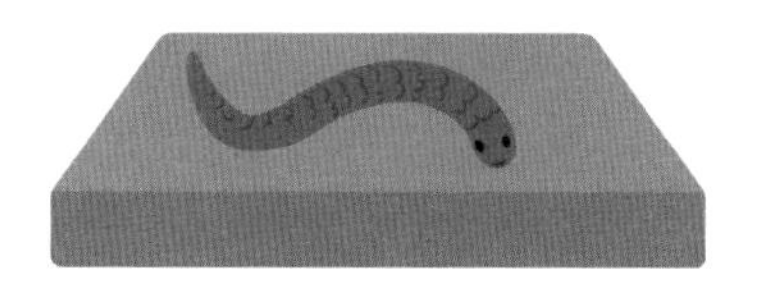

④ 用彩泥工具刀把蛇切断。

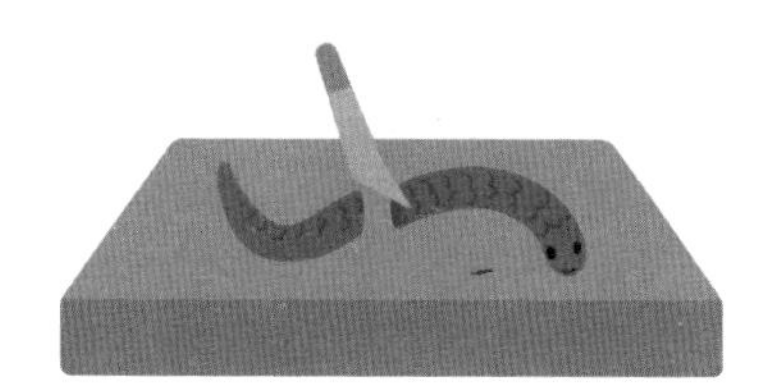

训练时长	
辅助情况	

游戏19 将液体从一个容器倒入另一个容器

训练目标 提高患儿的动手能力和社交游戏能力。

训练过程 对患儿说“来倒吧”，患儿将液体从一个容器倒入另一个容器中。

训练内容 将整瓶水倒入水壶，将 1/3 瓶水倒入杯子，将 1/2 瓶水倒入杯子，将茶壶里的茶水倒入茶杯，将壶里的牛奶倒入杯子，将饮料从小杯子倒入大杯子。

游戏步骤

① 将 1/3 瓶水倒入杯子。

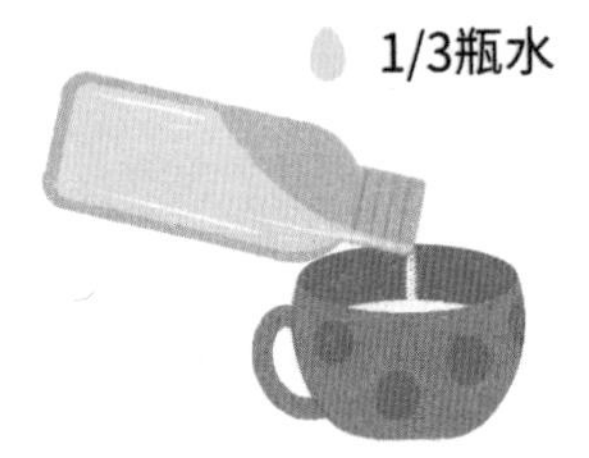

② 将 1/2 瓶水倒入杯子。

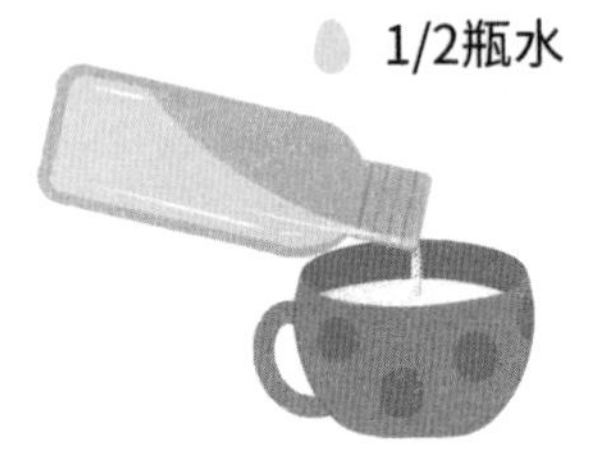

③ 将茶壶里的茶水倒入茶杯。

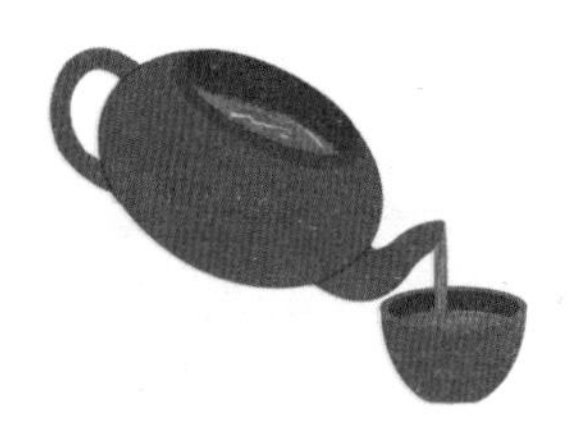

④ 将饮料从小杯子倒入大杯子。

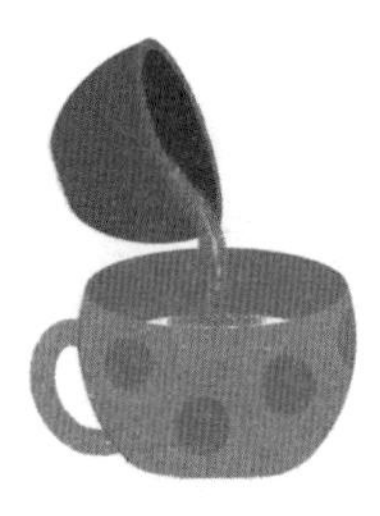

训练时长	
辅助情况	

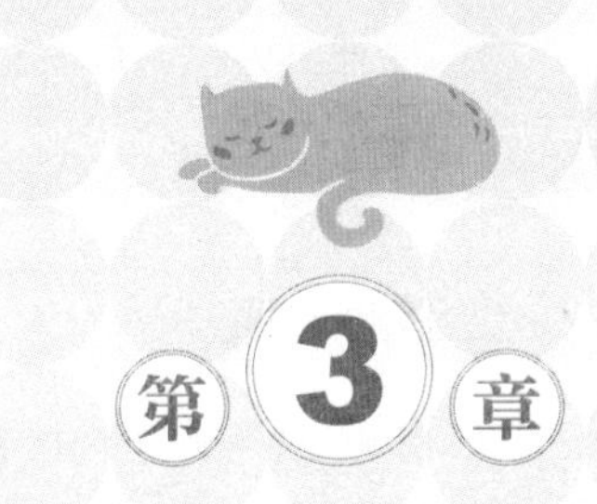

第3章

社交游戏初级训练

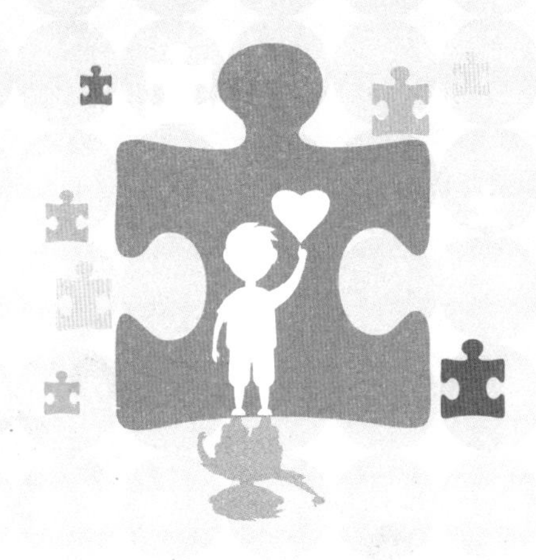

游戏 20 丢手绢游戏

训练目标 提高患儿的社交游戏能力。

训练过程 对患儿说“来玩丢手绢游戏吧”，患儿和伙伴们围坐一圈玩丢手绢的游戏。

训练内容 参考示例步骤。

游戏步骤

①

选出丢手绢的人，剩下的人围成一个大圆圈坐下。游戏开始，丢手绢的人沿着圆圈外走。

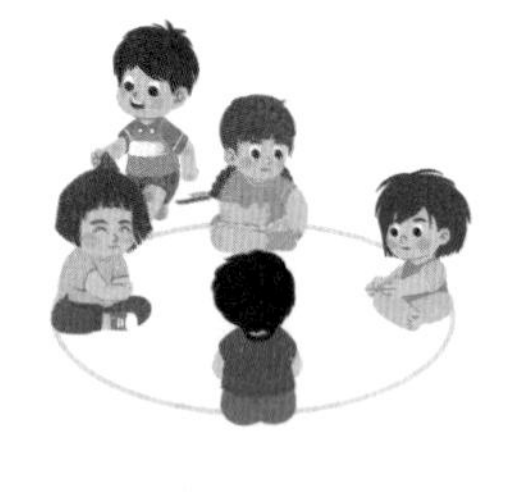

②

丢手绢的人要不知不觉地将手绢丢在其中一个人的身后。

被丢手绢的人要迅速发现自己身后的手绢，然后立即起身追逐丢手绢的人。

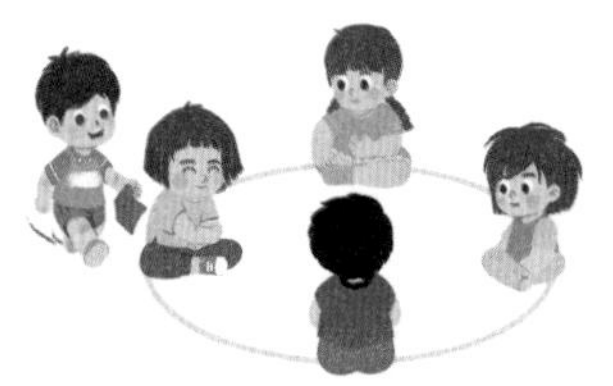

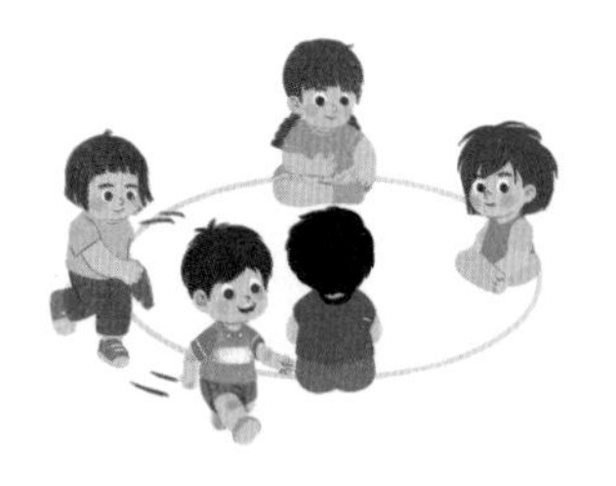

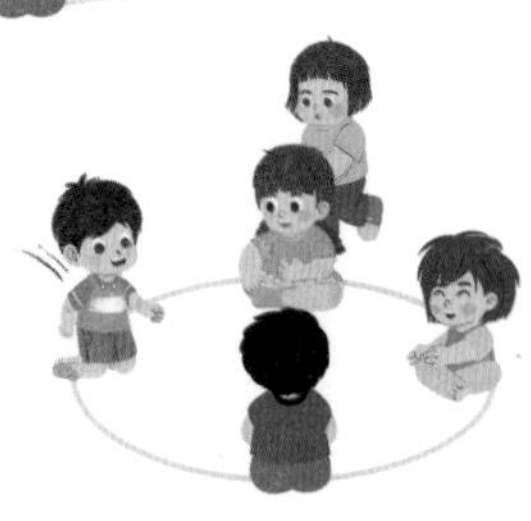

④

丢手绢的人沿着圆圈奔跑，跑到被丢手绢人的位置时坐下。如果被抓住，则要表演一个节目。

训练时长	
辅助情况	

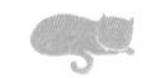

按照计划独立游戏

训练目标 提高患儿独立开始游戏和结束游戏的能力。

训练过程 给患儿一张游戏时间表，并说“去玩吧”，患儿能够独立完成游戏时间表上列出的 3 个游戏项目。

训练内容 参考下面例子。

游戏步骤

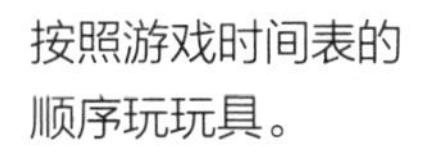

按照游戏时间表的顺序玩玩具。

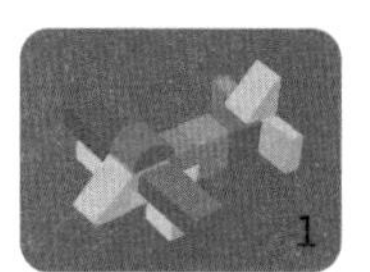

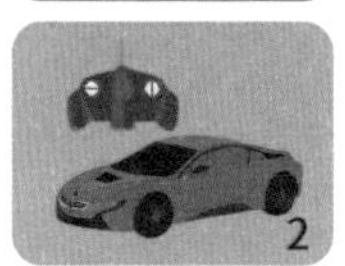

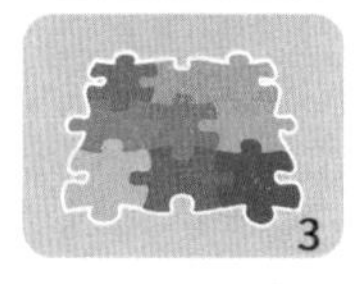

按照游戏时间表的顺序玩玩具。

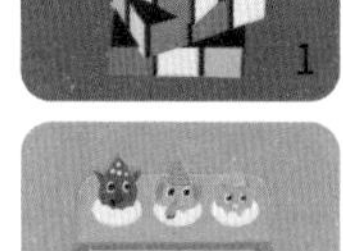

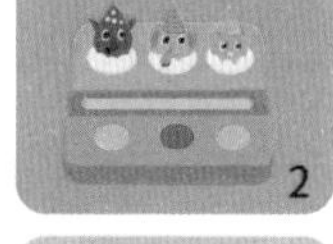

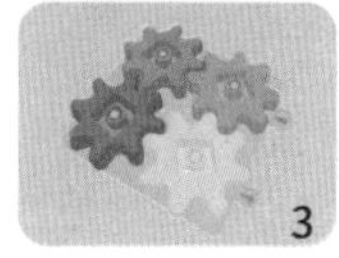

按照游戏时间表的顺序玩玩具。

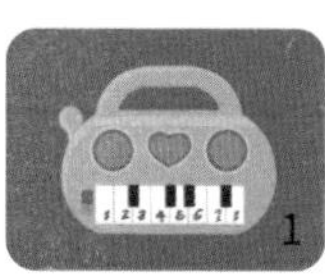

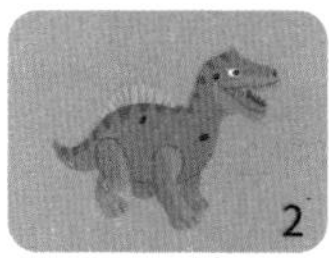

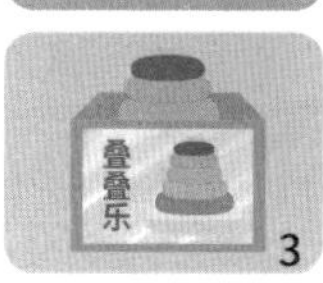

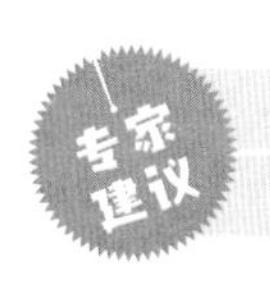

训练时长	
辅助情况	

游戏22 用动作参与复杂的歌曲和游戏

训练目标 提高患儿的身体协调能力与社交游戏能力。

训练过程 与患儿一起唱一首歌或是玩一个游戏，引导他们根据歌曲或游戏做动作，患儿能够跟随歌曲或游戏做出相应动作（例如，摆动手与身体），与家长或伙伴一起歌唱或游戏。

训练内容 丢手绢、踩气球、跳山羊、跳房子游戏、音乐椅、扔沙包、拍手歌、猜字游戏。

游戏步骤

① 猜字游戏。

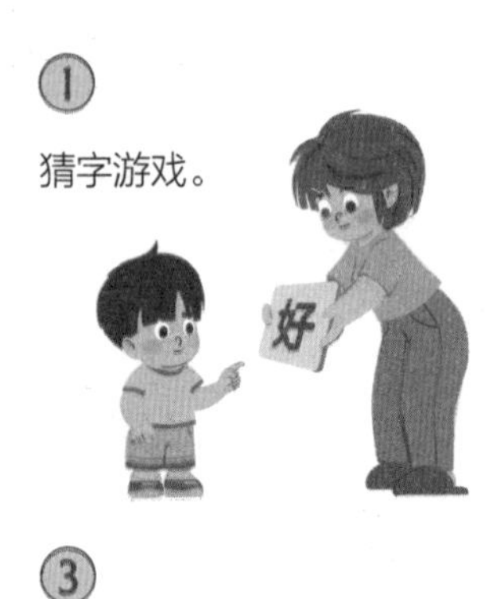

② 跳房子游戏。

③ 音乐椅游戏。

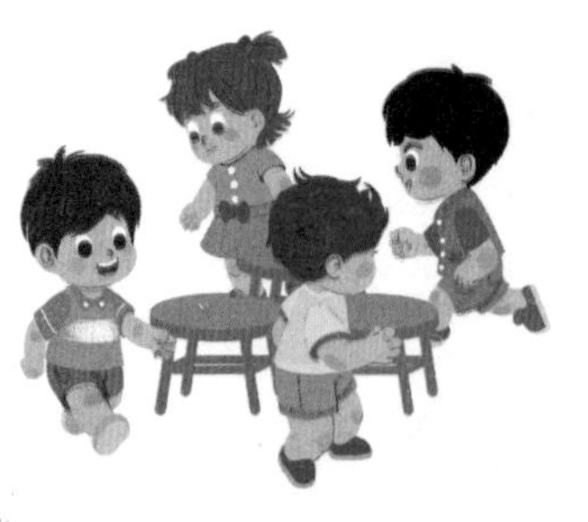

④ 跳山羊游戏。

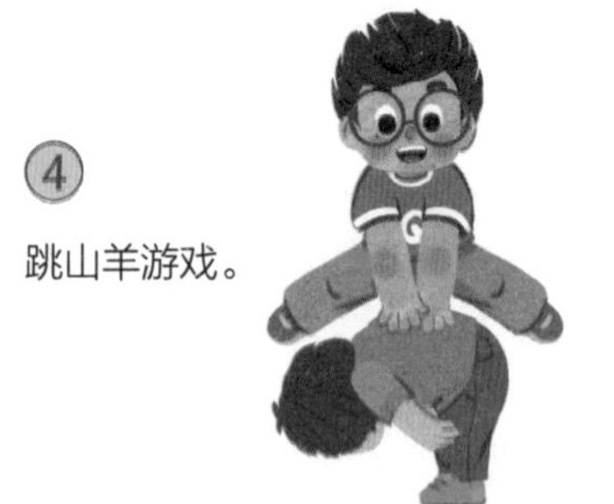

专家建议

训练时长	
辅助情况	

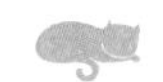

游戏 23 爬梯游戏

训练目标　提高患儿的身体协调能力与社交游戏能力。

训练过程　对患儿说“玩爬梯游戏吧”，患儿能够得体且安全地开展爬梯游戏。

训练内容　参考示例步骤。

游戏步骤

① 患儿抓住梯子的扶手。

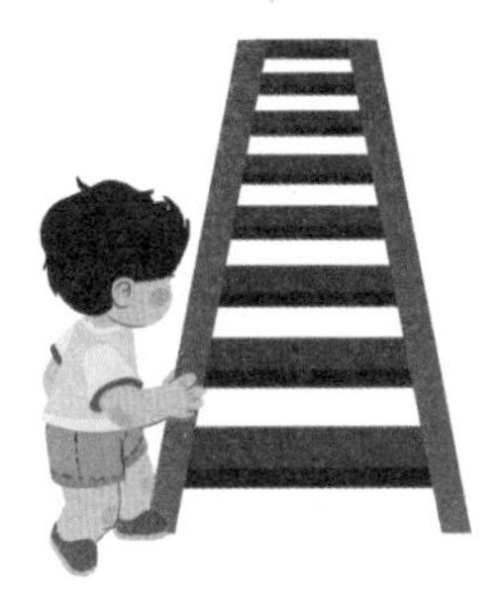

② 患儿将紧紧抓住梯子的扶手或是梯子的横梁，攀爬上梯子的第 1 阶。

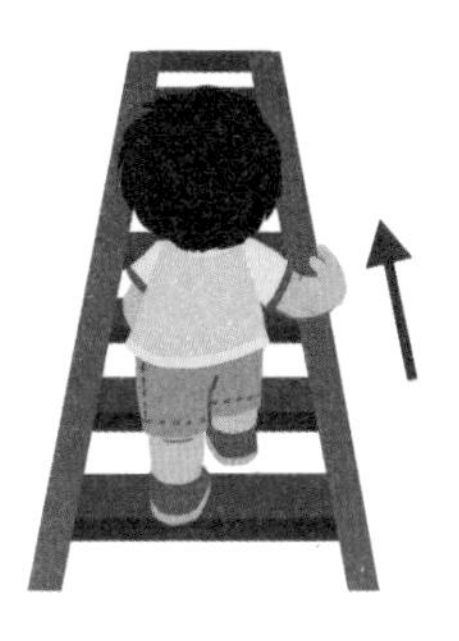

③ 重复步骤 2，直至爬到第 6 阶。

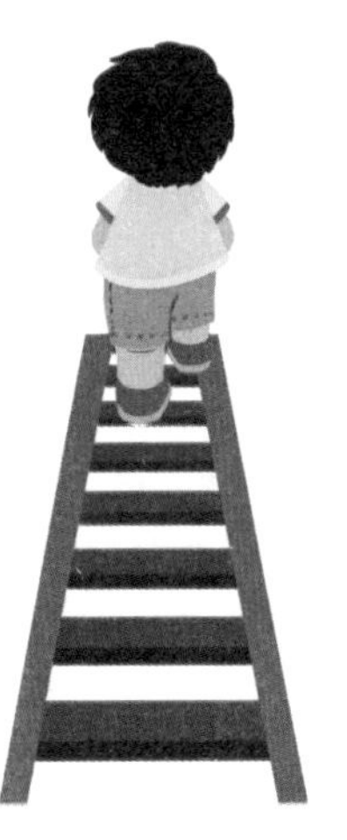

④ 患儿将爬下梯子。

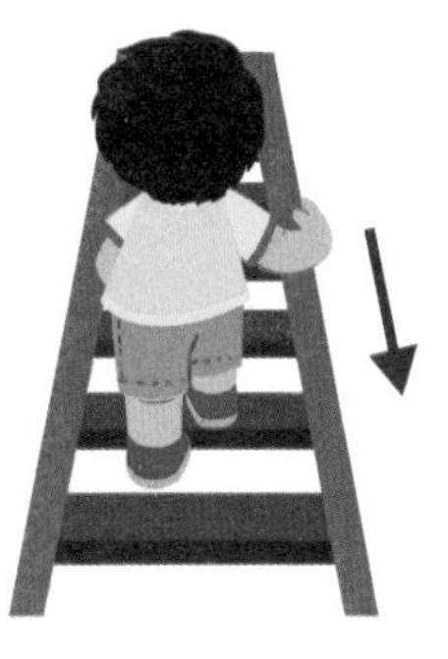

训练时长

辅助情况

游戏24 单杠

训练目标　提高患儿的身体协调能力与社交游戏能力。

训练过程　对患儿说“玩单杠吧”，患儿能够安全得体地玩单杠。

训练内容　单手握紧单杠；双手握紧单杠；身体挺直放松；双腿屈膝，悬吊15 秒左右。

游戏步骤

① 单手握紧单杠。

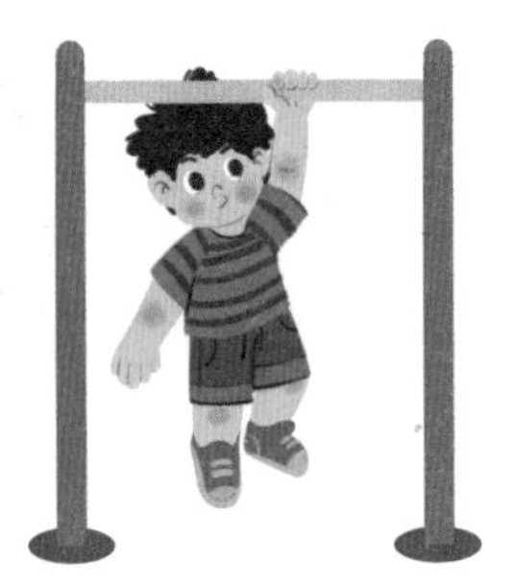

② 双手握紧单杠。

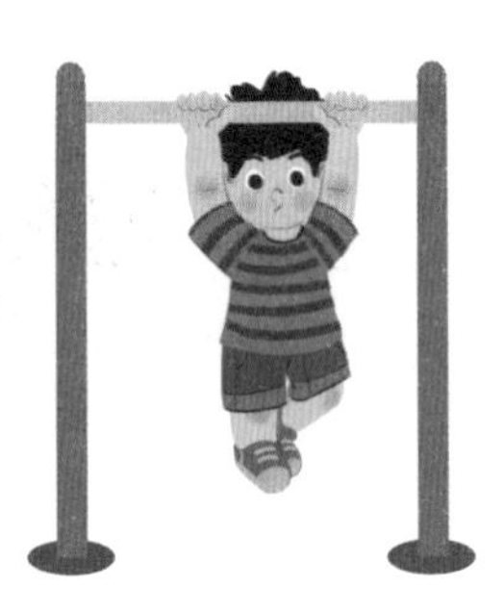

③ 身体挺直放松。

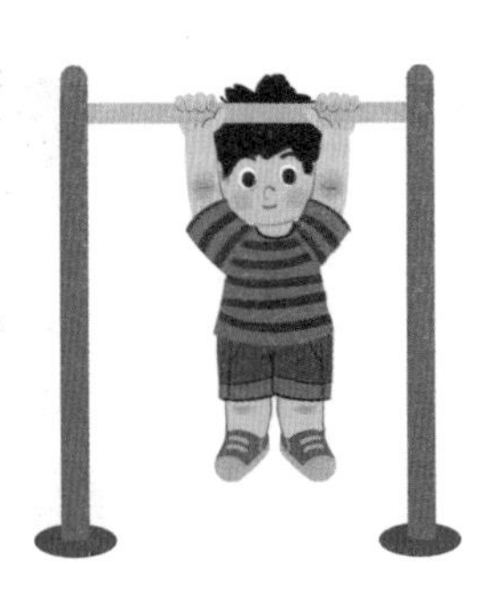

④ 双腿屈膝，悬吊 15 秒左右。

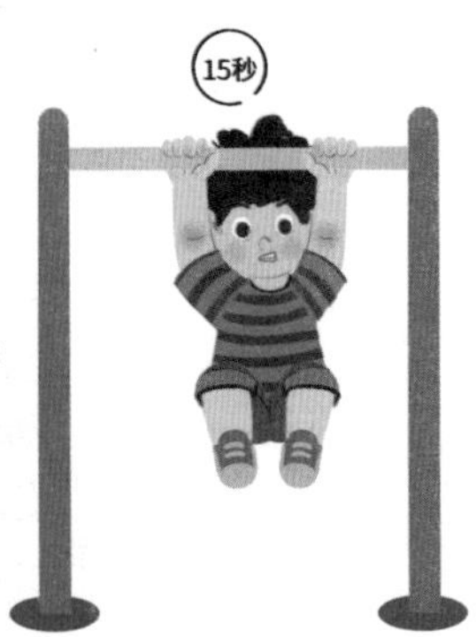

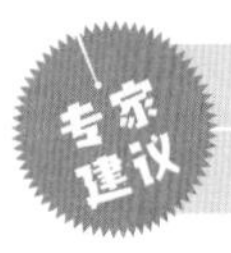

训练时长	
辅助情况	

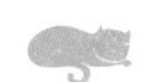

游戏 25 滑梯

训练目标 提高患儿的身体协调能力与社交游戏能力。

训练过程 对患儿说“玩滑梯吧”，患儿能够安全得体地玩滑梯。

训练内容 紧握扶手，攀爬滑梯台阶，攀爬至顶端，坐在滑梯的顶端，一路无停顿地滑下滑梯，滑到滑梯底部，站立起来。

游戏步骤

① 紧握扶手并攀爬至顶端。

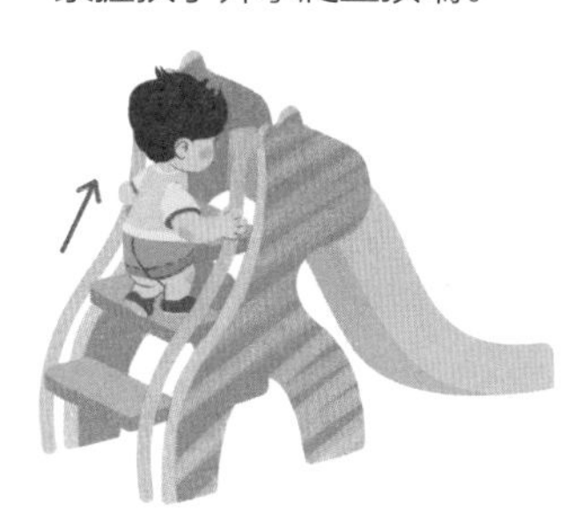

② 坐在滑梯的顶端。

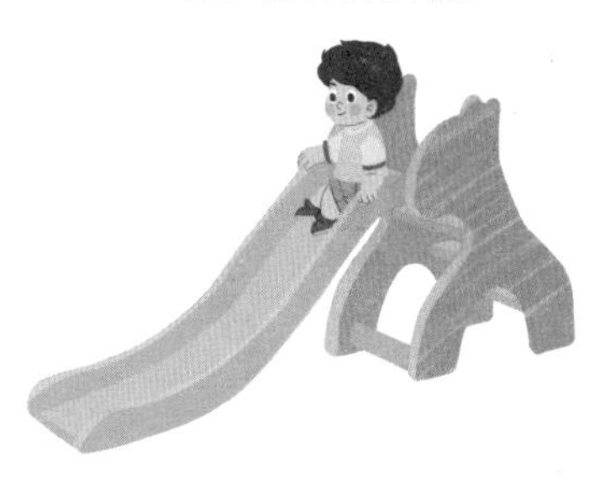

③ 一路无停顿地滑下滑梯。

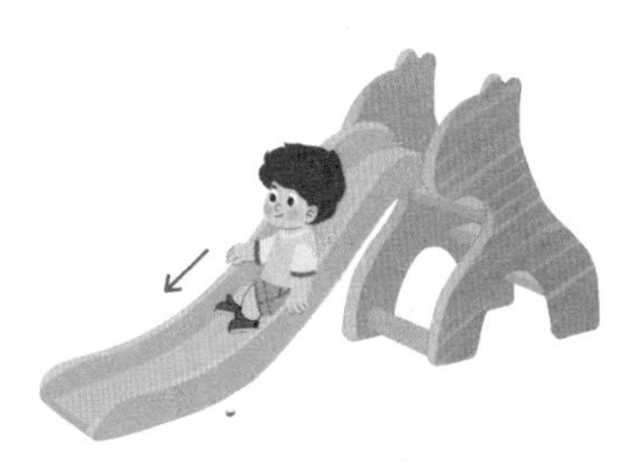

④ 滑到滑梯底部，在 3 秒内站立起来。

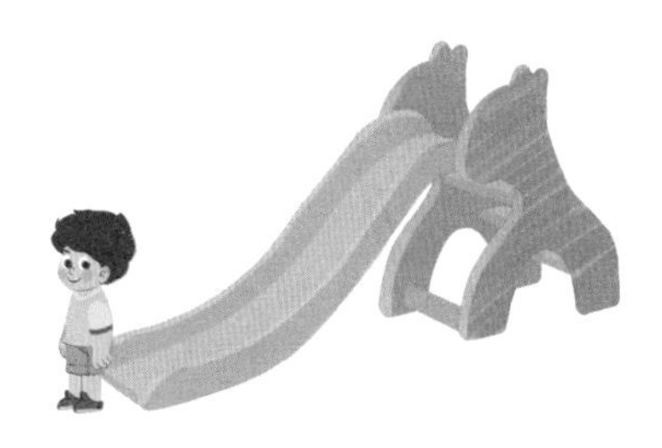

训练时长	
辅助情况	

游戏26 秋千

训练目标 提高患儿的身体协调能力与社交游戏能力。

训练过程 对患儿说“玩秋千吧”，患儿能够安全得体地玩秋千。

训练内容 参考示例步骤。

游戏步骤

① 患儿握住秋千两侧的链条，并爬上秋千。

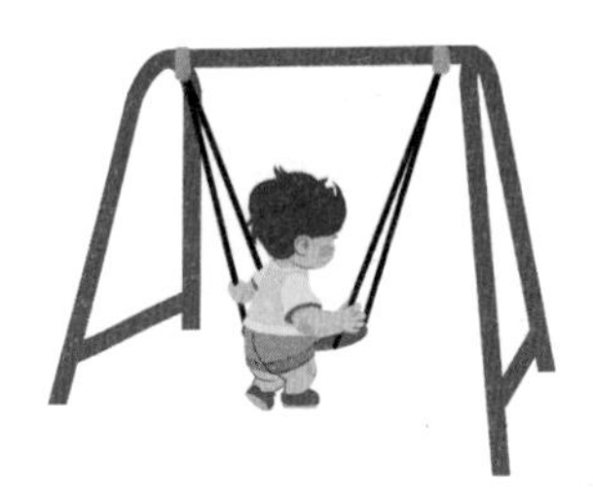

② 患儿将身体向后倾斜并伸展自己的腿（第 1 次）。

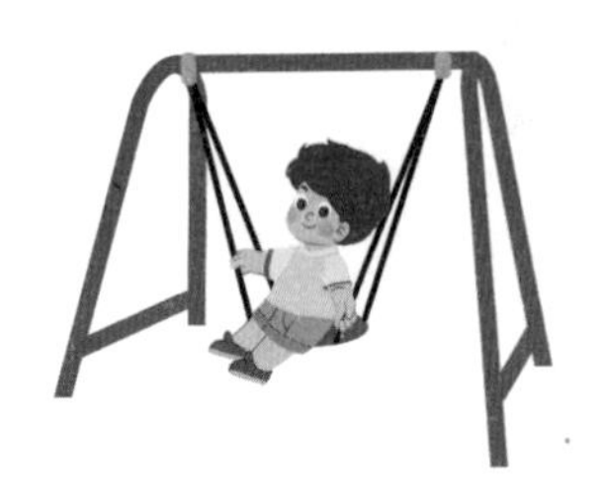

③ 重复步骤 2，直至第 10 次。

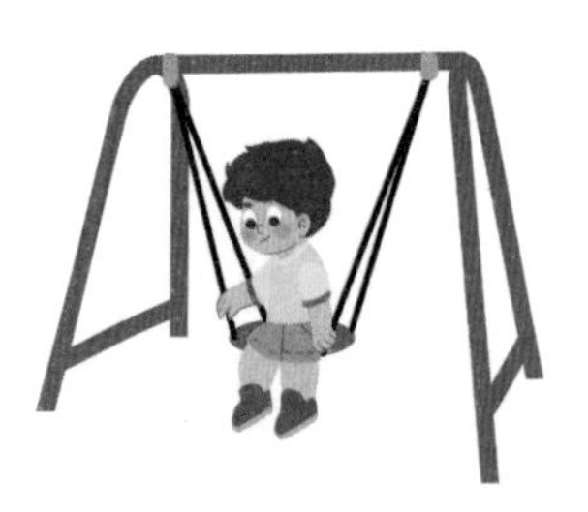

④ 患儿使用脚碰触地面并减慢秋千速度（或停止身体的摆动等待秋千速度减慢）。

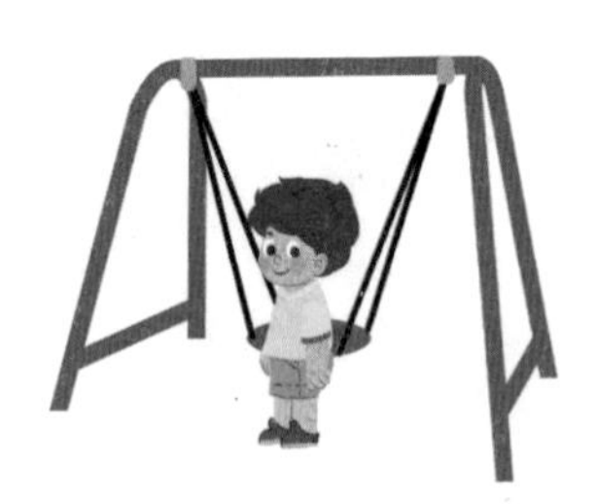

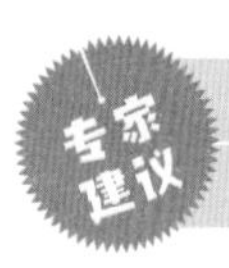

训练时长	
辅助情况	

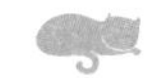

游戏 27 跷跷板

训练目标 提高患儿的身体协调能力与社交游戏能力。

训练过程 对患儿说“玩跷跷板吧”，患儿能够安全得体地玩跷跷板。

训练内容 参考示例步骤。

游戏步骤

① 患儿寻找一位朋友一起玩跷跷板。

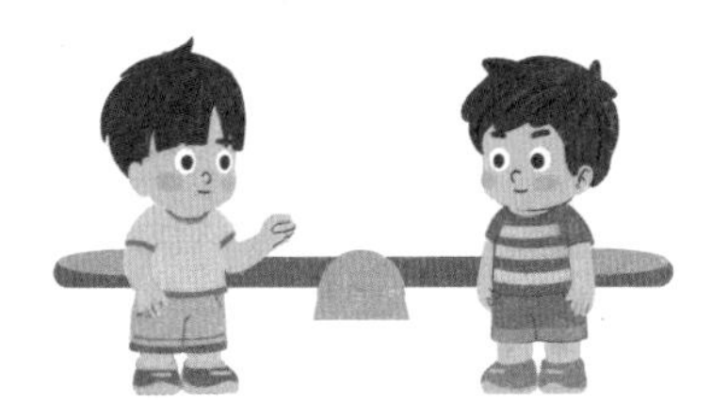

② 患儿将跷跷板升至齐臀的高度。

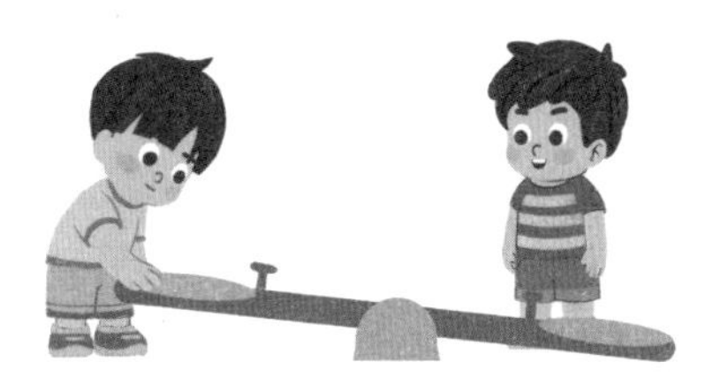

③ 患儿抬起腿坐上跷跷板。然后将双腿离开地面，停止跷跷板的上升（第 1 次）。

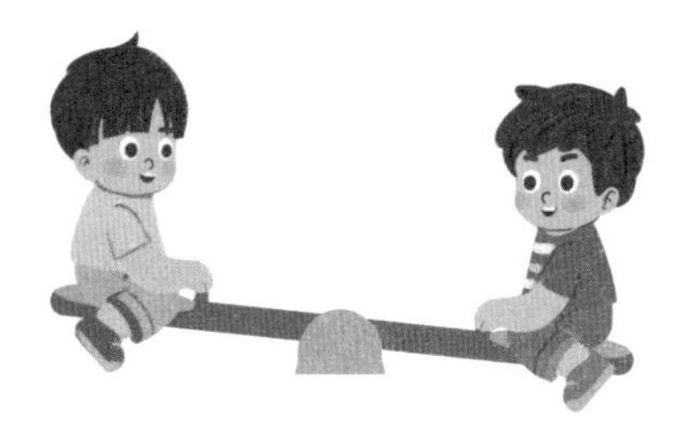

④ 患儿将双脚踏在地面，并弯曲双腿。重复玩几次后，患儿与同伴离开跷跷板。

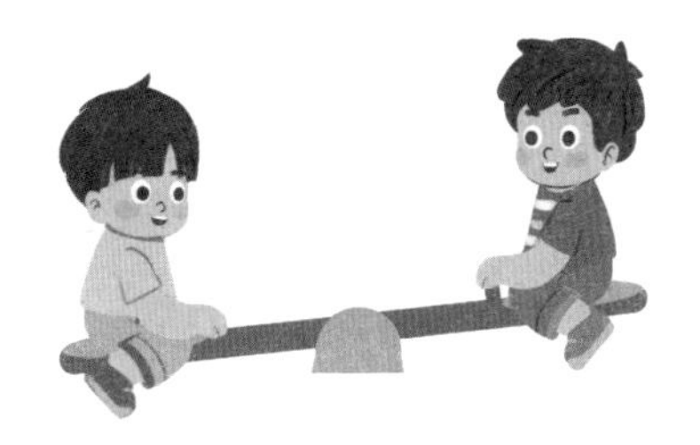

训练时长	
辅助情况	

游戏 28 钻隧道

训练目标 提高患儿的身体协调能力与社交游戏能力。

训练过程 对患儿说“钻隧道吧”，患儿能够安全得体地钻隧道。

训练内容 参考示例步骤。

游戏步骤

① 患儿低下头并蹲伏下来，准备爬进隧道。

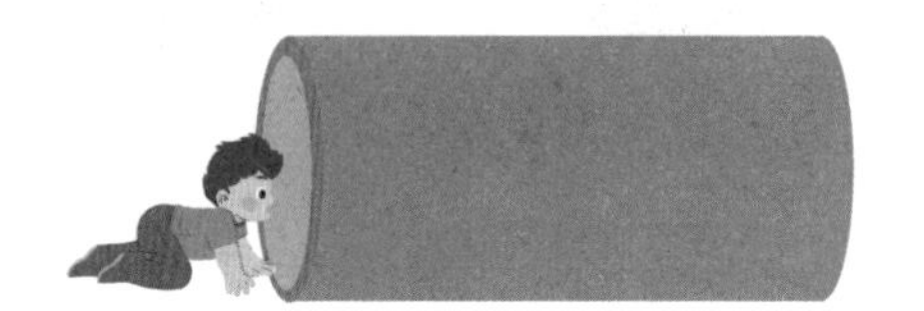

② 患儿将在隧道内步行前进或是匍匐前进至中间部分。

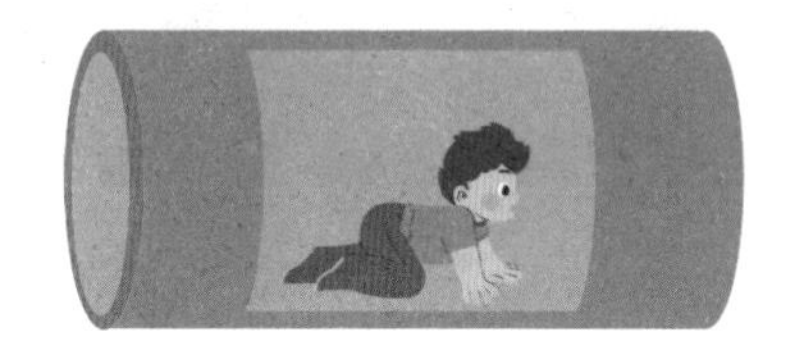

③ 患儿在隧道内步行前进或是匍匐前进走完整个隧道。

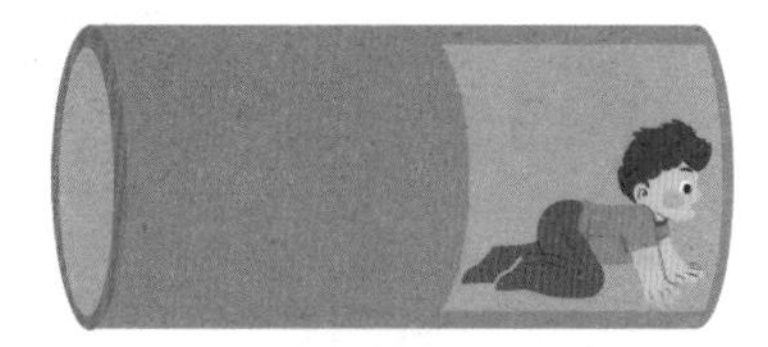

④ 患儿离开隧道，然后站立起来。

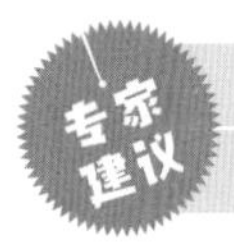

训练时长	
辅助情况	

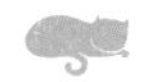

游戏 29 假装游戏“生日聚会”

训练目标 提高患儿的社交游戏能力。

训练过程 第一阶段，示范一个与生日聚会有关的动作，并下达指令“假装【动作】【物品】”（例如“假装吹气球”或“假装切生日蛋糕”），患儿能够模仿家长示范的假装动作；第二阶段，对患儿说“假装是生日聚会”，患儿能够串联起 3 个与生日聚会相关的假装动作；第三阶段，对患儿说“假装是生日聚会”，患儿能够再次串联上另外 3 个与生日聚会相关的假装动作，以完成一个长久持续的假装游戏。

训练内容 包装一份礼物，拆开一份礼物，吃蛋糕，吹熄蜡烛，吹气球，戴生日帽，唱生日快乐歌，切蛋糕，制作蛋糕，舀冰激凌，以及装饰现场（指示牌、气球等等）。

游戏步骤

① 假装包装礼物。

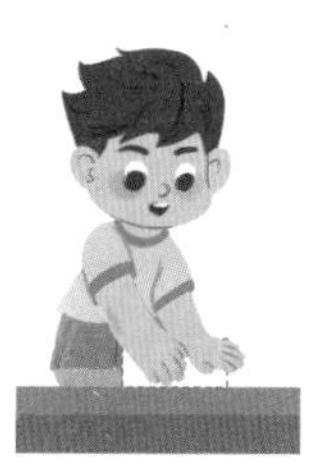

② 假装吹气球。

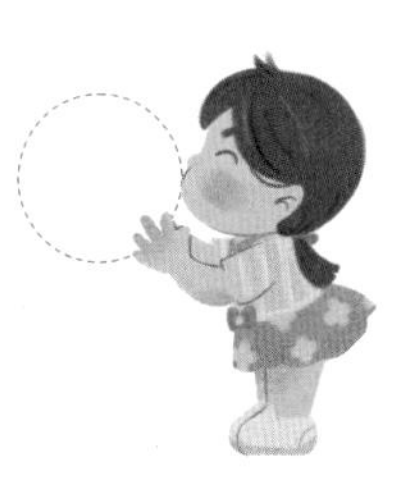

③ 假装切蛋糕。

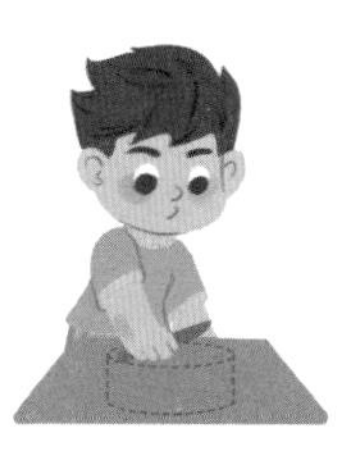

④ 假装唱生日快乐歌。

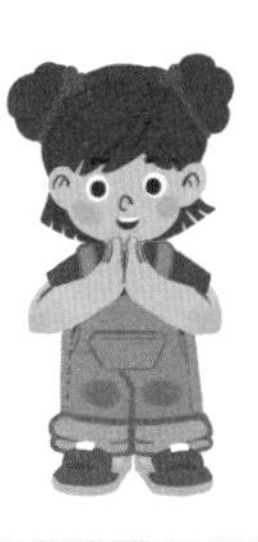

训练时长	
辅助情况	

游戏30 假装游戏“在学校”

训练目标 提高患儿的模仿能力与社交游戏能力。

训练过程 第一阶段，示范一个与学校假装游戏相关的动作，并下达指令“假装【动作】【物品】”（例如“假装升国旗”或“假装给一张试卷”），患儿能够模仿家长示范的假装动作；第二阶段，对患儿说“假装在学校”，患儿能够串联起3个与在学校相关的假装动作；第三阶段，对患儿说“假装在学校”，患儿能够再次串联上另外3个与在学校相关的假装动作，以完成一个长久持续的假装游戏。

训练内容 分发试卷，进行考试，讲课，颁发奖状，念书上的故事，排队吃午餐，升国旗，做广播体操，系红领巾等。

游戏步骤

① 假装进行考试。

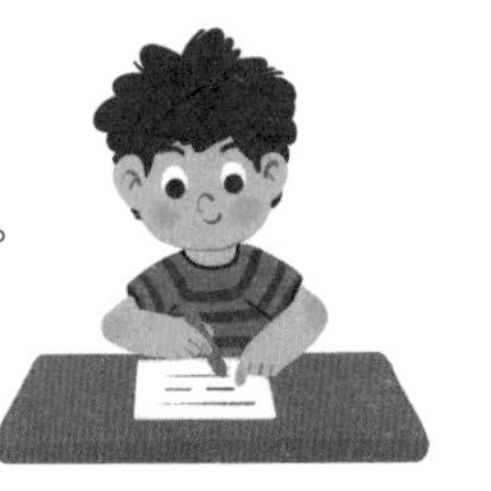

② 假装颁发奖状。

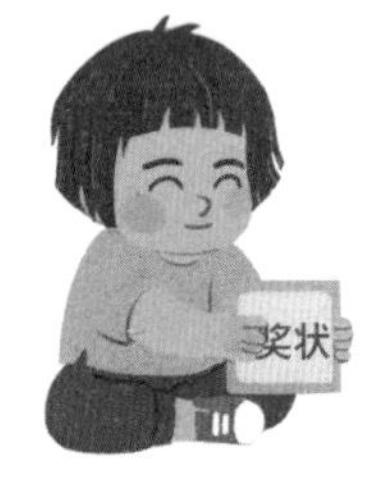

③ 假装排队吃午餐。

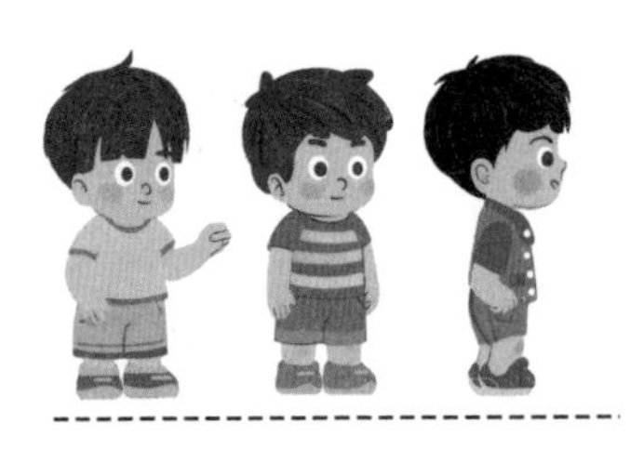

④ 假装在学校。

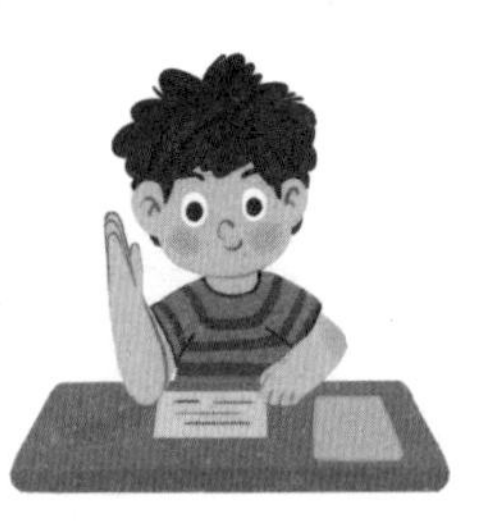

训练时长	
辅助情况	

游戏31 假装游戏“大侦探”

训练目标 提高患儿的模仿能力与社交游戏能力。

训练过程 第一阶段，示范一个与大侦探假装游戏相关的动作，并下达指令“假装【动作】【物品】”（例如“假装收集证据”或“假装用双筒望远镜进行监视”），患儿能够模仿家长示范的假装动作；第二阶段，对患儿说“假装是大侦探”，患儿能够串联起3个与大侦探相关的假装动作；第三阶段，对患儿说“假装是大侦探”，患儿能够再次串联上另外3个与大侦探相关的假装动作，以完成一个长久持续的假装游戏。

训练内容 提取指纹，追寻线索，使用放大镜，询问一位目击证人，破解神秘代码，用双筒望远镜进行监视，收集证据，逮捕坏人，拍下罪犯面部照片存档。

游戏步骤

① 假装收集证据。

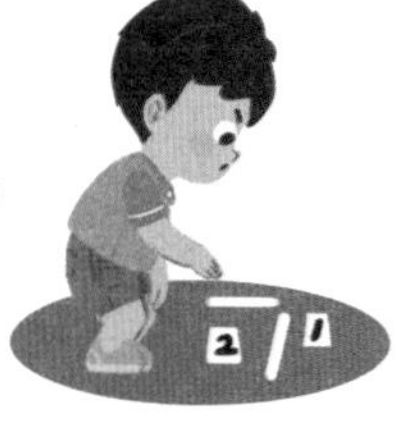

② 假装用双筒望远镜进行监视。

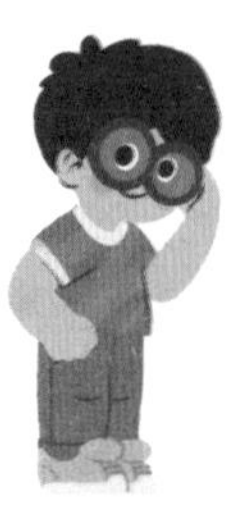

③ 假装逮捕坏人。

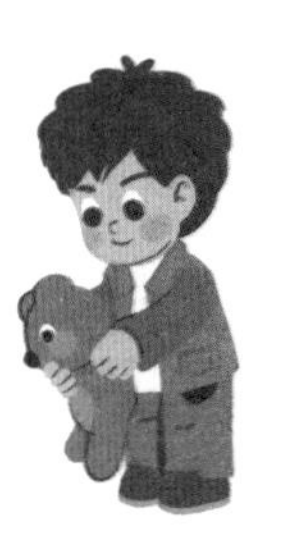

④ 假装使用放大镜。

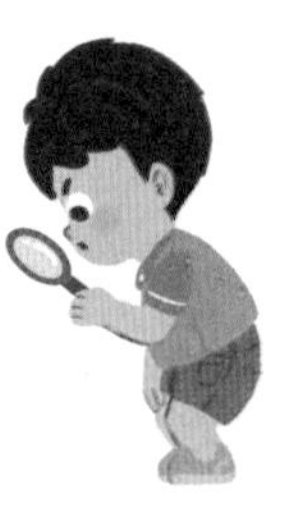

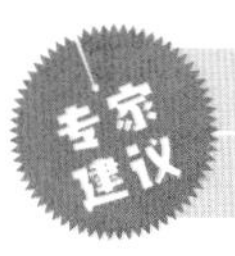

训练时长	
辅助情况	

游戏32 假装游戏“厨师”

训练目标 提高患儿的模仿能力与社交游戏能力。

训练过程 第一阶段，示范一个与厨师假装游戏相关的动作，并下达指令“假装【动作】【物品】”（例如“假装将食物放入锅中”或“假装在烤鸡翅”），患儿能够模仿家长示范的假装动作；第二阶段，对患儿说“假装是厨师”，患儿能够串联起3个与厨师相关的假装动作；第三阶段，对患儿说“假装是厨师”，患儿能够再次串联上另外3个与厨师相关的假装动作，以完成一个长久持续的假装游戏。

训练内容 将食物放入锅中，将食物放入烤箱中，搅拌食物，清洗食材，加工食材，将锅盖上盖子，将食物放入碗中，吃食物，将蛋糕粉放入碗中，烘焙蛋糕，烤鸡翅，煮热汤，将食物放入盘中为他人提供食物。

游戏步骤

① 假装将面条放入锅中。

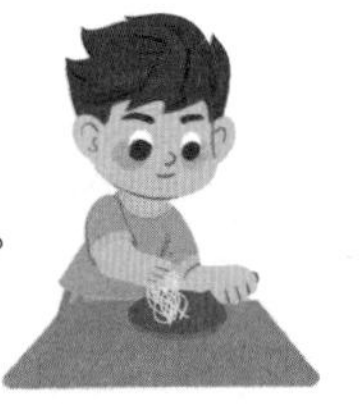

② 假装清洗蔬菜。

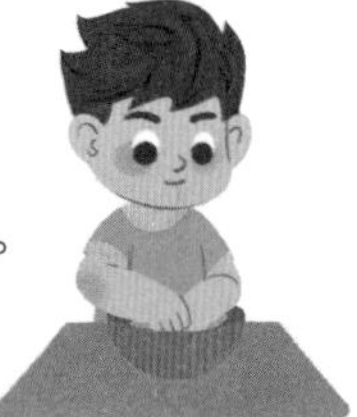

③ 假装烤鸡翅。

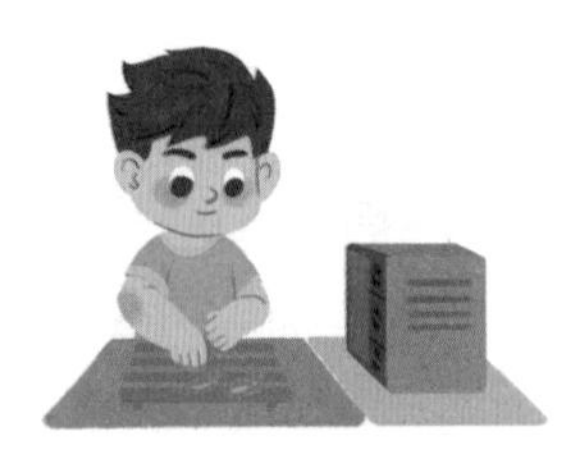

④ 假装煮热汤。

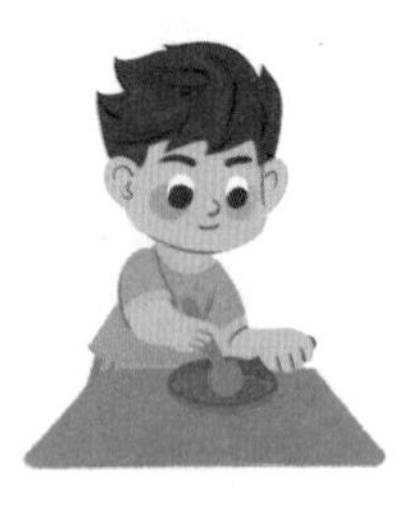

训练时长	
辅助情况	

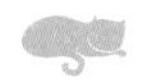

假装游戏“妈妈 / 爸爸”

训练目标　提高患儿的模仿能力与社交游戏能力。

训练过程　第一阶段，示范一个与假装妈妈或爸爸相关的动作，并下达指令“假装【动作】【物品】”（例如“假装喂宝宝喝奶”或“假装亲吻宝宝”），患儿能够模仿你示范的假装动作；第二阶段，“假装是妈妈或爸爸”，患儿能够串联起 3 个与妈妈或爸爸相关的假装动作；第三阶段，“假装是妈妈或爸爸”，患儿能够再次串联上另外 3 个与妈妈或爸爸相关的假装动作，以完成一个长久持续的假装游戏。

训练内容　给宝宝喂食物，给宝宝梳头，把宝宝抱上床，给宝宝换尿布，摇晃宝宝，给宝宝洗澡，给宝宝穿衣服，拥抱宝宝，给宝宝挠痒痒，亲吻宝宝，给宝宝唱摇篮曲，拍宝宝睡觉。

游戏步骤

① 假装喂宝宝喝奶。

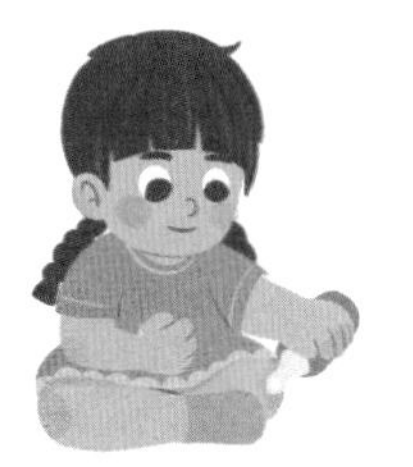

② 假装拍宝宝睡觉。

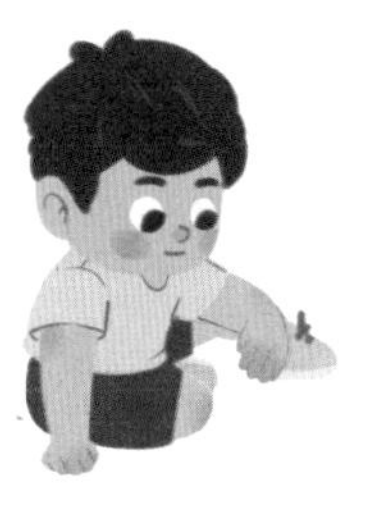

③ 假装给宝宝换尿布。

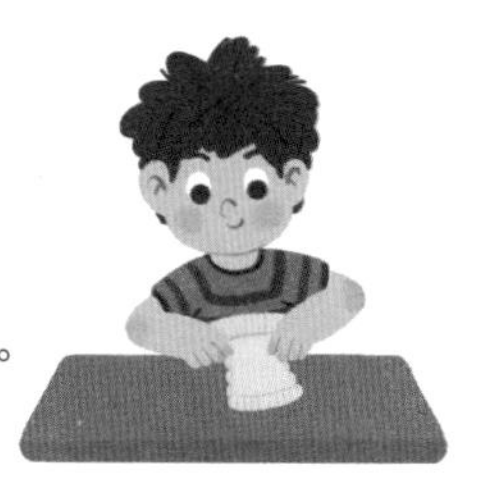

④ 假装给宝宝洗澡。

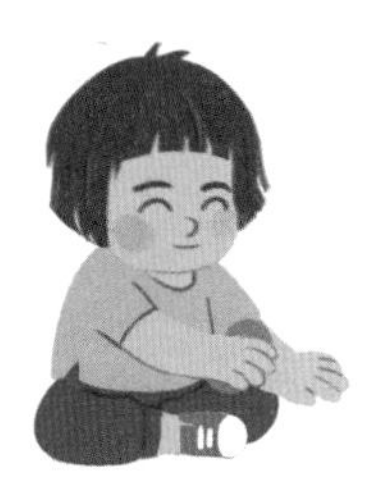

训练时长	
辅助情况	

游戏34 假装游戏（无道具）

训练目标 提高患儿的模仿能力与社交游戏能力。

训练过程 对患儿下达指令“假装 ××【动作】”（例如“假装吃饭”），患儿能够完成指令所要求的假装动作。

训练内容 用杯子喝水，吃饭，唱歌，敲门，洗脸，梳头发，刷牙，扔球，踢球，洗脸，爬梯子，读书，涂抹无色唇膏。

游戏步骤

假装读书。

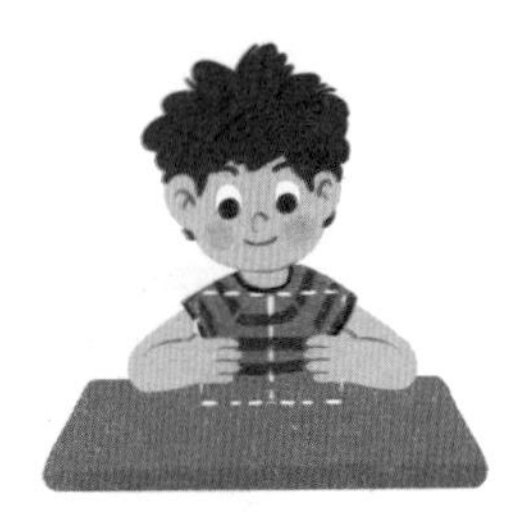

② 假装吃饭。

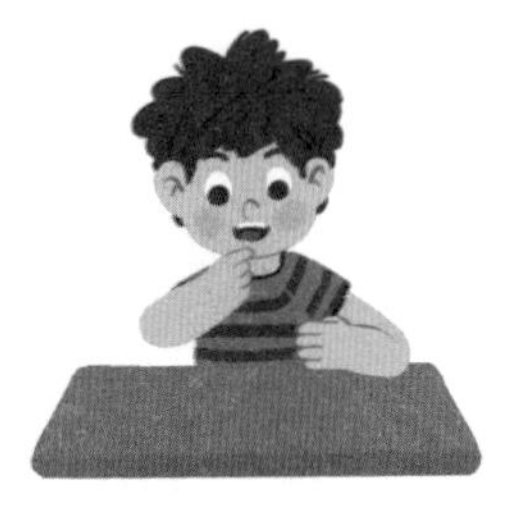

③ 假装刷牙。

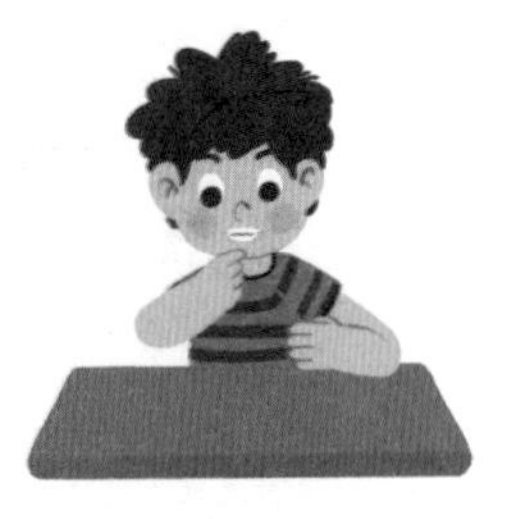

④ 假装涂抹无色唇膏。

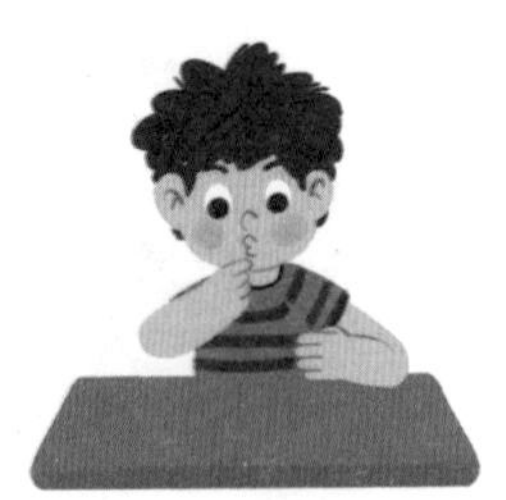

训练时长	
辅助情况	

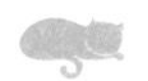

假装游戏“消防员”

训练目标　提高患儿的模仿能力与社交游戏能力。

训练过程　向患儿呈现一套消防员的服装，并说“让我们来假装消防员吧”，患儿能够模仿并自创假装动作。

训练内容　穿上消防员的服装，手持灭火器，背氧气瓶，使用一辆消防车，爬消防梯，铺设水带，冲进火场，救出受伤者。

游戏步骤

假装穿上消防员的服装。

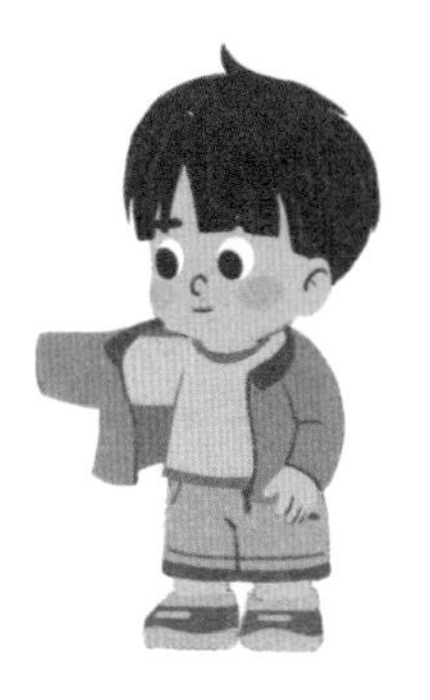

② 假装手持灭火器。

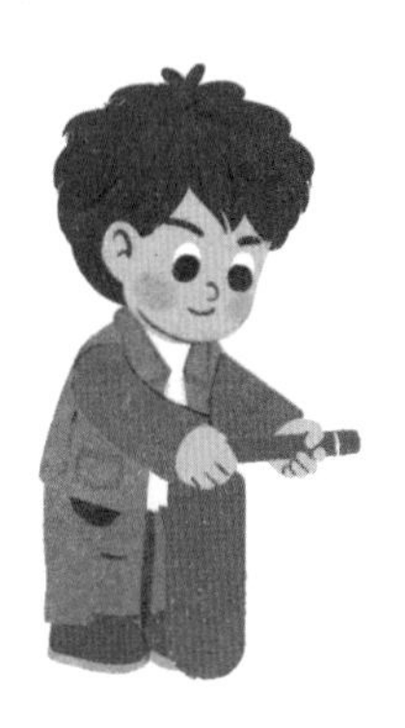

③ 假装爬消防梯。

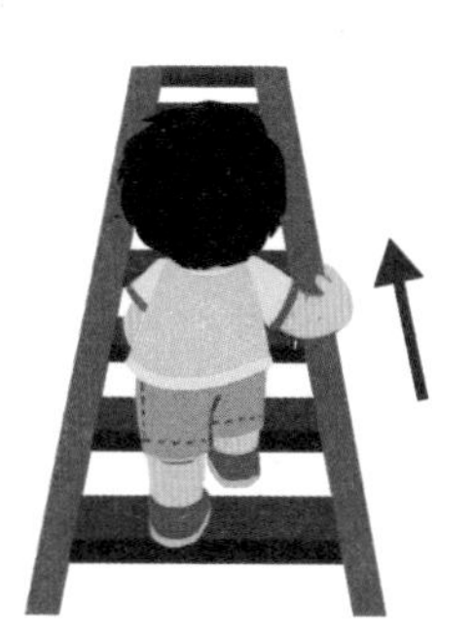

④ 假装铺设水带。

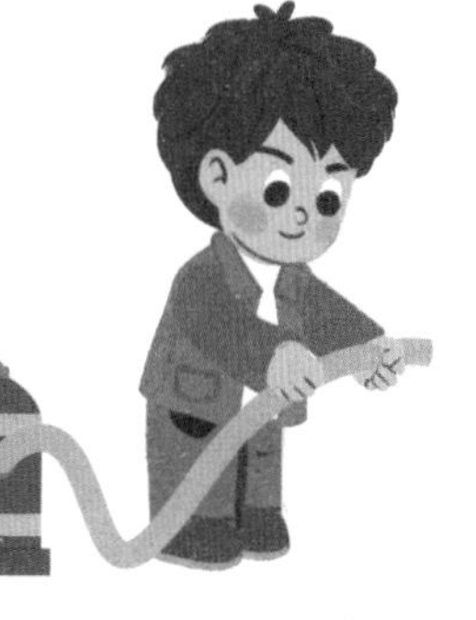

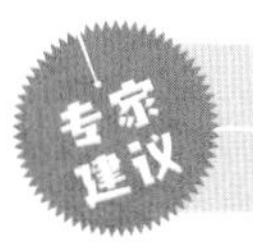

训练时长	
辅助情况	

假装游戏“舞蹈演员”

训练目标　提高患儿的模仿能力与社交游戏能力。

训练过程　向患儿呈现一套漂亮的舞蹈演员服装，并说“让我们来假装舞蹈演员吧”，患儿能够模仿并自创假装动作。

训练内容　穿上舞蹈演员服装，转身，用脚尖行走，倒退行走，跳跃，下叉，与舞伴演练（侧步，旋转），踢腿，曲臂，行屈膝礼。

游戏步骤

① 假装穿上舞蹈演员服装。

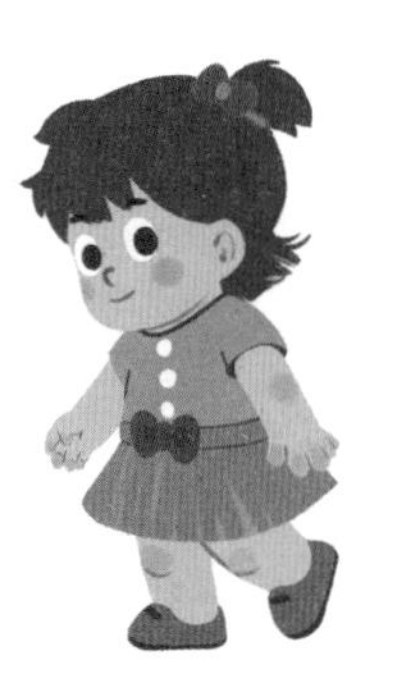

② 假装转身。

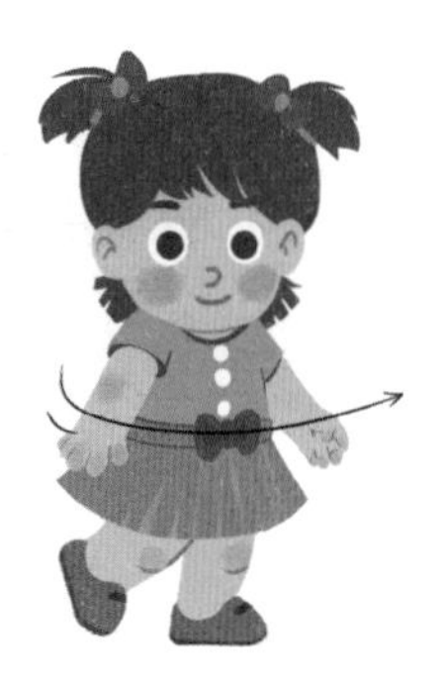

③ 假装跳跃。

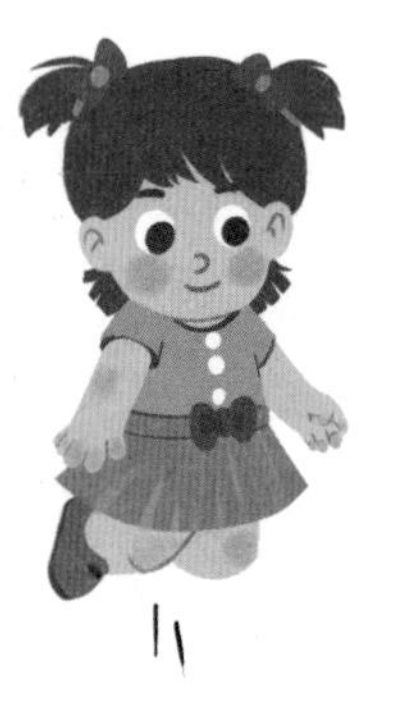

④ 假装用脚尖行走。

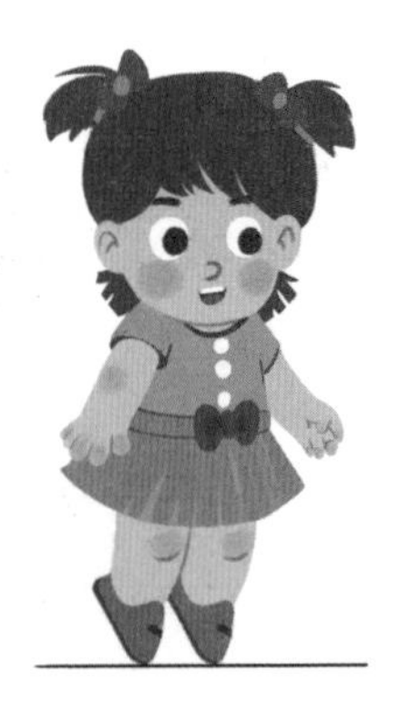

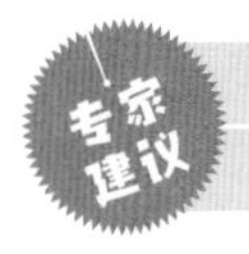

训练时长	
辅助情况	

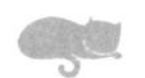

假装游戏“小丑”

训练目标　提高患儿的模仿能力与社交游戏能力。

训练过程　向患儿呈现一套小丑服装，并说“让我们来假装小丑吧”，患儿能够模仿并自创假装动作。

训练内容　穿上小丑服装，戴上小丑帽子，戴上小丑鼻子，举着气球，吹气球，变魔术，杂耍表演（例如扔球、骑独轮车）。

游戏步骤

①

假装穿上小丑服装。

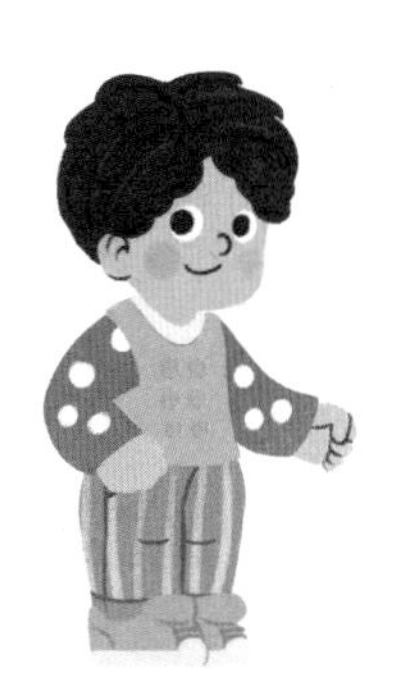

②

假装戴上小丑鼻子。

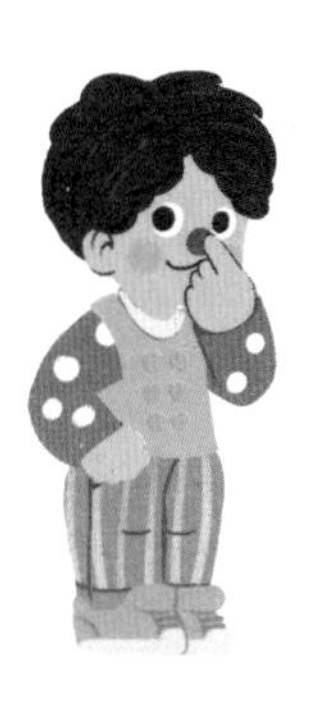

③

假装举着气球。

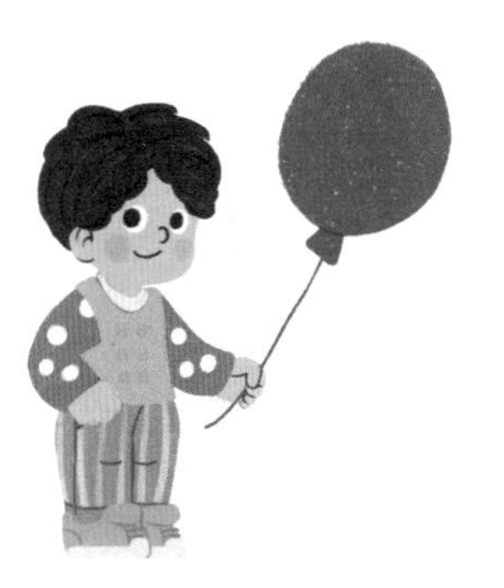

④

假装杂耍表演（扔球）。

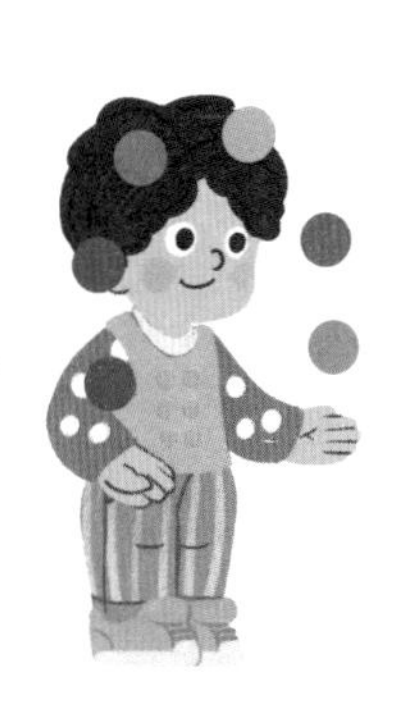

训练时长	
辅助情况	

游戏38 假装游戏“王子”

训练目标 提高患儿的模仿能力与社交游戏能力。

训练过程 向患儿呈现一整套王子服装，并说“让我们来假装王子吧”，患儿能够模仿并自创假装动作。

训练内容 穿上王子服装，行王子礼，举行一场下午茶聚会，举办舞会，挥舞宝剑，进行一次阅兵礼，乘坐假的马车，骑马，射箭。

游戏步骤

① 假装穿上王子服装。

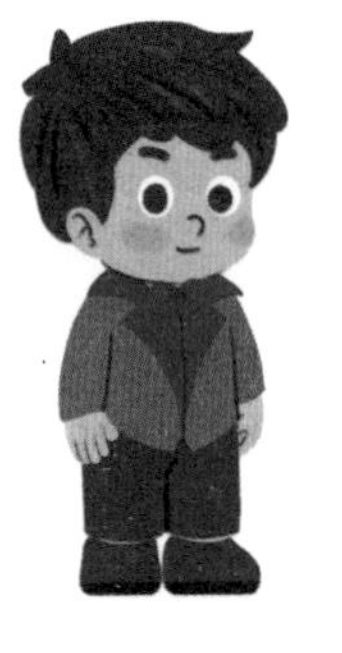

② 假装王子射箭。

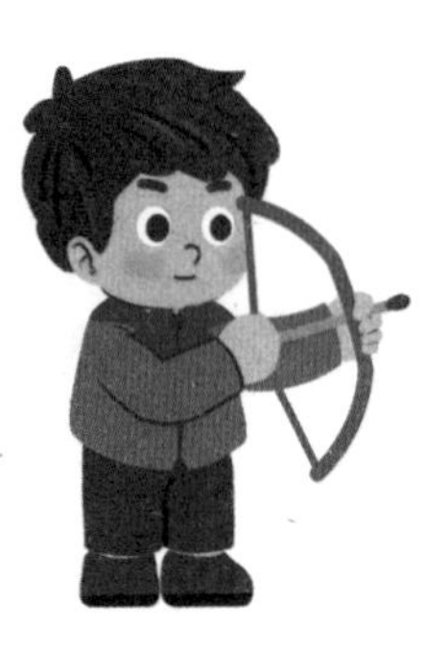

③ 假装王子行王子礼。

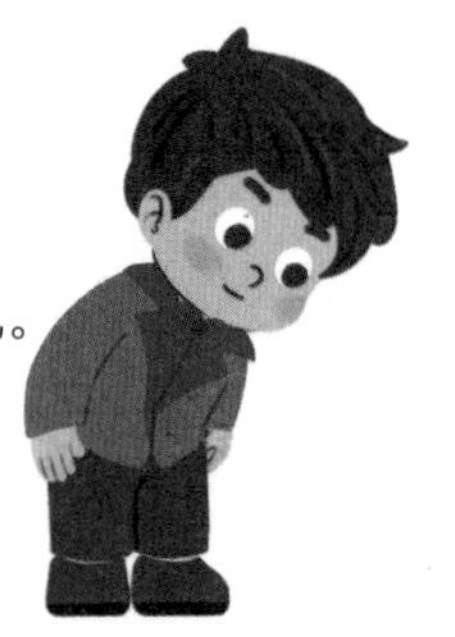

④ 假装王子举办舞会。

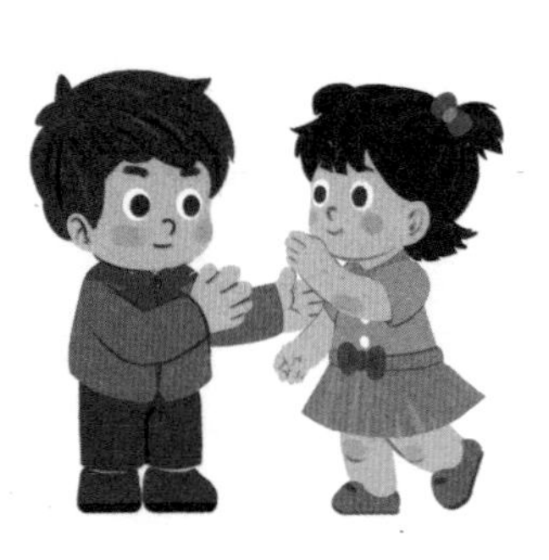

训练时长	
辅助情况	

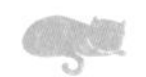

游戏39 假装游戏“赛车手”

训练目标 提高患儿的模仿能力与社交游戏能力。

训练过程 向患儿呈现一整套赛车手服装，并说“让我们来假装赛车手吧”，患儿能够模仿并自创假装动作。

训练内容 穿上赛车手的服装，假装在驾驶一辆赛车，绕圈进行赛车比赛，假装更换赛车轮胎，给赛车加油，清洁挡风玻璃，系上安全带，戴头盔，挥动旗帜，举起奖杯。

游戏步骤

① 假装穿上赛车手的服装。

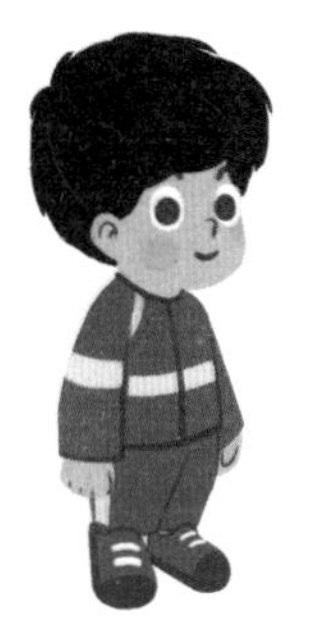

② 假装戴头盔。

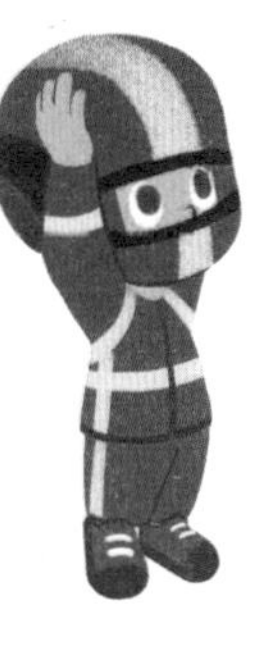

③ 假装举起奖杯。

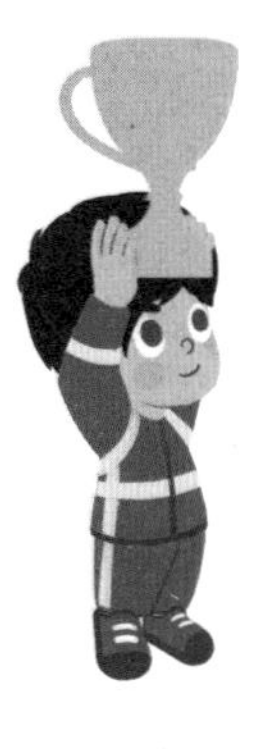

④ 假装绕圈进行赛车比赛。

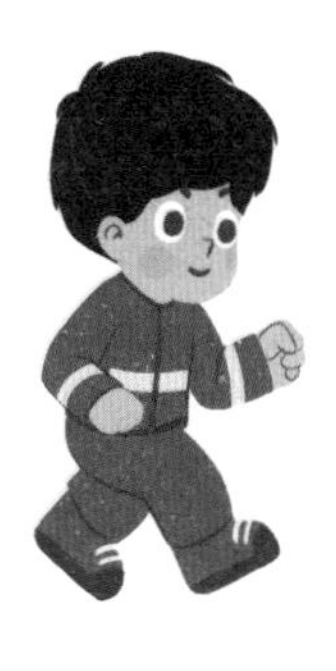

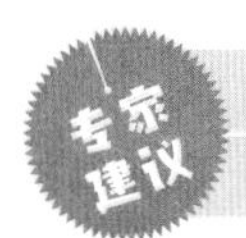

训练时长	
辅助情况	

游戏40 假装游戏“交通警察”

训练目标 提高患儿的模仿能力与社交游戏能力。

训练过程 向患儿呈现一套交通警察服装，并说“让我们来假装交通警察吧”，患儿能够模仿并自创假装动作。

训练内容 穿上交通警察服装，戴上交通警察帽子，指挥交通，开违停罚单，骑警用摩托车，检查酒驾。

游戏步骤

① 假装穿交通警察服装。

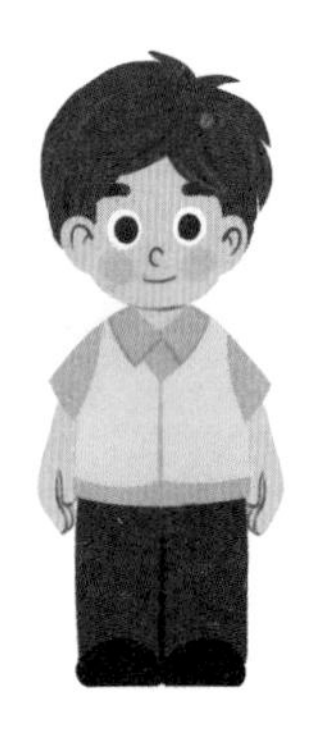

② 假装骑警用摩托车。

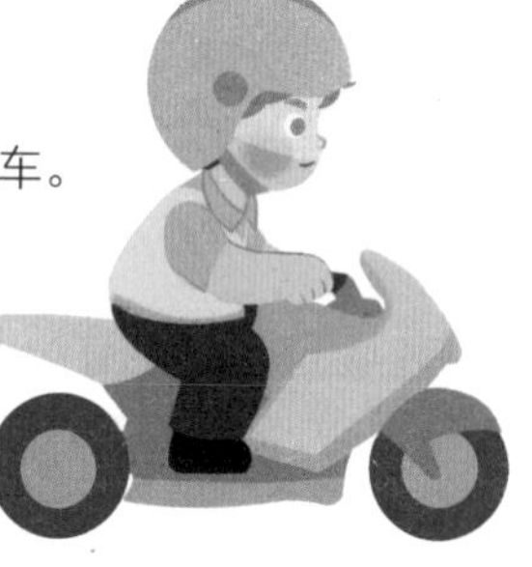

③ 假装指挥交通。

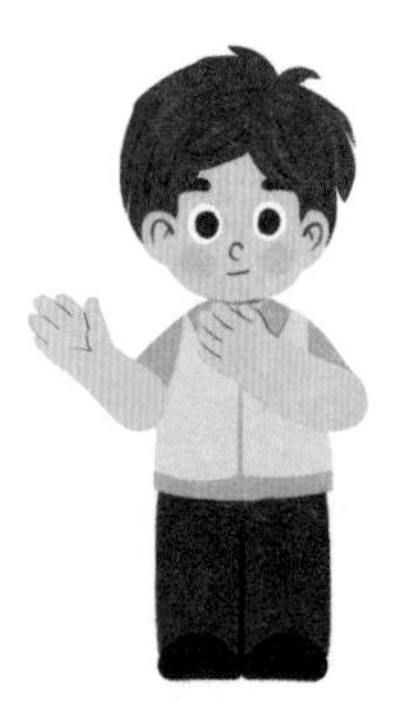

④ 假装开违停罚单。

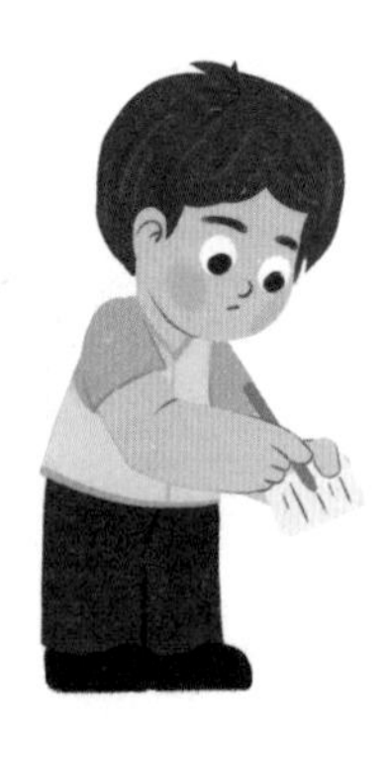

训练时长	
辅助情况	

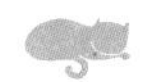

游戏 41 象征性游戏

训练目标 提高患儿的模仿能力与粗大动作模仿技能。

训练过程 给患儿一个物品，并说“假装【动作】”（例如递给患儿一块积木，并说“假装打电话”），患儿能够运用该物品展现出相应动作。

训练内容 用一根香蕉代表一个电话，用一把椅子代表一辆车，用一个盒子代表一个婴儿床，用一张纸巾折成一把剑，用一个枕头代表一个盾，用一条毯子代表一座堡垒，用积木代表火车，用冰棒棍代表一个人，用盖子代表一艘船，用棉花球代表一只熊。

游戏步骤

用一根香蕉代表一个电话。

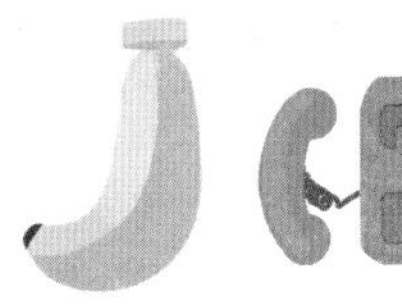

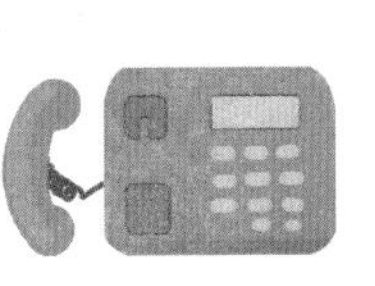

用一把椅子代表一辆车。

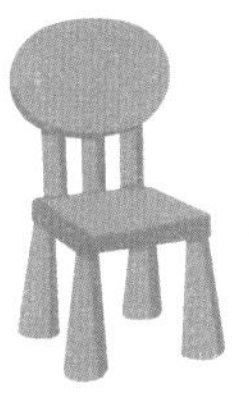

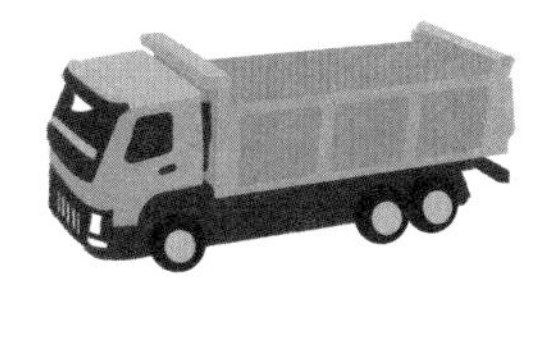

③

用积木代表火车。

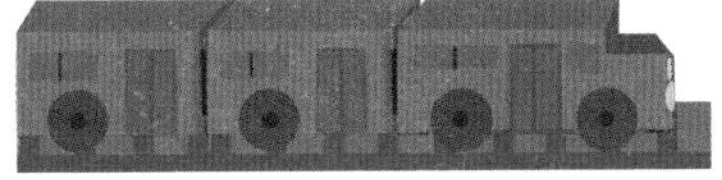

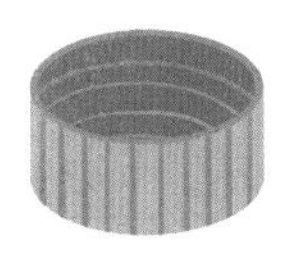

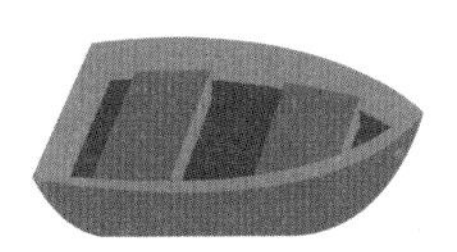

④

用盖子代表一艘船。

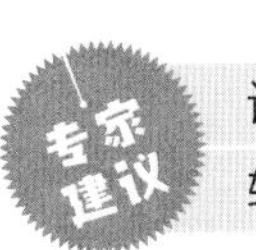

训练时长	
辅助情况	

游戏42 轮流游戏

训练目标 提高患儿的模仿能力与理解能力。

训练过程 向患儿呈现一个玩具或是一项活动，并说“轮到我啦”或“轮到你啦”，患儿能够在轮到自己时玩玩具开展互动，或者得体地等待轮到自己。

训练内容 参考下面例子。

游戏步骤

妈妈玩拼图，然后对患儿说：“轮到你啦！”

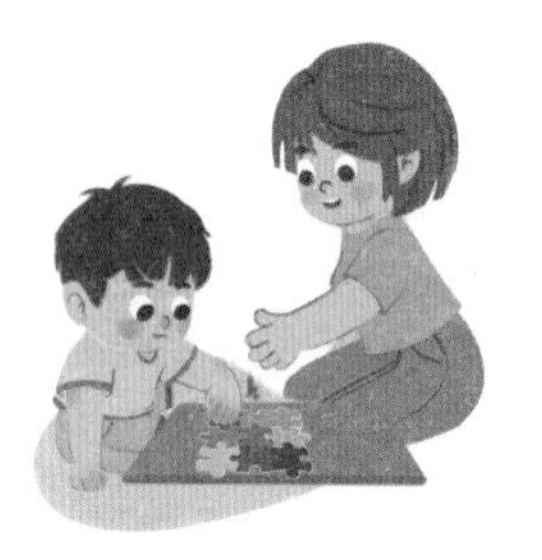

② 患儿玩小火车，爸爸对患儿说：“轮到我啦！”

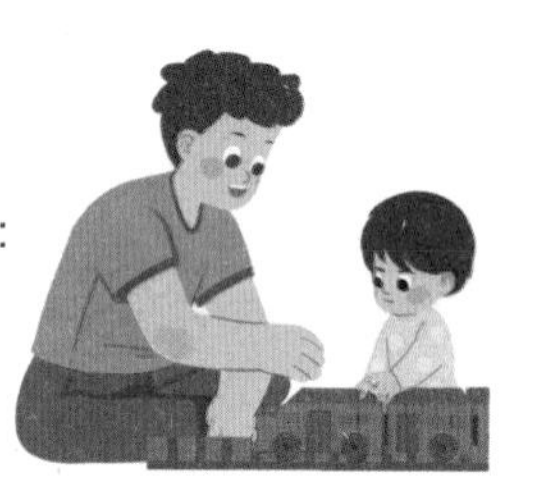

③ 妈妈玩荡秋千，然后对患儿说：“轮到你啦！”

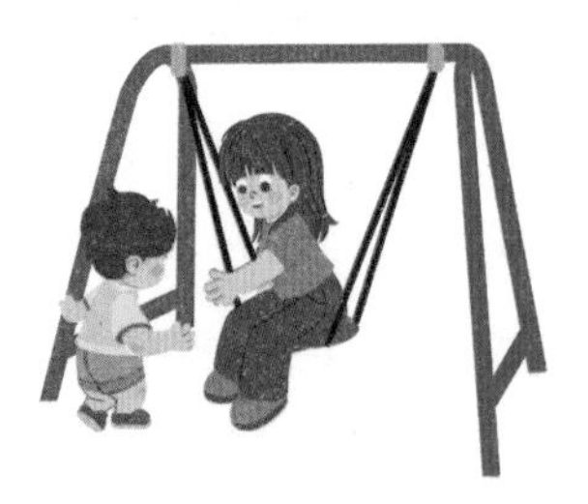

④ 患儿骑木马，妈妈对患儿说：“轮到我啦！”

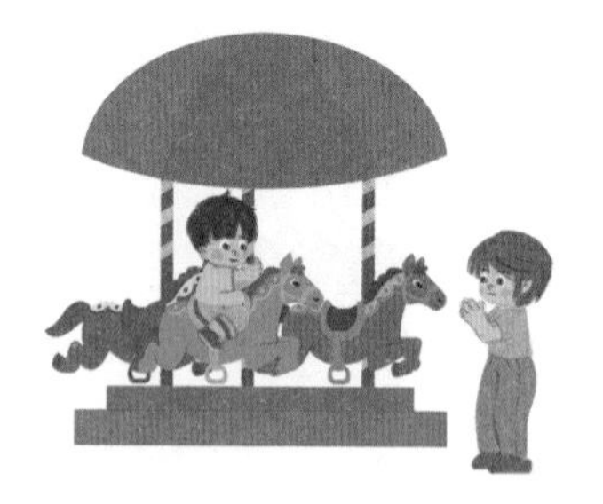

训练时长	
辅助情况	

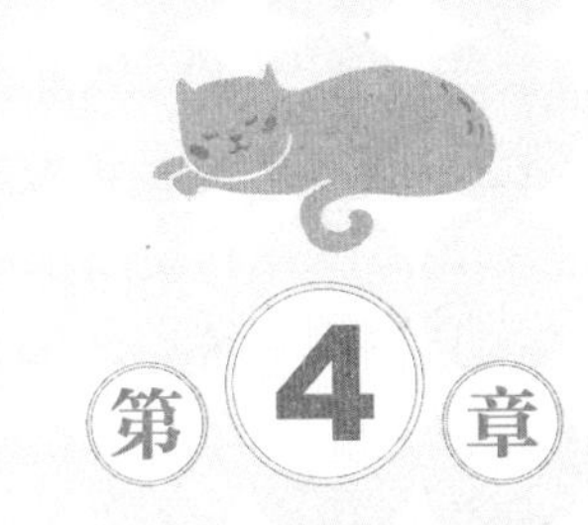

第 4 章

社交游戏中级训练

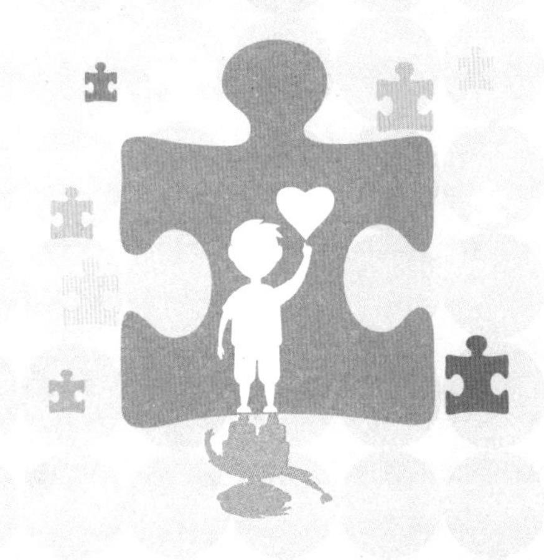

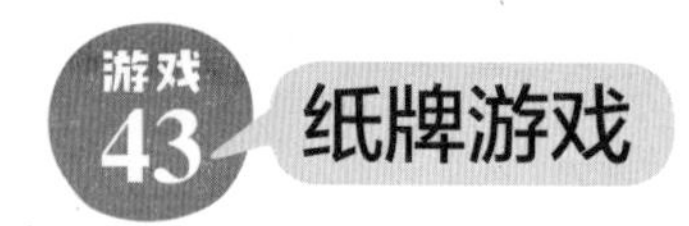

训练目标 提高患儿的社交游戏能力。

训练过程 对患儿说“我们来玩 ×× 吧”（例如“来玩纸牌比大小吧”），患儿能够按照游戏规则成功完成游戏。

训练内容 比大小，对对碰，排序，摆建筑。

游戏步骤

①

玩纸牌比大小。

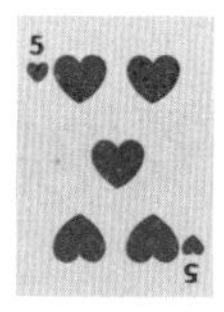
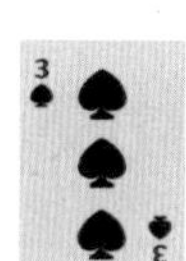

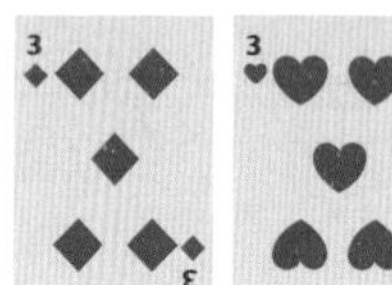
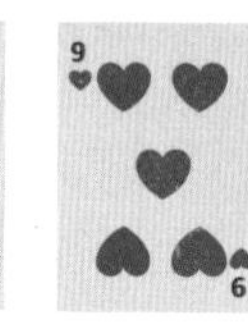
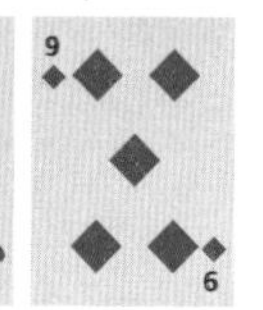

②

玩纸牌对对碰。

③

玩纸牌排序（按从小到大的顺序）。

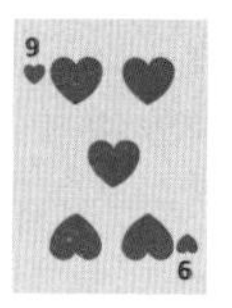
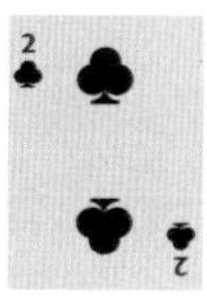
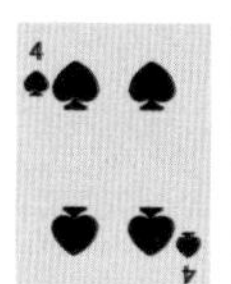
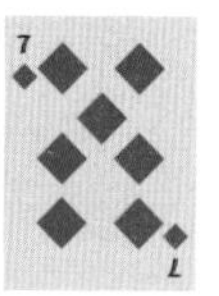

玩纸牌摆建筑。

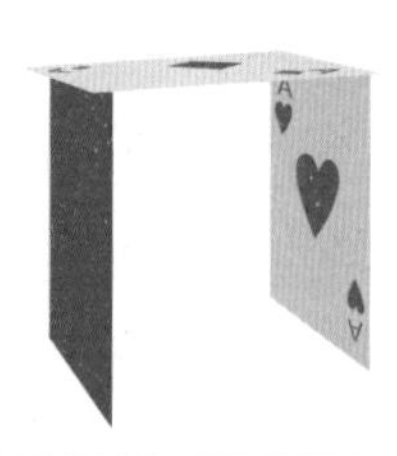

训练时长	
辅助情况	

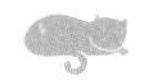

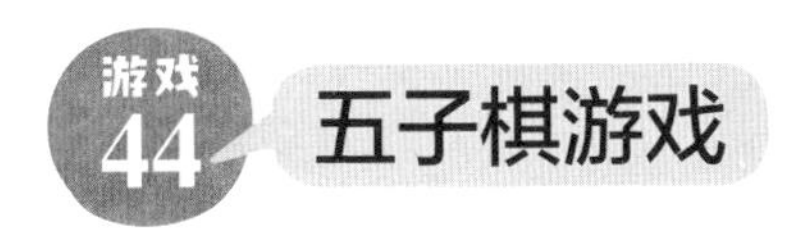

训练目标　提高患儿的社交游戏能力。

训练过程　对患儿说“来玩五子棋吧”，患儿能够按照游戏规则成功完成游戏。

训练内容　参考示例步骤。

游戏步骤

找出“五子棋”玩具。

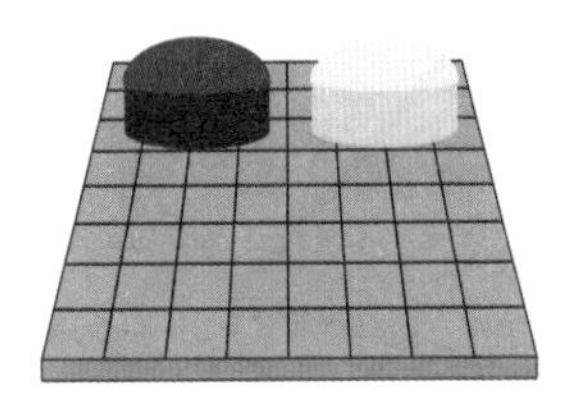

把游戏组件从盒子里拿出来，对战双方选择棋子颜色，然后决定谁先走棋。

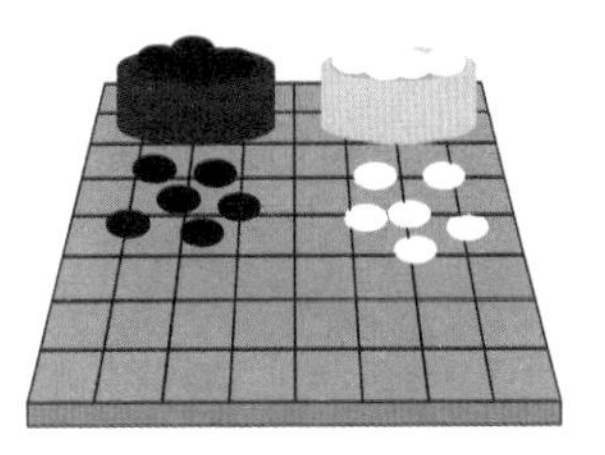

③

把棋子放在一定位置。

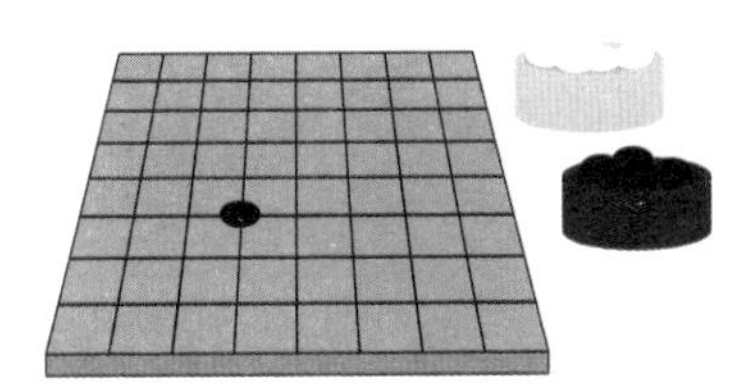

④

等待对方下棋，看谁能先将 5 个颜色一致的棋子连在一起。重复几次，待一方获得胜利后，将游戏组件放回盒子里。

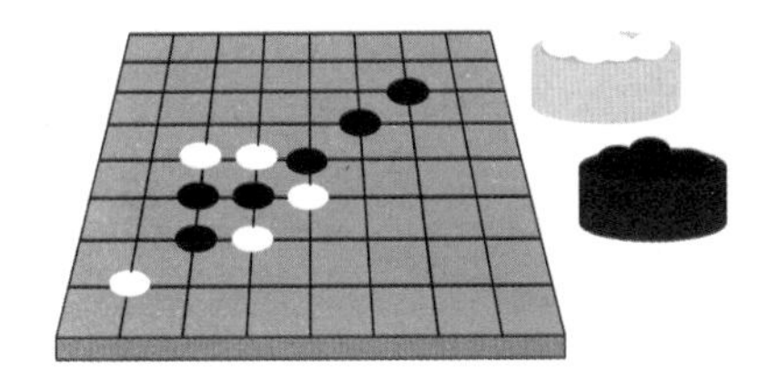

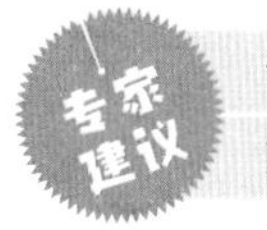

训练时长	
辅助情况	

桌面游戏“飞行棋”

训练目标 提高患儿的社交游戏能力。

训练过程 对患儿说“来玩飞行棋吧”，患儿能够按照游戏规则成功完成游戏。

训练内容 参考示例步骤。

游戏步骤

打开“飞行棋”盒子。

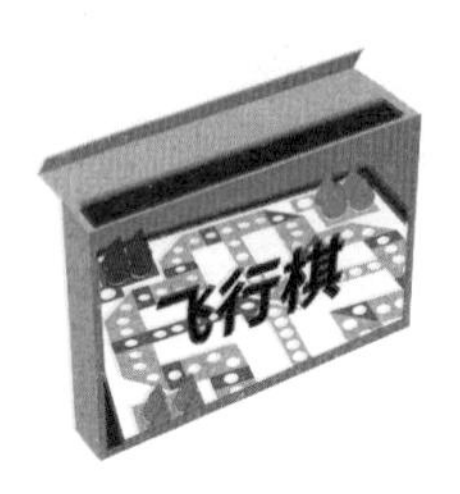

把棋子放到对应的颜色位置。

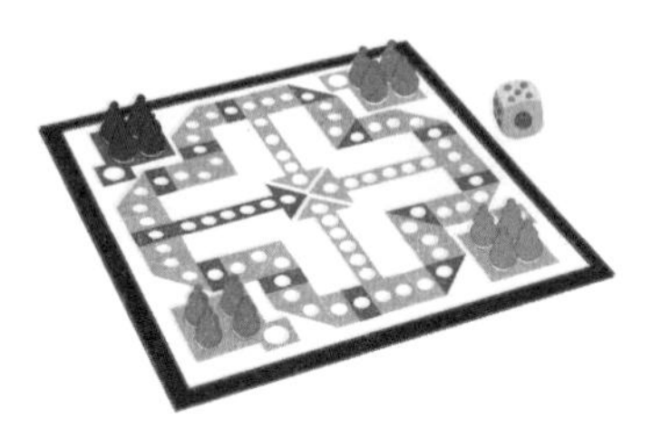

选择 4 个颜色一样的棋子，按照游戏说明正确地移动棋子。

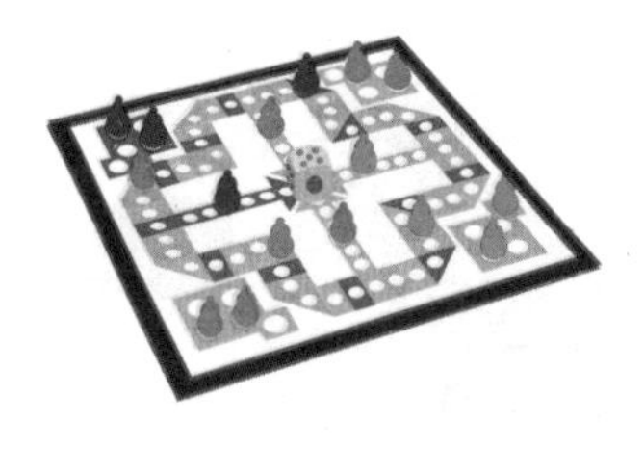

④

等所有棋子都到终点以后，把游戏组件放回盒子里。

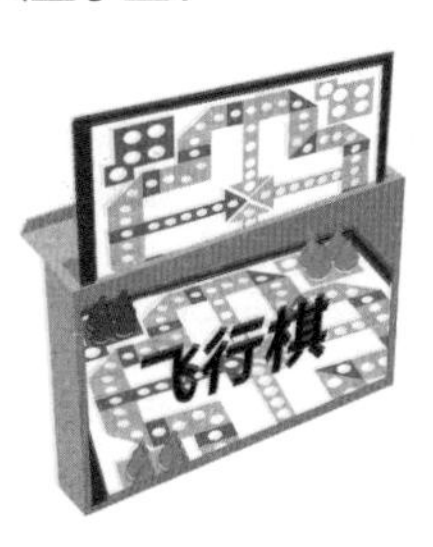

训练时长	
辅助情况	

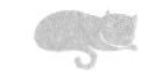

桌面游戏“叠叠乐”

训练目标 提高患儿的社交游戏能力。

训练过程 对患儿说“来玩叠叠乐吧”，患儿能够按照游戏规则成功完成游戏。

训练内容 参考示例步骤。

游戏步骤

把游戏组件从“叠叠乐”的盒子里拿出来。

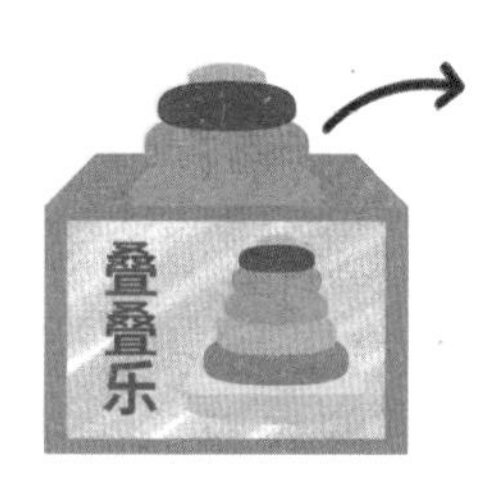

先把最大的彩圈套入支柱。

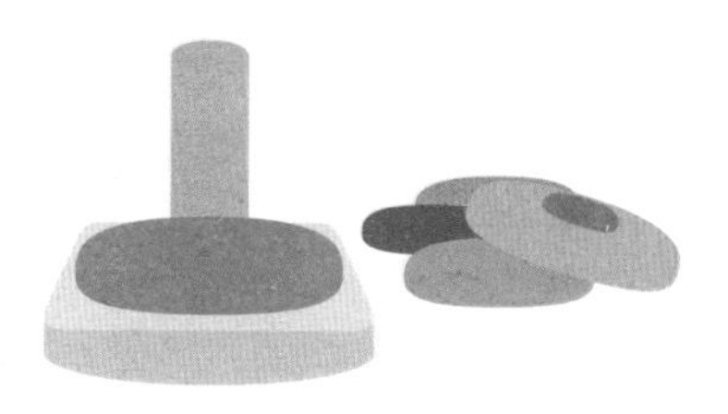

按照由大到小的顺序，依次把彩圈套入支柱。

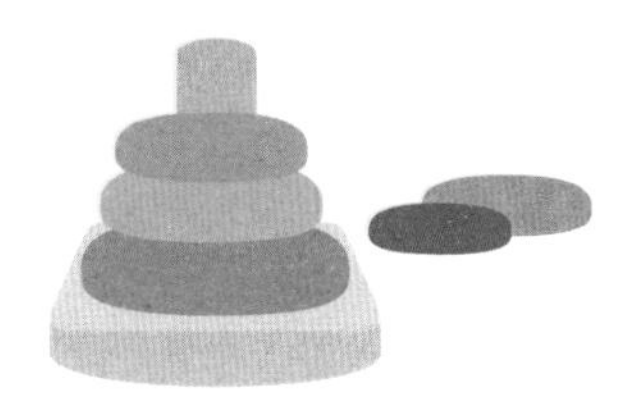

把游戏组件放回盒子里。

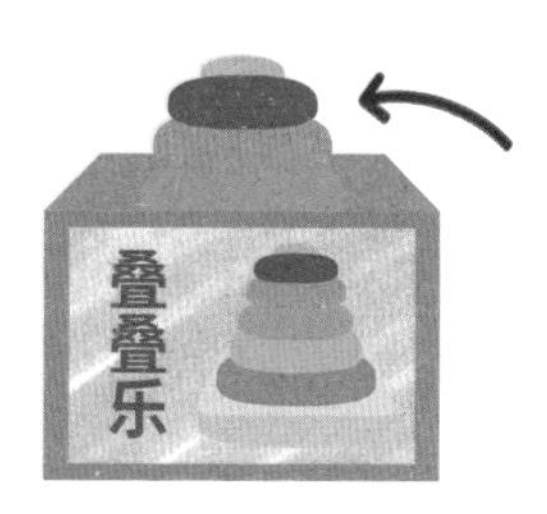

训练时长

辅助情况

游戏47 发表见解

训练目标 提高患儿的语言表达与社交游戏能力。

训练过程 在与伙伴游戏的过程中，伙伴会发表一些评论的陈述（例如“我喜欢玩积木”“我的小狗在追一只猫”），当听到这些陈述后，患儿能够发表自己的见解。

训练内容 我的机器人最强，看看他跑得多快，他的风筝飞得真高，我的小狗饿了，我爱玩乐高，这是坏家伙，我的娃娃是如此漂亮，这是小兔子，我要假装这是妈妈，这个很有趣。

游戏步骤

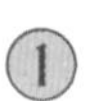
① 我的机器人最强。

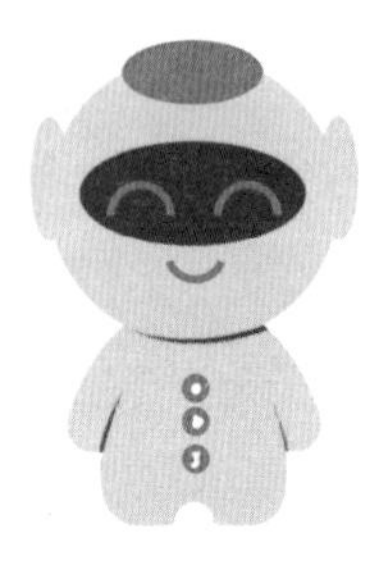

② 看看他跑得多快。

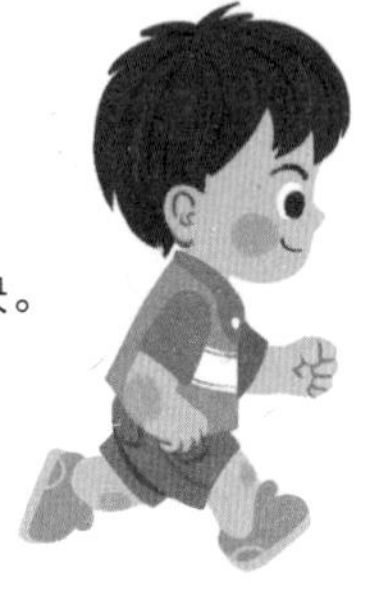

③ 这是小兔子。

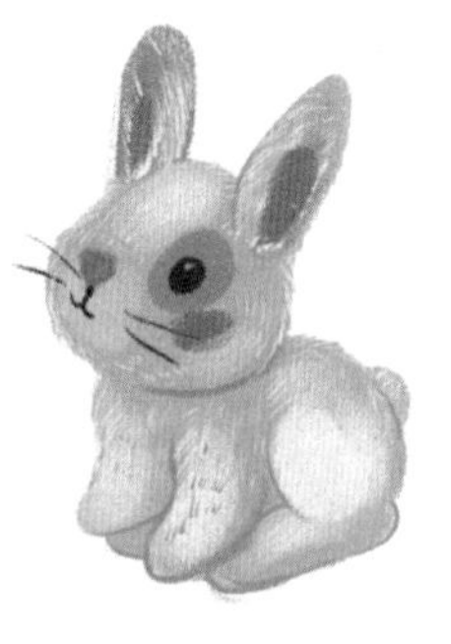

④ 我的娃娃是如此漂亮。

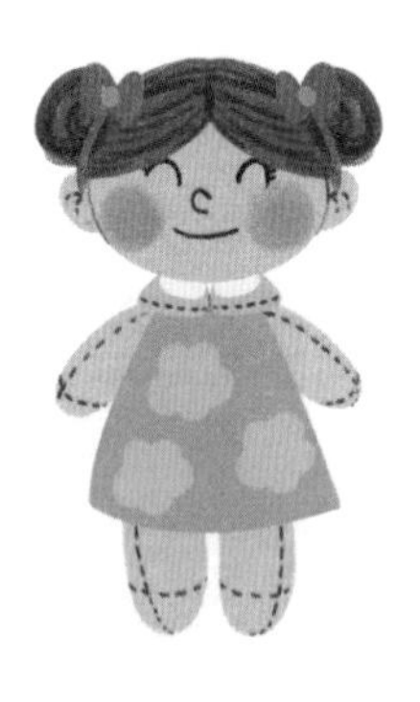

训练时长	
辅助情况	

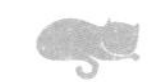

游戏 48 合作游戏

训练目标 提高患儿的团队合作与社交游戏能力。

训练过程 对患儿说“让我们来合作玩游戏吧”（例如“让我们来玩两人独木桥吧”），患儿能够和尽可能多的伙伴，玩尽可能多的回合。

训练内容 两人独木桥，足球比赛，篮球比赛，羽毛球比赛，打沙包，跳绳，丢手绢，拔河。

游戏步骤

两人独木桥。

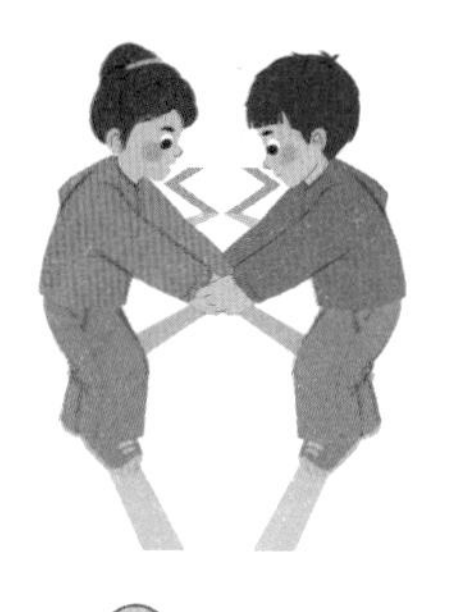

足球比赛。

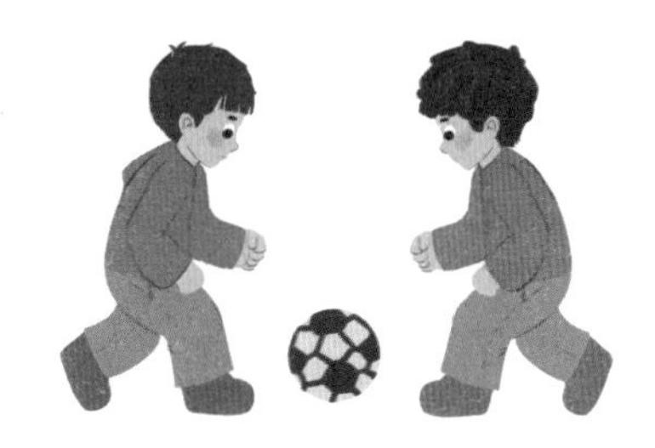

③

打沙包游戏。

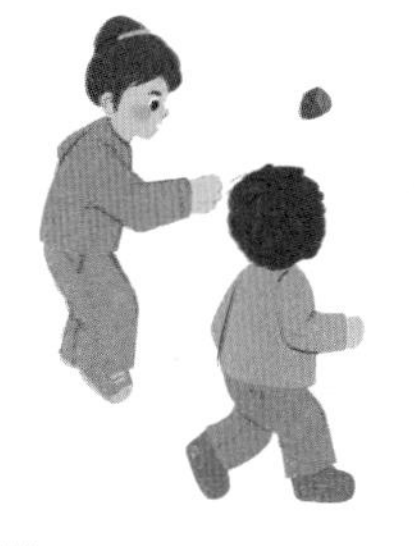

④

跳绳游戏。

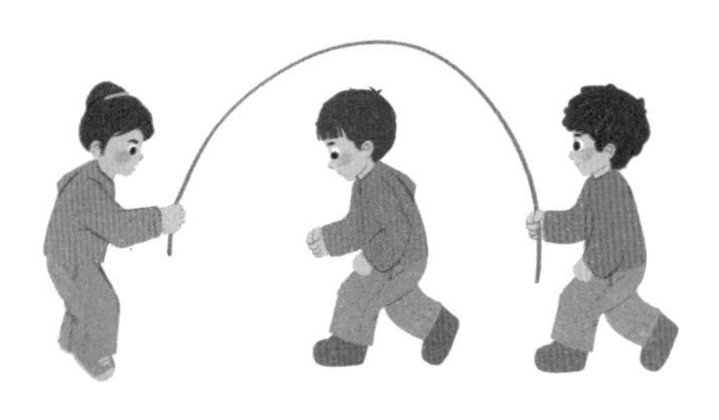

专家建议

训练时长

辅助情况

游戏49 角色扮演游戏

训练目标 提高患儿的模仿能力与社交游戏能力。

训练过程 对患儿说“让我们来玩角色扮演游戏吧”（例如“让我们来玩厨房游戏吧”），患儿能够和尽可能多的伙伴，玩尽可能多的回合。

训练内容 假装消防员的游戏，假装厨师的游戏，假装侦探的游戏，假装医生的游戏，假装警察的游戏，假装消防员的游戏，假装教师的游戏，假装火车司机的游戏等。

游戏步骤

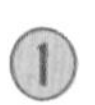

假装厨师。

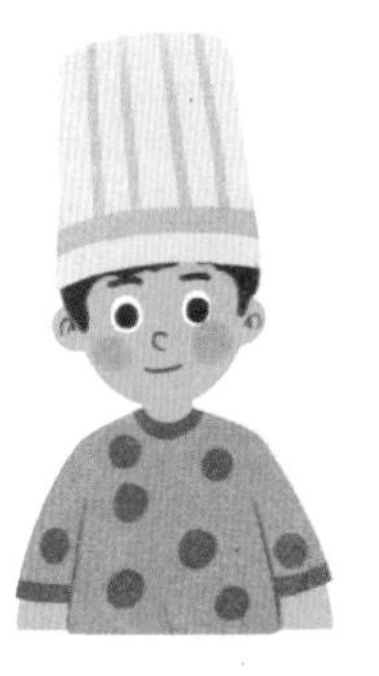

②

假装教师。

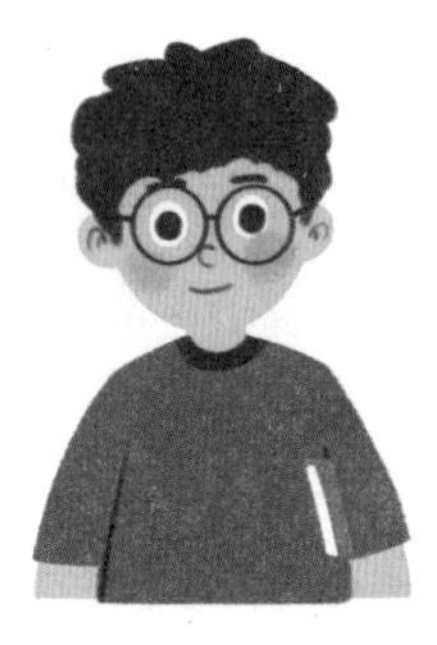

③

假装消防员。

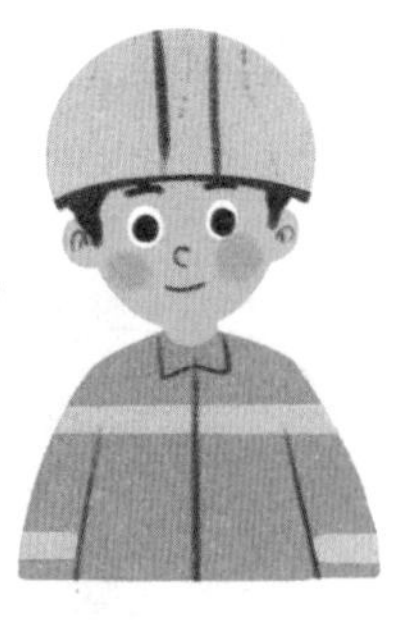

④

假装空姐。

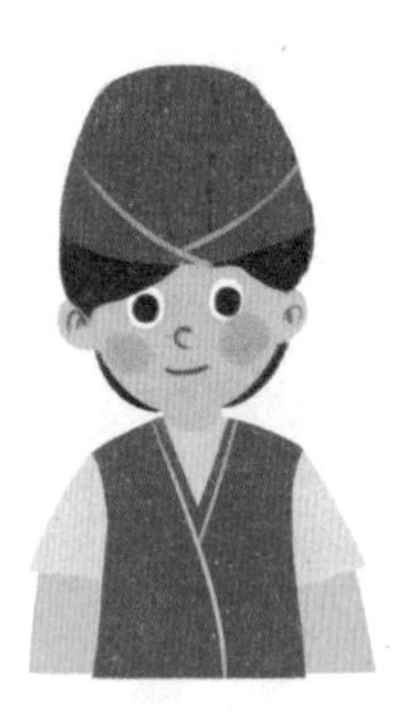

训练时长	
辅助情况	

游戏50 一起做运动

训练目标：提高患儿的运动能力。

训练过程：对患儿说“让我们来一起做运动吧”（例如“让我们来一起踢足球吧”），患儿将会和尽可能多的伙伴，玩尽可能多的回合。

训练内容：篮球，棒球，足球，沙滩排球，滑冰，体操，踢毽子。

游戏步骤

一起滑冰。

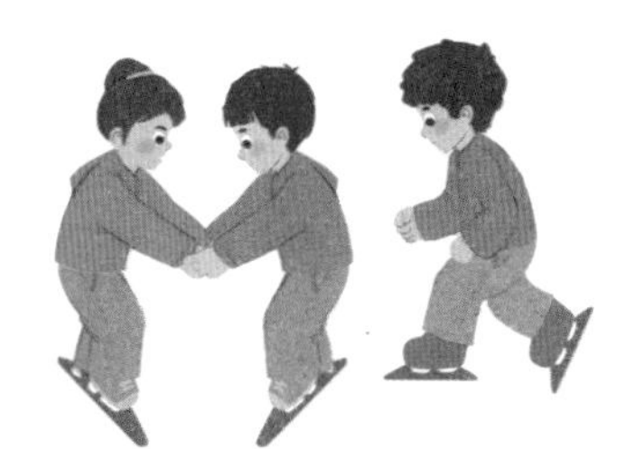

一起打篮球。

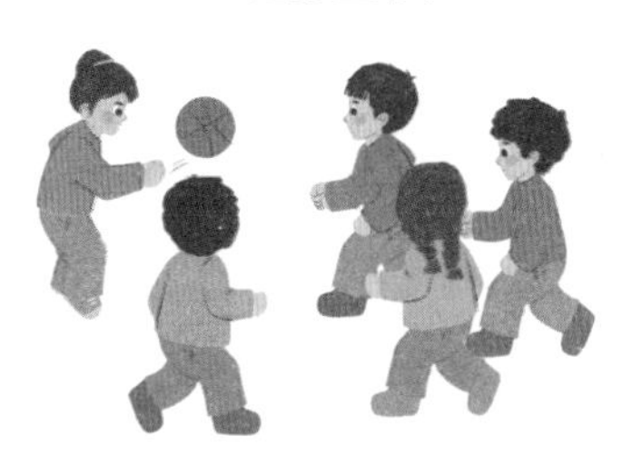

一起打沙滩排球。

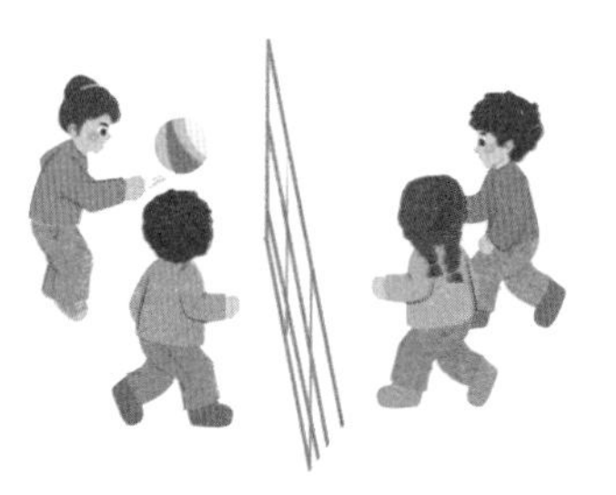

4

一起踢毽子。

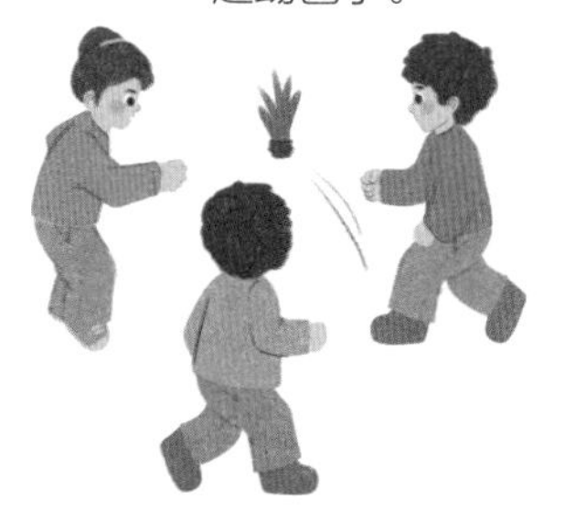

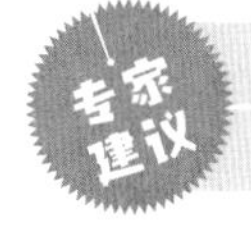

专家建议

训练时长

辅助情况

游戏51 邀请同伴玩游戏

训练目标 提高患儿的语言表达能力与社交游戏能力。

训练过程 对患儿说“让 ×× 来和我们一起玩 ××”，患儿会去靠近 ××，并说“你想和我们一起玩 ×× 吗？”

训练内容 过家家，跳舞，捉迷藏，跳皮筋，扔沙包，棒球，足球和跳房子。

游戏步骤

① 让贝贝和我们一起玩过家家吧！

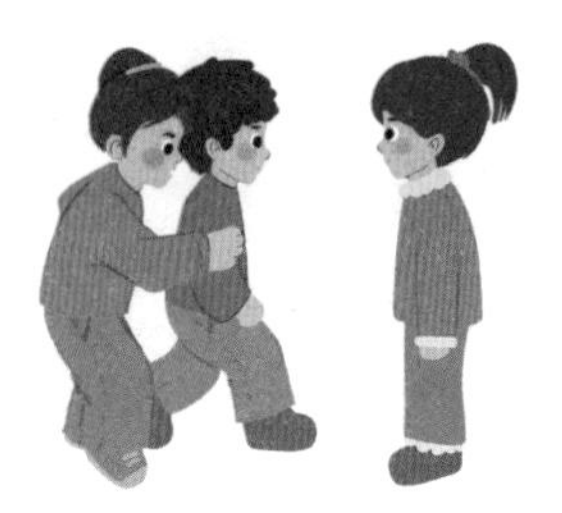

② 让贝贝和我们一起跳舞吧！

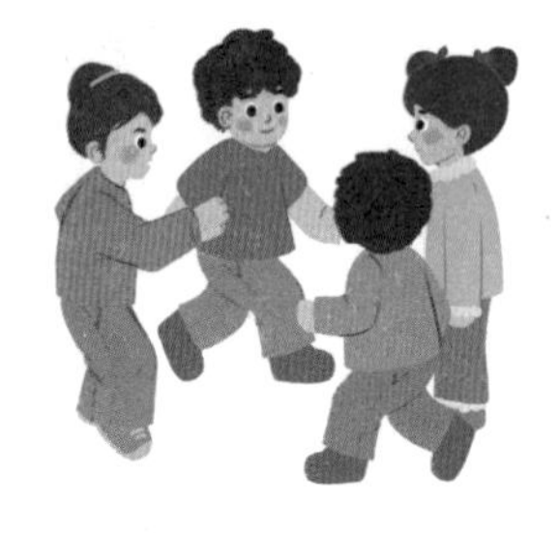

③ 让欢欢和丁丁跟我们一起玩捉迷藏吧！

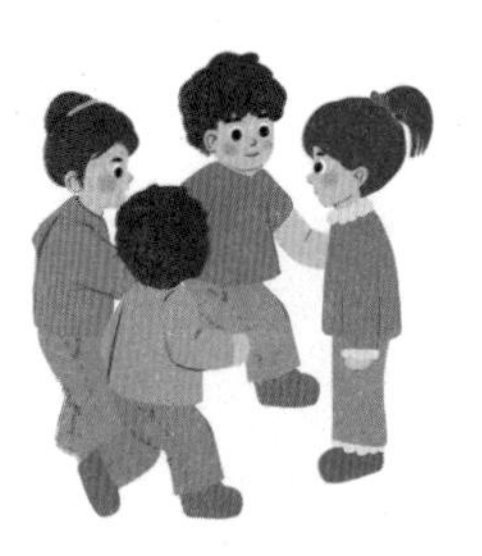

④ 让妮妮和我们一起跳皮筋吧！

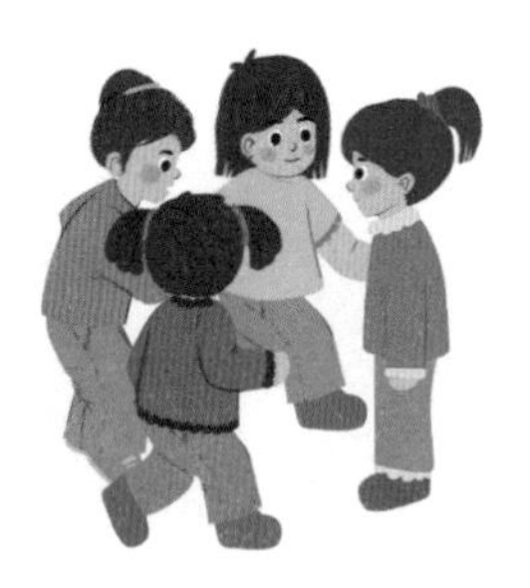

训练时长	
辅助情况	

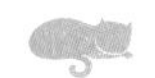

游戏52 模拟游戏“去露营”

训练目标：提高患儿的语言表达与社交游戏能力。

训练过程：第一阶段，示范一个动作，对患儿说“来模拟去野营 ×× 吧”（例如“我们来模拟野营搭帐篷吧！”），患儿能够完成模拟动作；第二阶段，对患儿说“来模拟去野营 ×× 吧”，患儿能够模拟 3 个以上的动作。

训练内容：打包去野营的包，搭帐篷，在湖里游泳，钓鱼，收集柴火，生火，坐在火堆旁，烤棉花糖，玩吊床，去打猎，篝火晚会，讲故事，坐船，收拾包裹回家。

游戏步骤

① 模拟搭帐篷。

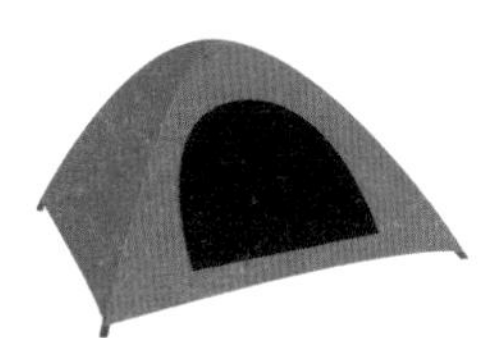

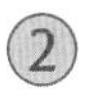

② 模拟开篝火晚会。

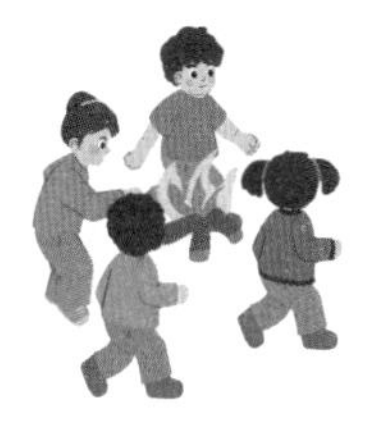

③ 模拟玩吊床。

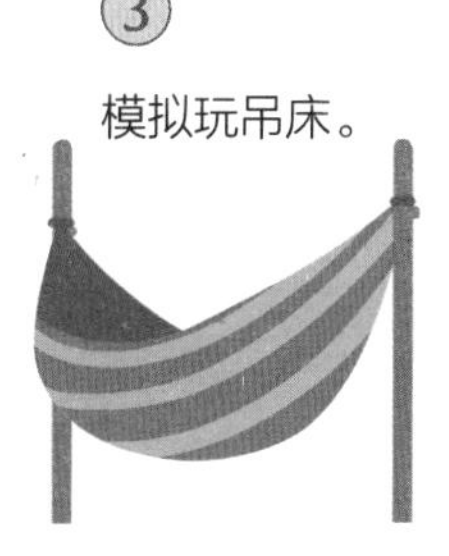

④ 模拟钓鱼。

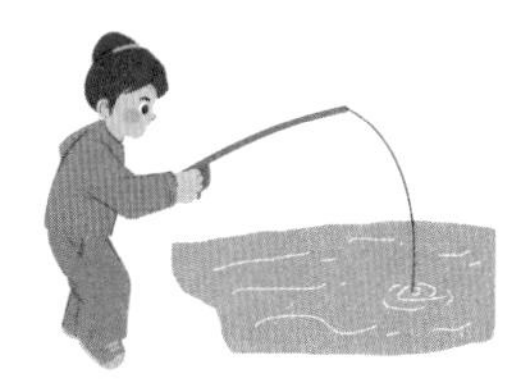

训练时长	
辅助情况	

游戏53 模拟游戏“去超市”

训练目标 提高患儿的语言表达与社交游戏能力。

训练过程 第一阶段，示范一个动作，对患儿说“让我们来模拟去杂货店××吧”（例如“模拟去杂货店买冰激凌吧”），患儿能够完成模拟动作；第二阶段，对患儿说“让我们来模拟去杂货店××吧”，患儿能够模拟3个以上的动作。

训练内容 推购物车，将食品放入购物车，购物清单，检查账单，到收银员处，把物品放在收银台，收银员收款，拿好物品，把买的物品装在袋子里，把袋子放在购物车上，从收银员处拿走收据，与收银员告别，将购物车推到门外。

游戏步骤

① 模拟推购物车。

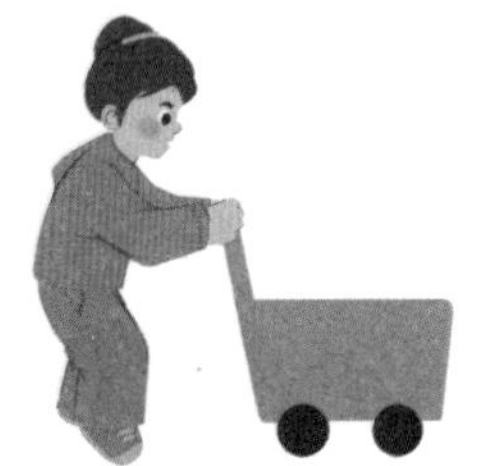

② 模拟把饮料放进购物车。

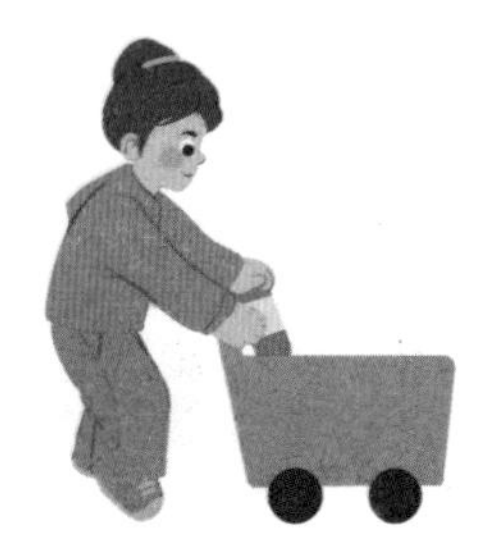

③ 模拟检查账单。

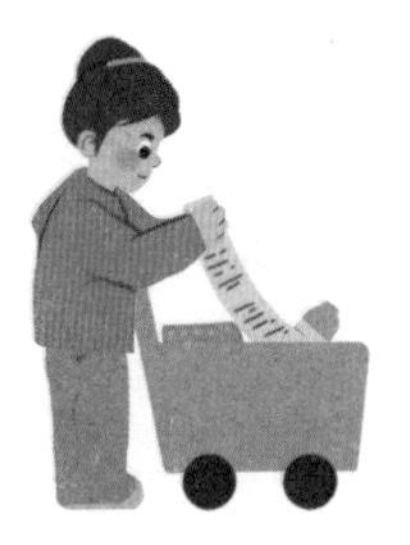

④ 模拟把买的物品装在袋子里。

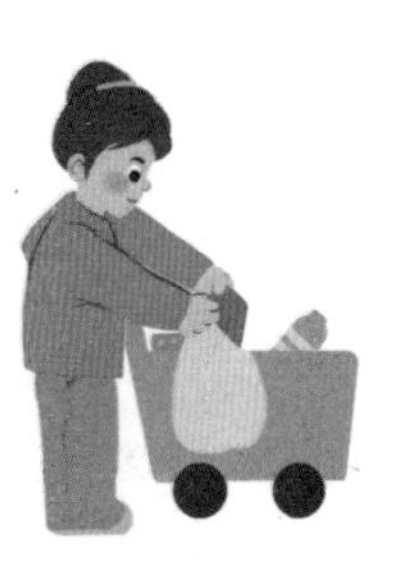

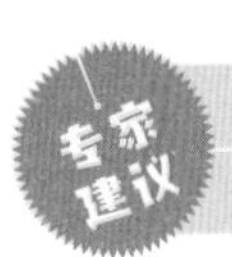

专家建议	
训练时长	
辅助情况	

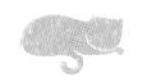

模拟游戏“警察抓小偷”

训练目标 提高患儿的语言表达与社交游戏能力。

训练过程 第一阶段，示范一个动作，对患儿说“来扮演警察吧”，患儿能够完成警察的动作；第二阶段，示范一个动作，对患儿说“来扮演小偷吧”，患儿能够完成小偷的动作；第三阶段，对患儿说“我们来玩警察与小偷的游戏吧”，患儿能够模拟 3 个以上警察和小偷的动作，并持续更长时间。

训练内容 警察：打开汽车警报器（打开警笛的声音），用手铐铐小偷，指纹怀疑，开警车到监狱，使用手枪（假装玩具），寻找线索抓小偷。小偷：逃跑（逃离一个场景），戴一个强盗面具，小偷行窃，假装使用玩具枪，窃取别人的物品，进入监狱。

游戏步骤

模拟警察用手铐铐小偷。

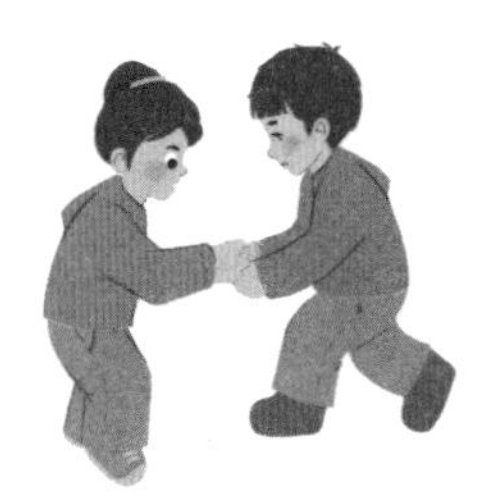

②

模拟小偷爬窗户。

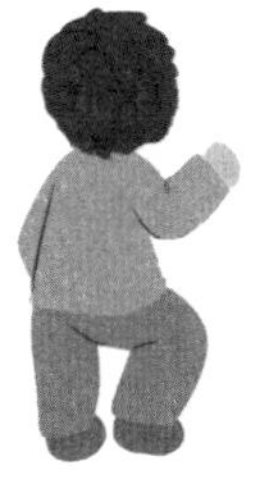

③

模拟警察寻找指纹。

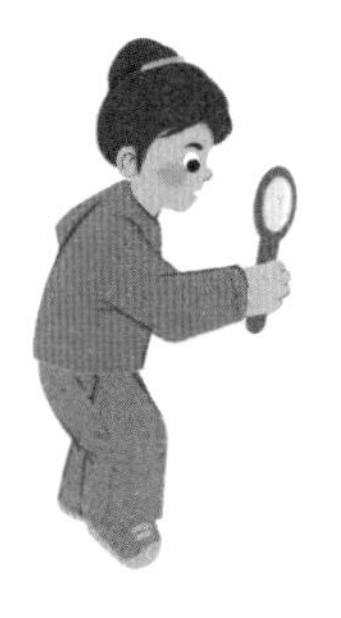

④

模拟小偷在屋内行窃。

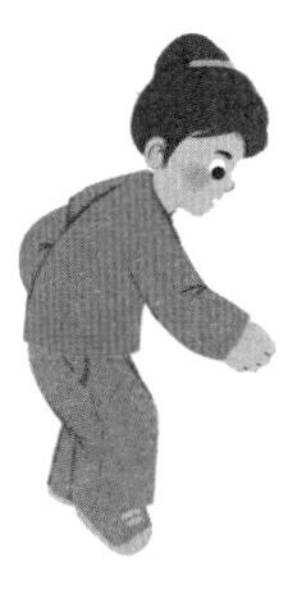

训练时长	
辅助情况	

游戏55 模拟游戏“老师与学生”

训练目标 提高患儿的语言表达与社交游戏能力。

训练过程 第一阶段，示范一个动作，对患儿说“来扮演老师”，患儿能够完成老师的动作；第二阶段，示范一个动作，对患儿说“来扮演学生吧”，患儿能够完成学生的动作；第三阶段，对患儿说“我们来玩老师与学生游戏吧”，患儿能够模拟3个以上老师和学生的动作，并持续更长时间。

训练内容 老师：拿黑板擦，在黑板写字，站在讲台上，分发试卷，提出问题，判试卷。学生：上学，坐在座位，回答问题，写作业，听课，课间游戏。

游戏步骤

① 模拟老师分发试卷。

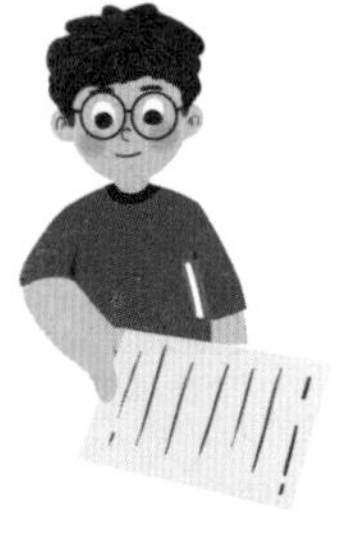

② 模拟老师在黑板写字。

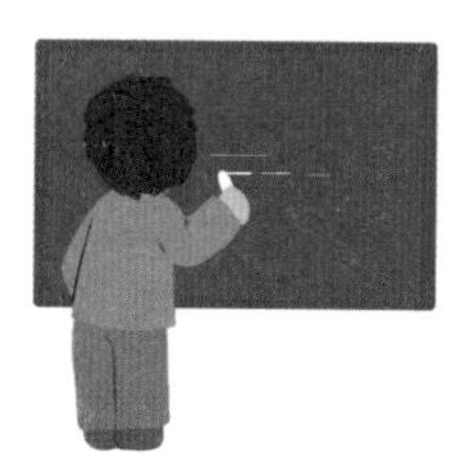

③ 模拟学生上学。

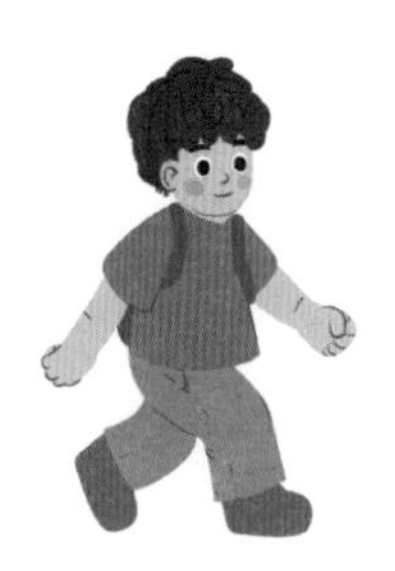

④ 模拟学生回答老师提出的问题。

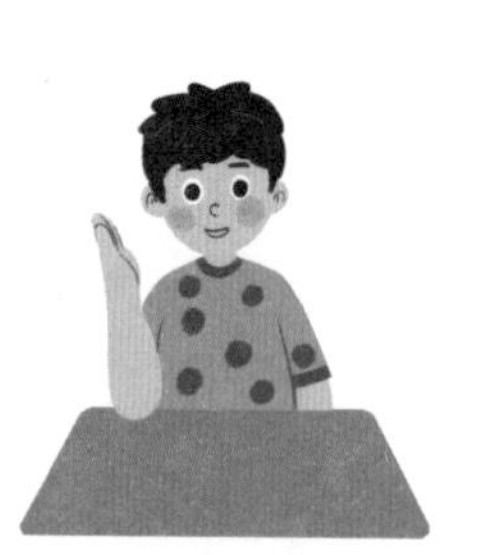

训练时长	
辅助情况	

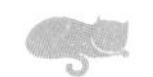

游戏56 模拟游戏“服务员与顾客”

训练目标 提高患儿的语言表达与社交游戏能力。

训练过程 第一阶段，示范一个动作，对患儿说“来扮演服务员吧”，患儿能够完成服务员的动作；第二阶段，示范一个动作，对患儿说“来扮演顾客吧”，患儿能够完成顾客的动作；第三阶段，对患儿说“我们来玩餐厅游戏吧”，患儿能够模拟3个以上服务员和顾客的动作，并持续更长时间。

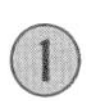

训练内容 服务员：让顾客就坐，给菜单，记下饮品，记下菜品，上饮品和菜品，问是否还有其他需求，擦干净桌子，给账单。顾客：点饮品，点菜，吃食物，要求续杯，谢谢服务员，结账。

游戏步骤

① 模拟服务员送菜单。

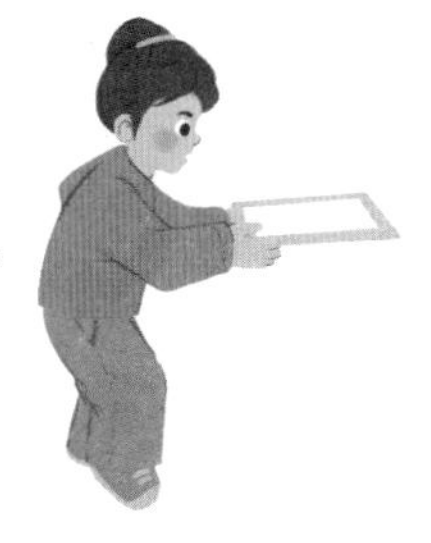

② 模拟服务员上饮品。

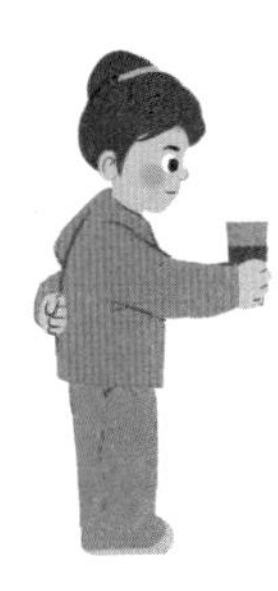

③ 模拟顾客吃食物。

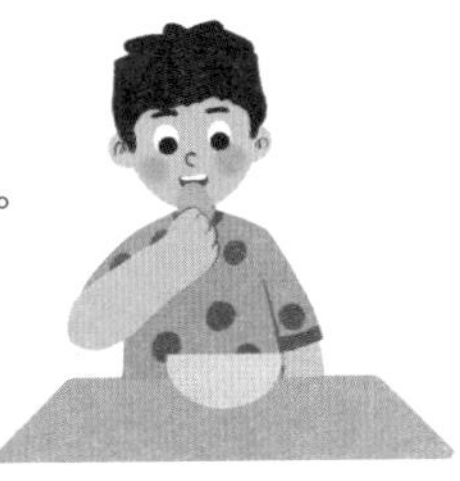

④ 模拟顾客结账。

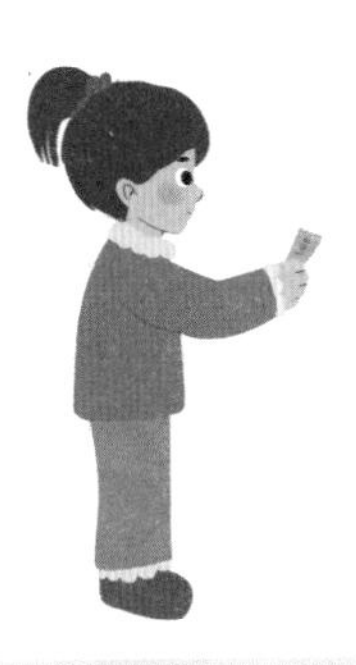

训练时长	
辅助情况	

游戏57 骑自行车

训练目标 提高患儿的运动与社交游戏能力。

训练过程 对患儿说“骑你的自行车吧”，患儿会穿戴护具，然后骑自行车。

训练内容 骑车2米，骑车3米，骑米5米，骑3米并右转弯1次，骑10米并左转弯2次。在草地上骑车，在沙滩上骑车等。

游戏步骤

① 穿戴骑行护具。

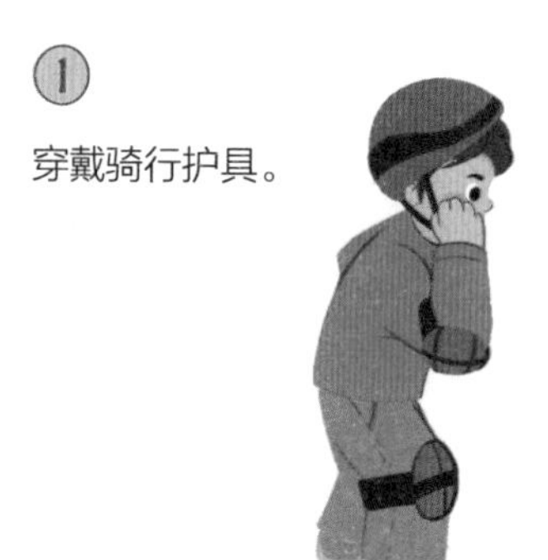

② 骑车2米。

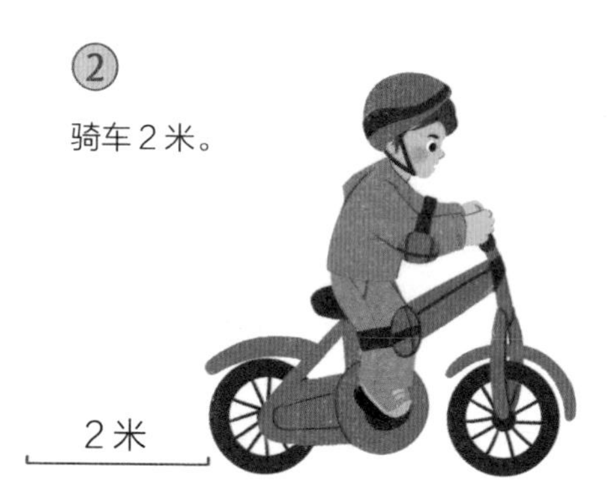

③ 骑车3米，向右转弯1次。

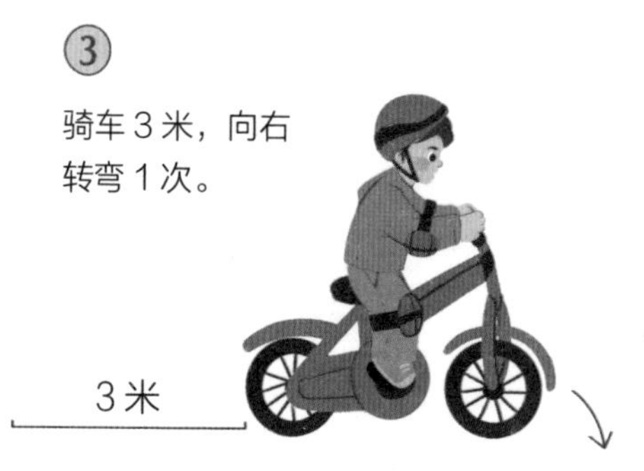

④ 与爸爸一起骑车。

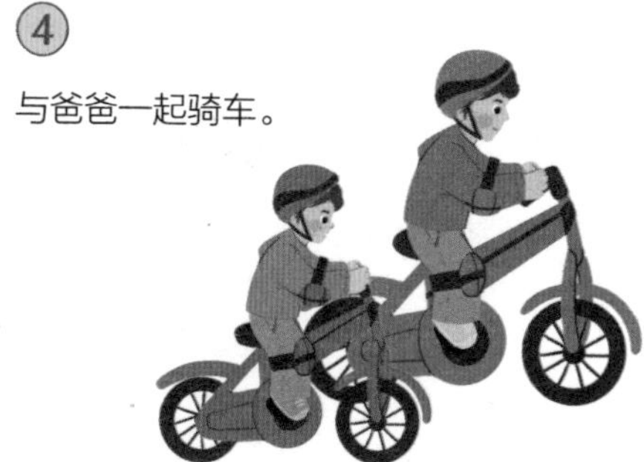

训练时长	
辅助情况	

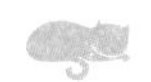

理解表情与肢体语言

训练目标 提高患儿的理解能力与社交游戏能力。

训练过程 静音播放一段 60 秒的社会场景视频，问患儿：“这些人物在想什么？他们的心情如何？”待患儿推理场景之后，再放一遍有声音的同段视频，然后再问：“这些人物在想什么？他们的心情如何？”患儿能够通过这些人的面部表情、手势和非语言的表达，推断这些人物的感受、他们的想法，以及他们之间的关系。看完重播后，患儿会比较前后给出的答案，确定哪个才是正确的。

训练内容 从适龄的电视节目和电影中展现社会场景。

游戏步骤

播放场景视频 1，问：“他们心情如何？”

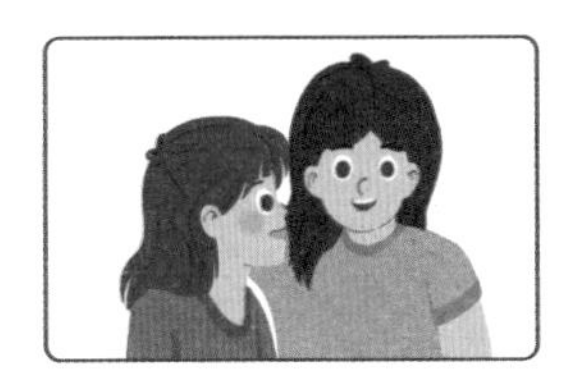

②

播放场景视频 2，问：“她怎么了？”

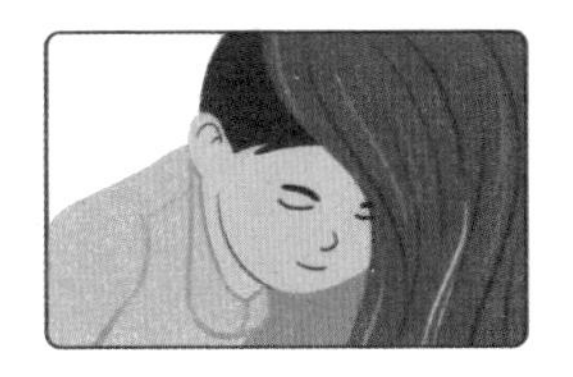

③

播放场景视频 3，问：“他们在干什么？”

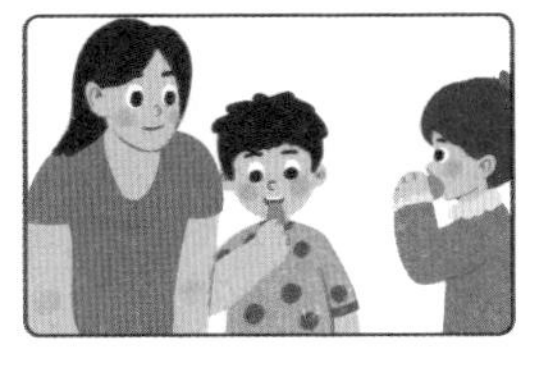

④

播放场景视频 4，问：“他在思考什么？”

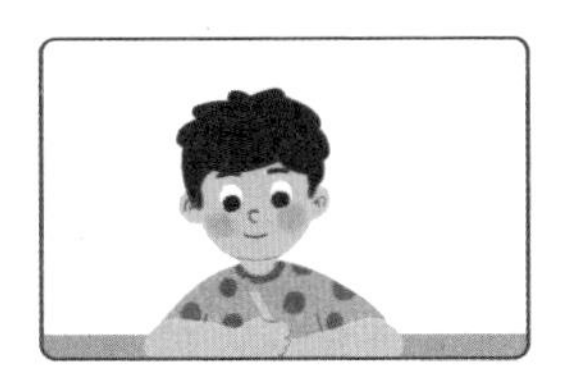

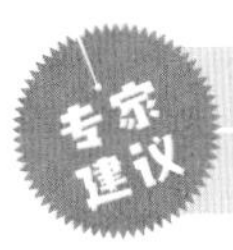

训练时长	
辅助情况	

电子游戏“赛车”

训练目标 提高患儿的理解能力与社交游戏能力。

训练过程 对患儿说“我们来玩赛车游戏吧”，患儿能够玩电子赛车游戏。

训练内容 参考示例步骤。

游戏步骤

患儿打开电视机。

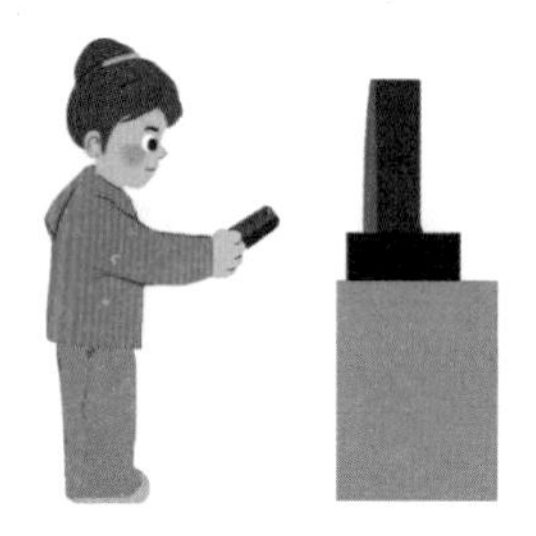

然后用遥控器控制游戏到运行界面。

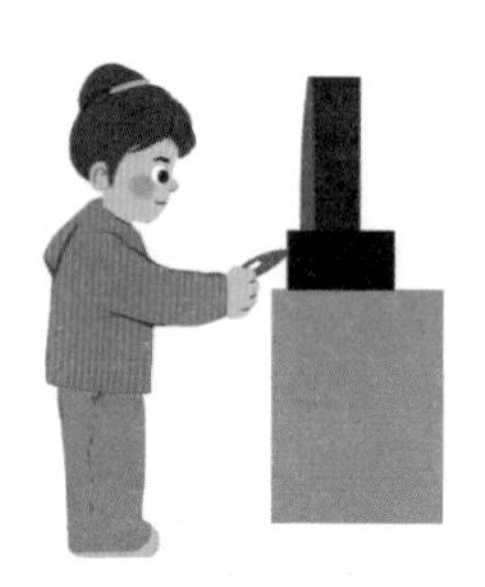

患儿通过控制遥控器躲避游戏障碍，直到赛车开到终点。

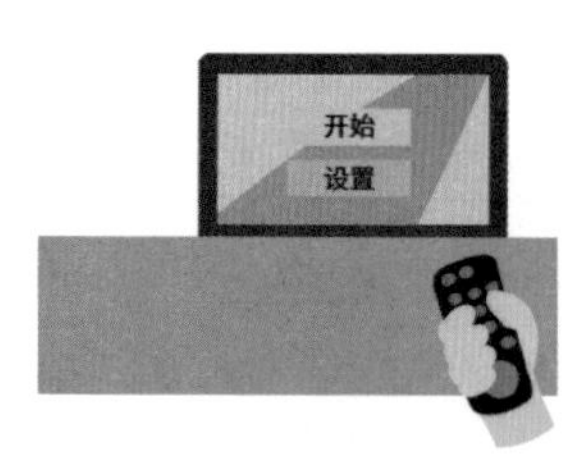

患儿退出游戏，关掉电视。

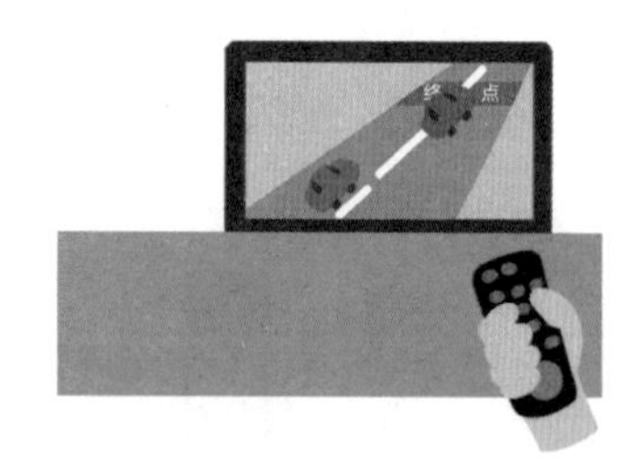

训练时长	
辅助情况	

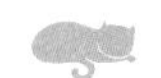

游戏 60 看电视

训练目标　提高患儿的理解能力与社交游戏能力。

训练过程　对患儿说“看电视吧”，患儿能够坐好，看向电视。

训练内容　看电视 5 分钟，看电视 10 分钟，看电视 15 分钟，看电视 20 分钟，和妈妈一起看电视 5 分钟，和爸爸，妈妈一起看电视 10 分钟。

游戏步骤

① 看电视 5 分钟。

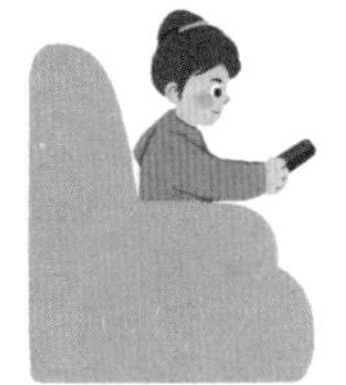

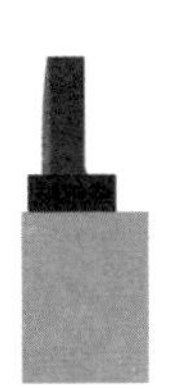

② 看电视 10 分钟。

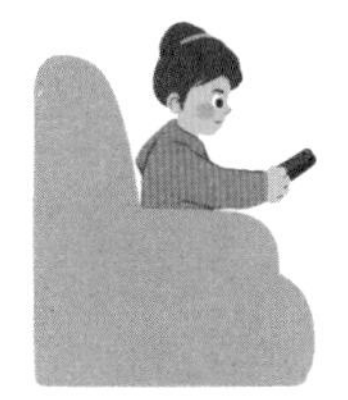

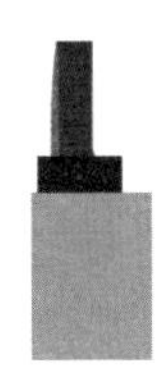

③ 和妈妈一起看电视 10 分钟。

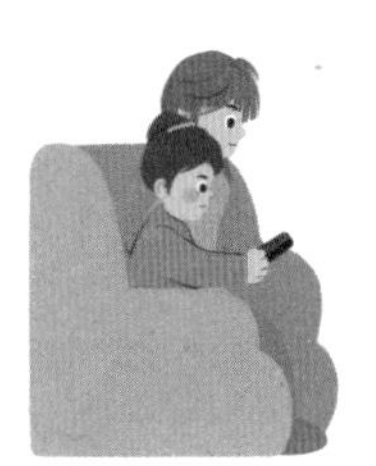

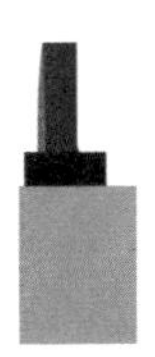

④ 和爸爸、妈妈、爷爷、奶奶一起看电视 20 分钟。

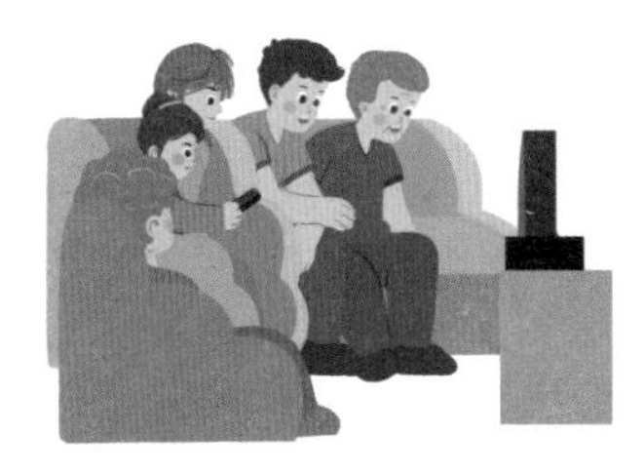

训练时长	
辅助情况	

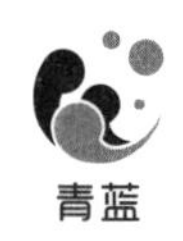
青蓝

从理论到实践，完全图解孤独症儿童综合训练

ABA智慧启航解锁孤独症儿童潜能

孤独症儿童训练指南

⑥

适应能力篇

贾美香◎主编

天津出版传媒集团
天津科学技术出版社

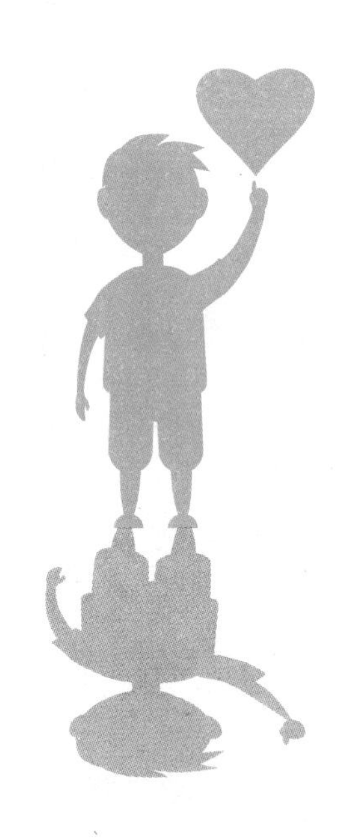

本书编委会

主　编

贾美香

编　委

白雅君　彭旦媛　贾　萌

程　霞　杨凤美　赵亚楠

戴梦颖　王仕琼　杨玉玲

丑易倩　殷玉芳

前言

PREFACE

本套训练指南的内容主要基于应用行为分析（简称 ABA）的理论与实践。我们一方面借鉴国内外的研究成果，另一方面也将进阶训练代入行为分析中，据此编写了这套指导“如何做”的工作手册，通过特定的任务分析去指导孤独症患者训练。项目中的每项能力都是通过任务分析教学来实现的，每项任务分析都是将复杂任务分解成简单步骤的过程。

本套图书共分为 6 个分册，分别为《理论指导篇》《模仿、视觉空间、行为与情绪篇》《语言理解与表达篇》《学习技能篇》《社交及游戏篇》《适应能力篇》。参与本书编写工作的人员都是多年从事孤独症研究和教学工作的相关专业人士，他们将自己多年来的心得与经验总结出来，精心完成了本套图书的编写工作，希望能为孤独症儿童的家长及相关人员带来一定的帮助。

本套图书主要具有以下编写特色：

（1）针对性、实用性强，手把手传授训练实操内容；

（2）围绕日常生活中各种常见的场景进行训练，融合了语言、学习、适应能力、社交等诸多方面内容，让儿童的能力得到全面提升；

（3）配有四色插图，增加阅读趣味性。

本分册主要包括社交游戏训练简介、社交游戏基础训练、社交游戏初级训练、社交游戏中级训练几篇内容，通过设置项目训练来实现提升儿童能力的目的，项目中的每项能力都是通过任务分析教学来实现的，每项任务分析都是将复杂任务分解成简单步骤的过程。

希望本套图书能为孤独症家庭及相关训练机构带来一定的帮助，也衷心祝愿所有孤独症儿童能早日像普通人一样幸福、快乐地生活！

目录

CONTENTS

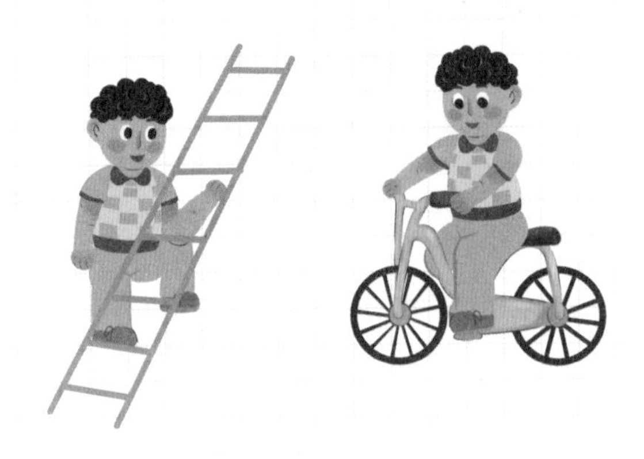

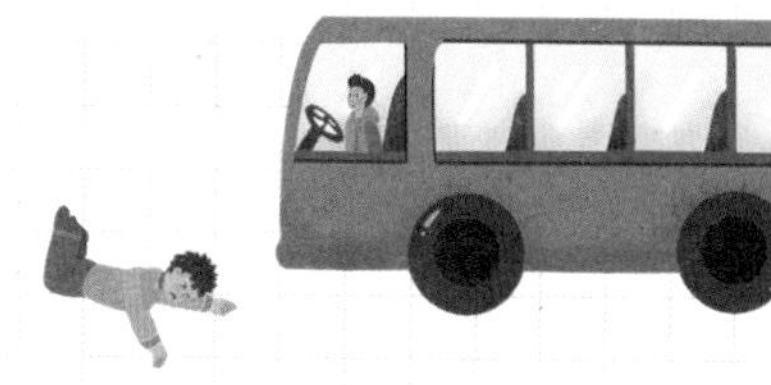

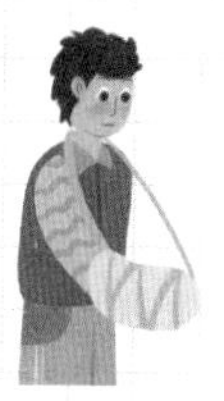

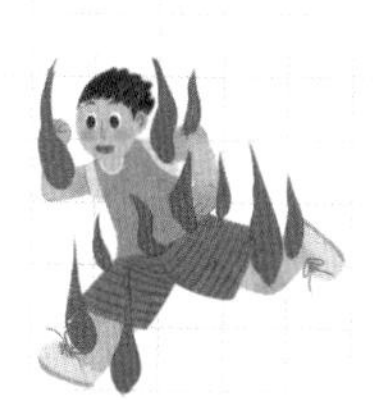

第6章 其他相关能力训练

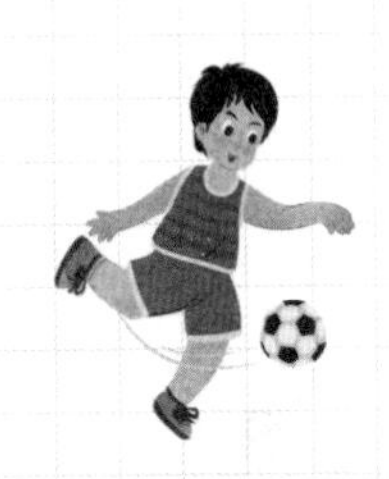
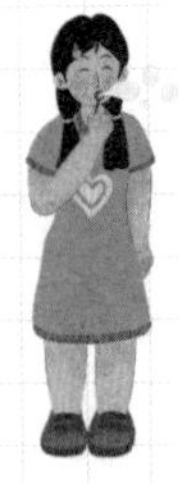
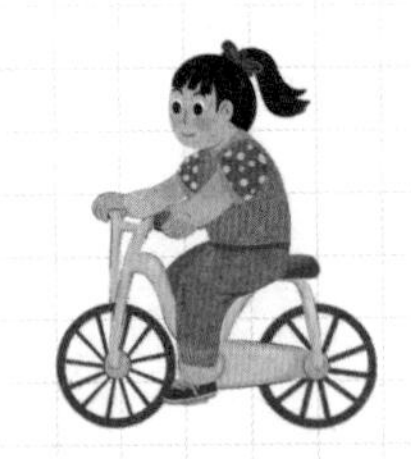
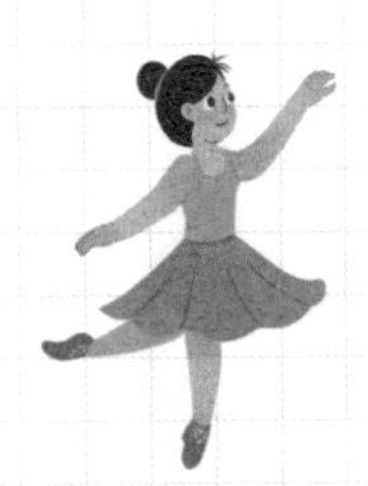
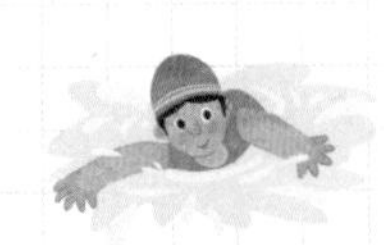

第1章

适应能力训练简介

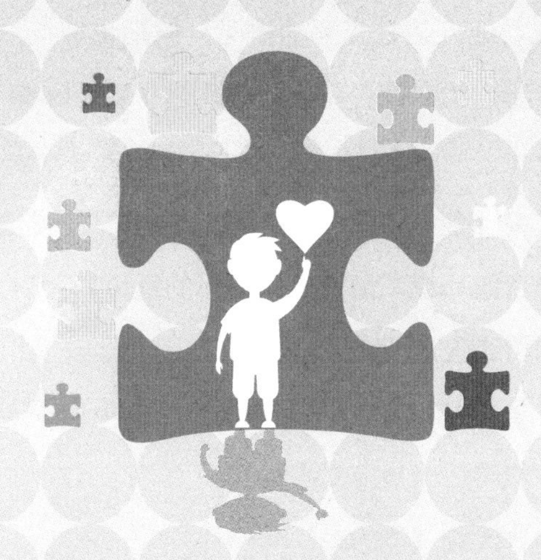

第一节 孤独症患儿的适应能力发展

一、如何解读孤独症患儿的适应能力

解读孤独症患儿的适应能力需要综合考虑以下几个方面：

（1）社交互动能力

观察孤独症患儿与他人的社交互动情况，包括眼神接触、回应他人、分享兴趣和情感的能力，注意他们是否能够与他人建立联系和参与社交活动。

（2）灵活性和变化适应能力

观察孤独症患儿对于变化和新情境的适应能力，注意他们是否能够灵活调整思维和行为，以对新的环境和情境做出适当的反应。

（3）情绪调节和情绪表达能力

观察孤独症患儿的情绪调节和表达方式，注意他们是否能够识别、理解和表达自己的情绪，并能够适当地应对挫折和压力。

（4）自理能力和自我管理能力

观察孤独症患儿在日常生活中的自理能力，包括个人卫生、饮食、穿衣等，注意他们是否能够独立完成这些日常任务，并管理自己的时间和任务。

（5）前瞻性思维和问题解决能力

观察孤独症患儿在面对问题和挑战时的思考和解决能力。注意他们是否能够预测和规划未来的行动，并能够采取创造性的方法解决问题。

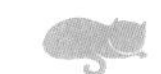

这些观察需要综合考虑孤独症患儿的个体差异和发展水平。专业人员、教育者和家长须进行沟通和合作，共同评估和解读孤独症患儿的适应能力，并制定个性化的支持和教育计划，以促进他们的适应能力发展。

二、孤独症患儿的适应能力发展取决于哪些方面

孤独症的症状不会随着孩子年龄的增长而逐渐改善。如果不提供指导或及时干预，任其发展，往往会使孩子的社交、语言、行为障碍增加，导致成年后的安置困难，不仅不利于自身的成长和独立，还会增加家庭养育的负担。

大量研究和实践表明，孤独症儿童具有很强的可塑性，他们在社会交往和行为塑造方面具有潜力，包括与父母建立良好的亲子关系和发展同伴友谊。通过不断的科学训练，也有可能让他们养成良好的行为习惯，提高社会适应能力，做到自理自立。

个人的社会适应能力取决于两个方面：一是自身的适应表现，即行为或能力；第二，社会或环境对个人的具体要求和期望。

对于孤独症儿童来说，社会适应能力的提高也需要从这两个方面入手：

（1）完善社会功能

一个人的性格、思维、行为都可以通过后天的学习来塑造。同样，科学的教育和干预也可以改变孤独症患者的行为模式，帮助他们适应社会。如果孤独症儿童能够获得更多的行为技能，他们的生存和生活能力也将得到提高，逐渐适应环境的变化，并能够根据不同的环境调整自己的行为，变得越来越灵活。

（2）找到适合孩子的环境

不同的环境会对个体提出不同的适应要求。根据孤独症患者的基本特征，为他们选择或创造一个适合他们的安置环境，匹配他们的实际水平，又能充分发挥他们现有的能力，可以大大减少他们与环境的冲突。

三、如何提升孤独症患儿的适应能力发展

要提升孤独症患儿的适应能力，可以从以下几个方面入手：

（1）教育和学习支持

制定个性化的教育计划，根据孩子的兴趣和能力水平，提供适当的学习支持。使用多样化的教学方法，结合视觉辅助工具、社交故事和任务板等帮助孩子理解和学习。

（2）社交技能训练

教授孤独症患儿必要的社交技能，如与他人交流、合作、分享兴趣和情感等。通过角色扮演、模仿和社交情境实践等活动，帮助他们学习如何与他人有效地交流和互动。

（3）情绪管理和自我调节

教授孤独症患儿适当的情绪管理技巧，如情绪识别、情绪表达和自我调节。提供情绪调节策略和工具，如情绪日志、放松练习和情绪表情图等，帮助他们更好地理解和管理自己的情绪。

（4）结构化和可预测性环境

为孤独症患儿创造结构化、稳定和可预测的环境。开展日常例行活动，建立明确的规则，帮助孩子理解并适应日常生活的变化。

（5）强化自主决策和问题解决能力

鼓励孤独症患儿参与决策和解决问题的过程。提供机会让他们做出自主选择，并鼓励他们思考和寻找解决问题的方法。逐渐增加他们在日常生活中的自主性，增强自主决策能力。

（6）建立自信和自尊

积极鼓励孤独症患儿的努力和成就，帮助他们建立自信和自尊。提供支持和认可，鼓励他们尝试新的事物和面对挑战。通过肯定他们的优点和成就，帮

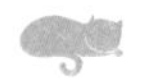

助他们培养积极的自我形象。

（7）家庭支持和合作

与孩子的家庭保持密切联系，提供支持和合作。共享孩子的学习目标和进展信息，与家长讨论和制定适合孩子的支持策略。鼓励家庭成员在日常生活中提供支持和指导，以帮助孩子提升适应能力。

这些方面可以结合具体的孩子情况和专业人员的建议，制定个性化的支持计划，并持续监测和评估孩子的适应能力发展。

第二节 孤独症患儿适应能力的训练方法

一、如何训练孤独症患儿的适应能力

在 ABA（应用行为分析）理论中，训练孤独症患儿的适应能力是一个重要的目标。适应能力包括自理能力、情绪调节、问题解决、灵活性等方面的技能。以下是一些常用的训练方法：

（1）分解技能

将复杂的适应能力任务分解为更小的、可操作的步骤，逐步引导孩子逐步掌握每个步骤，然后逐渐将这些步骤组合起来。例如，将自理能力的任务如穿衣、洗手等分解为步骤，并通过逐步指导和模仿来教授孩子。

（2）正强化

使用正强化来增强和巩固适应能力技能的学习，给予孩子积极的反馈和奖励，以增加他们展示适应能力的行为。例如，当孩子成功完成一项自理技能时，给予他们赞扬或奖励。

（3）规定提示和提示逐渐撤离

开始时，使用明确的规定提示来帮助孩子正确地展示适应能力。随着孩子的技能提高，逐渐减少和撤离提示，使孩子能够独立地应对适应能力任务。

（4）示范和模仿

使用示范和模仿来展示适应能力的正确执行方式。通过观察他人的行为，

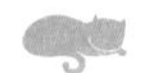

孩子可以学习和模仿正确的适应能力技能。教育者、家长或同伴可以充当模型，给孩子提供示范。

（5）任务分解和时间管理

帮助孩子学习如何分解任务和管理时间。例如，将一个复杂的任务分解成多个简单的子任务，然后教孩子如何安排时间和优先顺序来完成这些子任务。

（6）自然情境教学

在真实的环境中，让孩子直接练习适应能力技能。例如，在日常生活中，鼓励孩子进行自理活动、面对情绪困扰、解决问题等。与孩子合作，提供支持和指导。

以上方法是ABA理论中常用的训练方法，用于提升孤独症患儿的适应能力。重要的是根据孩子的个体差异和发展水平，制定个性化的支持和教学计划，专业人员、教育者和家长合作，共同促进孩子适应能力的发展。

二、适应能力训练的阶段划分

在ABA（应用行为分析）理论中，将适应能力训练进行阶段划分为基础、初级、中级和高级，是为了更好地指导和促进孤独症患儿的适应能力发展。这种阶段划分有助于根据孩子的当前能力水平和发展需求，制定相应的教学目标和支持计划。

（1）基础阶段

在基础阶段，重点是教授孤独症患儿基本的自理能力和社交技能，如个人卫生、自己穿脱衣服、与他人进行简单的交流等。这个阶段的目标是建立起孩子的基础生活技能和社交能力。

（2）初级阶段

在初级阶段，孤独症患儿的适应能力得到进一步发展。重点是培养他们的情绪管理能力、自我控制和自主决策能力。在这个阶段，孩子可以更好地理解和表达自己的情绪，并逐渐学会应对挫折和压力。

（3）中级阶段

在中级阶段，孤独症患儿的适应能力进一步提高。他们可以更好地适应不同的环境和情境，并具备较高水平的社交技能和自我管理能力。在这个阶段，重点是教授孩子更复杂的社交技能，如合作、解决问题和灵活适应变化。

（4）高级阶段

在高级阶段，孤独症患儿的适应能力达到较高水平。他们能够独立完成各种日常任务，并具备较高水平的情绪调节和问题解决能力。在这个阶段，重点是进一步培养孩子的前瞻性思维、自主决策和自我管理能力，以帮助他们在不同领域中取得成功。

这种阶段划分是为了逐步引导和培养孤独症患儿的适应能力，确保他们能够逐步发展出适应日常生活和社交环境的必要技能和能力。同时，这种划分还有助于为每个阶段制定具体的教学目标和支持策略，以满足孩子的个体需求。

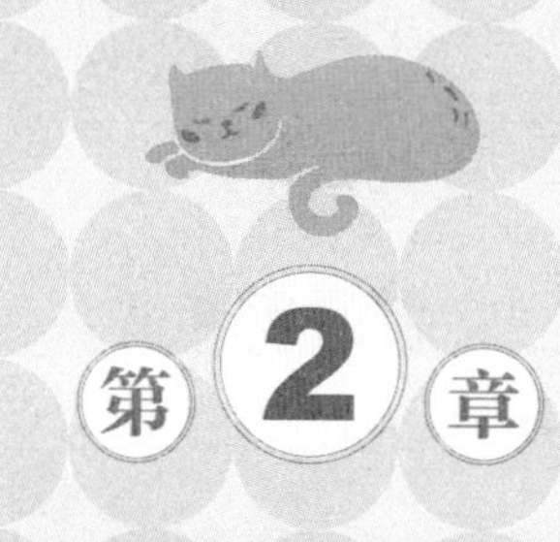

第2章

适应能力基础训练

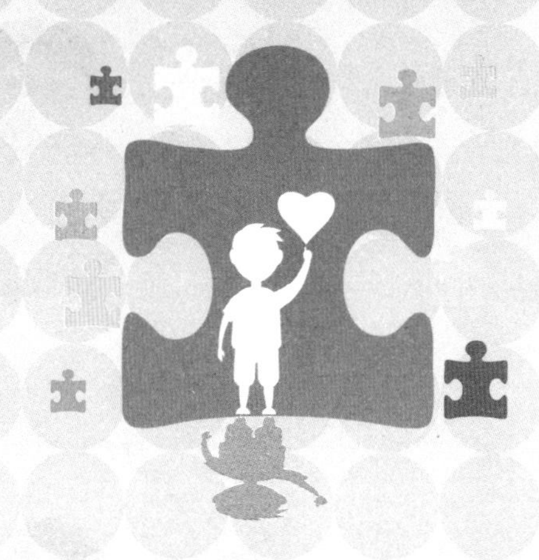

游戏1 独立使用杯子

训练目标　通过逆向链锁教学，让患儿学会独立使用水杯。

训练过程　在不发指令的情况下，给患儿一个杯子，患儿能够独立用杯子喝饮品（一般应为白开水，尽量不用饮料）。

训练内容　参考示例步骤。

游戏步骤

④ 把杯子放到桌子上。

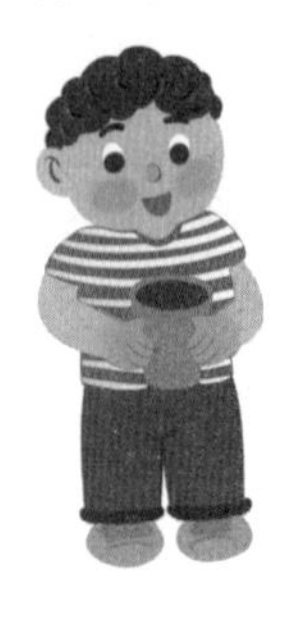

③ 喝一口水并且咽下。

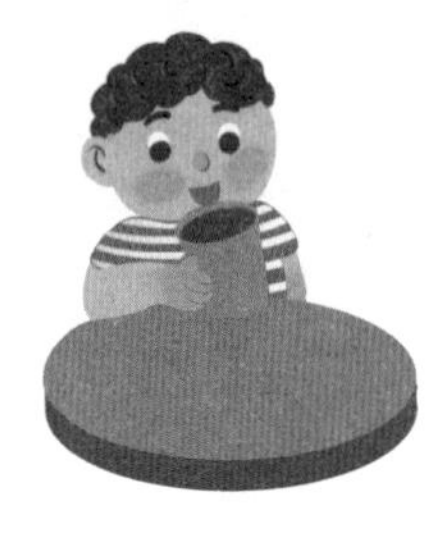

② 把杯子拿到嘴边。

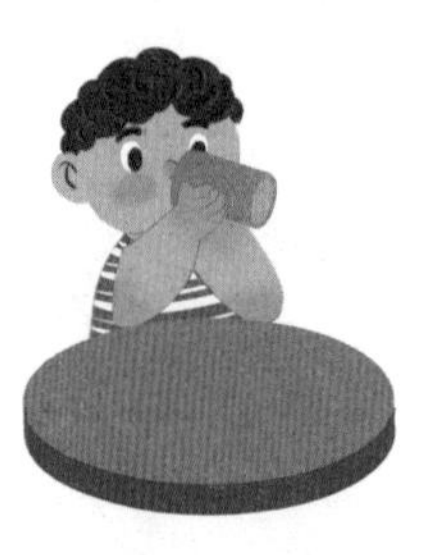

① 抓住杯子。

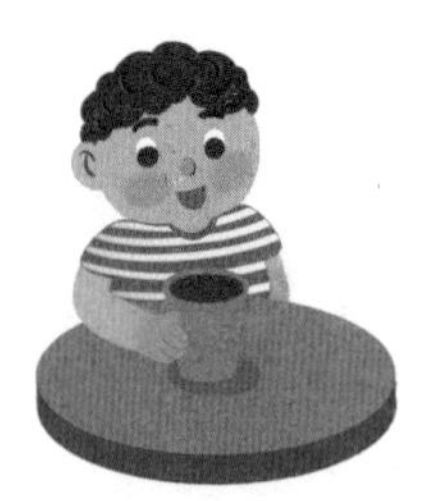

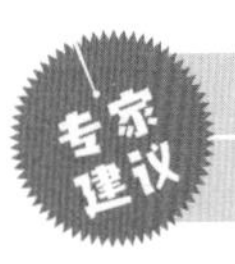

训练时长	
辅助情况	

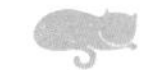

游戏 2 独立使用吸管

训练目标　患儿可以独立用吸管喝东西。

训练过程　将吸管插入患儿喜欢的饮品中，放在患儿面前，并说“喝吧”，患儿能够独立使用吸管喝饮品。

训练内容　参考示例步骤。

游戏步骤

①

将吸管插入较稀的饮料里，患儿用此吸管喝（如喝可乐）。

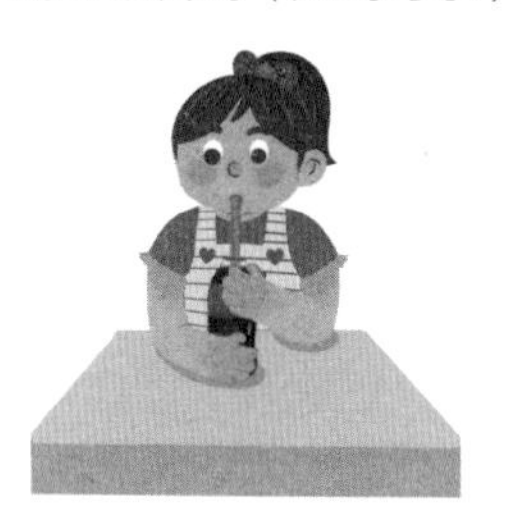

②

将吸管插入较稀的饮料里，患儿用此吸管喝（如喝水）。

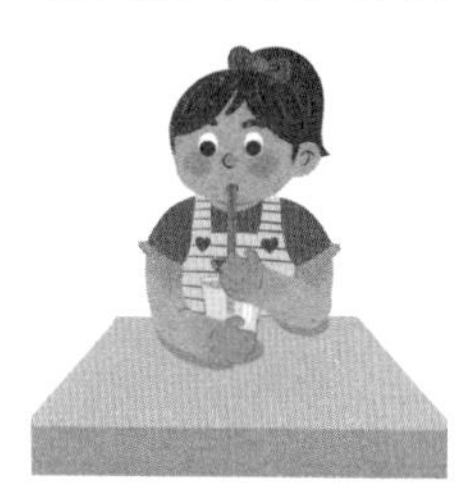

③

将吸管插入较稠的饮料里，患儿用吸管喝（如喝酸奶）。

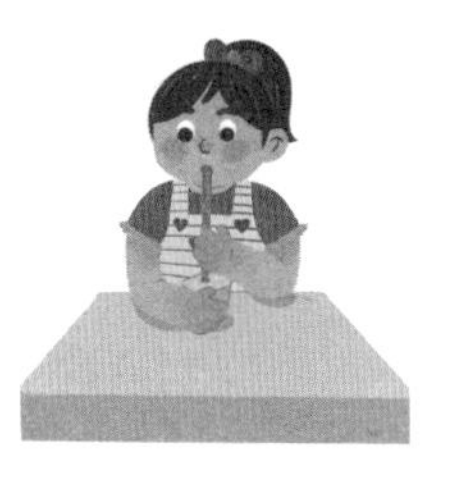

④

将吸管插入布丁状的饮料里，患儿用吸管喝。

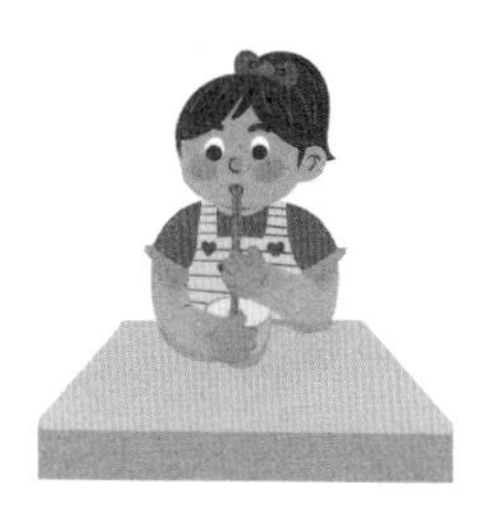

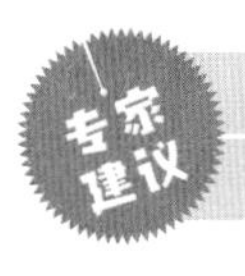

训练时长	
辅助情况	

游戏3 独立使用勺子和筷子

训练目标　通过逆向链锁教学，让患儿学会使用餐具。

训练过程　给患儿食物和餐具，并说“吃饭”，患儿能够独立使用勺子和筷子吃东西。需要注意，对于大部分患儿来说，用勺子会更容易些，所以建议在教使用筷子之前先学会使用勺子。

训练内容　参考示例步骤。

游戏步骤

⑦ 把勺子放在桌上或盘子上。

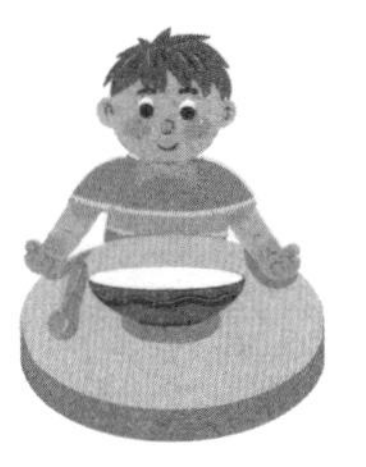

⑥ 把勺子从嘴里拿出来。

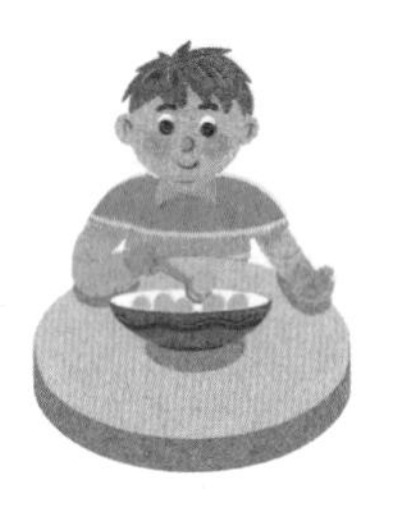

⑤ 把勺子里的食物倒进嘴里。

④ 把勺子放进嘴里。

③ 把勺子送往嘴边。

② 用勺子舀起食物。

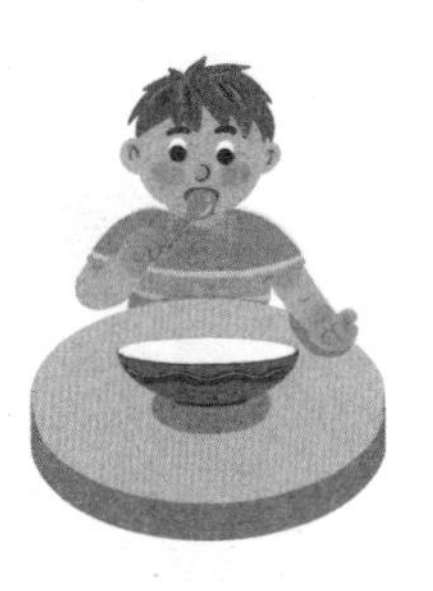

① 拿好餐具。

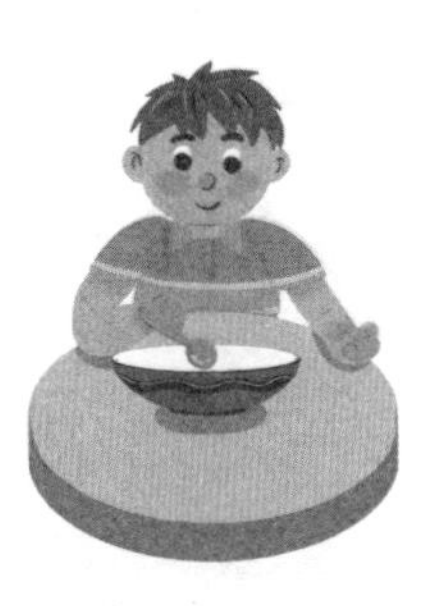

训练时长	
辅助情况	

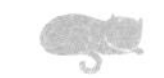

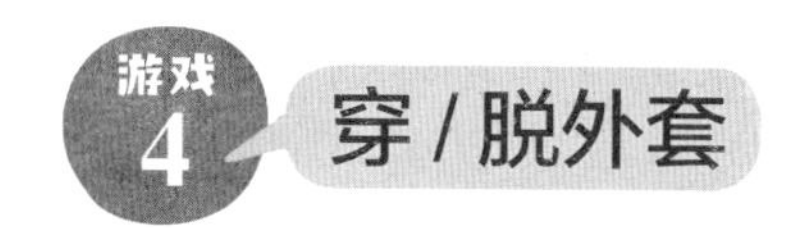

训练目标　通过逆向链锁教学，让患儿学会穿 / 脱外套。

训练过程　对患儿说“穿上外套”或“脱下外套”，患儿能够独立脱下或穿上自己的外套。一般来说，相对于穿衣服，患儿更容易学会脱衣服。因此，在这个任务分析中先提到的是脱外套的学习步骤后是穿外套。

训练内容　参考示例步骤。

游戏步骤

脱下外套

④

患儿把外套放下或者挂起来。

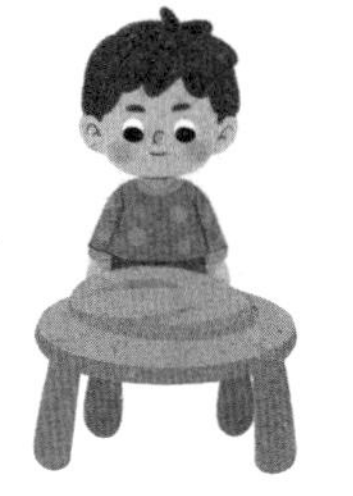

③

患儿从外套袖子中把另一条胳膊抽出来。

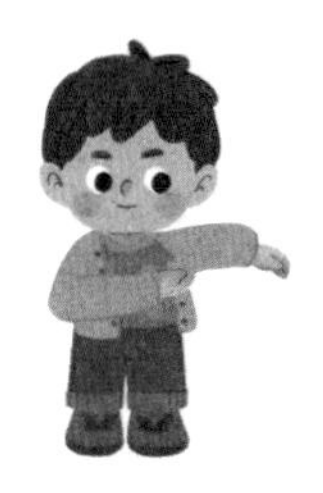

①

患儿拉开拉链或解开扣子。

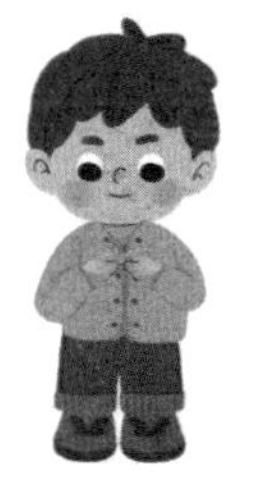

②

患儿从外套袖子中把一条胳膊抽出来。

穿上外套

患儿缩身将衣服套在肩膀上。

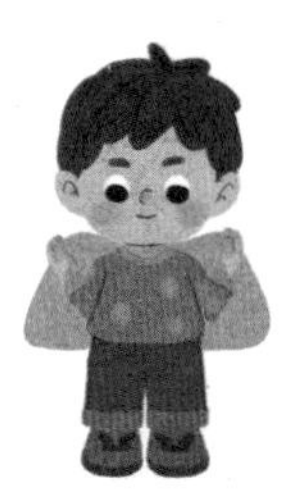

③

患儿能够把胳膊伸到另一个袖子中。

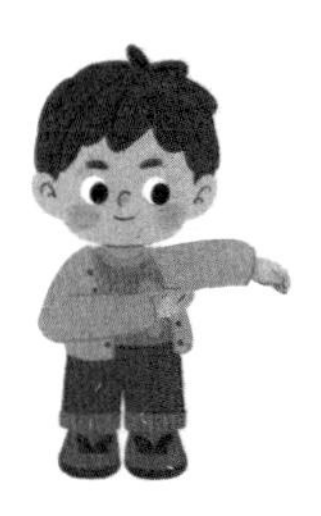

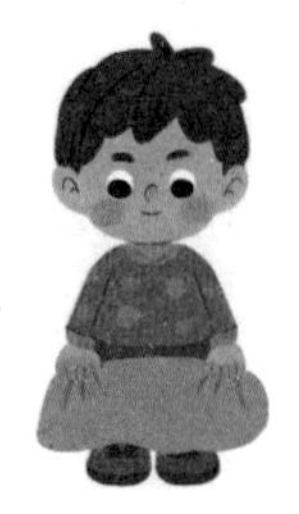

① 患儿用手抓牢外套。

② 患儿能够把胳膊伸到一个袖子中。

训练时长	
辅助情况	

穿 / 脱裤子

训练目标 通过逆向链锁教学，让患儿学会穿 / 脱裤子。

训练过程 对患儿说“穿裤子”或“脱裤子”，患儿能够独立脱下或穿上自己的裤子。最好使用宽松和很容易脱下的裤子（例如：运动裤）。

训练内容 参考示例步骤。

游戏步骤

脱裤子

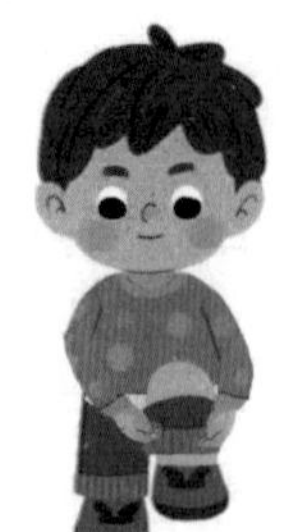

② 患儿把裤子从腰上褪下来。

③ 患儿从裤腿中抽出一条腿。

④ 患儿从裤腿中抽出另一条腿。

⑤ 患儿把裤子放好。

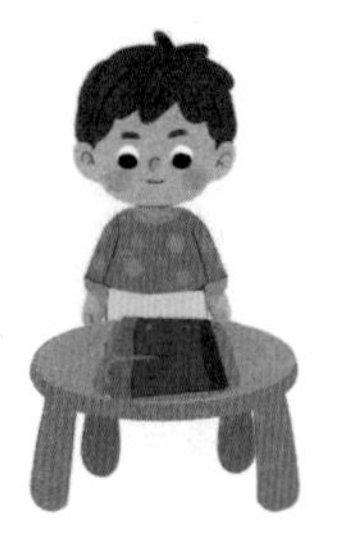

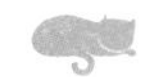

患儿把裤子的按扣（或拉链）解开。

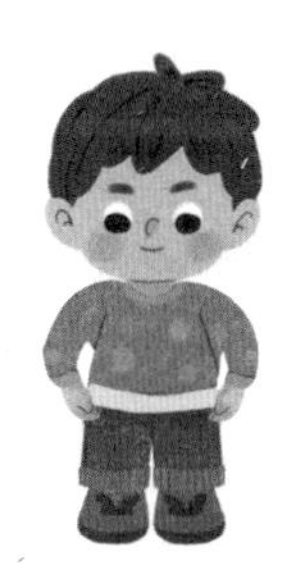

穿裤子

患儿用手把裤子撑开。

②

患儿把一条腿伸进第一只裤腿里面。

③

患儿把另一条腿伸进第二只裤腿里面。

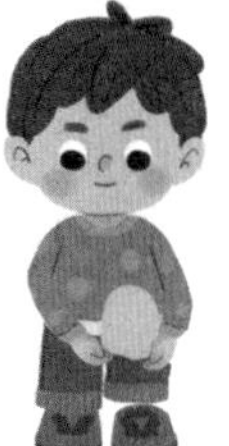

④

患儿将裤子提上去。

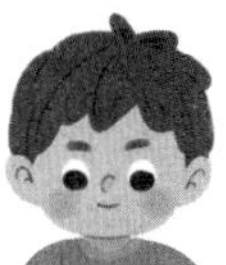

患儿扣上裤子的按扣（或拉上拉链）。

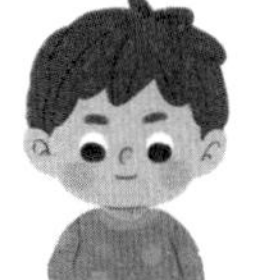

训练时长	
辅助情况	

游戏6 穿/脱袜子

训练目标 通过逆向链锁教学，让患儿学会穿/脱袜子。

训练过程 对患儿说“脱下袜子”或“穿上袜子”，患儿能够独立脱下或穿上自己的袜子。

训练内容 参考示例步骤。

游戏步骤

脱下袜子

④ 患儿先把脚后跟从第二只袜子里面抽出来，再把脚趾也抽出来。

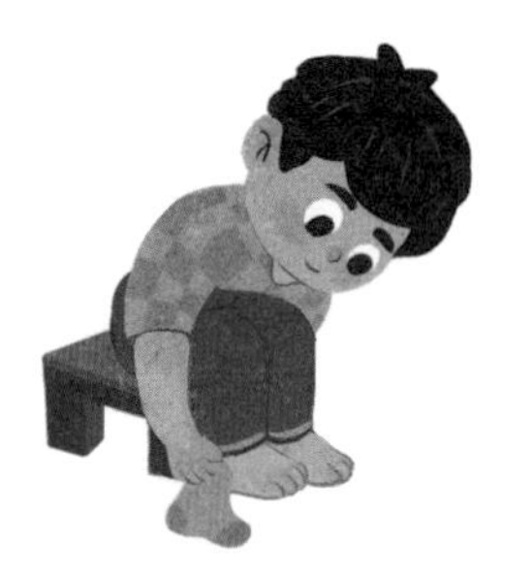

③ 患儿抓住第二只袜子，脱掉袜子的袜筒。

② 患儿先把脚后跟从第一只袜子里面抽出来，再把脚趾也抽出来。

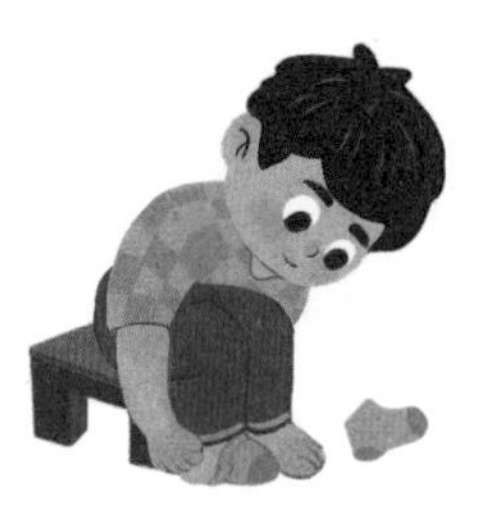

① 患儿抓住第一只袜子，脱掉袜子的袜筒。

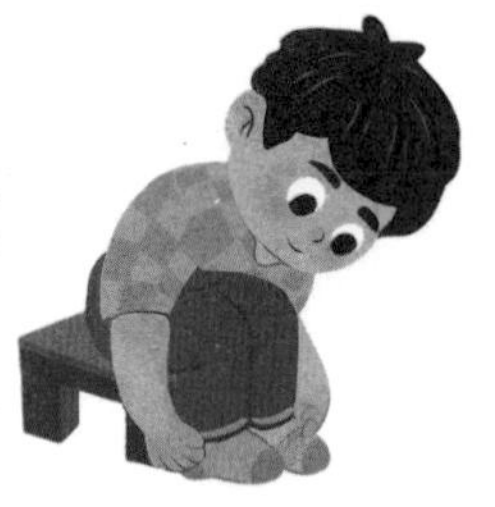

穿上袜子

⑥ 患儿把第二只袜子拉到脚踝处。

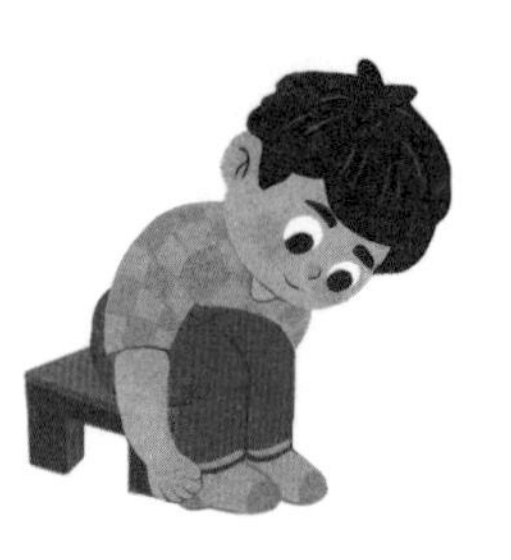

⑤ 患儿先把脚尖放进第二只袜子里面，再把脚后跟也放进去。

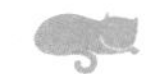

④

患儿把第二只袜子打开。

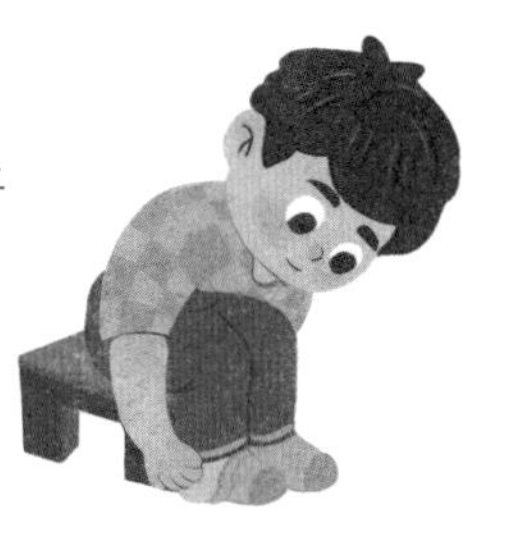

③

患儿把第一只袜子拉到脚踝处。

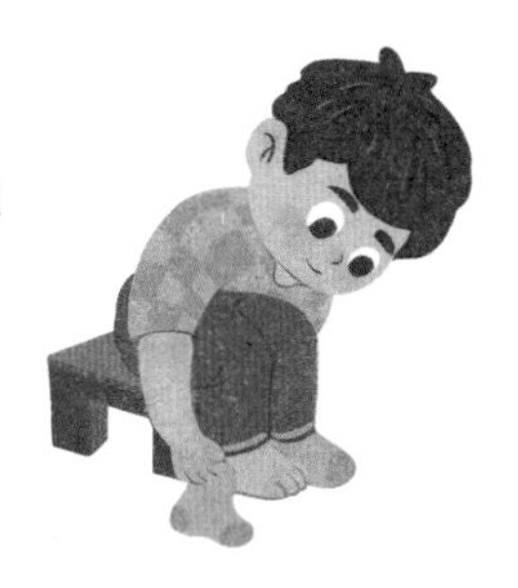

②

患儿先把脚尖放进第一只袜子里面，再把脚后跟也放进去。

①

患儿把第一只袜子打开。

专家建议	
训练时长	
辅助情况	

游戏 7 穿 / 脱鞋

训练目标 通过逆向链锁教学，让患儿学会穿 / 脱鞋。

训练过程 对患儿说“脱下鞋”或“穿上鞋”，患儿能够独立脱下或穿上自己的鞋。

训练内容 参考示例步骤。

游戏步骤

脱下袜子

④

患儿先把脚后跟从第二只鞋子里面抽出来，再把脚尖也抽出来。

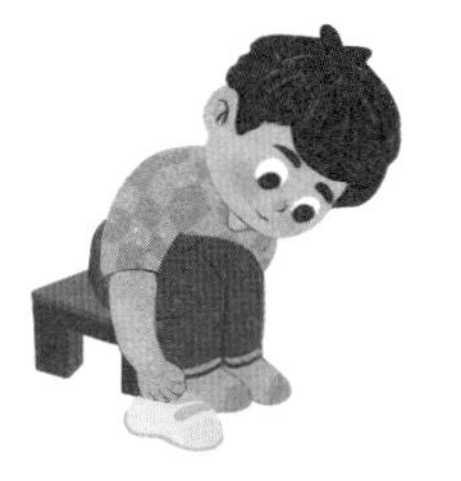

③

患儿解开第二只鞋子。

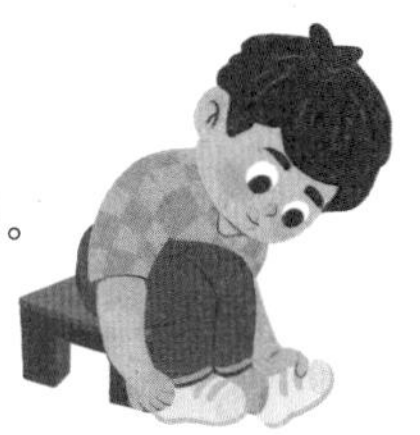

①

患儿解开第一只鞋子。

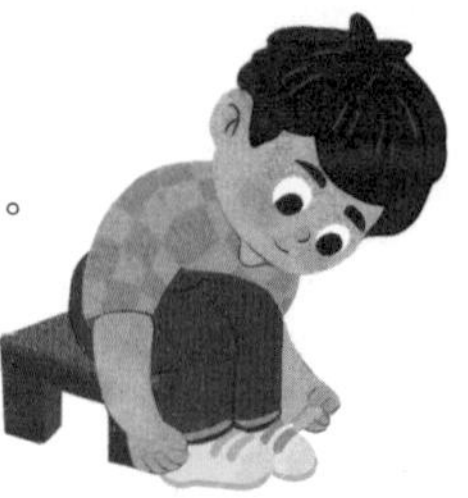

②

患儿先把脚后跟从第一只鞋子里面抽出来，再把脚尖也抽出来。

穿上鞋

③

患儿把第二只鞋子撑开。

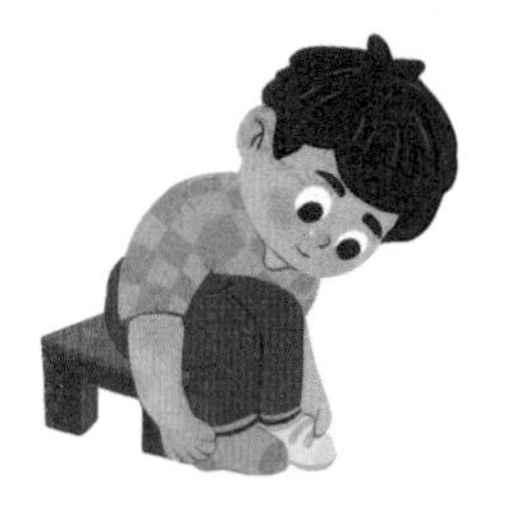

患儿先把脚尖放进第二只鞋子里面，再把脚后跟也放进去。

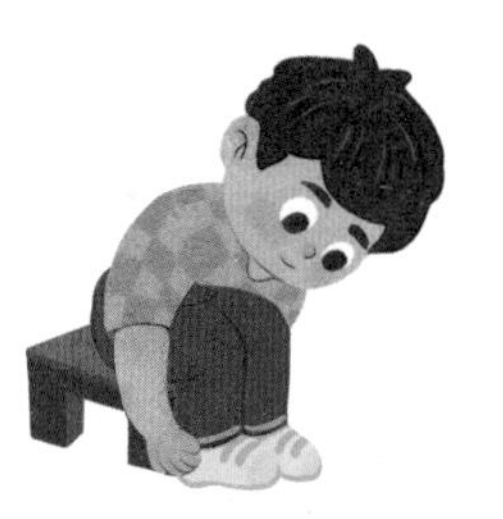

①

患儿把第一只鞋子撑开。

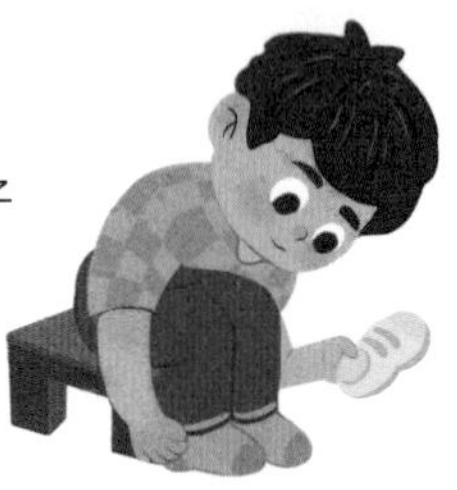

②

患儿先把脚尖放进第一只鞋子里面，再把脚后跟也放进去。

训练时长	
辅助情况	

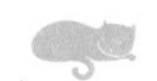

戴 / 摘帽子

训练目标 通过逆向链锁教学，患儿可以独立摘下帽子和戴上帽子。

训练过程 对患儿说“摘下帽子”或“戴上帽子”，患儿能够独立摘下或戴上自己的帽子。

训练内容 参考示例步骤。

游戏步骤

摘下帽子

① 患儿从头上摘下帽子。

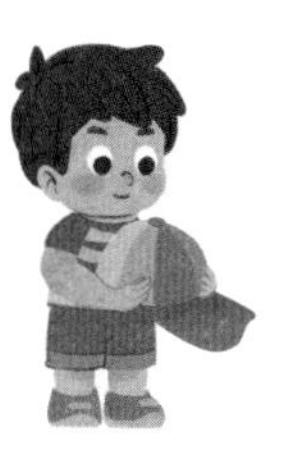

② 患儿把帽子挂起来。

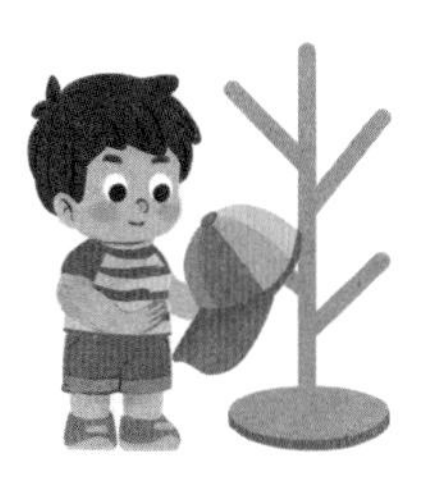

戴上帽子

① 拿起帽子。

② 用双手撑开帽子。

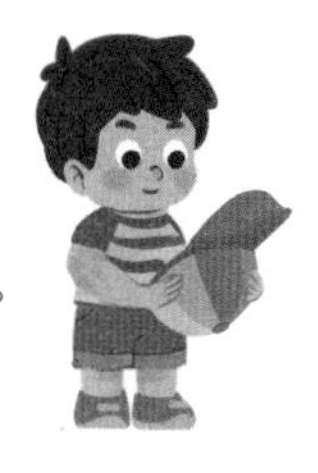

③ 举帽过头。

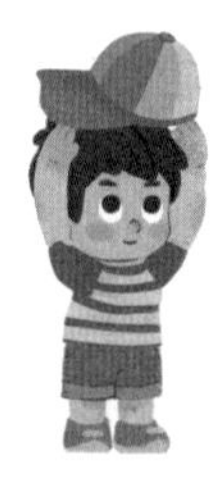

④ 戴上帽子并下拉。

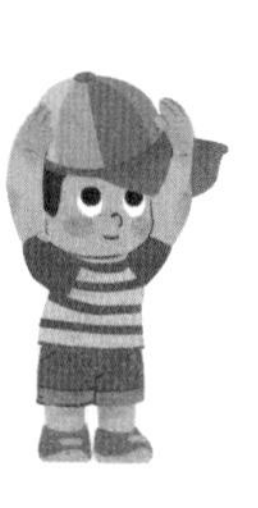

⑤ 戴好帽子。

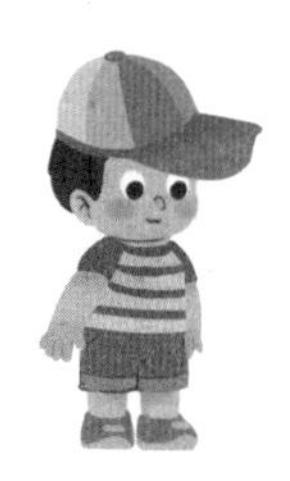

训练时长	
辅助情况	

游戏9 练习精细动作

训练目标 患儿能够完成精细动作。

训练过程 给患儿一件需要使用精细动作才能完成的器具，患儿能够独立完成一系列精细动作。

训练内容 用蜡笔在纸上做标记、把物体放在盒子里，拼图（一片，插图，方形边框），将积木插在积木板上，将东西递到另一只手上、把木钉插入手指插板，一页一页翻书、将衣夹放在晾衣绳上，在边框内着色；拉开拉锁包，用剪刀剪东西，堆积木，串珠子，将广口瓶盖拿下或盖上，用手指描线，挤胶水，拆包装，粗略仿画图形图案，在图上粘帖对应形状，折纸，剪图形，用衣夹夹物、钳形取物、精细仿画图形图案。

游戏步骤

① 拼图。

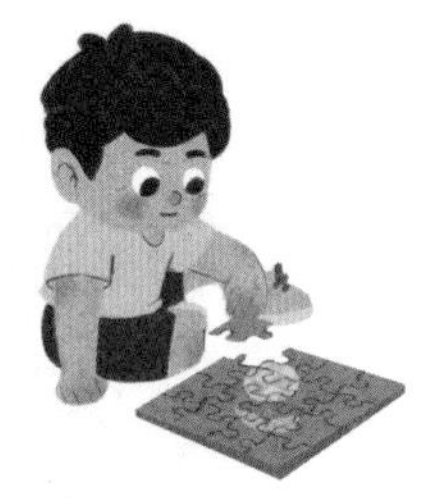

② 折纸。

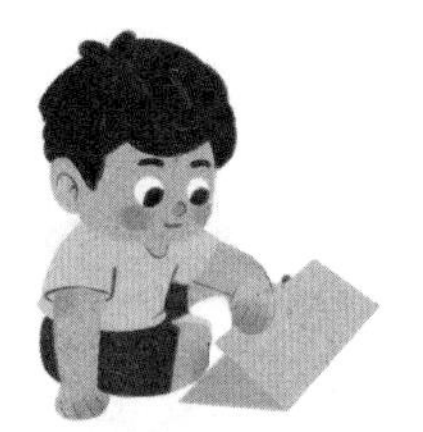

③ 翻书。

④ 将积木插在积木板上。

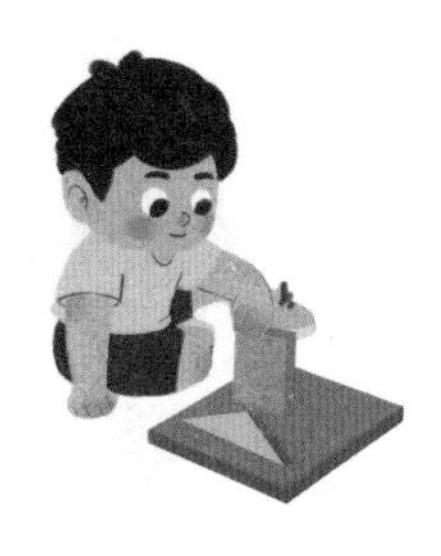

训练时长	
辅助情况	

游戏 10 练习粗大动作

训练目标 患儿能够完成粗大动作。

训练过程 给患儿一件需要使用粗大动作才能完成的器具，患儿能够独立完成一系列粗大动作。

训练内容 向前走 / 倒着走 / 侧着走，稳当地跑，爬行，侧翻，向前 / 后 / 下方跳，单 / 双脚跳，抛球 / 投球，滚球，接球，爬梯子，匍匐爬行，蹲下，走平衡木，骑三轮车，快步跑，单脚站稳，开合跳，踢滚动的球，拍球，抛接球，荡秋千，跳绳，骑自行车。

游戏步骤

① 拍球。

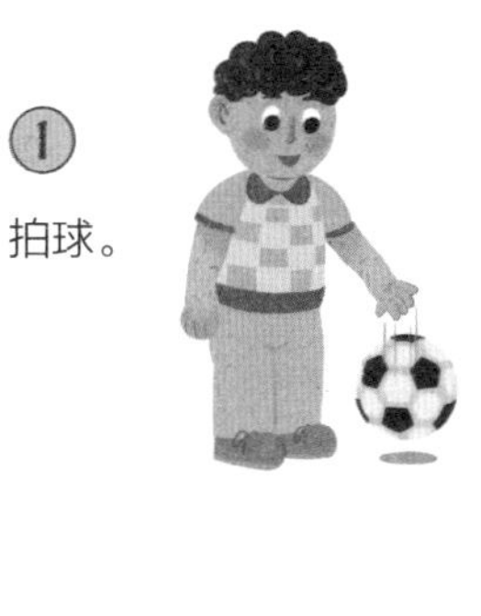

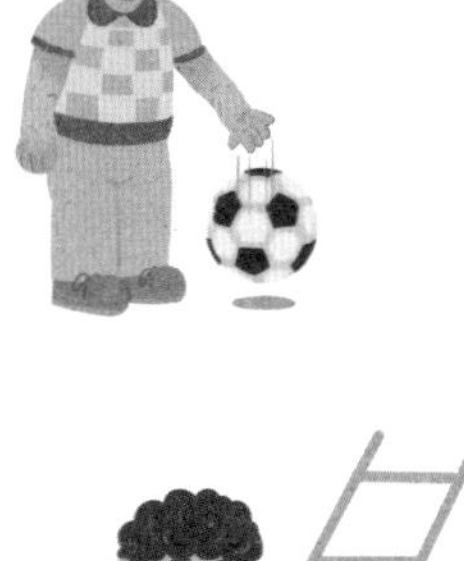

② 爬行。

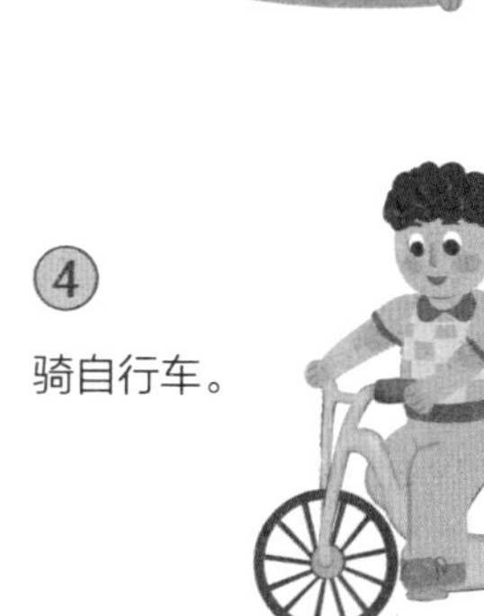

③ 爬梯子。

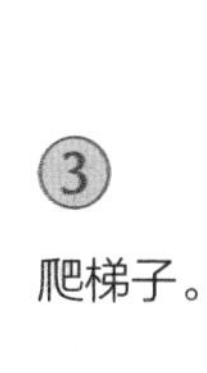

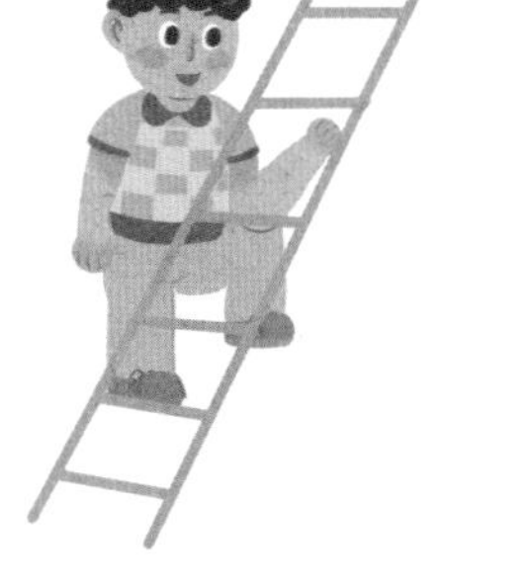

④ 骑自行车。

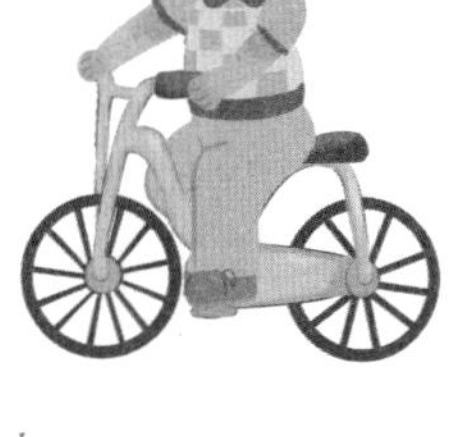

专家建议	
训练时长	
辅助情况	

用食指和拇指捏起小物品

训练目标 患儿能够用食指和拇指捏起小物品。

训练过程 设置一个要用到小物品的活动，患儿能够使用拇指和食指捏起小物品。

训练内容 把硬币放入存钱罐，在棋盘上放棋子，给灯箱换灯泡，串珠子，给包拉上拉链，在纸上写名字，用镊子/钳子捡起/分类小物品（如珠子、棉球、绒球）。

游戏步骤

① 把硬币放入存钱罐。

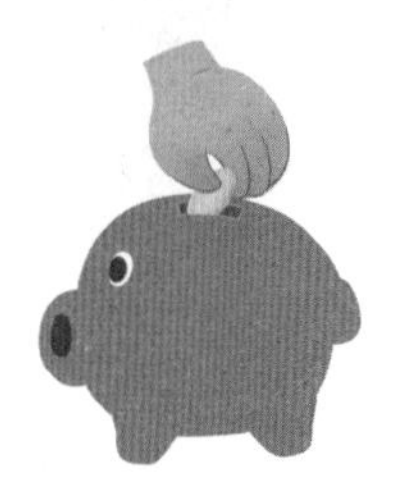

② 在棋盘上放棋子。

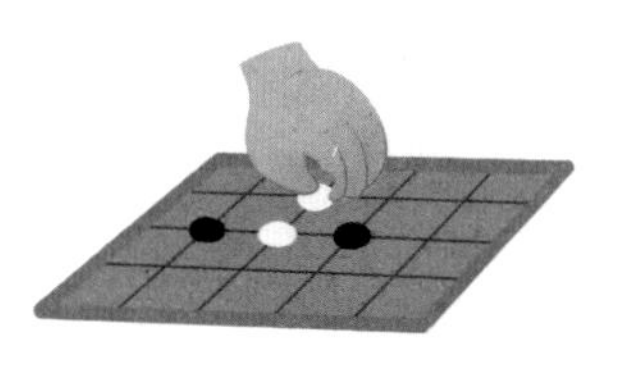

③ 给包拉上拉链。

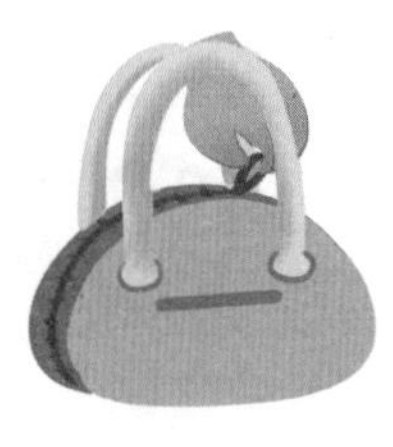

④ 用镊子捡起木珠。

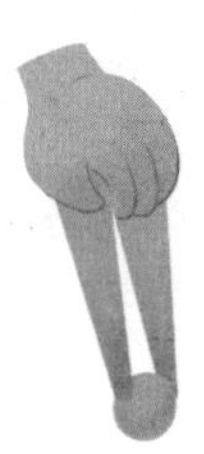

训练时长	
辅助情况	

游戏 12 洗脸和擦脸

训练目标 通过逆向链锁教学，患儿可以独立地洗脸和擦脸。

训练过程 让患儿站在洗漱池前，对患儿说“洗脸”，患儿能够独立洗脸和擦脸。

训练内容 参考示例步骤。

游戏步骤

⑫ 把毛巾放回原处。

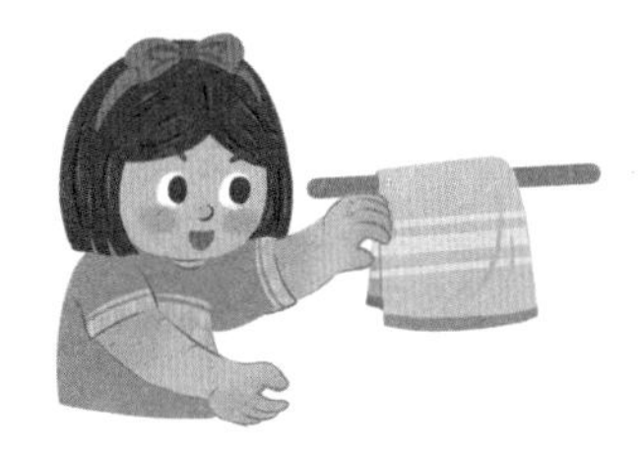

⑪ 用毛巾擦嘴和下巴。

⑩ 用毛巾擦干一边的脸（从鼻子擦向脸颊），然后擦干另一边的脸（从鼻子擦向脸颊）。

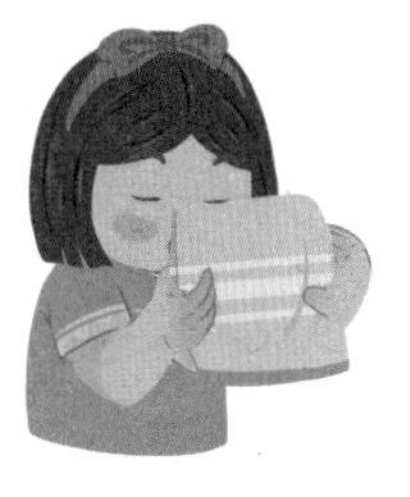

⑨ 拿起毛巾，擦干额头。

⑧ 关闭水龙头。

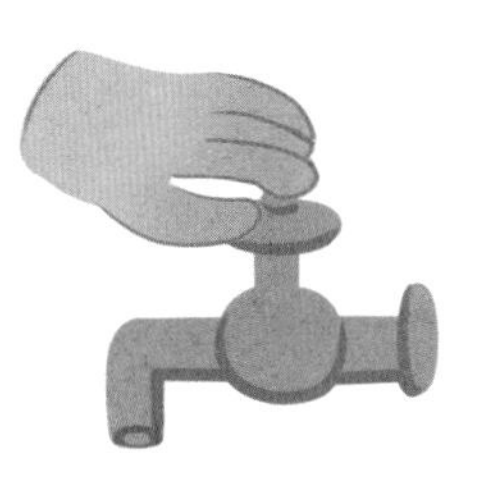

⑦ 用湿手洗干净脸上的泡沫。

⑥ 在水里把手洗干净。

⑤ 用打了香皂的手搓洗嘴和下巴。

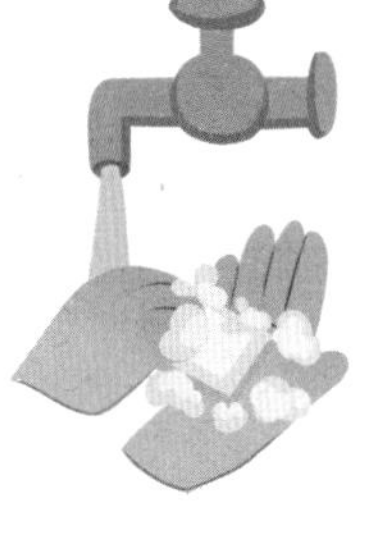

④ 用沾香皂的手搓一边的脸（从鼻子擦向脸颊），然后搓另一边的脸（从鼻子擦向脸颊）。

用沾香皂的手搓洗前额。

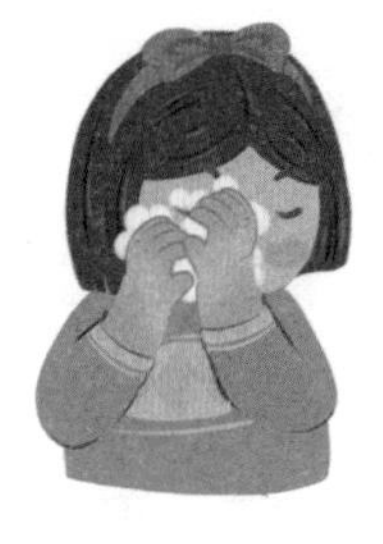

②

用双手搓香皂。

①

打开水龙头，拿起香皂。

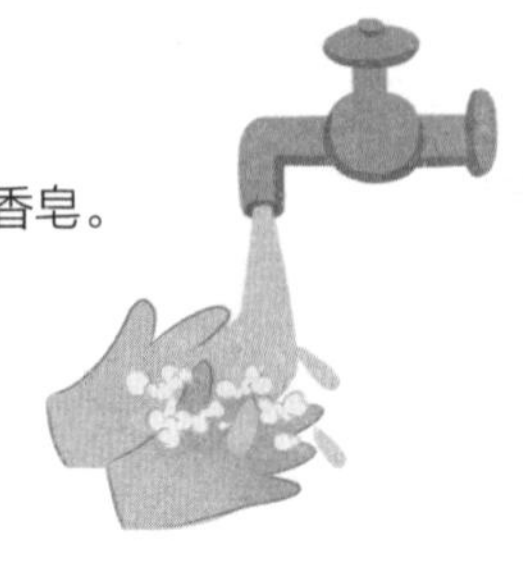

训练时长	
辅助情况	

游戏13 洗手和擦手

训练目标　通过逆向链锁教学，患儿可以独立地洗手和擦手。

训练过程　让患儿站在洗漱池前，对患儿说“洗手”，患儿能够独立洗手和擦手。

训练内容　参考示例步骤。

游戏步骤

扔掉纸巾或将毛巾放回原处。

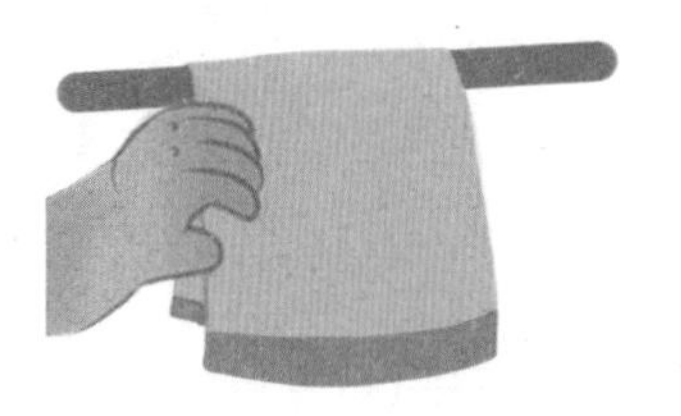

拿起纸巾或毛巾擦干手。

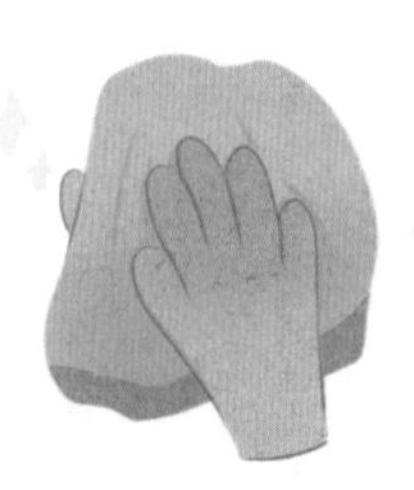

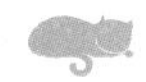

关闭水龙头。

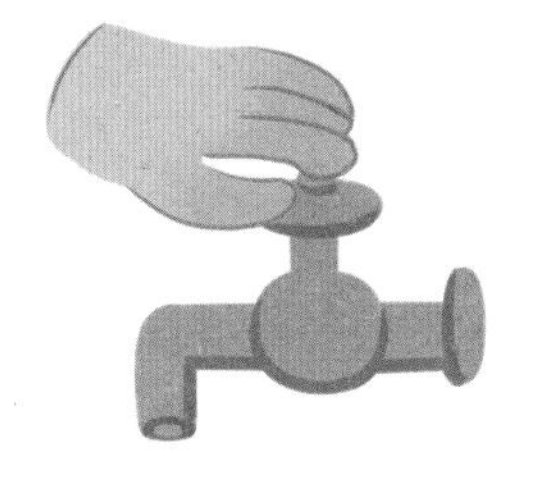

用水把手洗干净。

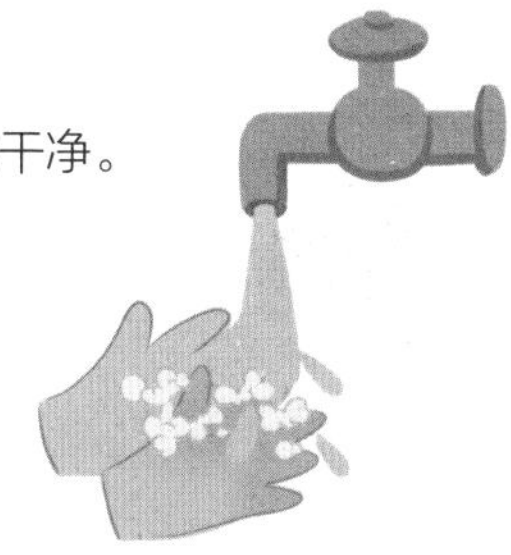

拿起香皂，在手上打香皂。

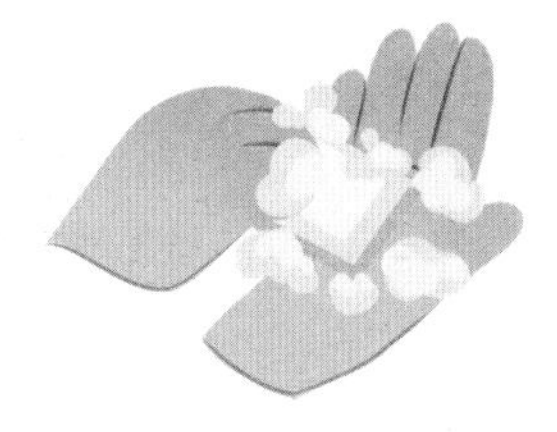

①

打开水龙头，冲洗双手。

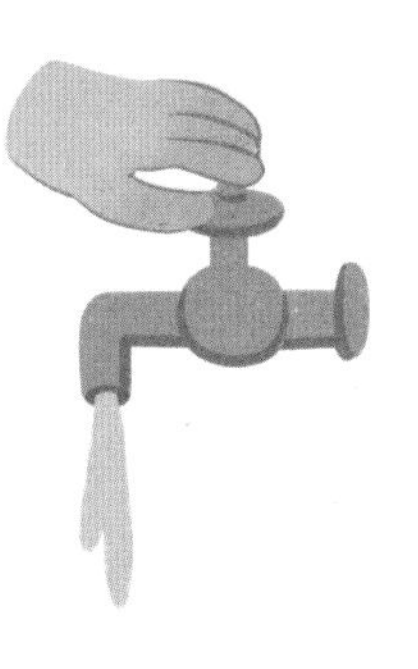

训练时长	
辅助情况	

大便后擦干净

训练目标 通过逆向链锁教学，患儿会在大便后擦干净。

训练过程 向患儿说“擦擦屁股”时，患儿能够在大便后把屁股擦干净。

训练内容 参考示例步骤。

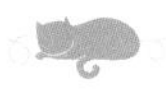

游戏步骤

⑪ 冲马桶。

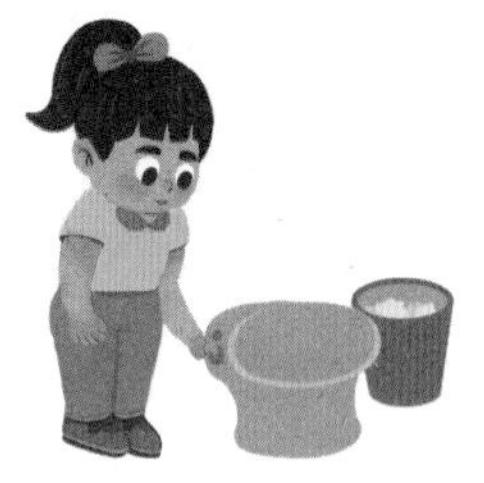

⑩ 将卫生纸扔进垃圾桶里。

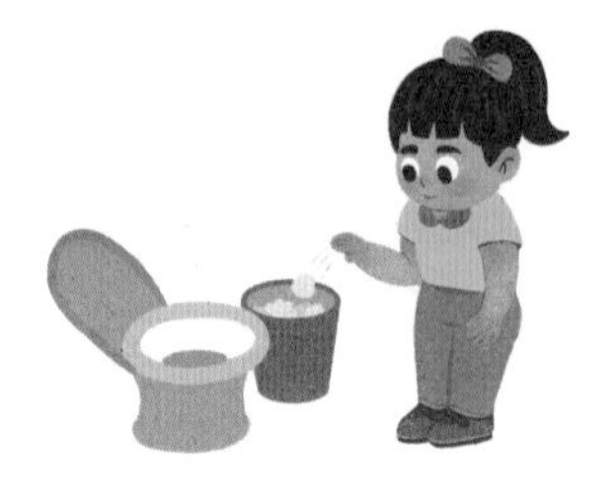

⑨ 用惯用手第三次从前向后擦。

⑧ 用惯用手第二次从前向后擦。

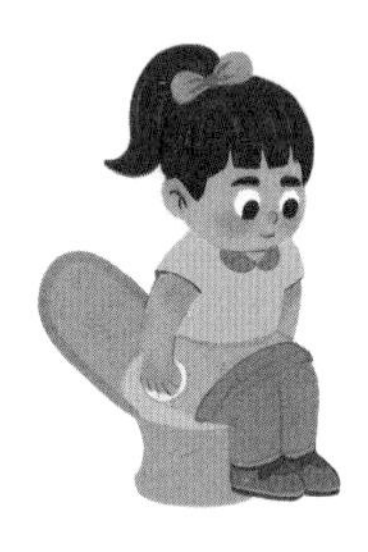

⑦ 从卷纸上撕下卫生纸。

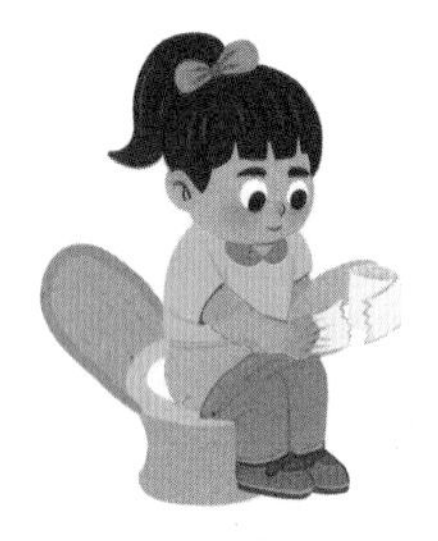

⑥ 将卫生纸扔进垃圾桶里。

⑤ 用惯用手从前向后擦。

④ 用惯用手拿着卫生纸。

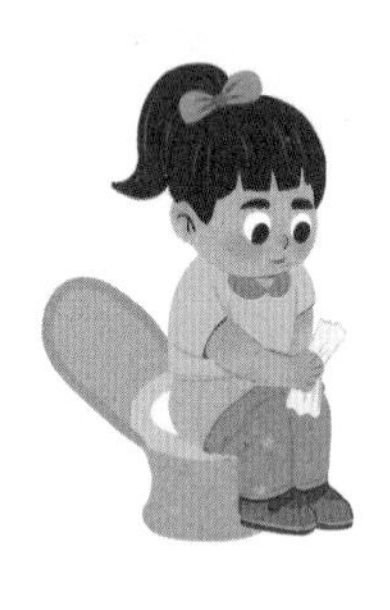

③ 折叠卫生纸。

② 当拿着卫生纸一端的时候，患儿会从卷纸上撕下卫生纸。

① 将卫生纸拿到膝盖处。

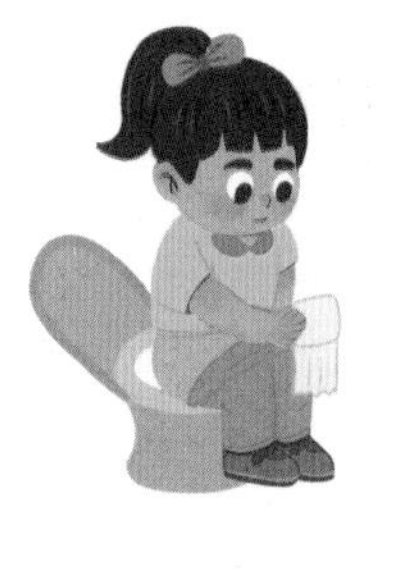

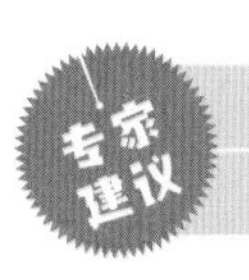

训练时长	
辅助情况	

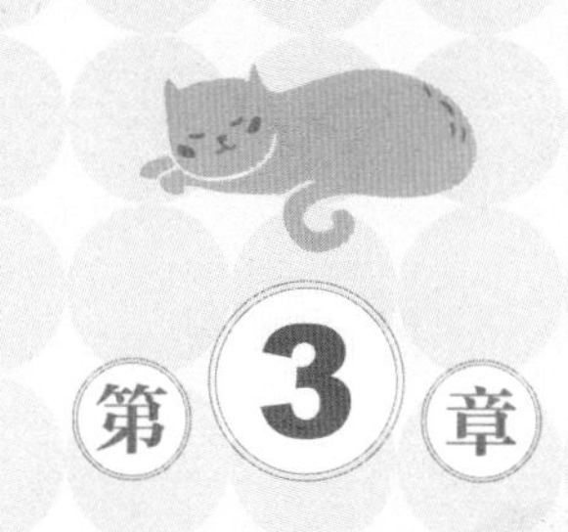

第3章 适应能力初级训练

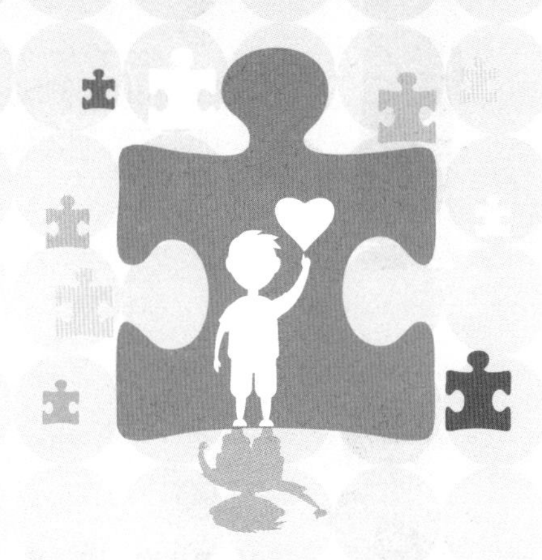

游戏15 拉开衣服拉链

训练目标　患儿可以独立拉开衣服拉链。

训练过程　给患儿一件带拉链的外套，并说“拉开拉链”，患儿将独立拉开外套拉链。

训练内容　参考示例步骤。

游戏步骤

①患儿用他们的非惯用手抓住外套的下端。

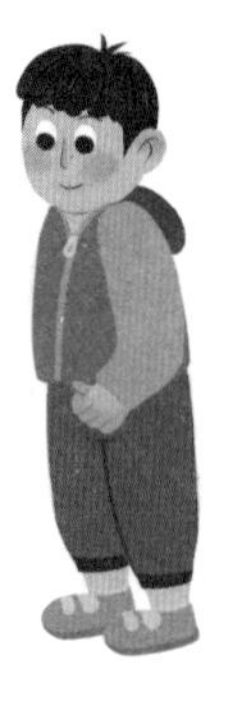

②患儿用他们的惯用手抓住拉链的拉头。

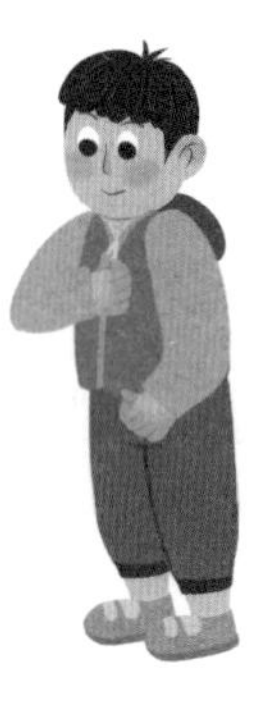

③患儿拉住拉头拉开拉链。

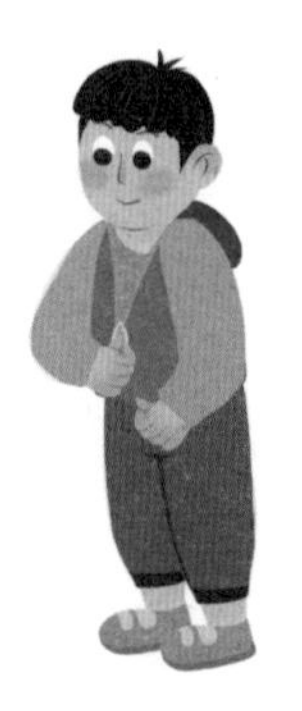

④患儿把拉链一侧从拉链的咬合器中取出。

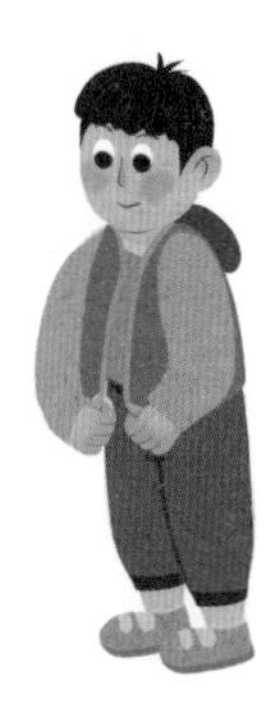

专家建议	
训练时长	
辅助情况	

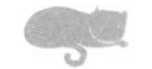

系扣子和解扣子

训练目标 通过逆向链锁教学，患儿可以系衣服纽扣和解开衣服纽扣，并会处理其他带纽扣的物品。

训练过程 分别向患儿呈现一件需要系扣的物品和一件需要解扣子的物品，并说“系扣子”或“解扣子”，患儿将独立系上或解开纽扣。

训练内容 参考示例步骤。

游戏步骤

系扣子

④

患儿系好全部纽扣。

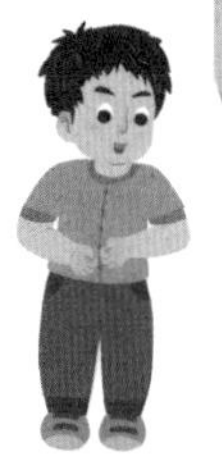

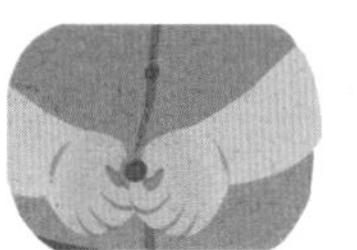

③

患儿推动纽扣，开始扣下一个纽扣。

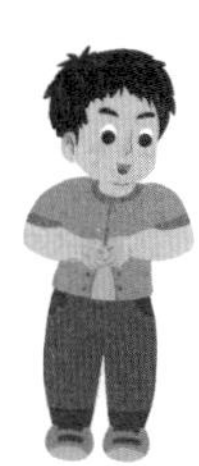

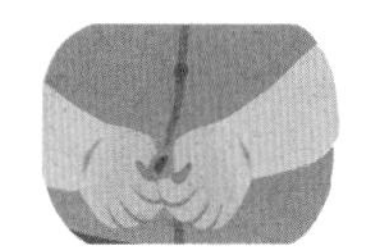

②

患儿将一个纽扣对准纽扣眼的下方，推动纽扣穿过纽扣眼。

①

将所有纽扣排列对齐。

解扣子

③

患儿解开全部纽扣。

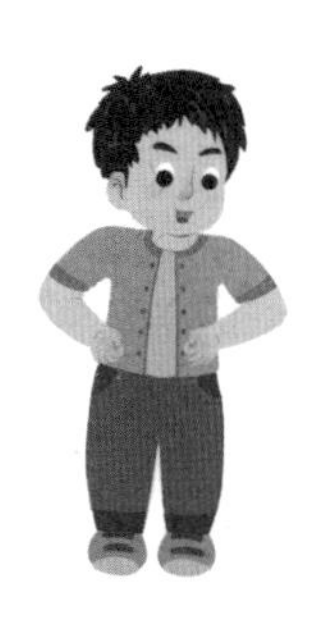

②

患儿解开两个纽扣。

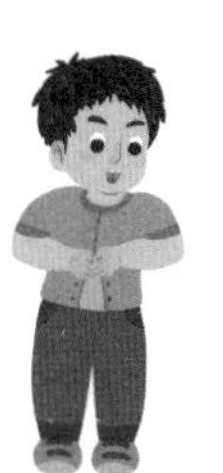

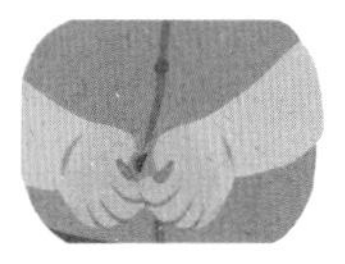

①

患儿将一个纽扣推至扣眼处，准备解开。

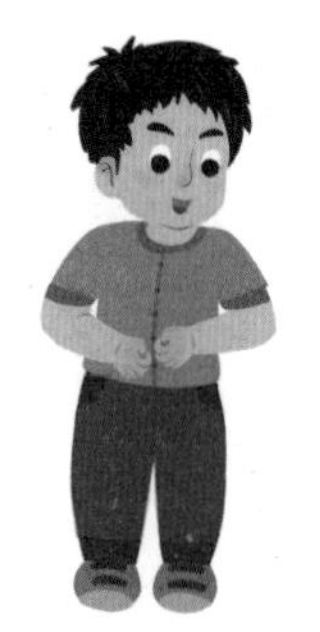

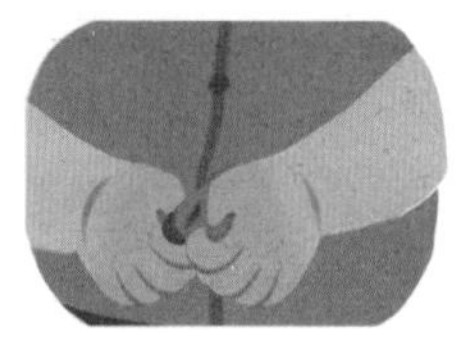

训练时长	
辅助情况	

摘手套和戴手套

训练目标 通过逆向链锁教学，患儿可以独立地戴手套和摘手套。

训练过程 当对患儿说“摘掉手套”或“戴上手套”时，患儿就能够独立摘掉或戴上自己的手套。

训练内容 参考示例步骤。

游戏步骤

摘掉手套

⑥

通过使用惯用手，患儿将非惯用手上的手套脱了下来。

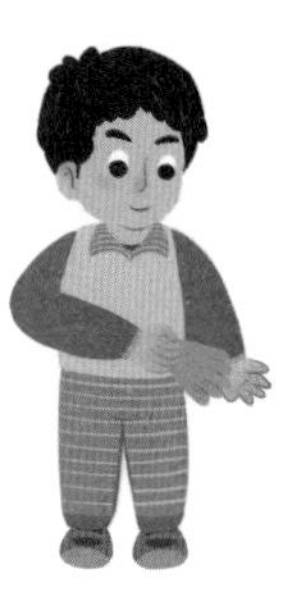

⑤

患儿张开自己的非惯用手。

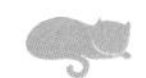

患儿将自己非惯用手的大拇指伸进惯用手所戴的手套内。

②

患儿张开自己的惯用手。

③

通过使用非惯用手，患儿将手套脱了下来。

患儿将自己惯用手的大拇指伸进非惯用手所戴的手套内。

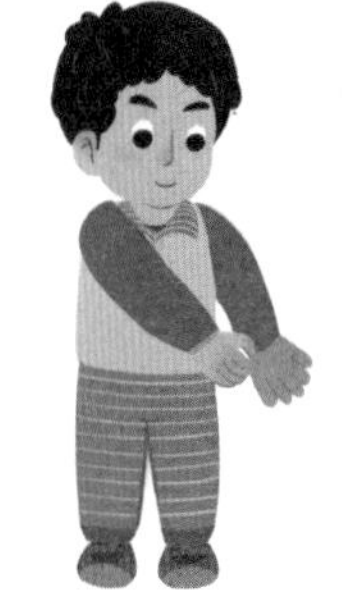

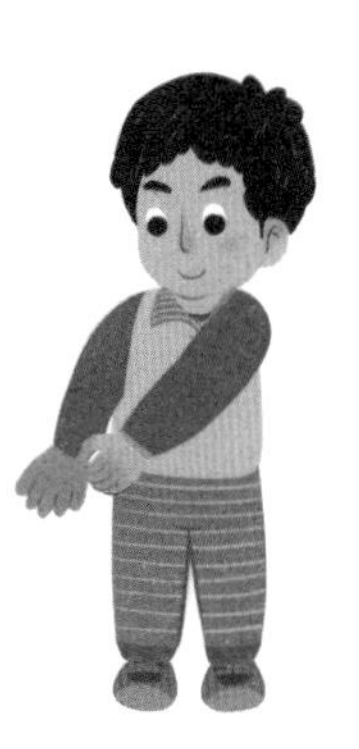

戴上手套

拿起第一只手套。

拿着手套，将其展开。

将手伸进手套内，同时将手套往手臂方向拉。

将手指头逐一伸进手套的指套里，调整手上的手套。

用戴好手套的手拿起另一只手套。

拿着手套，将其展开。

将没有戴手套的手伸进手套内，同时用戴好手套的手将手套往手臂方向拉。

将手指头逐一伸进手套的指套里，调整手上的手套。

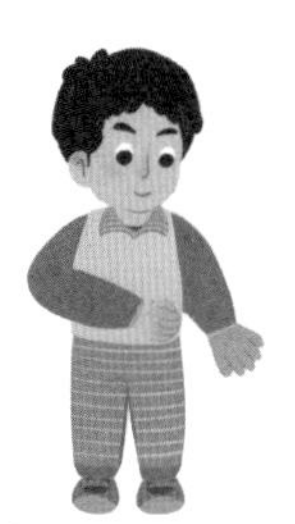

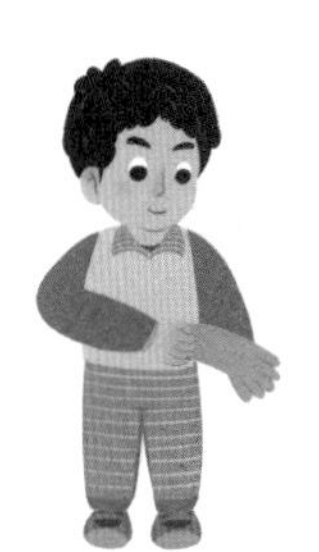

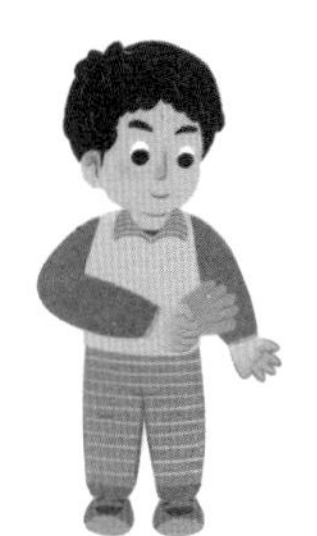

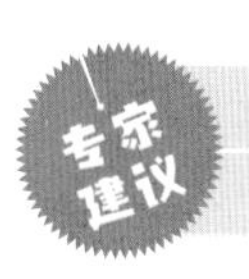

训练时长	
辅助情况	

使用按扣

训练目标 通过逆向链锁教学，患儿可以独立使用按扣。

训练过程 对患儿说“掀开按扣”或“扣上按扣”时，患儿就能够独立掀开或扣上自己的按扣。

训练内容 参考示例步骤。

游戏步骤

掀开按扣

将附有按扣上扣的物品一端向上拉。

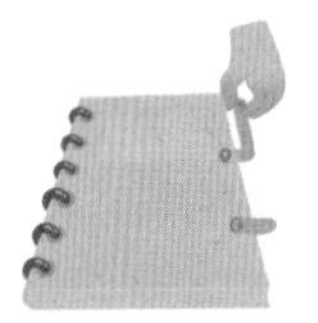

压住附有按扣底座的物品一端。

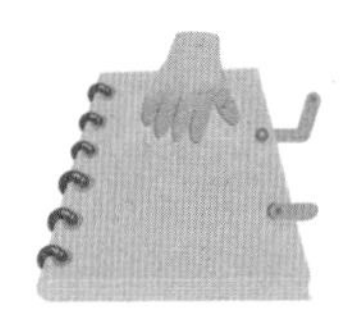

①

抓住钉有按扣的物品的两端。

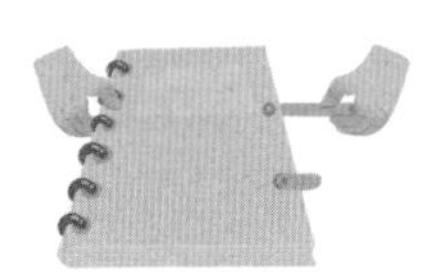

扣上按扣

用力按压让按扣合上。

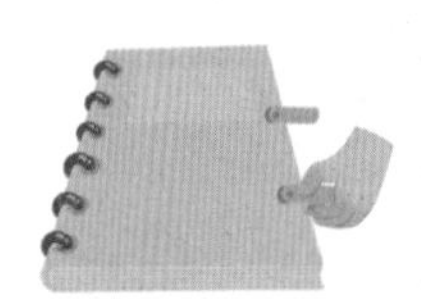

②

将所有按扣都一一对齐。

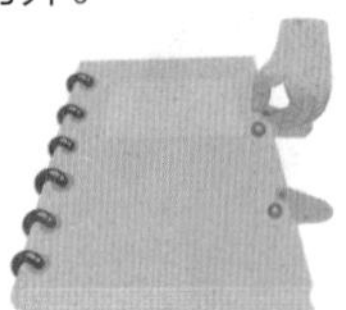

①

拿稳钉有按扣上扣和底座的两端。

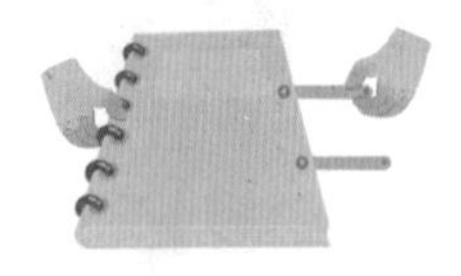

专家建议	
训练时长	
辅助情况	

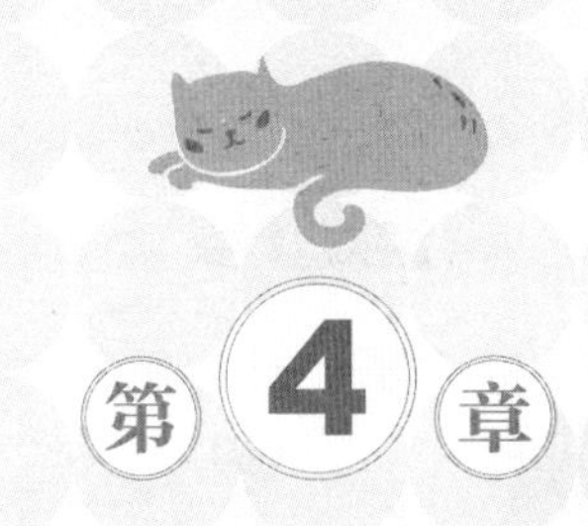

第4章 适应能力中级训练

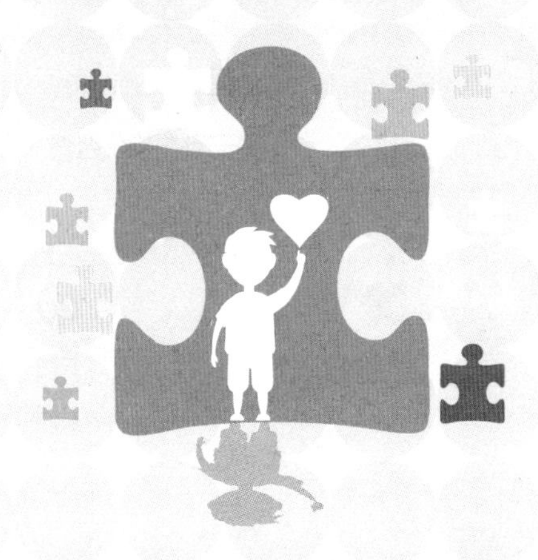

游戏19 洗澡：擦干

训练目标 通过逆向链锁教学，患儿洗澡后可以自己擦干。

训练过程 除了最后一步，辅助患儿完成剩下的所有步骤。

训练内容 参考示例步骤。

游戏步骤

⑩ 悬挂使毛巾晾干。

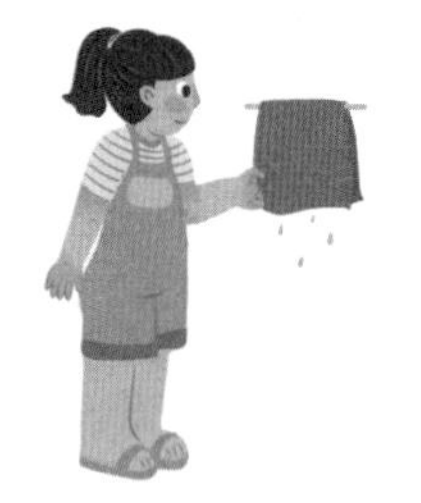

⑨ 用毛巾擦干头发。

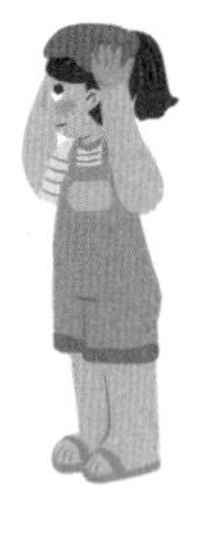

⑧ 用毛巾左右移动，擦干后背。

⑦ 把毛巾搭在后背，用手抓住。

⑥ 擦脸和脖子。

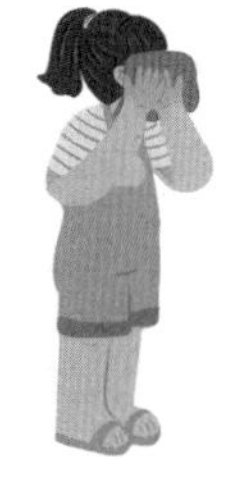

⑤ 擦肚子和胸部。

④ 用毛巾擦手臂和手。

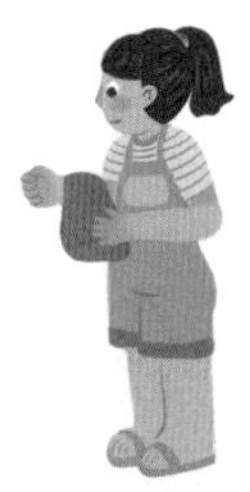

③ 用毛巾擦腿和脚。

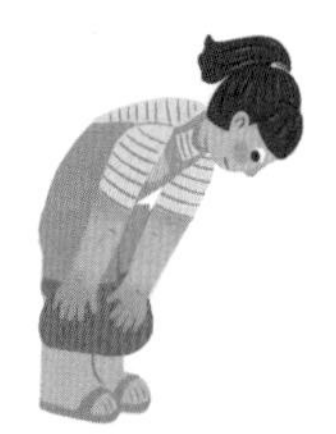

② 两只手打开毛巾。

① 惯用手拿毛巾。

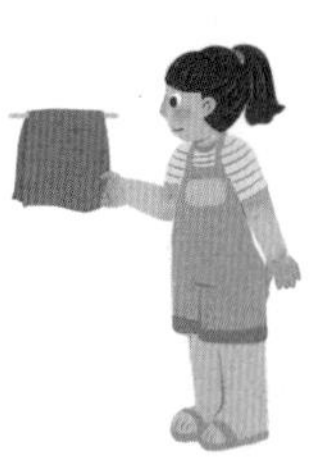

专家建议	
训练时长	
辅助情况	

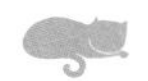

游戏20 洗澡：冲洗

训练目标 通过逆向链锁教学，患儿可以自己洗澡。

训练过程 当对患儿说“该洗澡了”时，患儿便去独立洗澡。

训练内容 参考示例步骤。

游戏步骤

⑰ 走出浴缸。

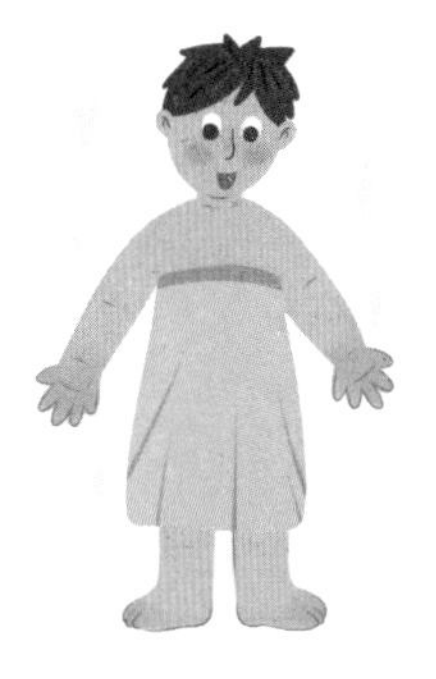

⑯ 打开排水口。

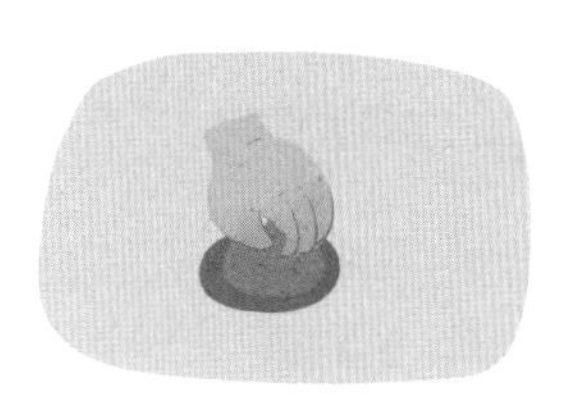

⑮ 可选择使用护发素。

⑭ 冲洗干净头发。

⑬ 揉搓头发。

⑫ 拿出洗发水，将洗发水喷到头上。

⑪ 冲洗身体。

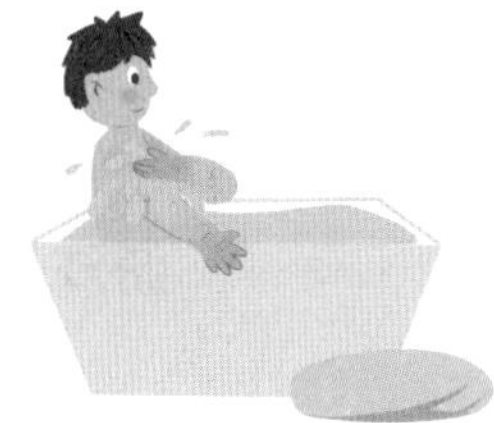

⑩ 使用沐浴露，洗后背。

⑨ 使用沐浴露，洗面部和颈部。

⑧ 使用沐浴露，洗肚子和胸部。

⑦ 使用沐浴露，洗手臂和手。

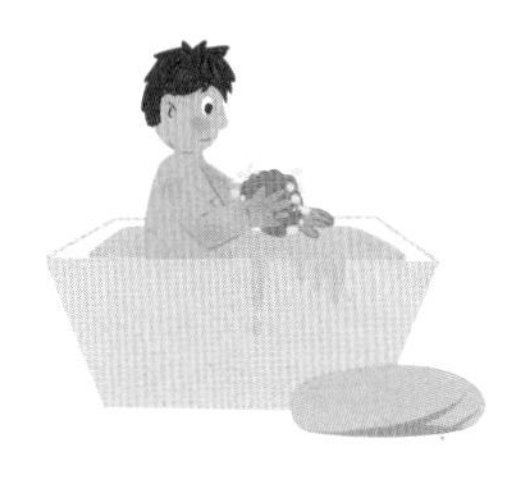

⑥

使用沐浴露，洗腿和脚。

⑤

准备沐浴露和毛巾。

④

脱掉衣服，
进入浴缸。

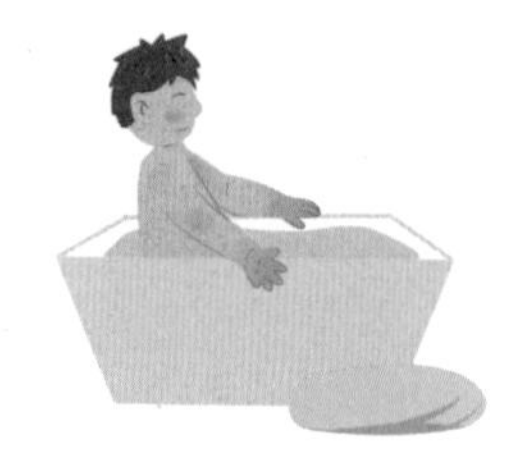

③

等待浴缸的水到一定水位。

②

打开水龙头，
调整水温。

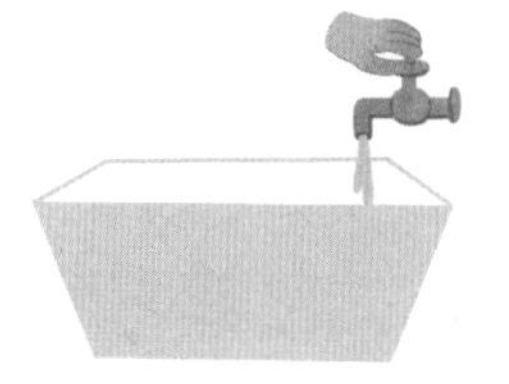

①

关闭浴缸里的排水。

专家建议	
训练时长	
辅助情况	

游戏21 梳头发

训练目标 通过逆向链锁教学，患儿可以自己梳头发。

训练过程 当对患儿说“该梳头了”时，患儿便去独立梳头发。

训练内容 参考示例步骤。

游戏步骤

⑦

放回梳子。

⑥

患儿梳理全部头发确保头发顺畅。

⑤

患儿从前往后梳头发。

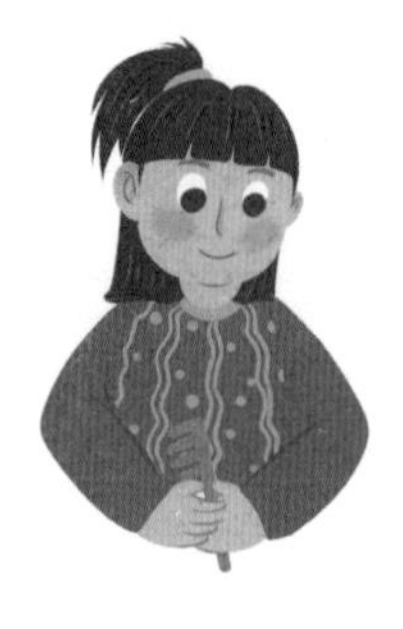

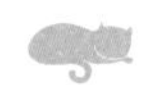

④

患儿梳后面头发。

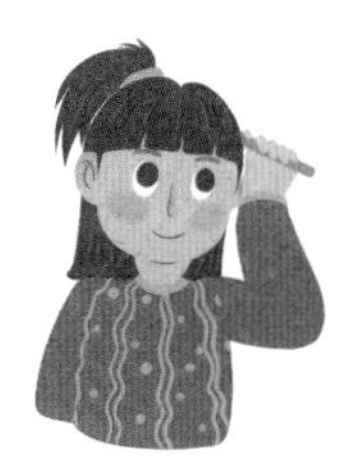

③

患儿梳左面的头发。

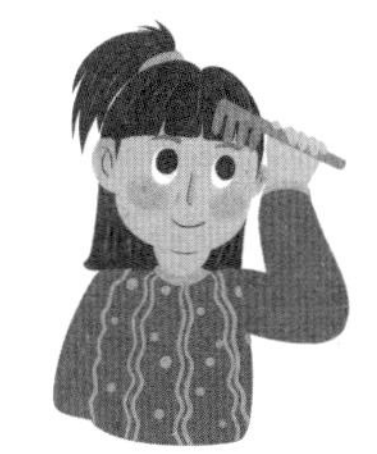

②

患儿梳右面的头发。

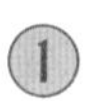

患儿检查梳子。

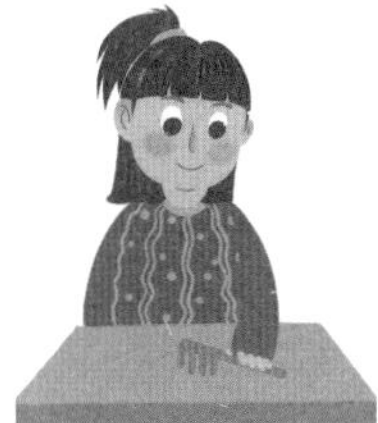

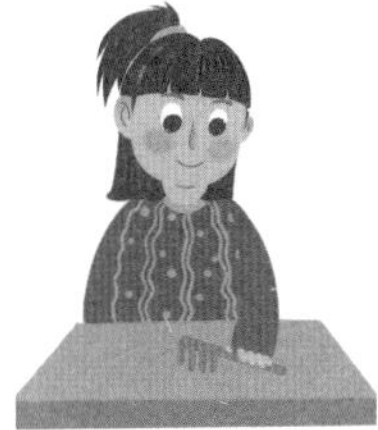

训练时长	
辅助情况	

刷牙

训练目标 通过逆向链锁教学，患儿可以自己刷牙。

训练过程 当对患儿说“该刷牙了”时，患儿便去独立用牙刷刷牙。

训练内容 参考示例步骤。

游戏步骤

⑮

拿走牙刷和牙膏。

⑭

关闭水龙头。

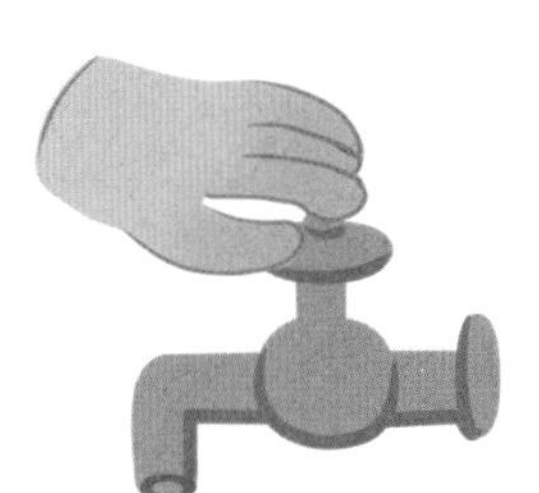

⑬

冲洗牙刷和杯子。

⑫

将杯子里的水倒进水槽里。

⑪

用清水漱口并吐出去。

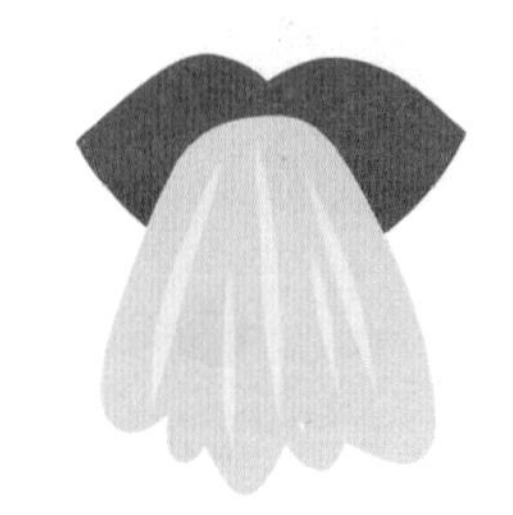

⑩

打开水龙头，拿杯子并装满水。

⑨

刷左上角 30 度的牙齿，将泡沫吐出来。

⑧

刷左下角 30 度的牙齿，将泡沫吐出来。

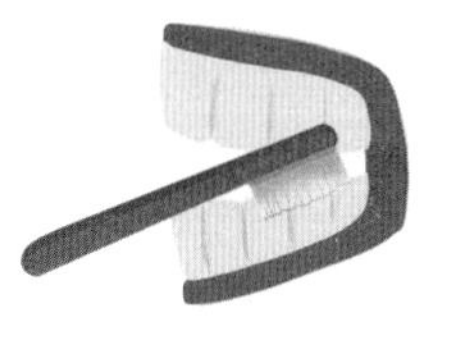

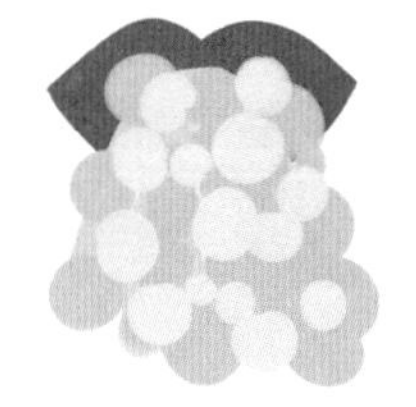

⑦

刷右上角 30 度的牙齿，将泡沫吐出来。

⑥

刷右下角 30 度的牙齿，将泡沫吐出来。

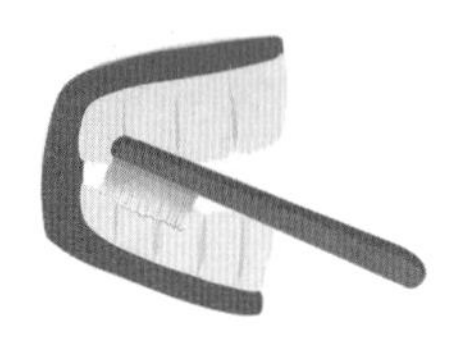

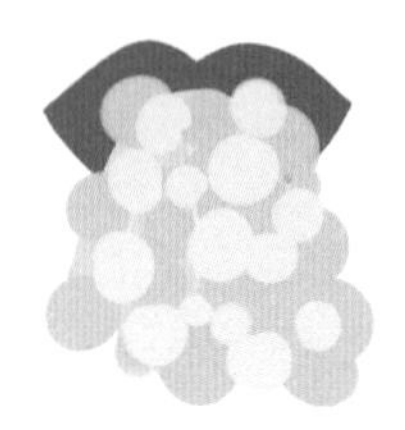

⑤

把牙刷放在嘴里。

④

盖上牙膏盖。

③

将牙膏挤在牙刷上。

②

拿出牙膏并打开。

①

拿出牙刷。

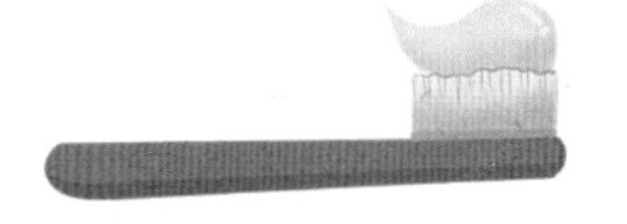

训练时长	
辅助情况	

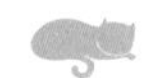

系鞋带

训练目标　通过逆向链锁教学，患儿可以独立自己系鞋带。

训练过程　当对患儿说“该系鞋带了”时，患儿将独立给自己系鞋带。

训练内容　参考示例步骤。

游戏步骤

⑥ 最后打结。

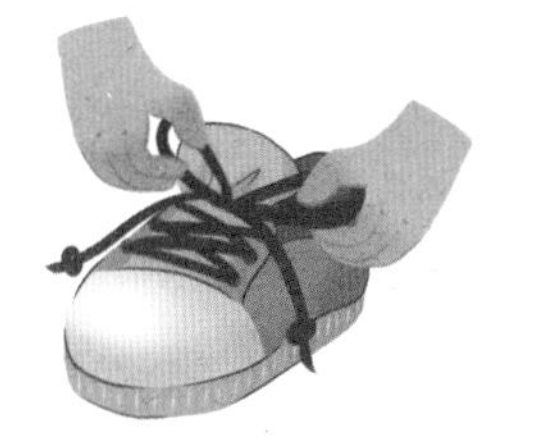

⑤ 两个线头分别打圈。

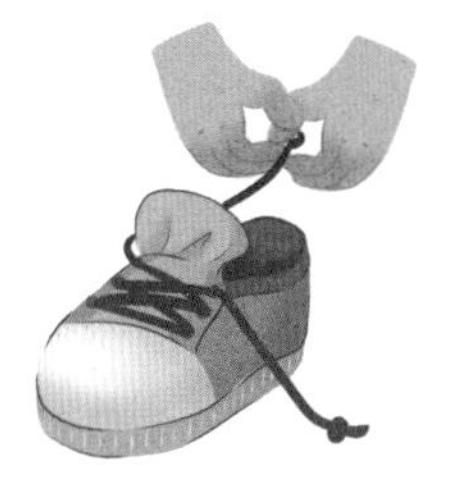

④ 交叉鞋带，将鞋带水平拉直，然后调整松紧。

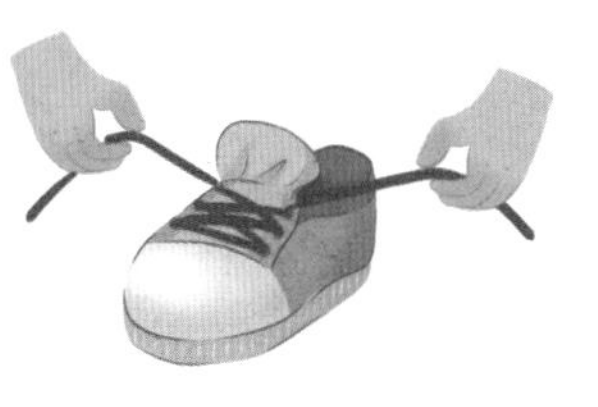

③ 将穿过的鞋带孔的两个线头都向上级的孔穿插。

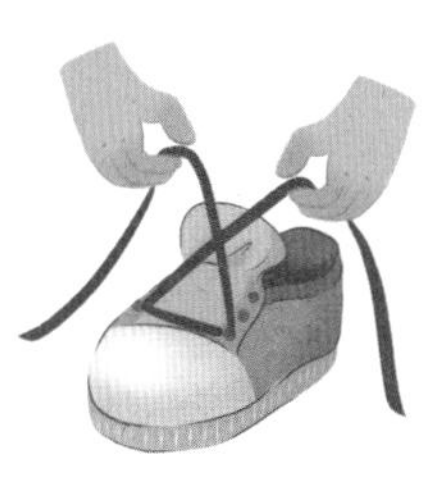

② 将鞋带的一头穿过第一排鞋孔。

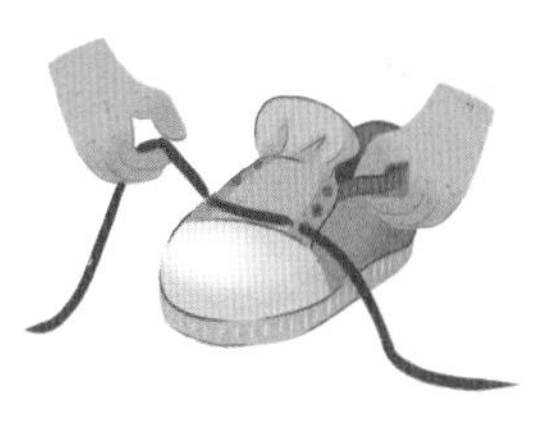

① 将整根鞋带拉直。

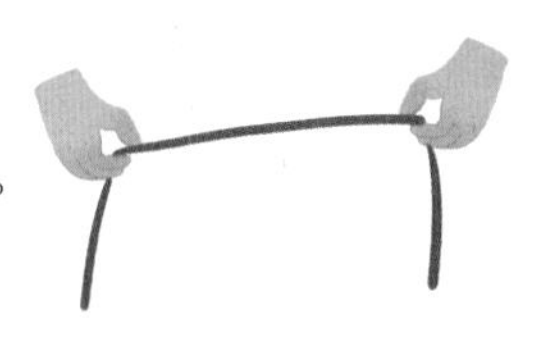

训练时长	
辅助情况	

游戏24 系上和解开安全带

训练目标 患儿可以独立系上或解开安全带。

训练过程 当对患儿说“系好安全带”或“解开安全带”时，患儿就能够独立系上或解开自己的安全带。

训练内容 参考示例步骤。

游戏步骤

系上安全带

① 患儿坐在座位上。

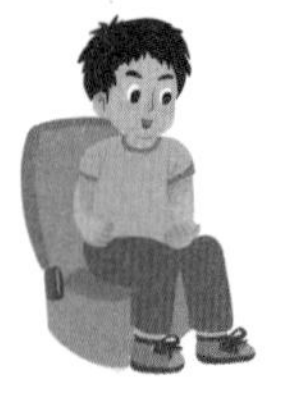

② 患儿将安全带拉出。

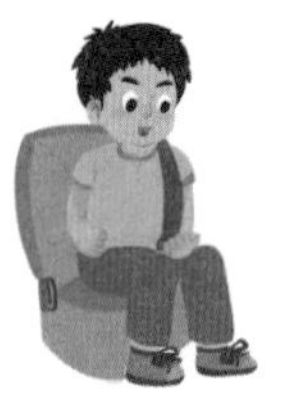

③ 患儿将安全带拉到肚脐处。

④ 患儿继续拉安全带直至能够到锁扣。

⑤ 患儿抓住锁扣。

⑥ 患儿把安全带插到锁扣中。

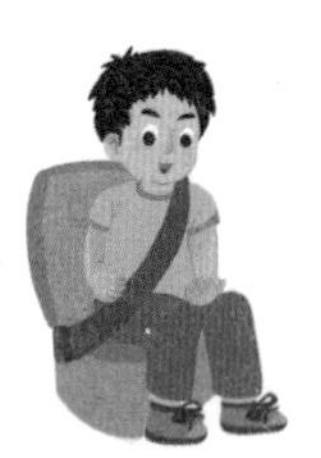

解开安全带

① 患儿握住锁扣。

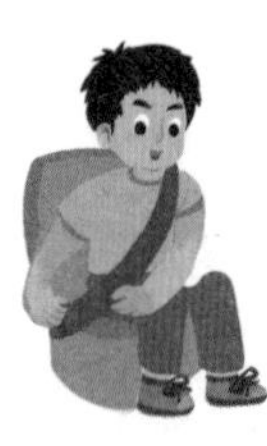

② 患儿按下红色释放按钮，直到安全带解开。

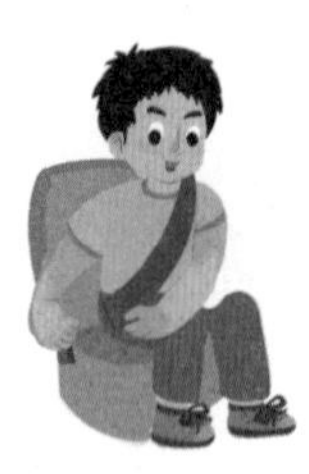

③ 患儿把安全带放回原处。

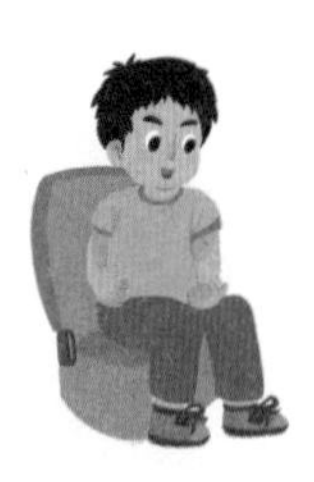

训练时长	
辅助情况	

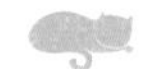

游戏25 打开和合上钱包的拉链

训练目标 患儿可以独立打开和合上钱包的拉链。

训练过程 对患儿说“打开钱包的拉链”或“合上钱包的拉链”，患儿能够独立打开或合上钱包的拉链。

训练内容 参考示例步骤。

游戏步骤

打开钱包的拉锁

① 患儿拿起带拉链的钱包。

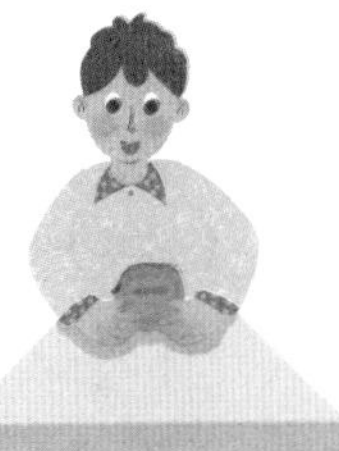

② 患儿使用拇指与食指捏住拉链扣。

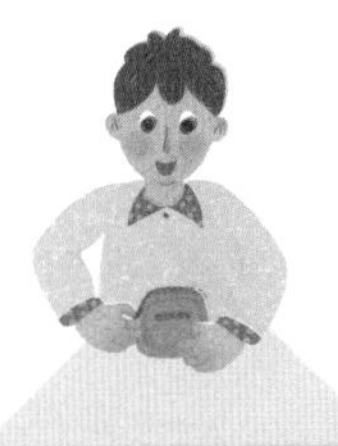

③ 患儿打开钱包的拉链。

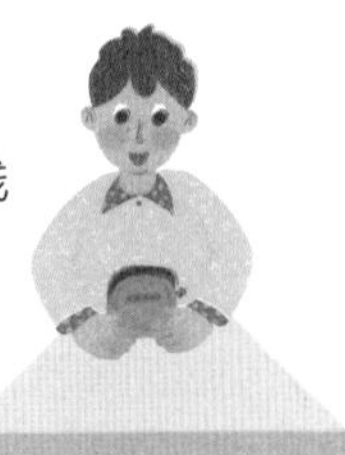

合上钱包的拉锁

① 患儿拿起带拉链的钱包。

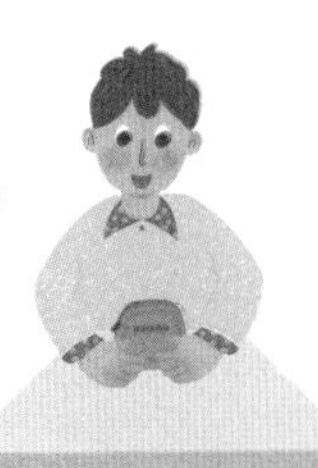

② 患儿使用拇指与食指捏住拉链扣。

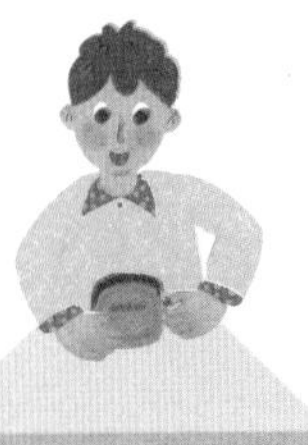

③ 患儿合上钱包的拉链。

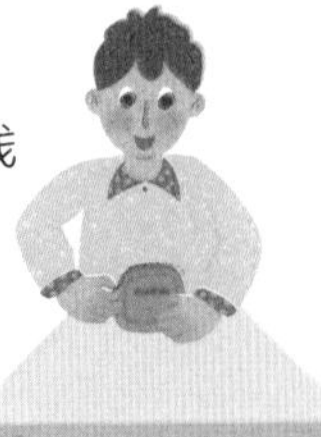

训练时长	
辅助情况	

游戏 26 餐桌礼仪

训练目标 患儿可以得体就餐。

训练过程 在用餐时告知患儿餐桌礼仪（例如，“嘴里有食物时不能讲话”），患儿将遵守指令得体就餐。

训练内容 吃饭时不应大声喧哗；就餐时，不得敲碗筷；不得用公筷进餐；请求“请拿 ×× 给我”；在拿到一个东西时说“谢谢”；在打断别人说话时说“对不起”；克制发表有关食物、客人或气氛的负面言论；用餐巾擦嘴；使用餐具吃（不是手）；闭着嘴咀嚼；小口；不要嘴里含着食物说话；慢慢吃 / 一般人吃的速度。

游戏步骤

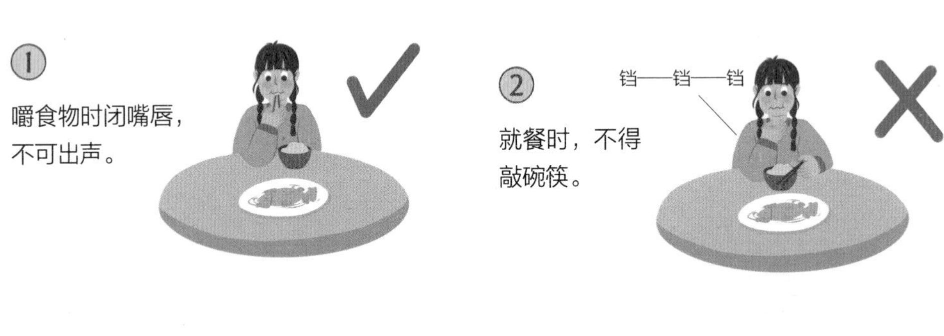

① 嚼食物时闭嘴唇，不可出声。

② 就餐时，不得敲碗筷。

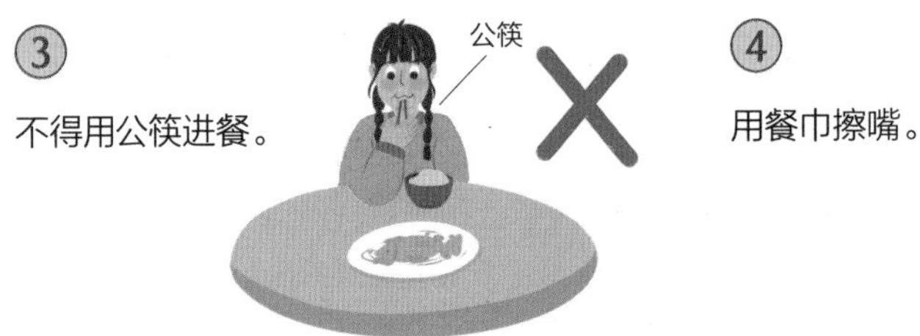

③ 不得用公筷进餐。

④ 用餐巾擦嘴。

专家建议

训练时长	
辅助情况	

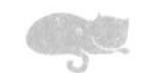

训练目标　通过逆向链锁教学，患儿可以自己使用餐巾。

训练过程　当对患儿说“使用餐巾”时，患儿将使用餐巾擦嘴和手。

训练内容　参考示例步骤

游戏步骤

⑤ 患儿将餐巾放回膝盖或桌子上。

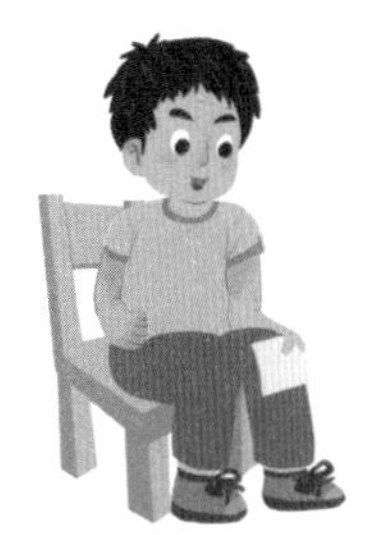

④ 患儿用餐巾纸擦手。

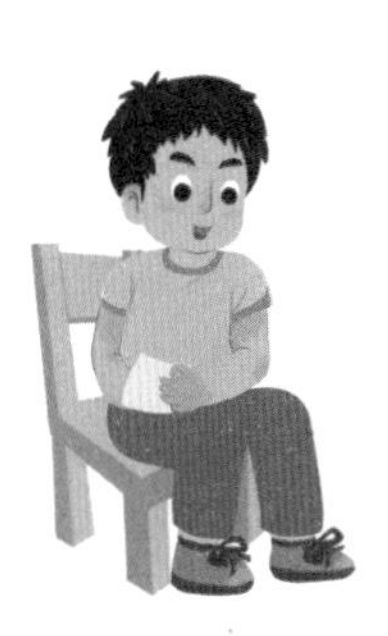

③ 患儿用餐巾纸擦嘴。

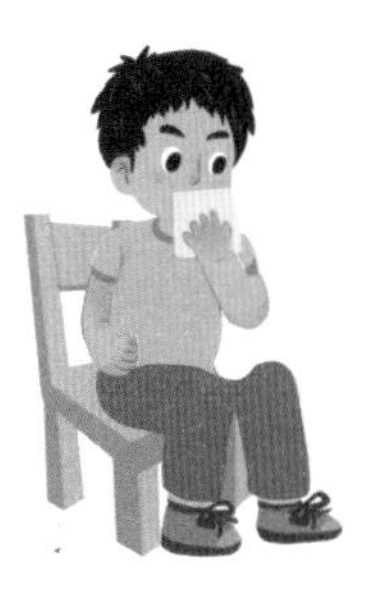

② 患儿打开餐巾纸。

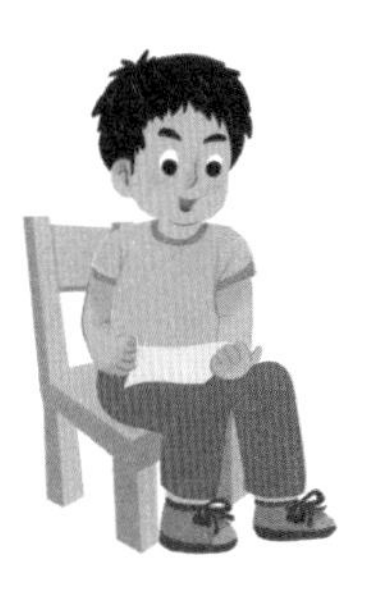

① 患儿把餐巾纸放在自己大腿上。

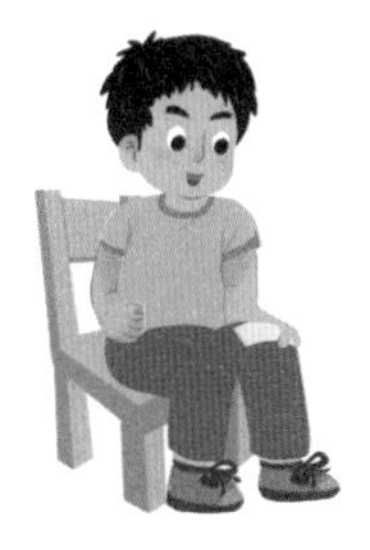

训练时长	
辅助情况	

游戏28 等待发言与排队等待

训练目标 患儿可以等待发言与排队等待。

训练过程 第一阶段，在设计的情境中患儿要举手发言，要进行某项活动时，患儿会举手等待被点名，以及排队等待；第二阶段，在设计增加患儿必须排队等候时间的情况或等待轮到他们的材料或活动，患儿在轮到他们之前将排队或等待（如手放好，待在队伍中）。

训练内容 等待讨论：（1）家长问一个问题，患儿举起手，等待被点名；（2）患儿需要帮助或有一个问题，将举手和等待被点名5秒；（3）患儿需要帮助或有一个问题，将举手和等待被点名10秒。排队等待：（1）患儿排队等待时从一个地方过渡到到另一个地方；（2）患儿在午餐前等待；（3）患儿等待电脑或另一个目前被其他人使用的材料。

游戏步骤

① 家长问一个问题，患儿举手发言，患儿等待被点名。

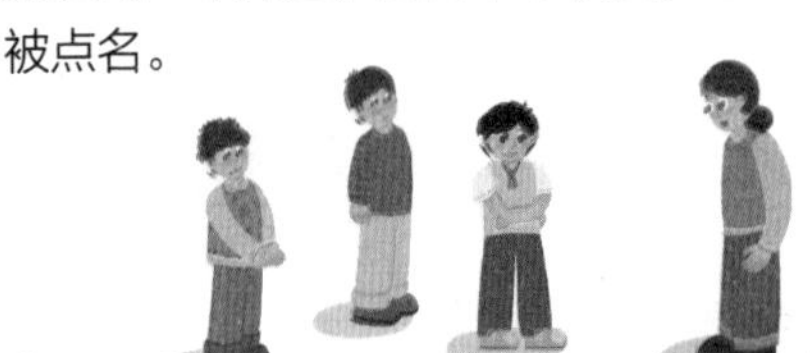
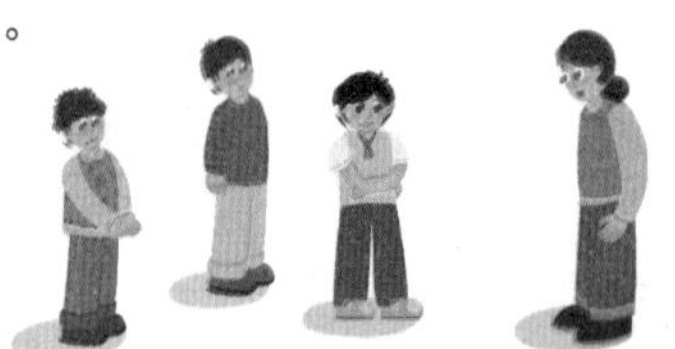

② 每个人表演一个节目，患儿等待被点名。

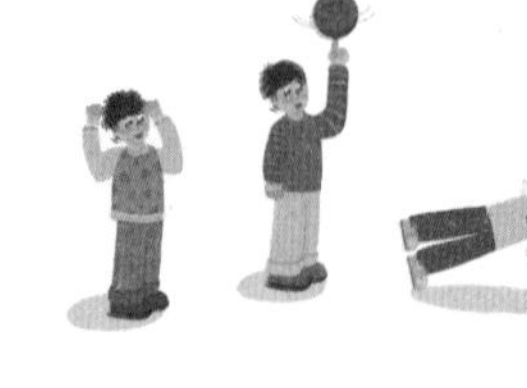

③ 患儿排队进教室。

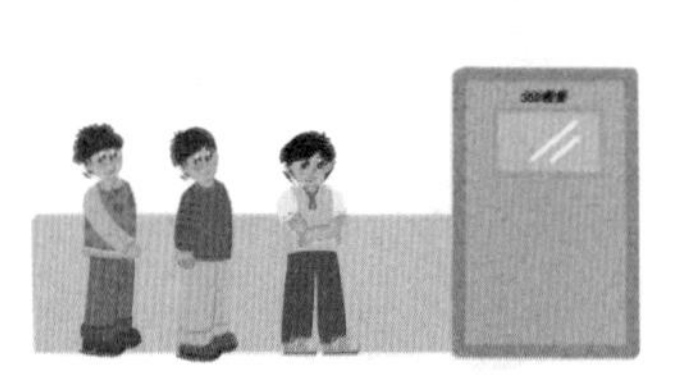

④ 患儿排队吃午餐。

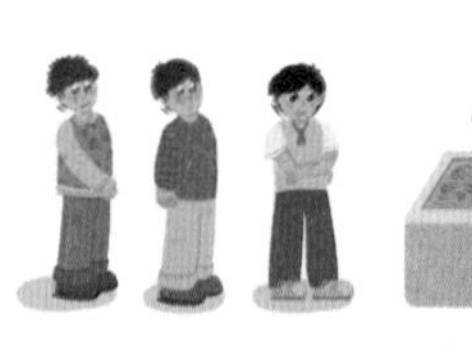

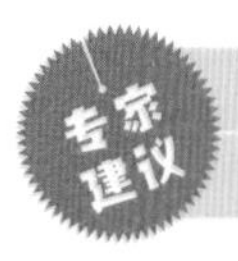

训练时长	
辅助情况	

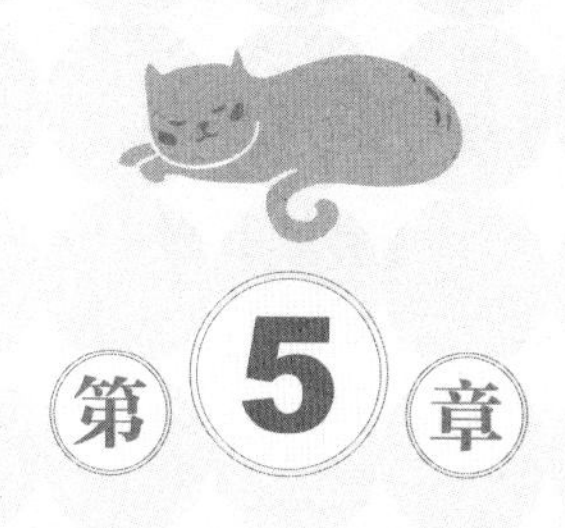

第5章

适应能力高级训练

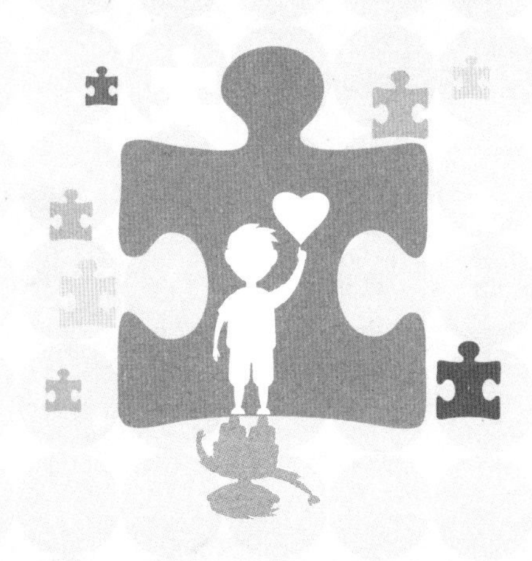

游戏29 修剪趾甲

训练目标　通过逆向链锁教学，患儿可以独立修剪趾甲。

训练过程　当对患儿说“该修剪趾甲了”，患儿便去独立修剪趾甲。

训练内容　参考示例步骤。

游戏步骤

⑧ 孩子放好指甲剪。

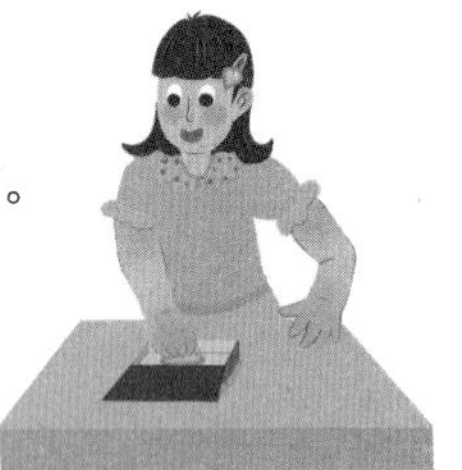

⑦ 将剪掉的趾甲清理干净并将装趾甲的袋子扔掉。

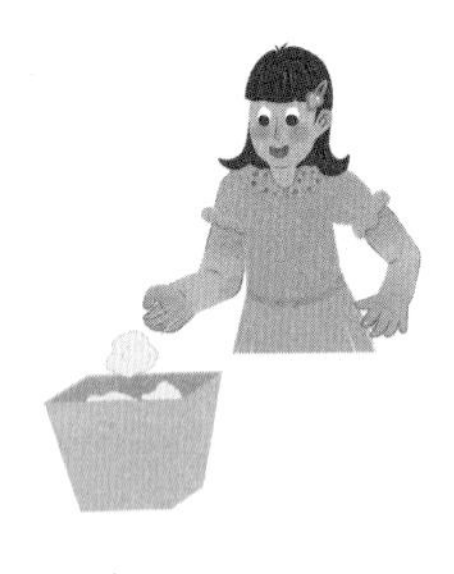

⑥ 在袋子或餐巾纸上剪右脚的趾甲。

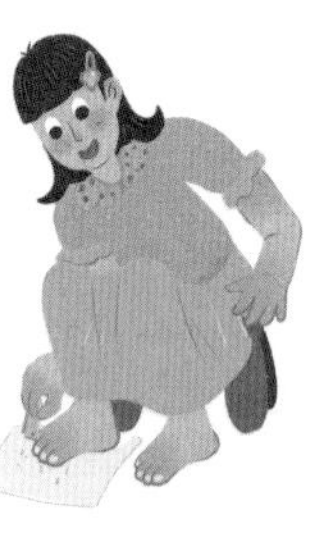

⑤ 在袋子或餐巾纸上剪左脚的趾甲。

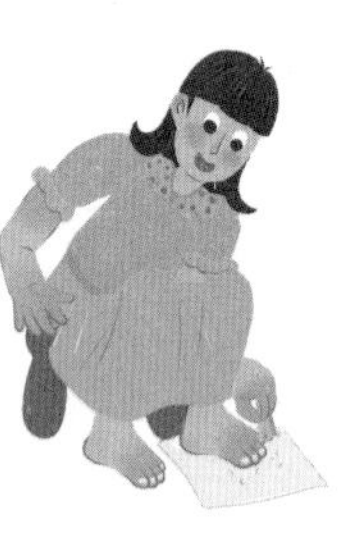

④ 孩子在袋子或餐巾纸上用惯用手剪趾甲。

③ 孩子在袋子或餐巾纸上用非惯用手剪趾甲。

② 孩子找到收集趾甲的袋子或餐巾纸。

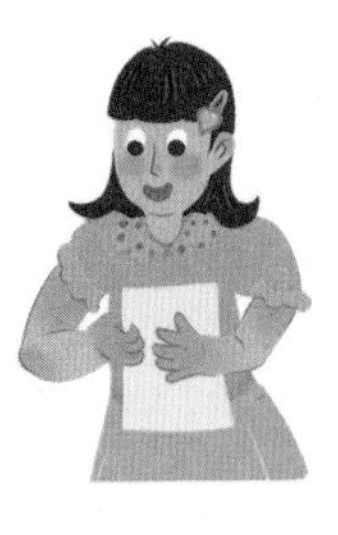

① 找到指甲剪。

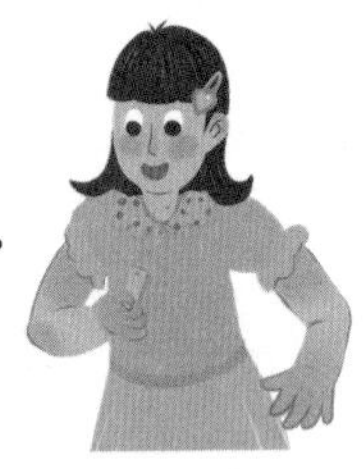

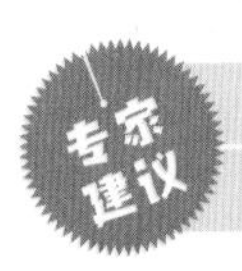

训练时长	
辅助情况	

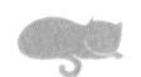

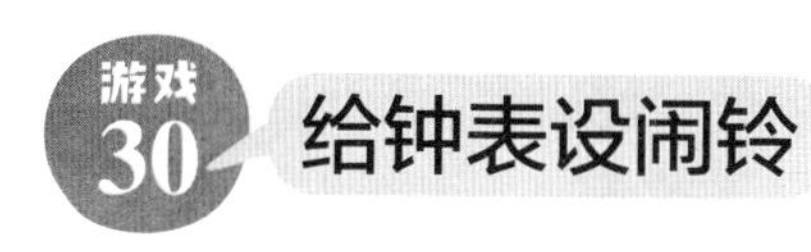

训练目标　通过逆向链锁教学，患儿可以自己设置闹钟。

训练过程　对患儿说“将闹铃设定到 × × 点”，患儿能够按要求设置闹铃。

训练内容　参考示例步骤。

游戏步骤

⑥ 将铃声调为最大。

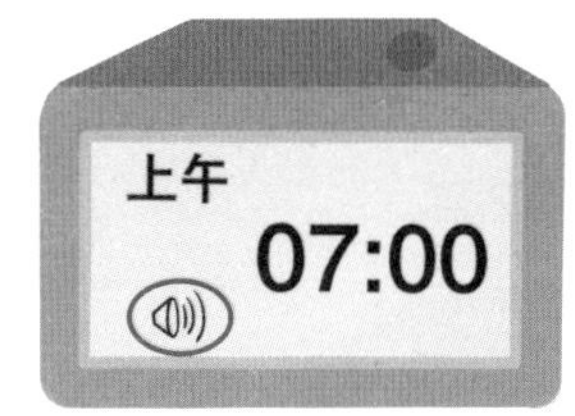

⑤ 选择铃声。

④ 确定上午还是下午。

上午
07:00

③ 设置“小时”。

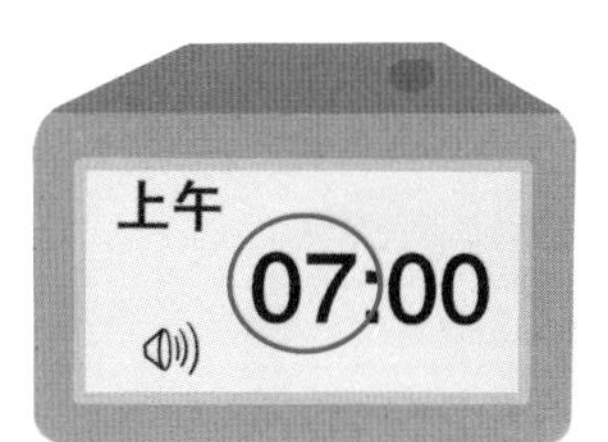

② 设置“分”。

① 按闹钟的闹铃设置按钮。

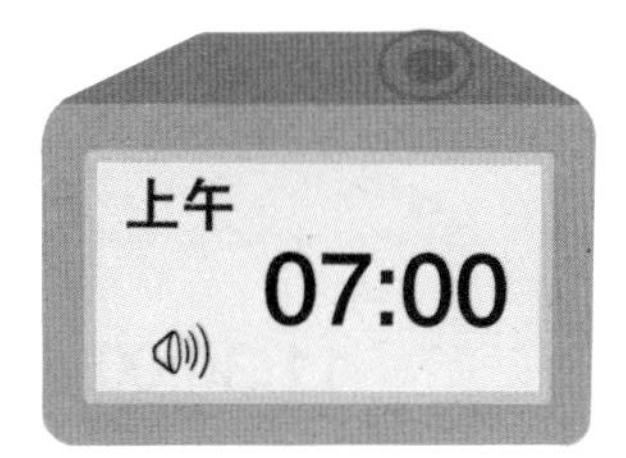

训练时长	
辅助情况	

游戏 31 识别时间

训练目标 患儿可以正确识别时间。

训练过程 第一阶段，给患儿一个电子闹钟，并说“将时间设为 × × 点”（这是个循序渐进的过程，可以先设置整点，再细化到分钟，最后细化到秒），患儿能够正确设置时间；第二阶段，家长在机械闹钟上设一个时间，问患儿“这是几点？”，患儿能够正确回答出问题。

训练内容 参考示例步骤。

游戏步骤

将时间设为 9 点。

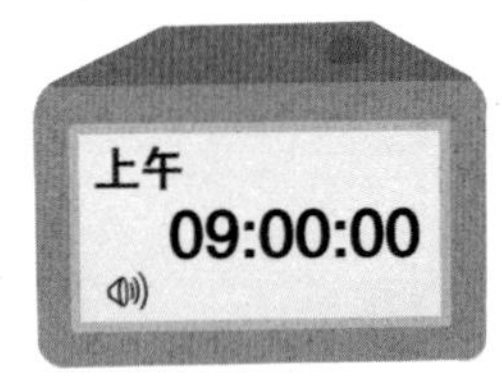

②

将时间设为 2 点。

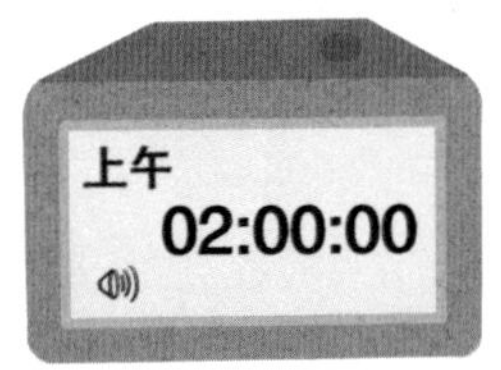

③

将时间设为 11 点 30 分。

④

将时间设为 15 点 25 分 10 秒。

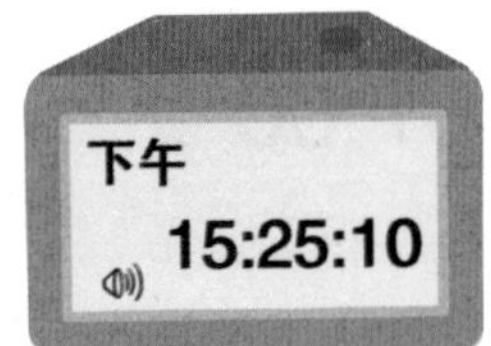

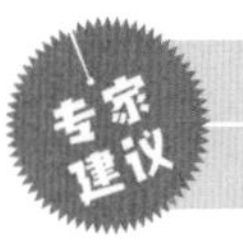

训练时长	
辅助情况	

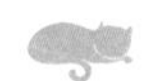

游戏 32 识别交通标志

训练目标 患儿可以识别交通标志。

训练过程 向患儿展示一个交通标志，并问“这个标志是什么意思？”，患儿陈述该交通标志的含义。

训练内容 常见交通标志。

游戏步骤

①

这个标志是什么意思?

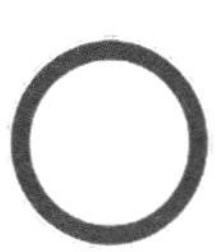

禁止通行

②

这个标志是什么意思?

禁止行人进入

③

这个标志是什么意思?

禁止机动车驶入

④

这个标志是什么意思?

停

停车让行

这个标志是什么意思?

机动车行驶

⑥

这个标志是什么意思?

步行

⑦

这个标志是什么意思?

无人看守铁路道口

⑧

这个标志是什么意思?

慢行

训练时长	
辅助情况	

游戏33 健康与不健康食品

训练目标 让患儿掌握什么是健康食品，什么是不健康食品。

训练过程 第一阶段，向患儿展示一叠健康食品和不健康食品的图片并说“将健康食品和不健康食品分类”，患儿能够将图片正确分类；第二阶段，对患儿说“说出10种不健康或健康食品”，患儿能够说出10种健康或不健康的食品；第三阶段，对患儿说“不健康或健康食品对身体有什么影响”，患儿能够说出不健康食品或健康食品对身体的影响。

训练内容 参考下面例子。

游戏步骤

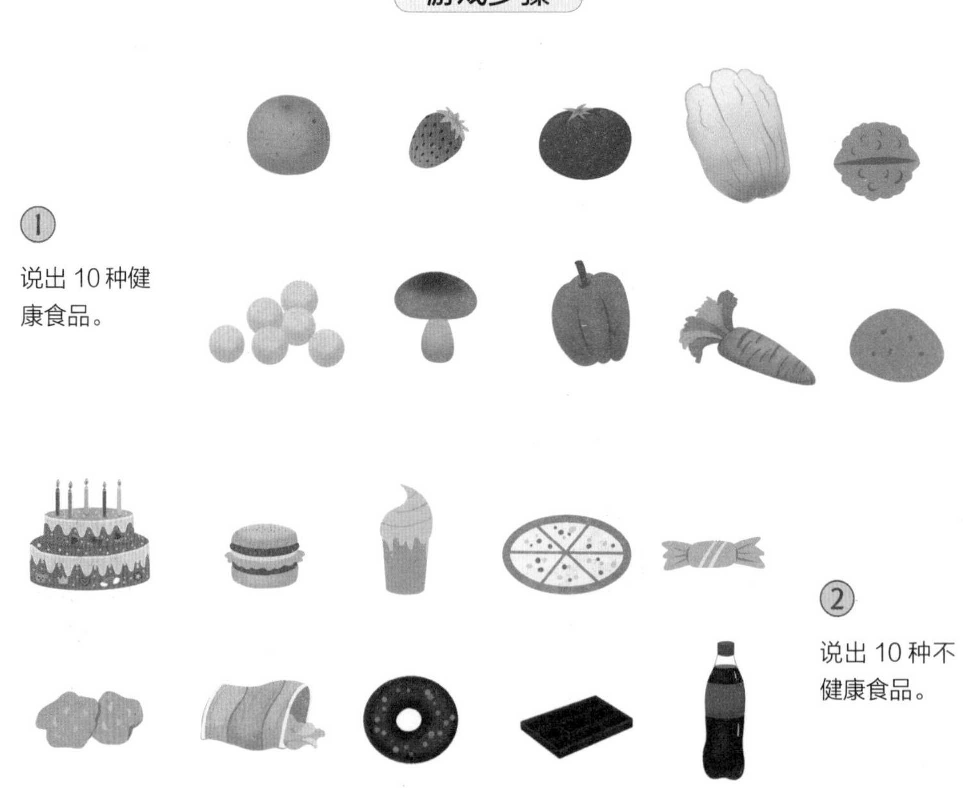

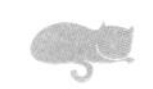

吃健康的食品对我们的身体有什么影响?

吃不健康的食品对我们的身份有什么影响?

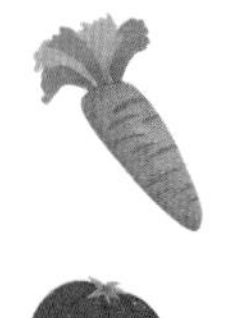

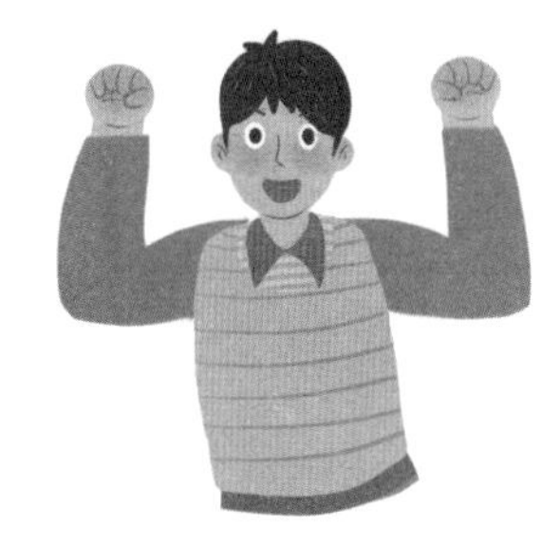

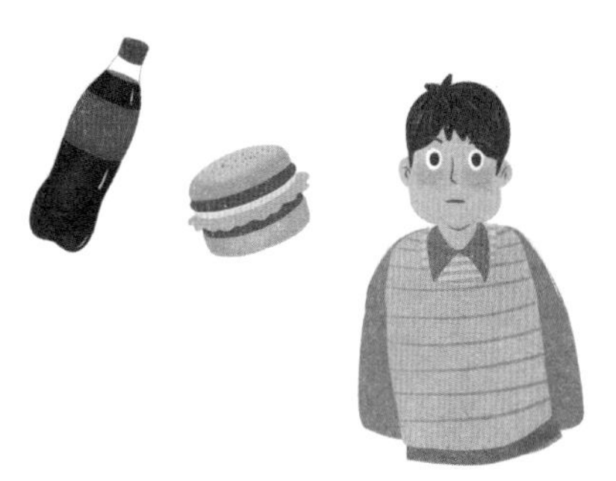

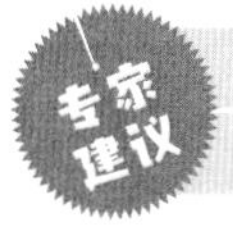

训练时长	
辅助情况	

识别紧急 / 非紧急情况

训练目标 让患儿掌握什么是紧急情况。

训练过程 第一阶段，向患儿呈现 20 张包含紧急和非紧急情形的图片，对患儿说“将图片按紧急和非紧急分类”，患儿能将图片正确分类；第二阶段，对孩子说“列举 5 种紧急或者非紧急的情况”，患儿能够正确描述 5 种紧急或者非紧急情况；第三阶段，给孩子一个社会情景，并问“这种情况是紧急情况还是非紧急情况？”“为什么？”，患儿能够正确识别是紧急情况还是非紧急情况，并能陈述原因。

训练内容 参考下面例子。

游戏步骤

举出 5 个紧急情况的例子。

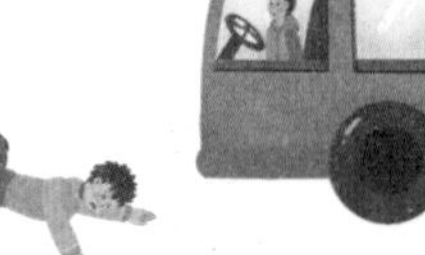

被汽车撞导致的颈部扭伤

胳膊骨折

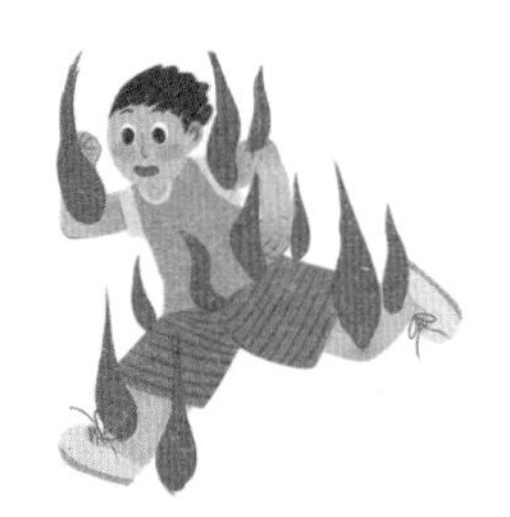

大面积烧伤

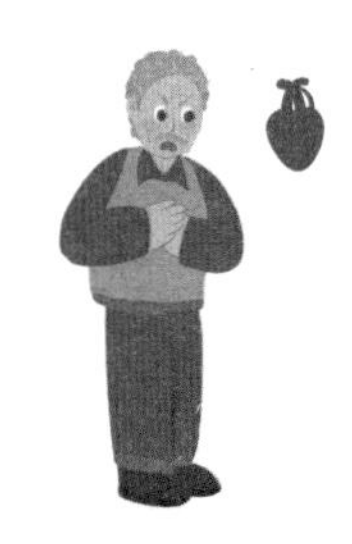

心脏病发作

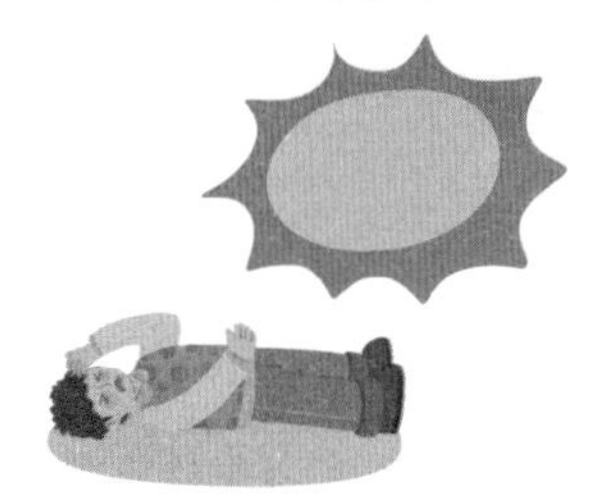

中暑晕倒

举出 5 个非紧急情况的例子。

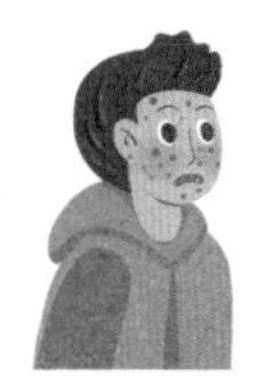

脸上长痘痘

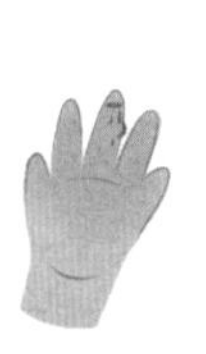

手指划破皮

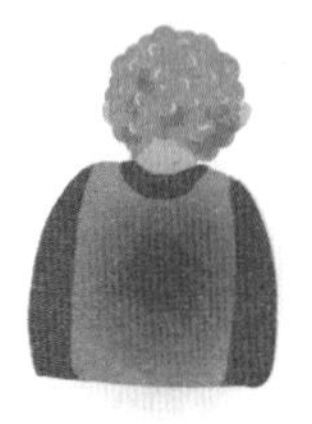

后背疼

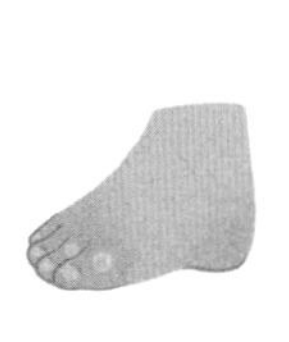

脚趾起水泡

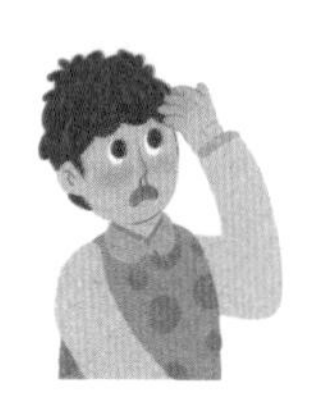

流鼻血

这是紧急情况还是非紧急情况？为什么？

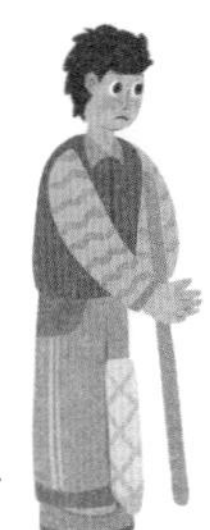

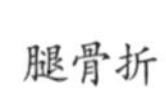

腿骨折

④

这是紧急情况还是非紧急情况？为什么？

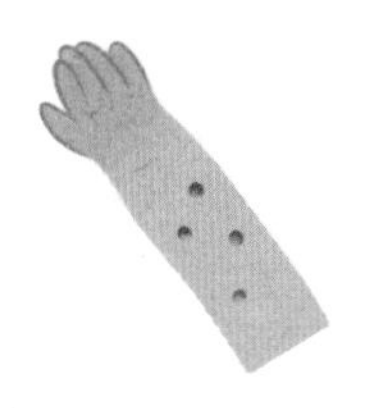

被蚊子叮咬个包

训练时长	
辅助情况	

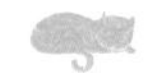

识别急救箱中的物品

训练目标　让患儿掌握必要的急救知识。

训练过程　第一阶段，向患儿呈现一个急救箱中的物品，并问“这是什么?”，患儿能够回答急救物品的名称；第二阶段，向患儿呈现一个急救箱中的物品，并问“为什么用这个?”，患儿能够说出用急救物品的原因。

训练内容　医用纱布、医用棉签、绷带、创可贴、体温计、医用一次性手套、止血带、酒精、紫药水、碘酒、清凉油、云南白药、红花油、眼药水、止痛贴膏、治过敏药，等等。

游戏步骤

① 这是什么?

② 这是什么?

③ 这是什么?

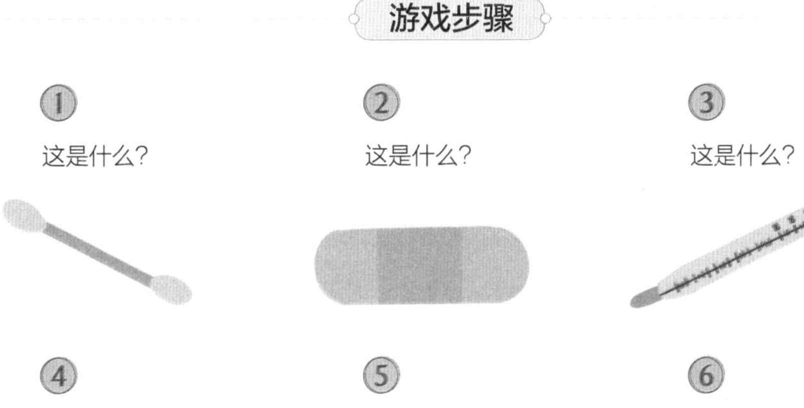

④ 这是什么?

⑤ 为什么用这个?

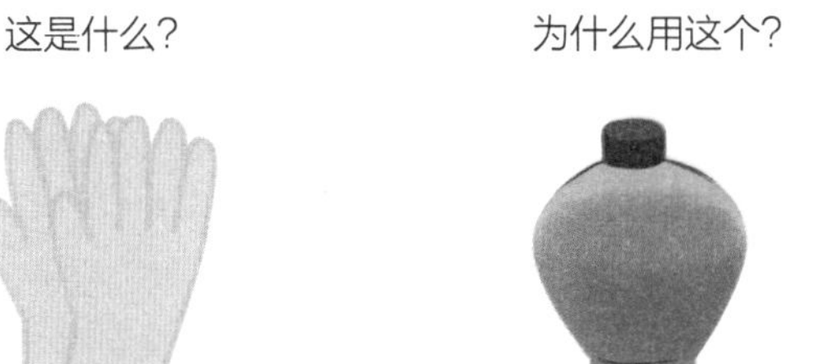

⑥ 为什么用这个?

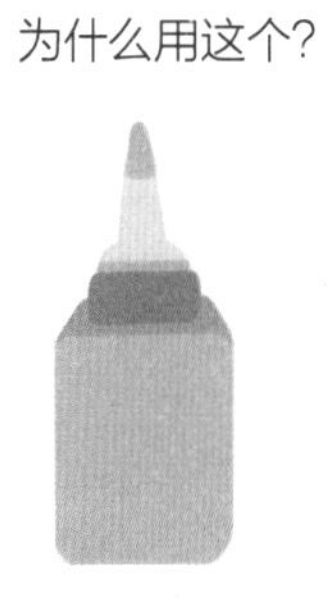

训练时长	
辅助情况	

游戏36 打包背包

训练目标 患儿可以独立制作打包清单。

训练过程 对患儿说“去打包背包”，患儿能够独立找到需要携带的物品。

训练内容 打包清单参考（书包：书、笔记本、钢笔、铅笔、订书机、文件夹、日程本 / 日历等。活动背包：毛巾、防晒霜、创可贴、手机、水杯、换洗衣物、泳衣等。旅行背包：食物、饮料、帐篷、雨衣、开罐器、指南针、手电筒、小急救箱、相机等）。

游戏步骤

受训者将需要的物品列清单。

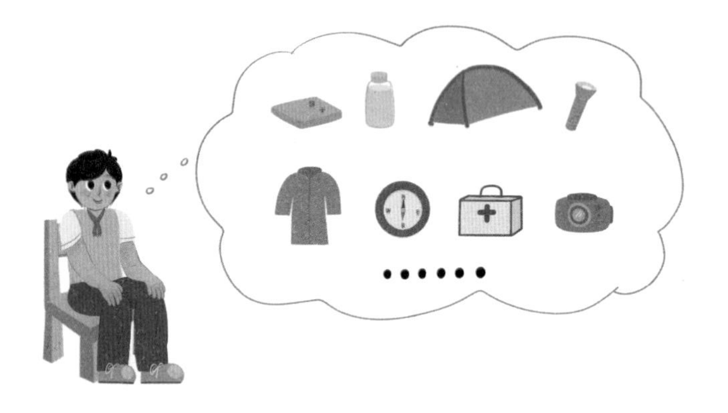

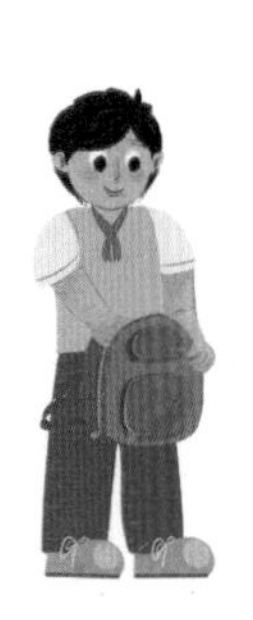

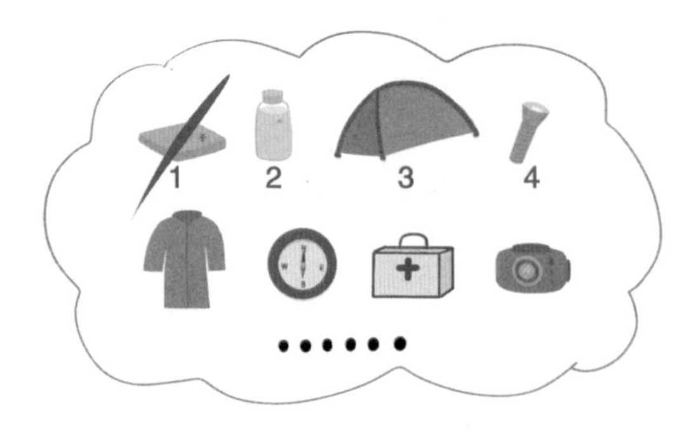

②

受训者找到第 1 件需要的物品放进背包，并将其从清单中划去。

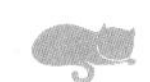

③

受训者找到第 2 件需要的物品放进背包，并将其从清单中划去。

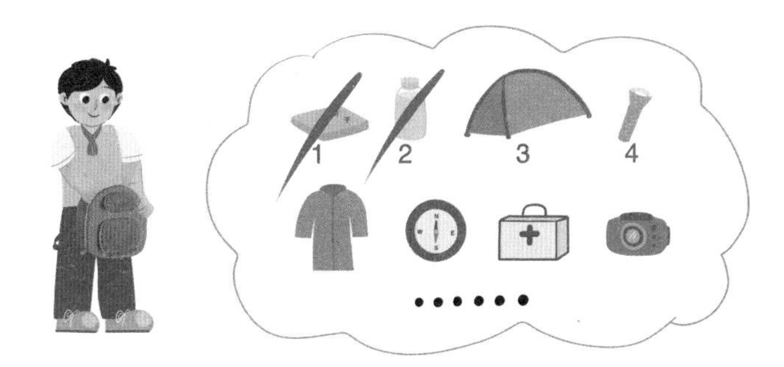

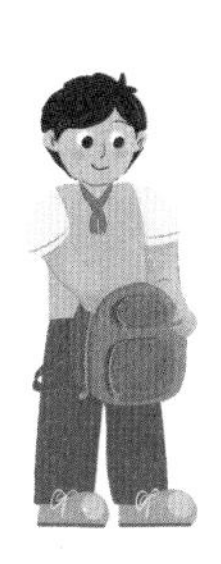

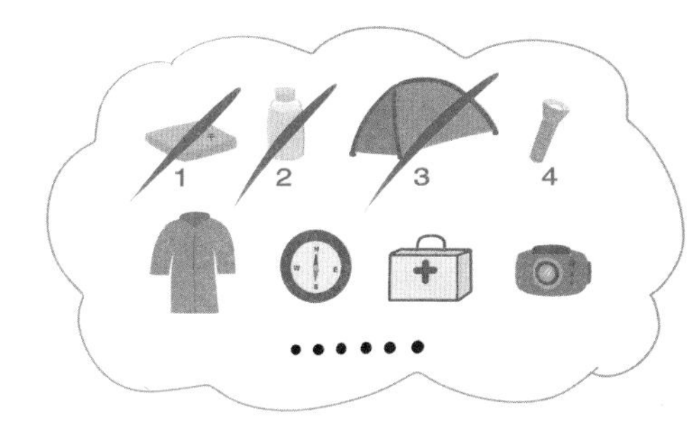

④

受训者找到第 3 件需要的物品放进背包，并将其从清单中划去。

⑤

受训者找到第 4 件需要的物品放进背包，并将其从清单中划去。

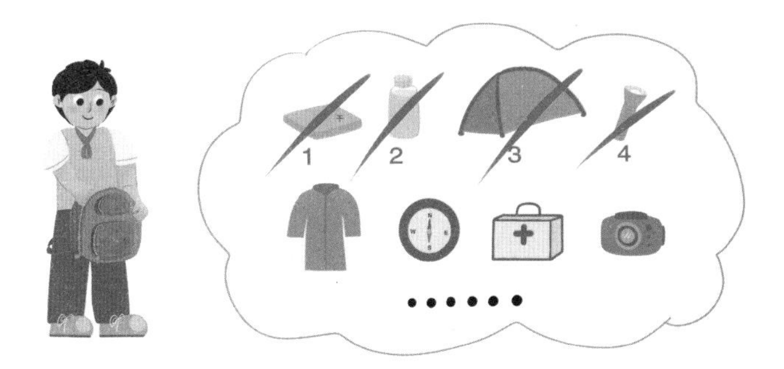

⑥

受训者找到第 5 件需要的物品放进背包，并将其从清单中划去。

⑦

受训者找到剩下物品中的任何一件放进背包，并将其从清单中划去。

训练时长	
辅助情况	

制作购物清单

训练目标 患儿可以独立制作购物清单。

训练过程 对患儿说“制作一个购物清单”，患儿能够独立制作一个购物清单。

训练内容 参考示例步骤。

游戏步骤

① 找到纸和笔。

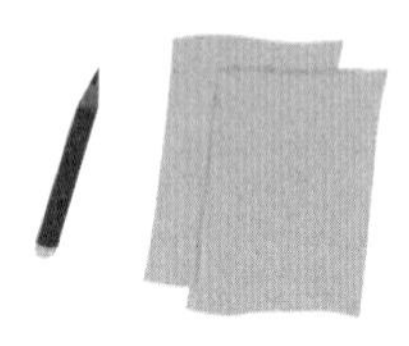

② 查看橱柜和冰箱还有哪些食物。

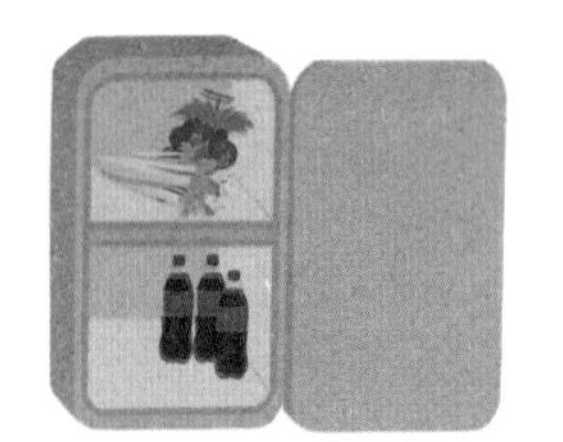

③ 记下需要购买的食物。

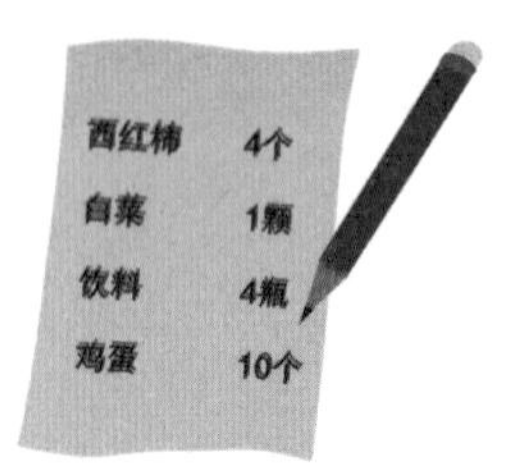

④ 查看其他日用品是否需要购买。

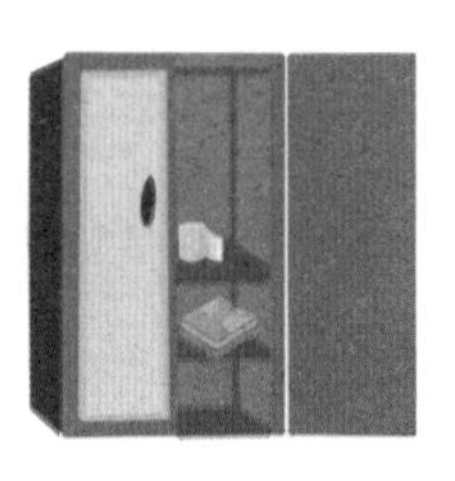

⑤ 记下需要购买的日用品。

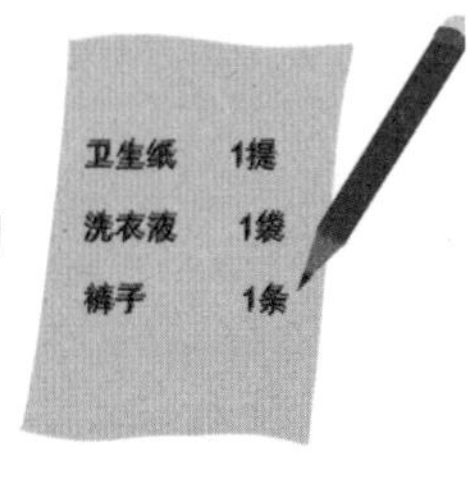

⑥ 估算一下未来一周要在家里做的餐食。

⑦ 查看下所需食材是否齐全。

⑧ 记下需要购买的食材。

训练时长	
辅助情况	

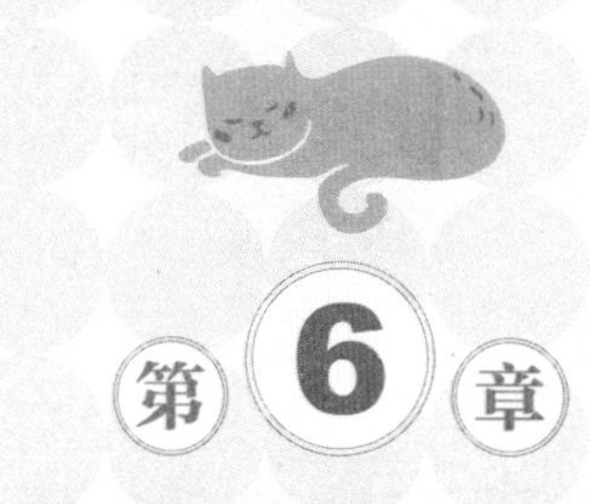

第6章

其他相关能力训练

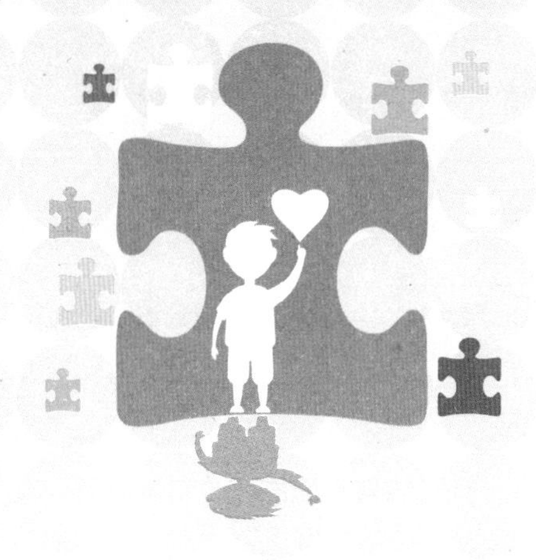

游戏38 扫地

训练目标　恢复和改善患儿的社会功能，提高其社会适应能力。

训练过程　对患儿说“该扫地了”，患儿能够独立地把地面清扫干净。

训练内容　参考示例步骤。

游戏步骤

①

找到扫帚和簸箕，进入需要清扫的房间。

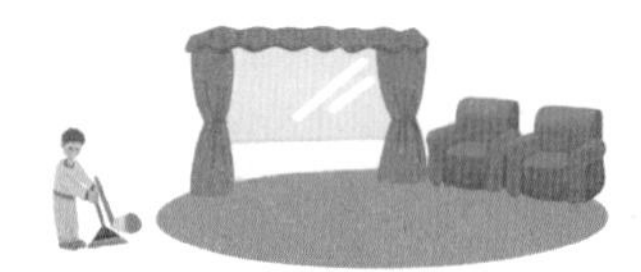

将簸箕放到一边，拿着扫帚沿房间的一端开始清扫。

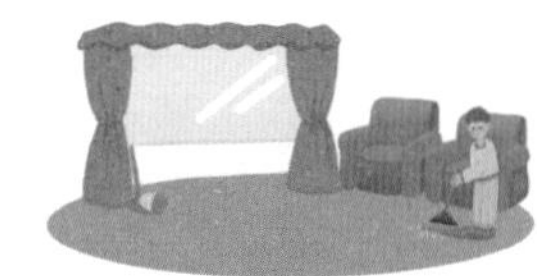

将扫起的灰尘和垃圾堆成一堆。

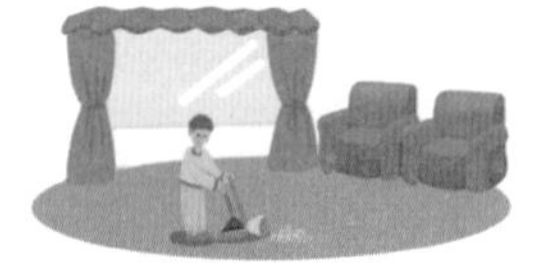

④

确保整个屋子的所有地面都被清扫过。

⑤

拿起簸箕，放到灰尘堆旁边。

⑥

用扫帚将灰尘和垃圾扫进簸箕里。

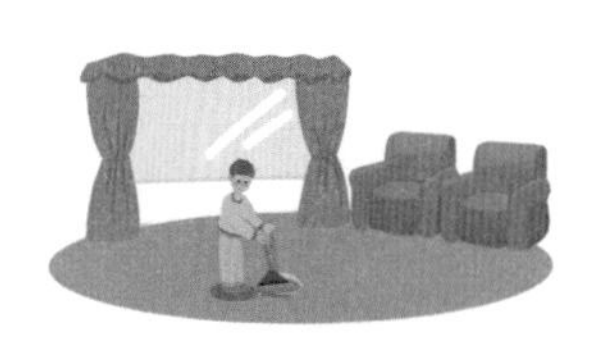

将簸箕里的灰尘和垃圾倒入垃圾箱。

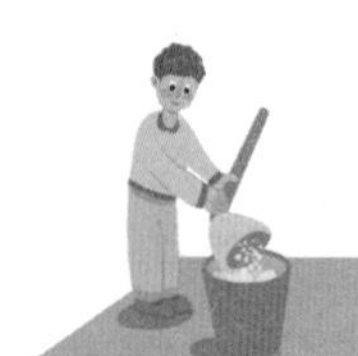

将扫帚和簸箕放回原处。

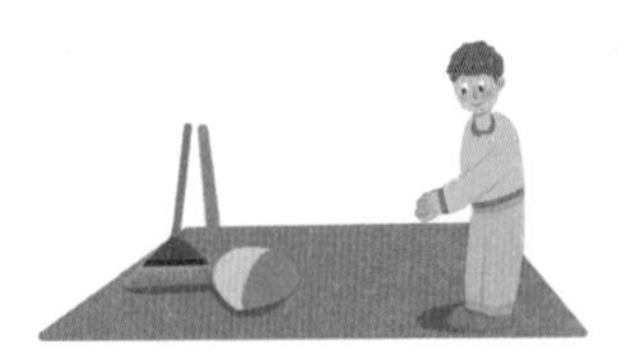

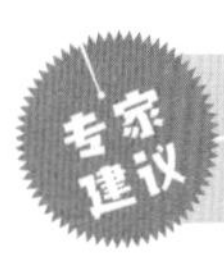

训练时长	
辅助情况	

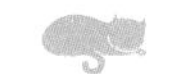

游戏 39 清理垃圾

训练目标 患儿可以独立清理垃圾。

训练过程 对患儿说“该清理垃圾了”，患儿能够独立把垃圾清理干净。

训练内容 参考示例步骤。

游戏步骤

① 找到替换垃圾袋，拿到垃圾桶旁。

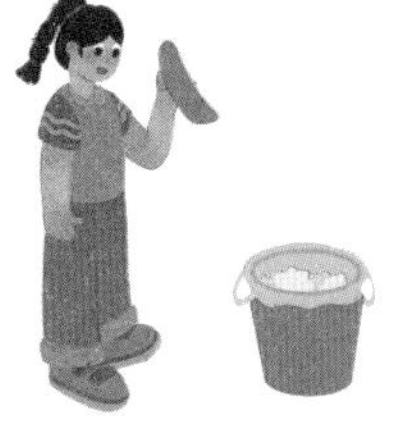

② 将垃圾桶里装垃圾的袋子提出来。

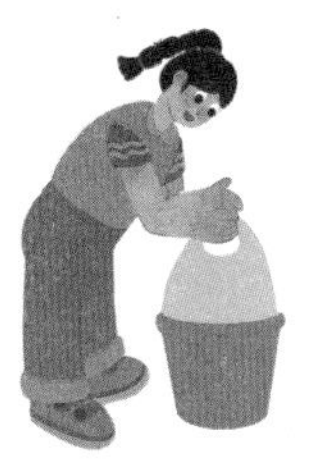

③ 将垃圾袋口收紧。

④ 把垃圾袋放到地板上。

⑤ 拿出替换垃圾袋，并打开。

⑥ 将替换垃圾袋套在垃圾桶里。

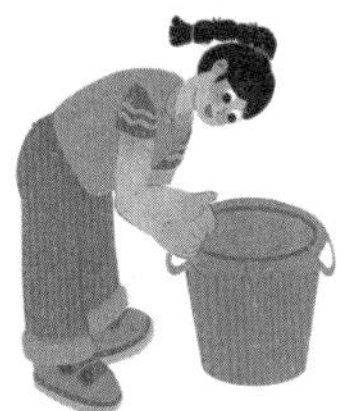

⑦ 确保垃圾袋套满整个垃圾桶。

⑧ 提起地上的垃圾袋去室外。

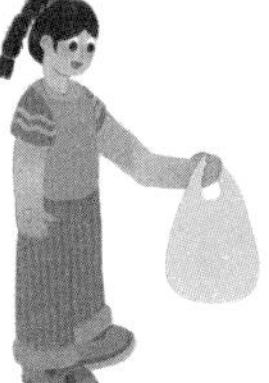

⑨ 打开室外垃圾箱的盖子。

⑩ 将用过的垃圾袋扔进室外垃圾箱。

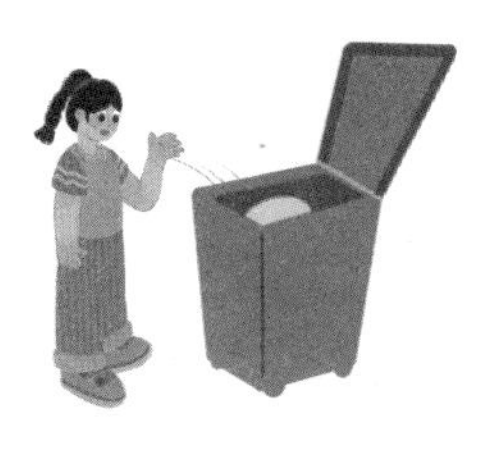

⑪ 盖上室外垃圾箱的盖子。

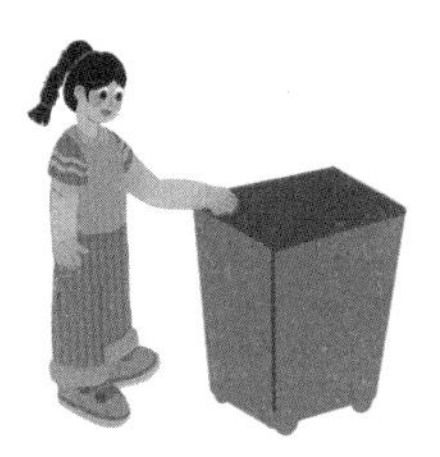

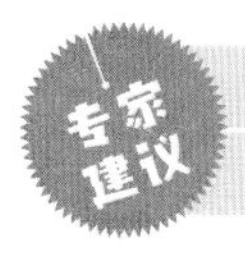

训练时长

辅助情况

游戏40 铺床

训练目标 患儿可以独立铺床。

训练过程 对患儿说“该铺床了”，患儿能够独立把床铺好。

训练内容 参考示例步骤。

游戏步骤

①

拿起床上的枕头。

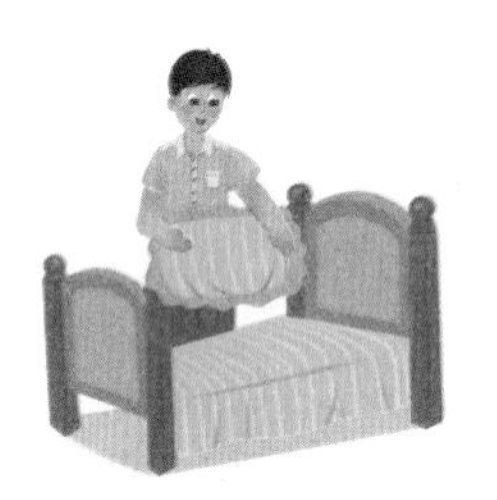

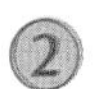

拍打枕头，使其平展，然后放到一边。

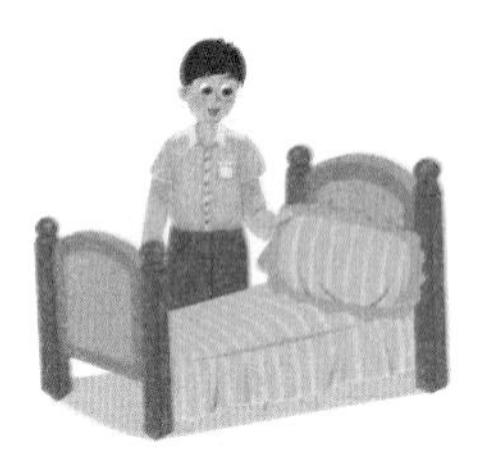

③

将床单铺平展。

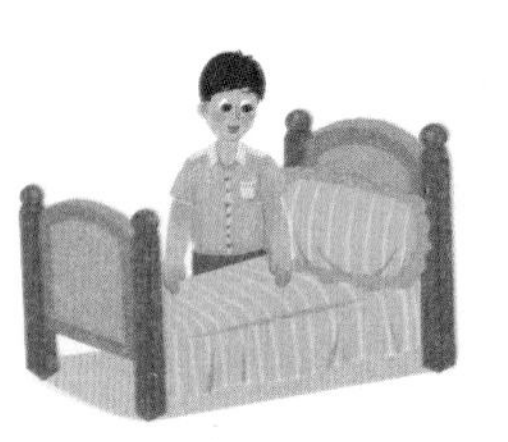

④

将毯子铺平展。

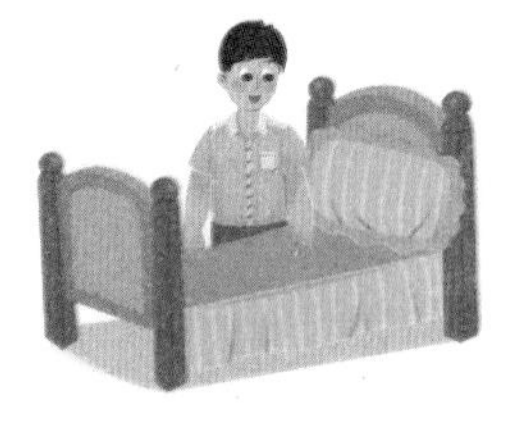

⑤

将被子铺平展。

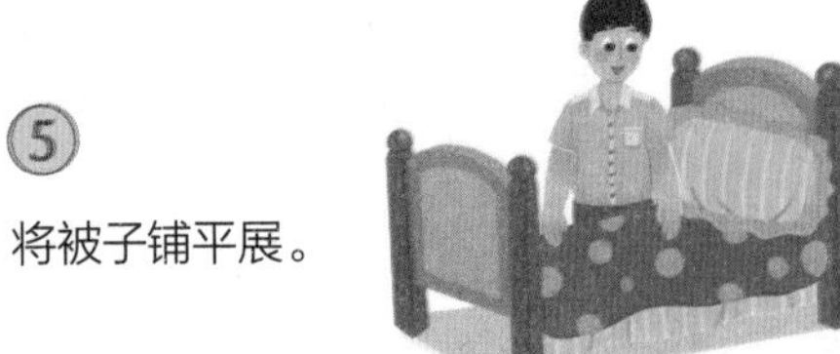

训练时长	
辅助情况	

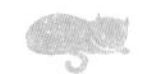

游戏41 换床单

训练目标 患儿可以独立换床单。

训练过程 对患儿说“该换床单了”，患儿能够独立把床单换好。

训练内容 参考示例步骤。

游戏步骤

① 将床上所有物品放到一边。

② 将脏的床单取下来。

③ 把脏床单放入洗衣篮里。

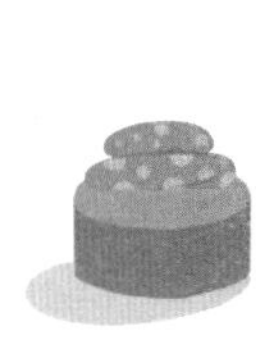
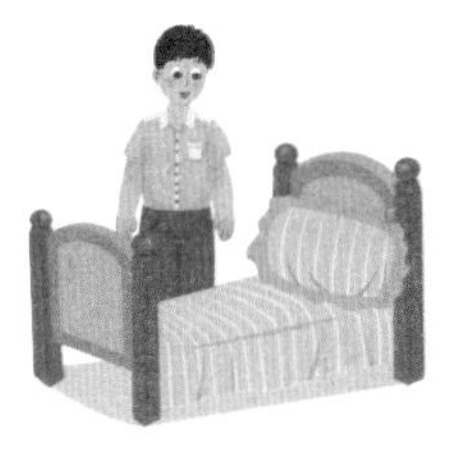
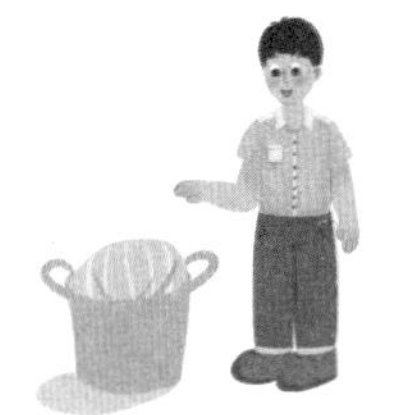
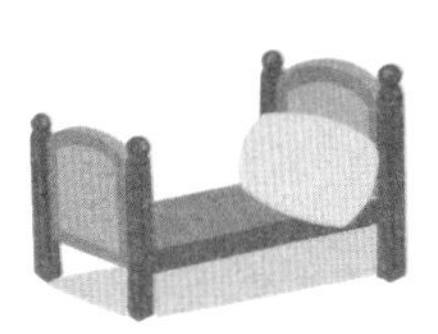

④ 找到干净的床单并打开。

⑤ 将床单的长和宽与床垫进行匹配。

⑥ 将干净的床单铺平展。

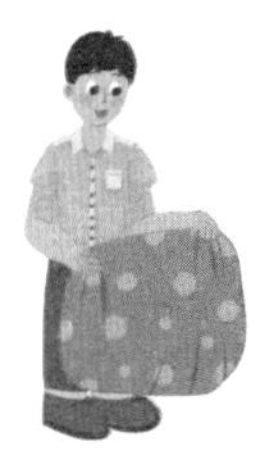
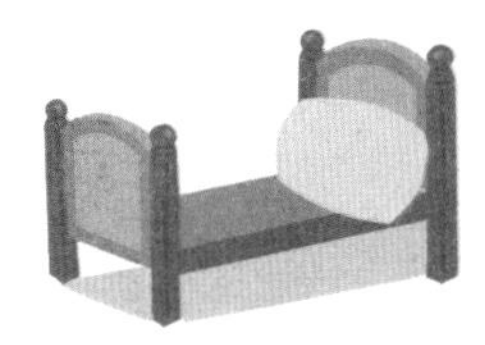
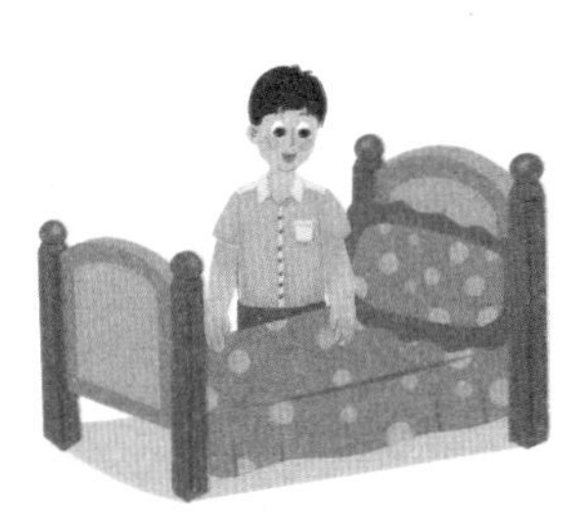

训练时长	
辅助情况	

游戏42 用洗衣机洗衣服

训练目标 患儿可以独立用洗衣机洗衣服。

训练过程 对患儿说“该洗衣服了”，患儿能够用洗衣机洗衣服。

训练内容 参考示例步骤。

游戏步骤

① 找到洗衣篮，将所有脏衣服放进洗衣篮里。

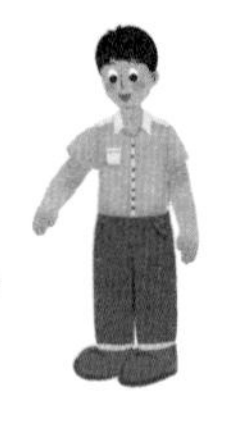

② 将洗衣篮搬到洗衣室。

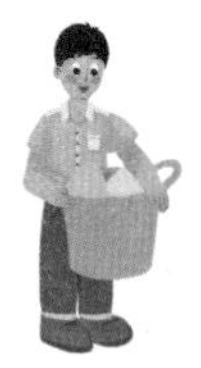

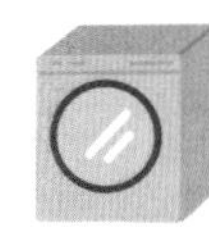

③ 将衣服按浅色、深色和彩色进行分类。

④ 打开洗衣机。

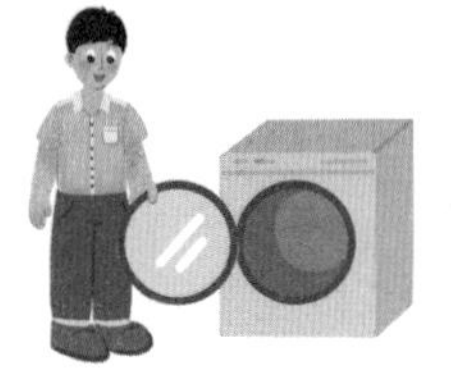

⑤ 根据衣物量，放入洗衣粉。

⑥ 放入织物柔顺剂。

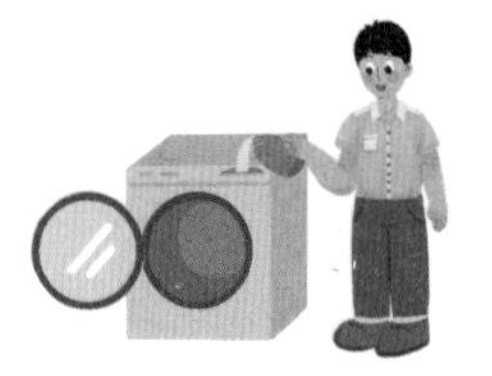

⑦ 把浅色衣物放入洗衣机。

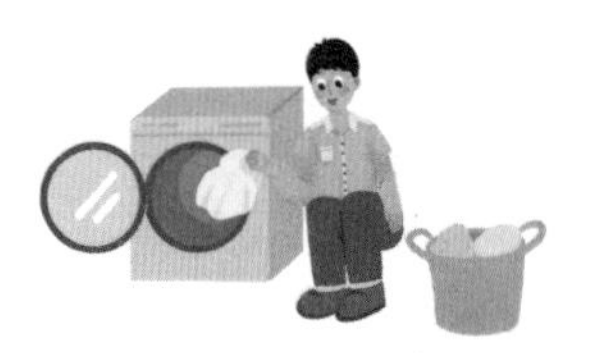

⑧ 盖上洗衣机盖。

⑨ 选择洗衣模式、洗衣时间、洗衣强度等。

⑩ 按“开始”键。

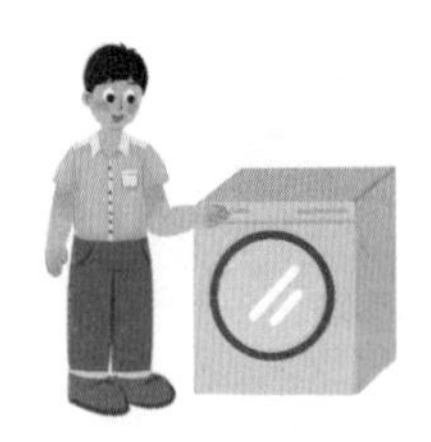

训练时长	
辅助情况	

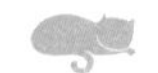

游戏 43 饭后收拾餐桌

训练目标　患儿可以在饭后收拾餐桌。

训练过程　对患儿说“该收拾餐桌了”，患儿能够将餐桌收拾干净。

训练内容　参考示例步骤。

游戏步骤

① 把餐具放到盘子里。

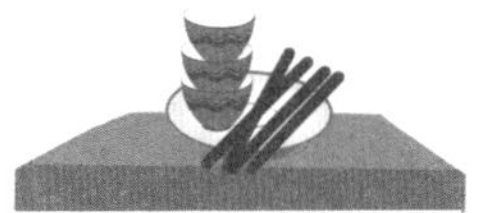

② 把餐巾放到盘子里。

③ 将盘子放到水池旁。

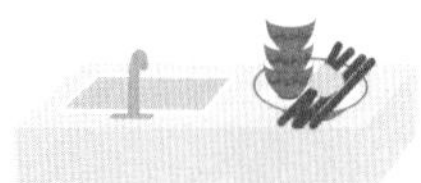

④ 将盘子里的餐巾扔进垃圾桶。

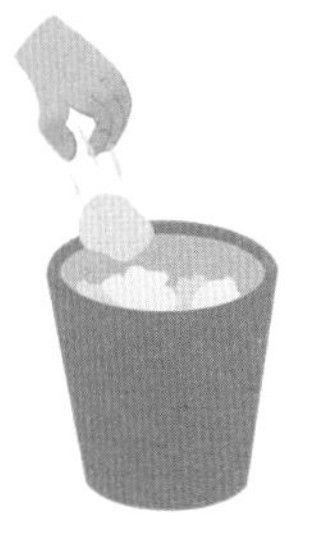

⑤ 回到餐桌，将玻璃杯拿到水池旁。

⑥ 回到餐桌，将剩下的餐具放到水池旁，其他用具（比如牙签）放到合适的位置。

⑦ 找到抹布。

⑧ 将桌上的垃圾扔进垃圾桶。

⑨ 用抹布擦桌子。

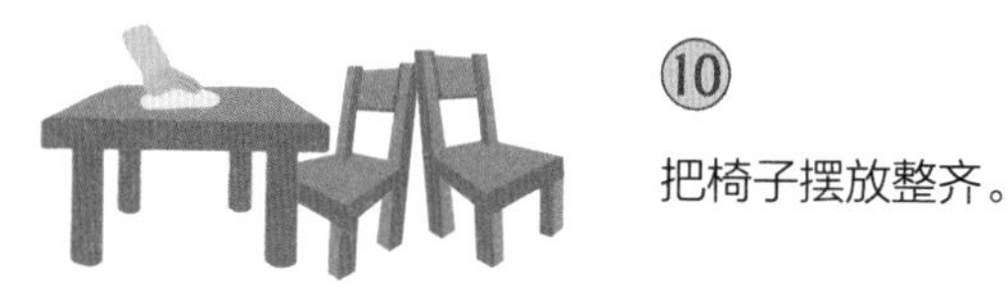

⑩ 把椅子摆放整齐。

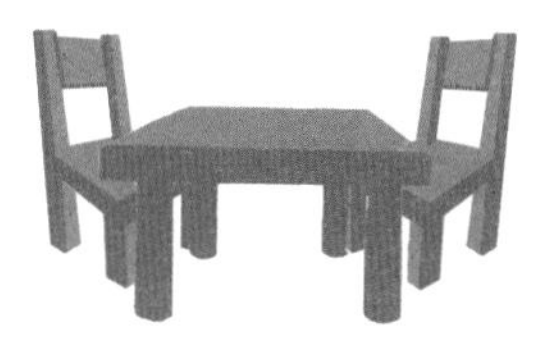

训练时长	
辅助情况	

游戏 44 用电饭锅蒸米饭

训练目标 患儿可以独立用电饭锅蒸米饭。

训练过程 对患儿说“去用电饭锅蒸米饭”，患儿能够独立用电饭锅蒸米饭。

训练内容 参考示例步骤。

游戏步骤

① 准备 1 碗大米。

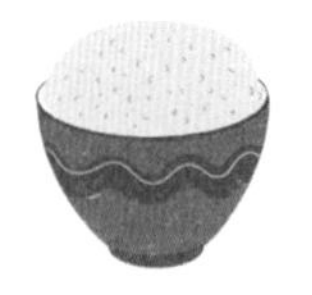

② 把大米放入盆里，加入 3 倍清水，淘米。

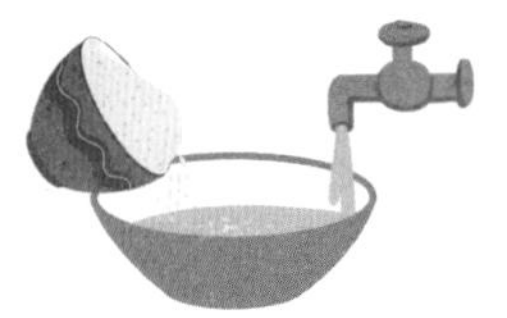

③ 将淘好的米放入电饭锅的内胆中。

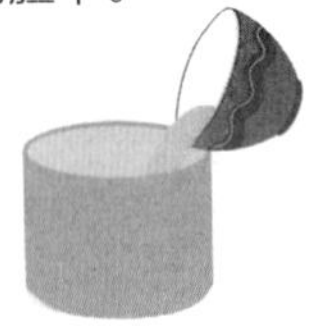

④ 加入一碗半的清水。

⑤ 将电饭锅的内胆擦干净，放入外壳中。

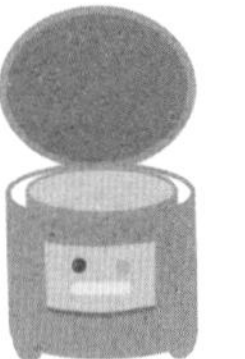

⑥ 盖上电饭锅的锅盖。

⑦ 接通电源，按下“煮饭”按钮。

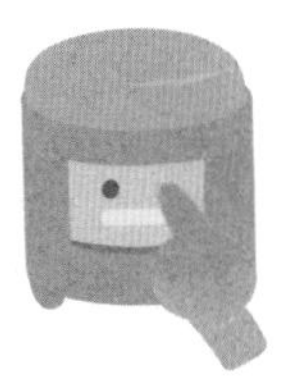

⑧ 待米饭蒸熟后，按钮会自动切换为“保温”状态。

⑨ 等待 15 分钟后，切断电源。

15 分钟

专家建议

训练时长	
辅助情况	

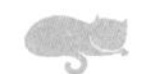

游戏 45 煮方便面

训练目标　患儿可以独立煮方便面。

训练过程　对患儿说"去煮方便面"，患儿能够独立煮方便面。

训练内容　参考示例步骤。

游戏步骤

① 开火。

② 把汤锅放到火上。

③ 在锅里倒入 2 碗水。

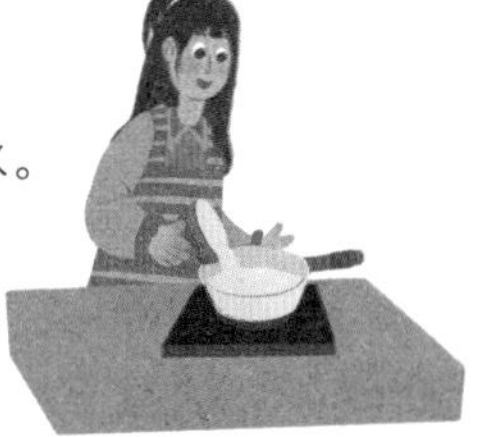

④ 将锅里的水烧开。

⑤ 打开方便面包装袋，取出面块。

⑥ 将面块放入开水中。

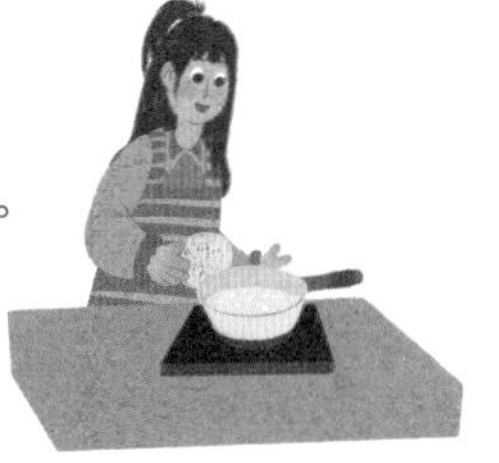

⑦ 打开调味包，将调料倒入锅中。

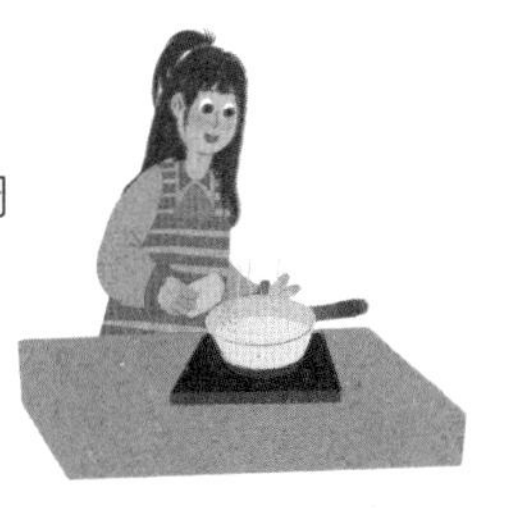

⑧ 煮 3 分钟，关火。

⑨ 将煮好的方便面盛到碗里。

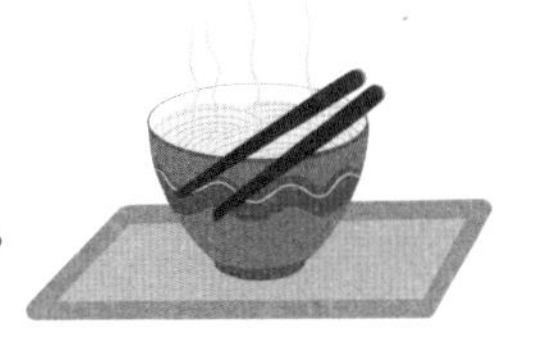

训练时长	
辅助情况	

游戏46 做西红柿炒蛋

训练目标 患儿可以独立做西红柿炒蛋。

训练过程 对患儿说“去做西红柿炒鸡蛋”，患儿能够独立做西红柿炒鸡蛋。

训练内容 参考示例步骤。

游戏步骤

① 将西红柿洗净切块。

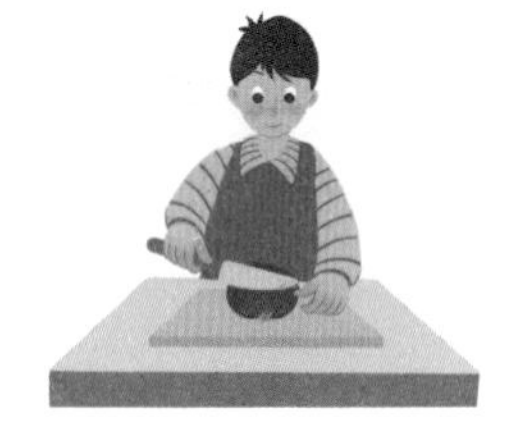

将葱切花备用。

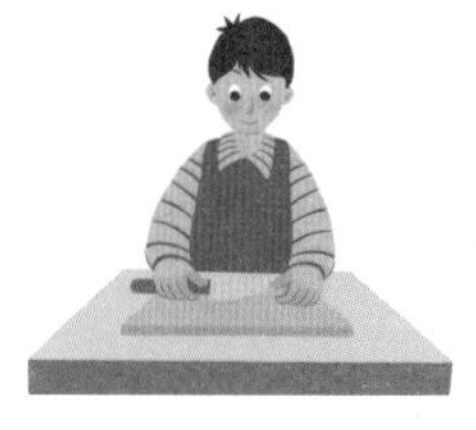

将 2 个鸡蛋打入碗中，顺时针搅拌。

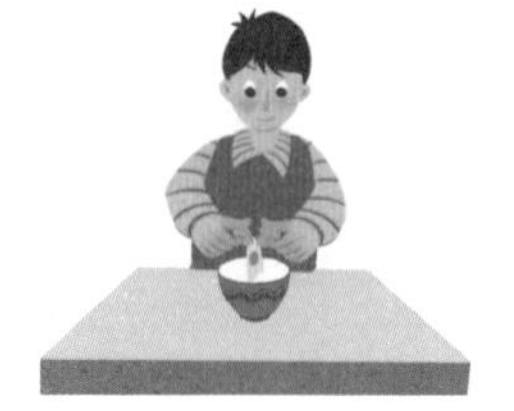

④ 开火，将炒锅放到火上。

⑤ 倒入 2 勺食用油。

⑥ 油热后倒入鸡蛋液。

⑦ 快速翻炒鸡蛋。

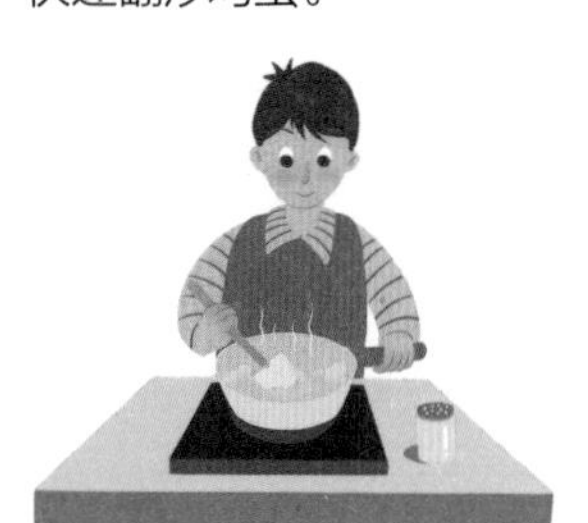

⑧ 将炒好的鸡蛋盛出。

在锅中倒入 2 勺食用油。

⑩ 放入葱花翻炒。

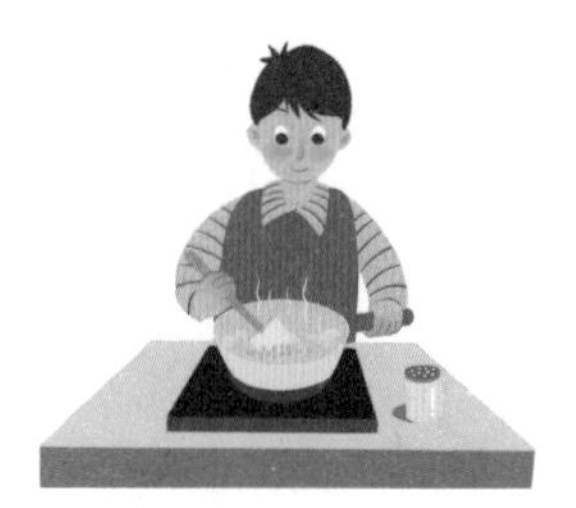

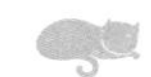

放入西红柿块翻炒。

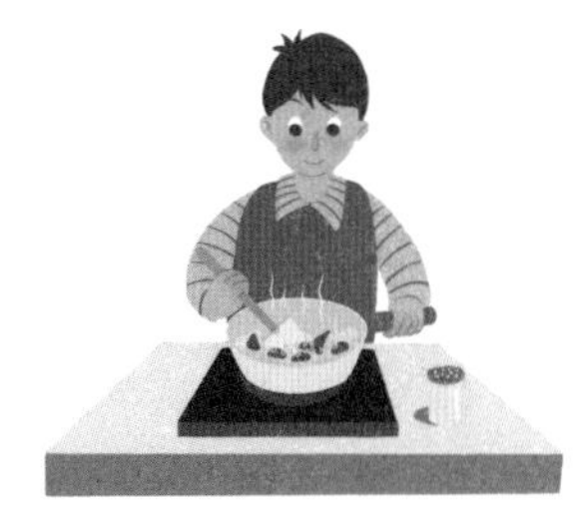

加入 1 勺盐和 1 勺糖。

将炒好的鸡蛋倒入炒锅一起翻炒。

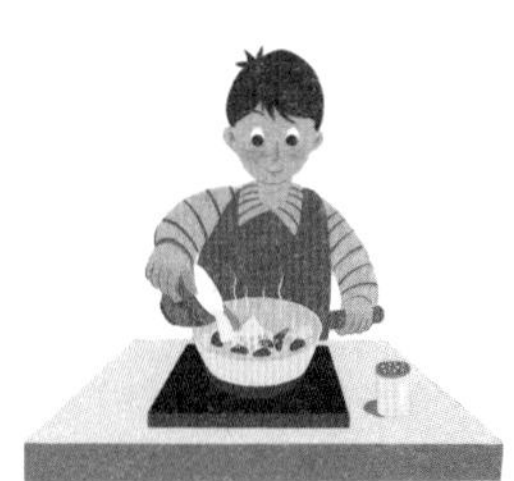

加少量开水。

15

关火，将西红柿炒蛋盛到盘子里。

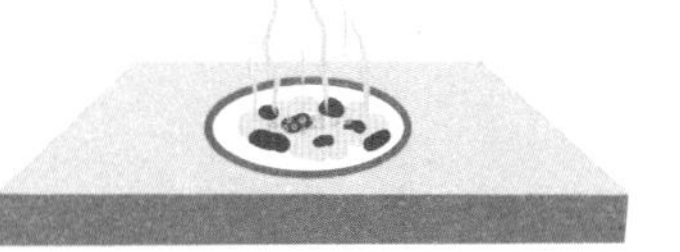

训练时长	
辅助情况	

游戏47 猜一猜

训练目标　提高患儿的执行能力。

训练过程　向患儿展示一张表，这张表上有分为四大类的40张小图片，并说“猜猜我想要的是什么，你只能问我‘是’与‘不是’的问题，你要尽力用最少的提问猜出我想要的是什么”。患儿至少提出3个类别性问题来进行排除（比如，“它是一种动物吗？”“它会飞吗？”），最终猜出正确答案。

训练内容　生日，食物，可以骑的事物，可以穿戴的事物，在天上的事物，天气，与水有关的事物，饮品，动物，运动，交通工具，衣物。

游戏步骤

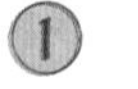
①
它是一种食物吗？

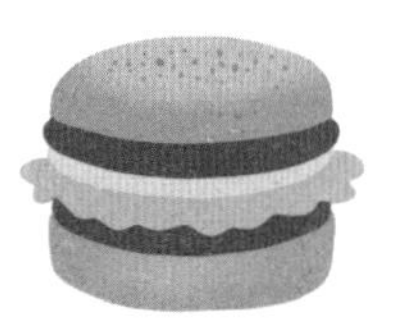

②
这是下雨吗？

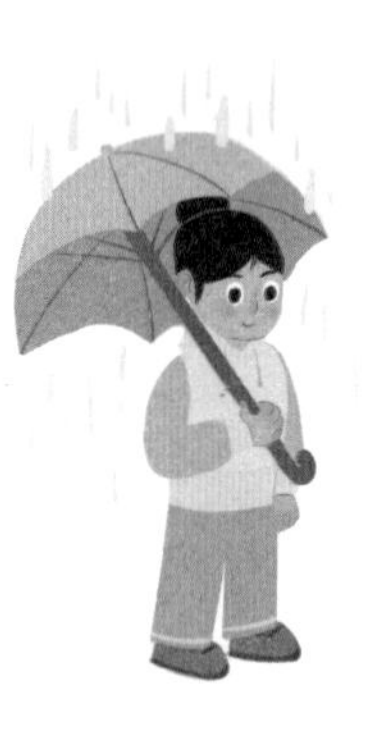

③
它会飞吗？

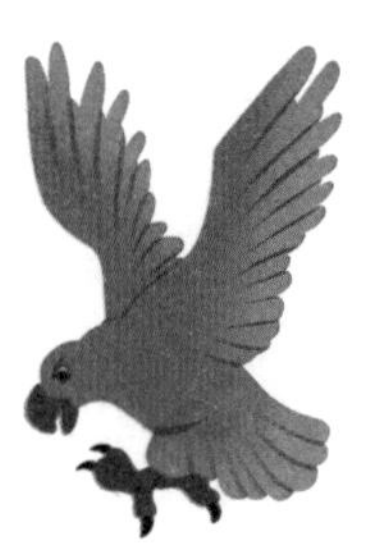

④
它可以骑吗？

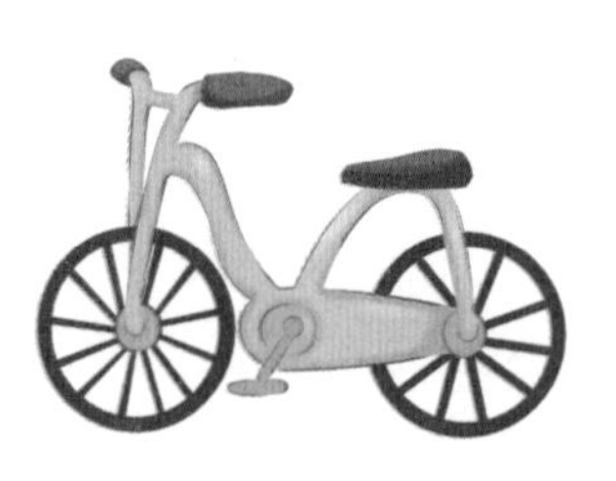

训练时长	
辅助情况	

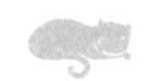

解决日常问题

训练目标 提高患儿解决常见问题的能力。

训练过程 举一个日常会遇到的问题，然后问患儿：“你会怎样解决这个问题？”家长需要根据患儿的回答提出进一步的问题，患儿将提出至少两种解决问题的办法，选出解决问题要用到的工具，回答出哪种解决办法更好。

训练内容 参考下面例子。

游戏步骤

你准备背书包去上学，发现书包找不到了。

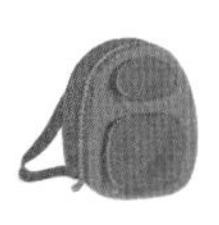

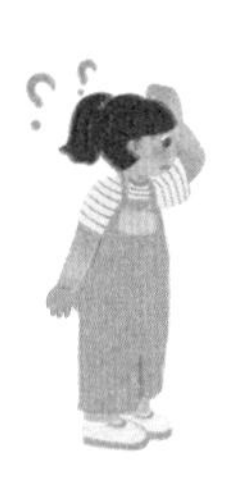

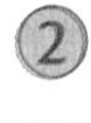

你要结账时，发现自己没带钱包。

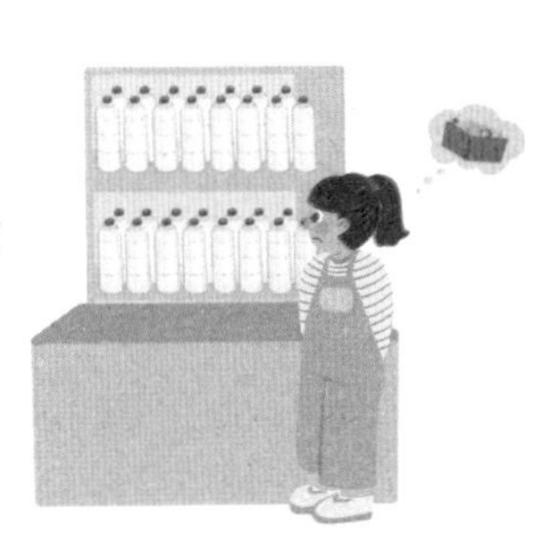

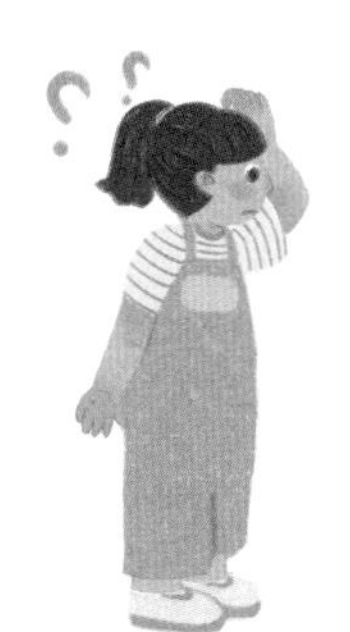

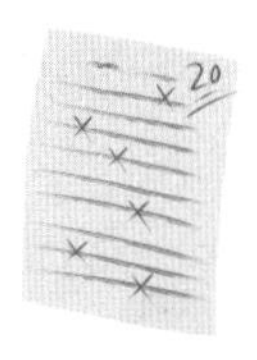

3

你参加考试并认为自己会取得很好的成绩，但结果却非常差。

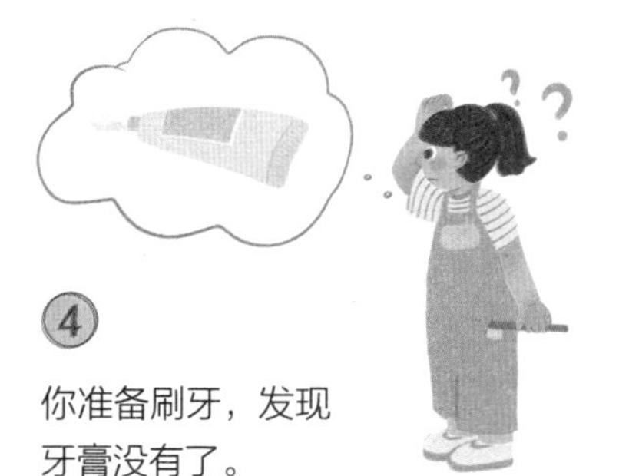

4

你准备刷牙，发现牙膏没有了。

训练时长	
辅助情况	

游戏49 反应训练

训练目标 提高患儿的执行能力。

训练过程 对患儿说“在我喊停之前，尽可能多的说出 ×× 的名称”（例如，“在我喊停之前，尽可能多的说出食物的名称”），计时 1 分钟，然后喊停。患儿将在 1 分钟内说出至少 10 个此类别物品的名称。

训练内容 食物，地名，学校物品，厨房或其他房间的物品，乐队 / 音乐家，服装，学生特定兴趣类的物品（例如，电视节目，火车），以 ×× 字母开头的事物。

游戏步骤

①

“在我喊停之前，尽可能多地说出动物的名称。”

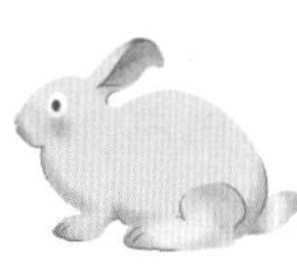
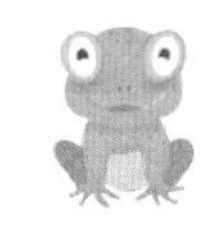
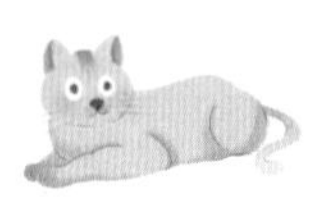
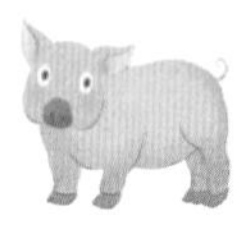
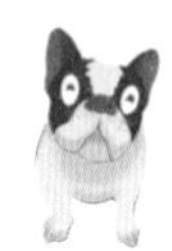

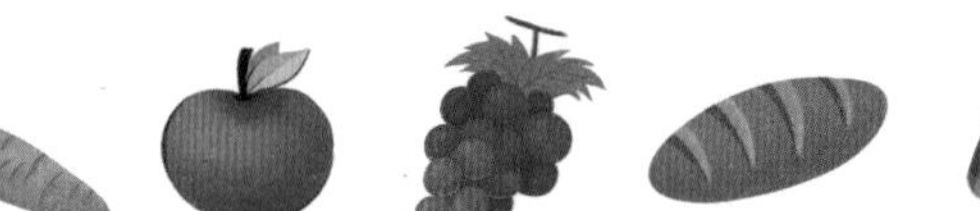
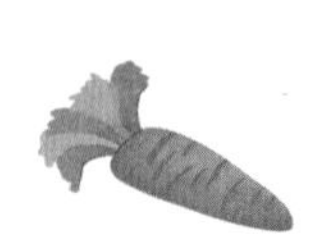
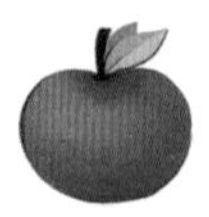

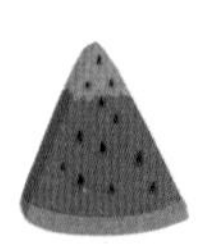

“在我喊停之前，尽可能多地说出食物的名称。”

“在我喊停之前，尽可能多地说出活动的名称。”

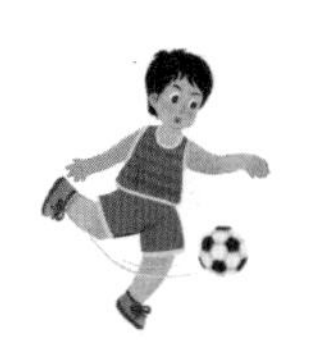
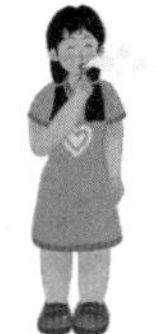
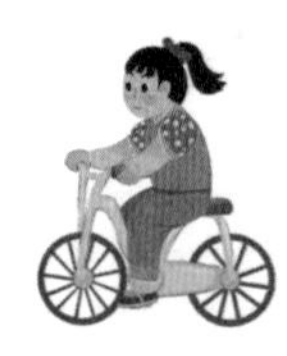
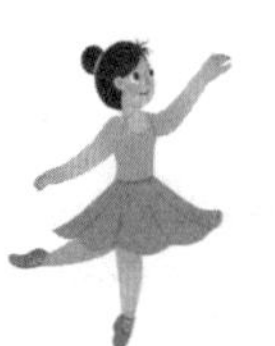
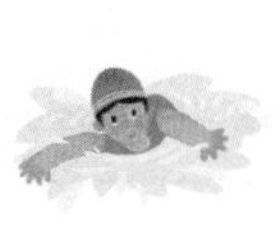

训练时长	
辅助情况	

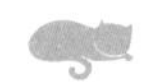

游戏 50 准时赴约

训练目标 患儿可以准时赴约。

训练过程 患儿有一个约定好的聚会或活动，提醒他“你应该早点出门，以便准时参加聚会或活动”。患儿能够提前 5 ~ 10 分钟到达聚会或活动现场。

训练内容 看电影，上课，参加学习小组、朋友聚会、运动班、户外社交，与训练者、咨询师、医生、牙医、康复师等人会面。

游戏步骤

①

你应该早点出门，以便准时赴约，与丽丽一起看电影。

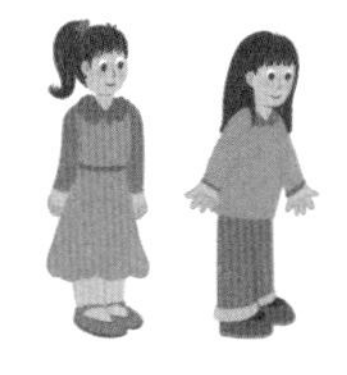
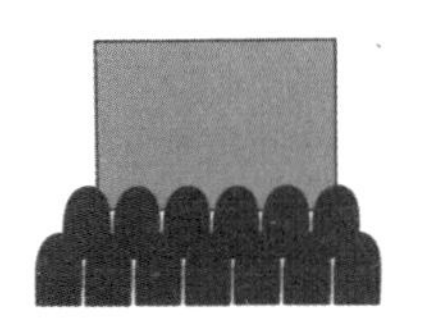

②

你应该早点出门，以便准时到达学校。

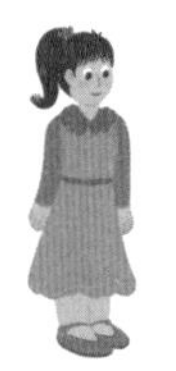
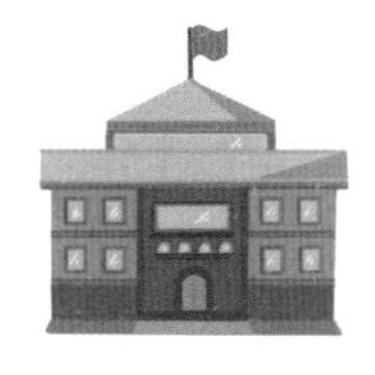

③

你应该早点出门，以便准时见你的牙医。

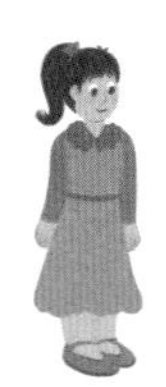
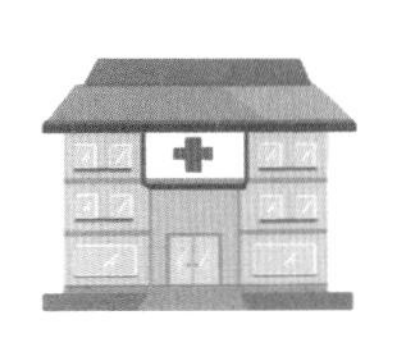

④

你应该早点出门，以便准时参加音乐会。

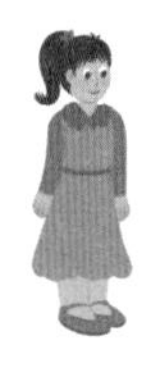
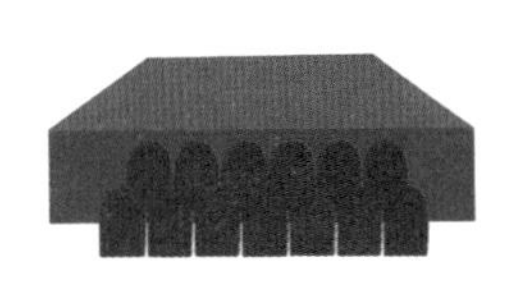

训练时长	
辅助情况	

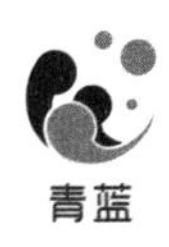
青蓝